高等职业教育药学类与食品药品类专业第四轮教材

生物药物检测技术 第2版

（供药品生产技术、生物制药技术及生物技术类专业用）

主　编　杨元娟

主　审　张　伟

副主编　王丽娟　朱宏阳　李　珂　黄　璇　韩　璐

编　者　（以姓氏笔画为序）

王丽娟（重庆医药高等专科学校）

王梦禅（重庆三峡医药高等专科学校）

朱宏阳（福建卫生职业技术学院）

杨元娟（重庆医药高等专科学校）

李　珂［山东第一医科大学（山东省医学科学院）］

张　伟（重庆市食品药品检验检测研究院）

侯春玲（黑龙江农垦职业学院）

姜　源（辽宁医药职业学院）

黄　璇［云南技师学院（云南工贸职业技术学院）］

曹葳葳（哈尔滨医科大学）

崔润丽（河北化工医药职业技术学院）

梁　可（惠州卫生职业技术学院）

韩　璐（天津生物工程职业技术学院）

曾　雪（重庆医药高等专科学校）

蔡晶晶（安徽医学高等专科学校）

中国健康传媒集团
中国医药科技出版社 ·北京

内容提要

本教材为“高等职业教育药学类与食品药品类专业第四轮教材”之一，系根据本套教材的编写指导思想和原则要求，结合专业培养目标和本课程的教学目标、内容与任务要求编写而成。本教材专业针对性强，紧密结合新时代行业要求和社会用人需求，与职业技能鉴定相对接；内容分为五篇，包括 21 章和 18 个实训项目。本教材为书网融合教材，即纸质教材有机融合电子教材、教学配套资源（PPT、微课、视频等）、题库系统、数字化教学服务（在线教学、在线作业、在线考试）。

本教材主要供全国高职高专院校药品生产技术、生物制药技术及生物技术类专业使用，也可作为相关专业工作人员参考用书。

图书在版编目（CIP）数据

生物药物检测技术/杨元娟主编．—2 版．—北京：中国医药科技出版社，2021.8（2025. 8 重印）．

高等职业教育药学类与食品药品类专业第四轮教材

ISBN 978 – 7 – 5214 – 2577 – 2

Ⅰ.①生…　Ⅱ.①杨…　Ⅲ.①生物制品 – 药品检定 – 高等职业教育 – 教材　Ⅳ.①R927.1

中国版本图书馆 CIP 数据核字（2021）第 143386 号

美术编辑　陈君杞

版式设计　友全图文

出版　**中国健康传媒集团**｜中国医药科技出版社

地址　北京市海淀区文慧园北路甲 22 号

邮编　100082

电话　发行：010 – 62227427　邮购：010 – 62236938

网址　www. cmstp. com

规格　889 × 1194mm 1/16

印张　22

字数　615 千字

初版　2017 年 1 月第 1 版

版次　2021 年 8 月第 2 版

印次　2025 年 8 月第 4 次印刷

印刷　北京金康利印刷有限公司

经销　全国各地新华书店

书号　ISBN 978 – 7 – 5214 – 2577 – 2

定价　59.00 元

出版说明

“全国高职高专院校药学类与食品药品类专业‘十三五’规划教材”于2017年初由中国医药科技出版社出版，是针对全国高等职业教育药学类、食品药品类专业教学需求和人才培养目标要求而编写的第三轮教材，自出版以来得到了广大教师和学生的好评。为了贯彻党的十九大精神，落实国务院《国家职业教育改革实施方案》，将“落实立德树人根本任务，发展素质教育”的战略部署要求贯穿教材编写全过程，中国医药科技出版社在院校调研的基础上，广泛征求各有关院校及专家的意见，于2020年9月正式启动第四轮教材的修订编写工作。在教育部、国家药品监督管理局的领导和指导下，在本套教材建设指导委员会专家的指导和顶层设计下，依据教育部《职业教育专业目录（2021年）》要求，中国医药科技出版社组织全国高职高专院校及相关单位和企业具有丰富教学与实践经验的专家、教师进行了精心编撰。

本套教材共计66种，全部配套“医药大学堂”在线学习平台，主要供高职高专院校药学类、药品与医疗器械类、食品类及相关专业（即药学、中药学、中药制药、中药材生产与加工、制药设备应用技术、药品生产技术、化学制药、药品质量与安全、药品经营与管理、生物制药专业等）师生教学使用，也可供医药卫生行业从业人员继续教育和培训使用。

本套教材定位清晰，特点鲜明，主要体现在如下几个方面。

1. 落实立德树人，体现课程思政

教材内容将价值塑造、知识传授和能力培养三者融为一体，在教材专业内容中渗透我国药学事业人才必备的职业素养要求，潜移默化，让学生能够在学习知识同时养成优秀的职业素养。进一步优化“实例分析/岗位情景模拟”内容，同时保持“学习引导”“知识链接”“目标检测”或“思考题”模块的先进性，体现课程思政。

2. 坚持职教精神，明确教材定位

坚持现代职教改革方向，体现高职教育特点，根据《高等职业学校专业教学标准》要求，以岗位需求为目标，以就业为导向，以能力培养为核心，培养满足岗位需求、教学需求和社会需求的高素质技能型人才，做到科学规划、有序衔接、准确定位。

3. 体现行业发展，更新教材内容

紧密结合《中国药典》（2020年版）和我国《药品管理法》（2019年修订）、《疫苗管理法》（2019年）、《药品生产监督管理办法》（2020年版）、《药品注册管理办法》（2020年版）以及现行相关法规与标准，根据行业发展要求调整结构、更新内容。构建教材内容紧密结合当前国家药品监督管理法规、标准要求，体现全国卫生类（药学）专业技术资格考试、国家执业药师职业资格考试的有关新精神、新动向和新要求，保证教育教学适应医药卫生事业发展要求。

4. 体现工学结合，强化技能培养

专业核心课程吸纳具有丰富经验的医疗机构、药品监管部门、药品生产企业、经营企业人员参与编写，保证教材内容能体现行业的新技术、新方法，体现岗位用人的素质要求，与岗位紧密衔接。

5. 建设立体教材，丰富教学资源

搭建与教材配套的“医药大学堂”（包括数字教材、教学课件、图片、视频、动画及习题库等），丰富多样化、立体化教学资源，并提升教学手段，促进师生互动，满足教学管理需要，为提高教育教学水平和质量提供支撑。

6. 体现教材创新，鼓励活页教材

新型活页式、工作手册式教材全流程体现产教融合、校企合作，实现理论知识与企业岗位标准、技能要求的高度融合，为培养技术技能型人才提供支撑。本套教材部分建设为活页式、工作手册式教材。

编写出版本套高质量教材，得到了全国药品职业教育教学指导委员会和全国卫生职业教育教学指导委员会有关专家以及全国各相关院校领导与编者的大力支持，在此一并表示衷心感谢。出版发行本套教材，希望得到广大师生的欢迎，对促进我国高等职业教育药学类与食品药品类相关专业教学改革和人才培养作出积极贡献。希望广大师生在教学中积极使用本套教材并提出宝贵意见，以便修订完善，共同打造精品教材。

数字化教材编委会

主　编　杨元娟

主　审　张　伟

副主编　王丽娟　朱宏阳　李　珂　黄　璇　韩　璐

编　者　（以姓氏笔画为序）

王丽娟（重庆医药高等专科学校）
王梦禅（重庆三峡医药高等专科学校）
朱宏阳（福建卫生职业技术学院）
杨元娟（重庆医药高等专科学校）
李　珂［山东第一医科大学（山东省医学科学院）］
张　伟（重庆市食品药品检验检测研究院）
侯春玲（黑龙江农垦职业学院）
姜　源（辽宁医药职业学院）
黄　璇［云南技师学院（云南工贸职业技术学院）］
曹葳葳（哈尔滨医科大学）
崔润丽（河北化工医药职业技术学院）
梁　可（惠州卫生职业技术学院）
韩　璐（天津生物工程职业技术学院）
曾　雪（重庆医药高等专科学校）
蔡晶晶（安徽医学高等专科学校）

前言

生物药物检测技术为高等职业教育药品生产技术、生物制药技术及生物技术类专业的一门重要专业核心课程。开设本课程的目的在于培养学生根据《中国药典》熟练完成各类生物药物安全性、有效性及卫生学检验等具体工作任务，掌握其相应的操作技能和理论知识，同时使学生树立全面控制药物质量的观念，培养严谨细致的学习态度及实事求是、认真负责的职业道德和工作作风。

本次教材修订坚持“以就业为导向、全面素质为基础、能力为本位”的现代职业教育教学改革方向。体现高等职业教育的属性，按照新《专业目录》要求，以专业人才培养目标为依据，以岗位需求为导向，以增强学生就业创业能力为核心，以职业能力培养为根本。密切结合生物制药领域从业人员职业资格准入要求，教材内容和实训项目的选择紧密围绕相关岗位的需求，涵盖职业资格或职业技能等级考试、技能大赛内容，做到课岗证赛融合。

此次修订主要内容包括：以《中国药典》2020年版为依据，更新药品质量标准；加强生物药物新发展、新药物、新技术的融入，扩宽学生眼界；丰富完善数字资源的制作，加入操作视频、微课、动画、图片、案例、题库等多种资源，搭建与纸质教材配套的“在线学习平台”，建设书网融合教材。

本教材分为五篇，共二十一章，由重庆医药高等专科学校杨元娟任主编，重庆医药高等专科学校王丽娟、山东第一医科大学（山东省医学科学院）李珂、福建卫生职业技术学院朱宏阳、天津生物工程职业技术学院韩璐、云南技师学院（云南工贸职业技术学院）黄璇任副主编。其中杨元娟编写了第一、六章，王丽娟编写了第二、八、九、十四章，李珂编写了第三章和综合实训一至三，侯春玲编写了第四、十章，梁可编写了第五章，曾雪编写了第六章，黄璇编写了第七、二十章，曹葳葳编写了第十一章和综合实训六、七，朱宏阳编写了第十二章，蔡晶晶编写了第十三、十七章，姜源编写了第十五章，崔润丽编写了第十六章，韩璐编写了第十八、十九章，王梦禅编写了第二十一章和综合实训四、五。此外，我们邀请了重庆市食品药品检验检测研究院的张伟主任药师对教材进行审阅和校对，在此深表感谢！

本教材在编写过程中参考了部分教材和有关著作，从中借鉴了许多有益的内容，同时也得到了各参编院校领导的大力支持，在此一并表示诚挚的感谢。但由于受编者水平所限，难免有不足之处，敬请各位专家、同行及使用者及时提出修改意见及建议，以便进一步修订，以臻完善。

编　者

2021年4月

目录
CONTENTS

第四篇 制剂分析

第五篇 综合实训

第一篇
绪　论

第一章　生物药物

PPT

学习引导

生物药物是未来药品行业研发中的重要发展领域。2020 年全球销售额最高的 10 个药品中，有 4 个是单克隆抗体药物，其销售额接近 500 亿美元。排名第一的是治疗自身免疫疾病的阿达木单抗，其单销售额达到了 198 亿美元。生物药物发展潜力巨大，是非常值得关注的药品研发方向。基于生物药物在药品行业的重要性，本章主要介绍生物药物的概念和分类等知识，并简要介绍生物药物的发展历程。

学习目标

思政素养目标

通过对生物药物发展的介绍，树立学生学习生物药物检测技术课程的信心。

知识要求

1. 掌握　生物药物的概念；生物药物的分类。
2. 熟悉　生物药物的特点；常见的生物药物种类。
3. 了解　生物药物的发展历程。

技能要求

学会判断哪些药品属于生物药物。

第一节　生物药物的概念

一、生物药物的概念

生物药物是指从生物体、生物组织、细胞、体液等，综合利用生物学、医学、化学、生物化学、生物技术、药学等学科的原理和方法制造的一类用于预防、治疗和诊断的制品。生物药物原料以天然的生物材料为主，包括微生物、人体、动物、植物、海洋生物等。

二、生物药物的发展

人类在长期的生活实践中，逐渐认识到这样一个规律，即患过某种传染病而幸存下来的人，一般不会再感染该种疾病了。1798 年，英国医生爱德华·詹纳发明了世界上最早的生物制品——弱毒活病毒疫苗（即牛痘苗）。他的发现为人类预防和消灭天花做出了卓越贡献。

19 世纪末，法国微生物学家巴斯德・路易斯发现用降低致病力（毒力）的鸡霍乱菌、炭疽菌给动物注射后，这些动物能获得对相应致病菌感染的免疫力。他把为预防传染病而接种的弱毒性微生物命名为“vaccine”，即沿用至今的“疫苗”。1884 年，美国人 Salmon 和 Smith 用加热灭活的猪霍乱菌死菌进行免疫接种，从而使死菌和灭活病毒成为一种新疫苗，此即为最早的灭活疫苗。数年后，Kitasato 和 Behring 用三氯化碘减毒处理的白喉及破伤风毒素进行免疫接种，减弱其毒性，制成抗毒素，建立了血清疗法，并为制备类毒素打下基础。法国科学家 Calmette 和 Guerin 在 20 世纪初从牛体分离到 1 株结核菌，经过十几年在牛胆汁中传代，最终获得 1 株减毒株，制成疫苗，这就是著名的卡介苗（BCG）。

20 世纪 50 年代，脊髓灰质炎疫苗研究获得成功。同时，病毒学及细胞培养病毒技术迅速发展，病毒性疫苗也不断诞生，如麻疹减毒活疫苗、水痘减毒活疫苗、风疹减毒活疫苗等，极大地增加了人类抵抗传染病的能力。

我国早在宋代就有用人痘接种法预防天花的记录。1919 年，北京成立了我国第一所生物制品生产研究机构——中央防疫处（北京生物制品研究所）。1949 年以前，我国生物制品发展缓慢，规模很小。1949 年成立后，国家以“预防为主”为方针，于 20 世纪 50 年代后先后成立了北京、长春、成都、兰州、上海、武汉六所生物制品研究所，以及中国医学科学院昆明生物医学研究所、成都输血研究所，研究和生产一些常用的预防性制品和血液制品。20 世纪 60 年代初成立的中国药品生物制品检定所主要负责生物制品的质量。

20 世纪 80 年代后，我国生物制品进入高速发展阶段。生物制品的种类、剂型快速增加，生物制品的质量大大提高，逐渐与国际接轨。国家提出生物制品企业要率先达到 GMP 要求，尤其是血液制品生产企业。生物技术产品生产车间或企业均按 GMP 要求设计、建设和验收，其他制品生产车间也逐步通过技术改进，达到 GMP 要求。

21 世纪将是生物制品进入大规模产业化、对人类做出更大贡献的时期，包括基因工程药物、疫苗和用于基因治疗的生物制品将会得到迅速发展。

三、生物药物的特点

1. 原料的特殊性　制备生物药物的原料大多来自于各种生物体，杂质种类多且含量高，有效成分含量低，因此提取、分离、纯化等工艺比普通化学合成药品复杂。

2. 稳定性差　一般来说，生物药物的相对分子量较大，组成和结构复杂，有严格的空间构象，因此，生物药物对热、酸、碱、重金属及 pH 变化都比较敏感。

3. 生物药物质量检测的特殊性　由于制备生物药物起始原料特殊、生产工艺复杂、产品本身性质特殊等因素，对生物药物的质量控制必须非常严格，不仅要有理化检验指标，更要有生物活性检验指标。检验对象不仅包括最终产品，还要对基因的来源、菌种、原始细胞库、起始原料、半成品等进行质量控制。检验时需要综合运用生物化学、免疫学、微生物学、细胞生物学、分子生物学等多门学科的理论和技术。

即学即练 1－1

生物药物和普通化药、中药有何区别？

答案解析

第二节　生物药物的分类

生物药物可按照来源、制备方式、药物的化学本质、药物的生理学功能和临床应用等不同依据进行分类。常见的生物药物可分为生化药物、生物制品、抗生素等。

一、生化药物

生化药物是从动物、植物或微生物等生物体分离纯化获得的生化活性物质，或者用化学合成、微生物合成及现代生物技术制得的生命基本物质及其衍生物、降解物、大分子结构修饰物等，以及来自生物体或构成生物体的一些基本成分。如氨基酸、多肽及蛋白质、酶及辅酶、激素、多糖、脂类、核酸类等。

机体维持正常状态依赖这类活性物质的调控作用，如果这类物质的生成、代谢或作用受到阻碍时，就会发生与该物质有关的疾病，如胰岛素分泌减少或机体对胰岛素敏感性下降时就会发生糖尿病。

二、生物制品

生物制品一般指以微生物、细胞、动物或人源组织和体液等为起始原材料，用生物学技术制成，用于预防、治疗和诊断人类疾病的制剂，如疫苗、血液制品、生物技术药物、微生态制剂、免疫调节剂、诊断制品等。

1. 疫苗　是以病原微生物或其组成成分、代谢产物为起始材料，采用生物技术制备而成，用于预防、治疗人类相应疾病的生物制品。疫苗被接种人体后可刺激免疫系统产生特异性体液免疫和（或）细胞免疫应答，使人体获得对相应病原微生物的免疫力。疫苗按其组成成分和生产工艺可分为以下类型。

（1）灭活疫苗　是指病原微生物经培养、增殖，用理化方法灭活后制成的疫苗，如百日咳疫苗、甲型肝炎灭活疫苗等。

（2）减毒活疫苗　是指采用病原微生物的自然弱毒株或经培养传代等方法减毒处理后获得致病力减弱、免疫原性良好的病原微生物减毒株制成的疫苗，如皮内注射用卡介苗、麻疹减毒活疫苗等。

（3）亚单位疫苗　是指病原微生物经培养后，提取、纯化其主要保护性抗原成分制成的疫苗，如A群脑膜炎球菌多糖疫苗、流感亚单位疫苗等。

（4）基因工程重组蛋白疫苗　是指采用基因重组技术将编码病原微生物保护性抗原的基因重组到细菌（如大肠埃希菌）、酵母或细胞，经培养、增殖后，提取、纯化所表达的保护性抗原制成的疫苗，如重组乙型肝炎疫苗等。

（5）其他类疫苗　由不同病原微生物抗原混合制成的疫苗为联合疫苗，如吸附百白破联合疫苗、麻腮风联合减毒活疫苗；由同种病原微生物不同血清型的抗原混合制成的疫苗为多价疫苗，如A群C群脑膜炎球菌多糖疫苗、双价肾综合征出血热灭活疫苗；由病原微生物的保护性抗原组分与蛋白质载体结合制成的疫苗为结合疫苗，如A群C群脑膜炎球菌多糖结合疫苗。

2. 血液制品　系指健康人的血浆或特异免疫的人血浆经分离、提纯或由重组DNA技术制成的血浆蛋白组分，以及血液细胞有形成分。血液制品这一大类产品主要包括人血白蛋白、免疫丙种球蛋白、凝血因子类、特殊因子类、生物胶和黏合剂等。

3. 人用重组 DNA 蛋白制品　系指采用重组 DNA 技术，对编码所需蛋白质的基因进行遗传修饰，利用质粒或病毒载体将目的基因导入适当的宿主细胞，表达并翻译成相应蛋白质，经过提取和纯化等步骤制备而成的具有生物学活性的蛋白质制品，用于疾病的预防和治疗。

4. 人用重组单克隆抗体制品　系指采用各种单克隆抗体筛选技术、重组 DNA 技术及细胞培养技术制备的单克隆抗体治疗药物，包括完整免疫球蛋白、具有特异性靶点的免疫球蛋白片段、基于抗体结构的融合蛋白、抗体耦联药物等。其作用机制是通过与相应抗原的特异性结合，从而直接发挥中和或阻断作用，或者间接通过 Fc 效应发挥包括抗体依赖和补体依赖细胞毒作用等生物学功能。

5. 微生态活菌制品　系指由人体内正常菌群或具有促进正常菌群生长和活性作用的无害外籍细菌，经培养、收集菌体、干燥成菌粉后，加入适宜辅料混合制成。用于预防和治疗因菌群失调引起的相关症状和疾病。

微生态活菌制品必须由非致病的、活的细菌组成，无论在生产过程、制品贮存和使用期间均应保持稳定的活菌状态。它可由一株细菌制成单价制剂，也可由多株或几种细菌联合制成多价制剂。根据其使用途径和方法可制备成片剂、胶囊剂、颗粒剂或散剂等多种剂型。目前，我国已经批准生产的微生态活菌制品有 22 种，其中大多用于防治肠道菌群失调。

6. 诊断试剂

（1）体外诊断制品　系指特定抗原、抗体或有关生物物质制成的免疫诊断用试剂或诊断用试剂盒，如人类免疫缺陷病毒抗体诊断试剂盒、抗 A 抗 B 血型定性试剂（单克隆抗体）、乙型肝炎表面抗原酶联免疫诊断试剂盒等。

（2）体内诊断制品　系指变态反应原或有关抗原材料制成的免疫诊断试剂，如结核菌素纯蛋白衍生物、卡介菌纯蛋白衍生物、布氏菌纯蛋白衍生物、锡克试验毒素等。

7. 抗毒素及抗血清　由特定抗原免疫动物所得血浆制成的抗毒素或免疫血清，如破伤风抗毒素、抗狂犬病血清等，用于治疗或被动免疫预防。

三、抗生素

抗生素的生产目前主要采用微生物发酵法进行生物合成，或者将生物合成的抗生素用化学或生化的方法进行分子结构改造而制成各种衍生物，如 β - 内酰胺类、氨基糖苷类、大环内酯类、四环素类等。少数采用化学全合成方式生产的具有抗菌活性的物质称为合成抗菌药，不属于抗生素，如磺胺类、喹诺酮类、氯霉素等。

目标检测

答案解析

一、选择题

A 型题

1. 以下不属于生物药物特点的是（　）

A. 原料的特殊性　　B. 稳定性差　　C. 质量检测项目特殊

D. 生产工艺简便成熟　　E. 发展前景广阔

2. 以下哪个药品不是生物药物（　）

A. 青霉素　　B. 磺胺嘧啶　　C. 乙肝疫苗

D. 胃蛋白酶　　E. 肝素

二、简答题

1. 生物药物有哪些种类？

2. 与普通化学合成药物相比，生物药物有哪些特点？

书网融合……

知识回顾　　微课　　习题

（杨元娟）

第二章　生物药物检测

PPT

学习引导

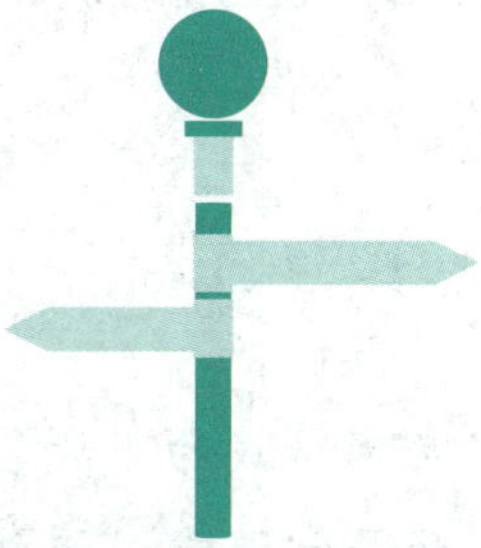

生物药物检测的主要目的是检验各种生物药物质量，从而保证药物使用时的安全性和有效性。生物药物检验人员必须具备严谨求实和一丝不苟的工作态度、熟练准确的实验操作技能及对岗位工作高度的责任心。基于检验工作的重要性，本章主要介绍生物药物检测的基本程序、内容和常用的定量分析方法。

学习目标

思政素养目标

通过对生物药物检测基本程序和内容的讲解，提出对生物药物检验岗位的基本职业素养要求；通过对分析方法的讲解，培养学生与时俱进的发展思维；通过对检验工作的意义讲解，树立学生高度的职业责任感。

知识要求

1. 掌握　生物药物检测的基本程序；生物药物检测的主要内容和常用方法。
2. 熟悉　生物药物检测的意义。
3. 了解　生物药物的检验机构和职责。

技能要求

1. 熟练掌握生物药物检测的基本程序。
2. 学会生物药物常用的定量分析方法（容量分析法、紫外-可见分光光度法、色谱法）。

第一节　生物药物检测的基本程序

生物药物检测是应用微生物学、分子生物学、免疫学、生物化学、有机化学、数学、分析化学、生化工程等学科的理论及其技术成就，研究和检验各种生物药物质量的一门综合性学科。

生物药物检测的根本目的是保证生物药物使用时的安全性和有效性。生物药物检验工作者必须具备严谨求实和一丝不苟的工作态度，熟练、正确的操作技能以及良好的科学作风，从而保证药品检验工作的准确性和公正性。

一、检验机构

《中华人民共和国药品管理法》规定“药品监督管理部门设置或者确定的药品检验机构，承担依法实施药品审批和药品质量监督检查所需的药品检验工作”。这从法律上对药品检验机构的法定地位做出了明确规定。国家药品监督管理局领导下的国家级药品检验机构是中国食品药品检定研究院/中国药品检验总所，各省、自治区、直辖市药品检验所分别承担各辖区内的药品检验工作。

药品监督管理部门及其设置的药品检验机构和确定的专业从事药品检验的机构不得参与药品生产经营活动，不得以其名义推荐或者监制、销售药品。药品生产企业、经营企业和医疗机构的药品检验部门或者人员，应当接受当地药品监督管理部门设置的药品检验机构的业务指导，并承担起药品生产、经营和使用过程中的质量分析检验和控制任务，确保药品安全有效、质量合格。

知识拓展

法定药品检验机构

药品作为特殊商品，它的使用关系到人民群众的生命安全，由于药品质量原因造成的事故屡见不鲜，国家从法律层面上对药品检验机构的法定地位和作用做出了明确规定。《药品管理法》明确指出“只有药品监督管理部门设置或者确定的药品检验机构才是法定的药品检验机构，具有承担依法实施药品监督管理所需的药品检验资格”，并且明确了其主要职能。

二、检验程序

生物药物检测的基本程序一般为取样、性状观察、鉴别、检查、含量（效价）测定、书写检验报告等。

1. 取样 基本原则是科学性、真实性和代表性。取样是否均匀、合理直接影响到检验结果的准确性。收检的生物样品必须包装完整、标签批号清晰、来源确切。常规检品收检数量为一次全项检验用量的三倍，即1/3用于实验室分析检验，1/3用于复核，1/3用于留样保存。

2. 性状观察 药品性状观察包括外观、嗅、晶型、溶解度及物理常数。

3. 鉴别 依据药物的化学结构、理化性质和生物学特性，进行特定的化学反应，测定某些理化常数、光谱特征或药物的生物学特性（抑菌能力、生物活性等）来判断药物及其制剂的真伪。通常，某一项鉴别试验，如官能团反应、焰色反应，只能表示药物的某一特征，不能将其作为判断的唯一依据。因此，药物的鉴别不能只靠一项试验就能完成，而是采用一组（两个或几个）试验项目进行全面评价，力求结论准确无误。鉴别方法必须准确、灵敏、简便、快速。常用的鉴别方法包括理化法和生物学法等。

（1）理化法 是利用生物药物的物理性质（光谱、色谱行为）和化学性质（呈色反应、沉淀反应等）特征进行鉴别的一种方法。例如，蛋白或多肽分子中有共轭体系，在紫外区有特征吸收，即每一种蛋白质或多肽分子的最大吸收波长是固定的。又如，利用某种药物的高效液相色谱图与其对照品溶液图谱的一致性进行鉴别。

（2）生物学法 是利用药效学和分子生物学等有关技术来鉴别药品的一种方法。例如人纤维蛋白原的原液检定，操作过程是于反应管内加入预热至37℃的凝血酶溶液（3IU/ml）0.5ml，再加入用生理氯化钠溶液稀释成 3mg/ml 的供试品溶液 0.5ml，摇匀，置 37℃下记录凝固时间，两次测定结果平均值应不超过 60 秒。该反应利用的是人纤维蛋白原能激活凝血酶这一生物学性质。

即学即练 2－1

药品鉴别的目的是什么？

答案解析

4. 检查　药物在不影响疗效及人体健康的原则下，可以允许生产过程和贮藏过程中引入微量杂质的存在。通常按照药品质量标准规定的项目进行，以判断药物的纯度是否符合限量规定要求，所以也可称为纯度检查。

5. 含量（效价）测定　即测定药物中主要有效成分的含量或活性。一般采用理化分析或生物检定方法来测定，以确定药物的含量是否符合药品标准的规定要求。

概括起来，性状在评价质量优劣方面具有重要意义，鉴别是用来判定药物的真伪，而检查和含量（效价）测定则可用来判定药物的优劣。判断一个药物的质量是否符合要求，必须全面考虑这四方面者的结果。

6. 检验报告　上述药品检验及其结果必须有完整的原始记录，实验数据必须真实，不得涂改，全部项目检验完毕后，还应写出检验报告，并根据检验结果做出明确的结论。药物分析工作者在完成药品检验工作，写出书面报告后，还应对不符合规定的药品提出处理意见，以便供有关部门参考，并尽快地使药品的质量符合要求。

第二节　生物药物检测的主要内容

生物药物检测的依据是国家质量标准，标准对每种药品的检测项目、检测方法和质量指标都有明确的规定。根据生物药物种类的不同，检测项目也有区别。

一、生化药物及抗生素

（一）性状

1. 外观　是对色泽及外表感观的规定，也是对药品安全和效力的最直观判断，一般采用肉眼观察法。如四环素类抗生素——盐酸表柔比星，性状应为红色或橙红色粉末，有引湿性。

2. 溶解度　是一种物理性质，各品种项下选用的部分溶剂及其在该溶剂中的溶解性能，可供精制或制备溶液时的参考，对特定溶剂中的溶解性能需做质量控制时，在该品种检查项下另做具体规定，相关名词术语包括七种（极易溶解、易溶、溶解、略溶、微溶、极微溶解、几乎不溶或不溶）。溶解度的试验法为：除另有规定外，称取研成细粉的供试品或量取液体供试品，于 25℃ ±2℃一定体积的溶剂中，每隔 5 分钟强力振摇 30 秒，观察 30 分钟内的溶解情况，如无目视可见的溶质颗粒或液滴时，即视为完全溶解。

3. 物理常数（《中国药典》2020 年版四部通则 0600）　是生物药物重要的检测项目之一，包括相对密度、馏程、熔点、凝点、旋光度、折光率、pH、黏度、吸收系数、渗透压摩尔浓度等，其测定结果不仅有鉴别意义，也可一定程度上反应药品纯度，是评价药品质量的指标之一。

（二）鉴别

1. 一般鉴别（《中国药典》2020年版四部通则0301） 试验项目包括钠盐、钾盐、钙盐、硫酸盐、亚硫酸盐或亚硫酸氢盐、有机氟化物、醋酸盐、磷酸盐等。该项目一般是采用化学反应进行鉴别。

2. 其他鉴别 一般说来是采用仪器分析法进行鉴别，包括光谱法（紫外-可见分光光度法、红外分光光度法、电感耦合等离子体原子发射光谱法、拉曼光谱法）、色谱法（纸色谱法、薄层色谱法、高效液相色谱法、气相色谱法）、质谱法、X射线衍射法、核磁共振波谱法等。

（三）检查

1. 限量检查（《中国药典》2020年版四部通则0800） 生物药物的限量检查项目包括氯化物、硫酸盐、硫化物、硒、氟、氰化物、铁盐、铵盐、重金属、砷盐、干燥失重、水分、炽灼残渣、易碳化物、残留溶剂、甲醇量、合成多肽中的醋酸、2-乙基己酸等。这部分将在第五章中具体讲解。

2. 特性检查（《中国药典》2020年版四部通则0900） 系指制剂通则项下规定的检查项目，该项检查只针对具体某个制剂进行，原料药不检查。剂型不同检查项目也不同，如片剂需要检查重量差异、崩解时限等，注射液需要检查装量、装量差异、渗透压摩尔浓度、可见异物、不溶性微粒等。这些项目将在第二十章和二十一章中详细讲解。

3. 生物检查法（《中国药典》2020年版四部通则1100） 包括无菌、微生物限度、抑菌效力、热原、细菌内毒素、异常毒性、升压物质、降压物质、组胺类物质、过敏反应、溶血与凝集检查等。这些检查项目与生物药物的安全性相关，将在第六至十章中详细讲解。

4. 有关物质检查 有关物质属于药物的特殊杂质，每种药品的有关物质不尽相同，应按照各品种项下的有关规定进行检查。

> **即学即练2-2**
>
> 限量检查、特性检查、生物检查和有关物质检查有何区别？
>
> 答案解析

（四）含量（效价）测定

含量（效价）测定可以采用容量分析法、仪器分析法、生物活性测定法等方法进行。《中国药典》2020年版四部通则1200收载了以下生物活性测定方法：抗生素微生物检定法、青霉素酶及其活力测定法、升压素生物测定法、细胞色素C活力测定法、玻璃酸酶测定法、肝素生物测定法、绒促性素生物测定法、缩宫素生物测定法、胰岛素生物测定法、精蛋白锌胰岛素注射液延缓作用测定法、硫酸鱼精蛋白生物测定法、洋地黄生物测定法、葡萄糖酸锑钠毒力检查法、促卵泡生成素生物测定法、黄体生成素生物测定法、降钙素生物测定法和生长激素生物测定法等。这部分将在第三篇具体实例中讲解。

二、生物制品

（一）一般理化检查

1. 外观 一般采用肉眼观察法，如体外诊断试剂——乙型肝炎病毒表面抗原诊断试剂盒，外观应为液体组分澄清透明、冻干组分呈白色或棕色疏松体。又如腮腺炎减毒活疫苗，外观应为乳酪色疏松体，复溶后应为橘红色或淡粉红色澄明液体，无异物。

2. 特性检查（《中国药典》2020 年版四部通则 0900）　指制剂通则项下规定的检查项目，生物制品与生化药物及抗生素相比，剂型种类较少，疫苗及体内诊断制品有注射剂和胶囊剂两种，血液制品、抗毒素抗血清制品只有注射剂，基因重组技术和其他治疗性产品包括注射剂、栓剂、乳膏剂（软膏剂）、喷雾剂、凝胶剂、涂剂。

（二）微生物检查

1. 生物检查法（《中国药典》2020 年版四部通则 1100）　包括无菌、非无菌产品微生物限度、热原、细菌内毒素、异常毒性检查等。

2. 微生物检查法（《中国药典》2020 年版四部通则 3300）　包括支原体检查法、外源病毒因子检查法、鼠源性病毒检查法、SV40 核酸序列检查法、猴体神经毒力试验、血液制品生产用人血浆病毒核酸检测技术要求等。

（三）化学残留物测定

1. 限量检查项下部分项目（《中国药典》2020 年版四部通则 0800）　包括水分、干燥失重、氰化物、残留溶剂等。

2. 其他化学残留物（《中国药典》2020 年版四部通则 3200）　包括乙醇、聚乙二醇、聚山梨酯 80、戊二醛、磷酸三丁酯、碳二亚胺、游离甲醛、人血白蛋白铝、羟胺等。

（四）含量测定法

含量测定（《中国药典》2020 年版四部通则 3100）规定了生物制品中某些需要定量测定的物质，包括固体总量、唾液酸、磷、硫酸铵、亚硫酸氢钠、氢氧化铝（或磷酸铝）、氯化钠、枸橼酸离子、钾离子、钠离子、辛酸钠、乙酰色氨酸、苯酚、间甲酚、硫柳汞、对羟基苯甲酸甲酯、对羟基苯甲酸丙酯等。

这些物质的作用各不相同，如氢氧化铝是精制破伤风类毒素、白喉类毒素、流脑多糖菌苗时常用的佐剂，用来提高制品的免疫原性，采用配位滴定法测定。又如硫柳汞、对羟基苯甲酸甲酯、对羟基苯甲酸丙酯等是防腐剂，硫柳汞可采用滴定法或原子吸收光谱法测定，对羟基苯甲酸甲/丙酯采用气相色谱法测定。再如 A 群脑膜炎球菌多糖疫苗原液检定时需要测定磷含量，以控制其有效成分含量，测定时采用钼蓝法。

（五）生物测定法

生物测定法（《中国药典》2020 年版四部通则 3400）是采用生物学方法对生物制品进行鉴别，对某些特殊杂质进行检查或测定蛋白质含量、分子量、分子大小等。规定的项目包括免疫学试验、肽图检查、质粒丢失率检查、外源性 DNA 残留量、抗生素残留量、激肽释放酶原激活剂测定、抗补体活性测定、牛血清白蛋白残留量测定、大肠埃希菌菌体蛋白质残留量、假单胞菌菌体蛋白质残留量、酵母工程菌菌体蛋白质残留量、类 A 血型物质、鼠 IgG 残留量、无细胞百日咳疫苗鉴别、抗生素抗血清制品鉴别、A 群脑膜炎球菌多糖分子大小测定、伤寒 Vi 多糖分子大小、b 型流感嗜血杆菌结合疫苗多糖含量测定、人凝血酶活性检查等。

（六）生物活性/生物效价测定法

生物制品是具有生物活性的制剂，一般都需要采用特定的生物学方法测定生物活性/生物效价。《中国药典》2020年版通则3500收载了35种生物制品的生物活性/生物效价测定法。

生物制品的效力，从实验室检定来讲，一是指制品中有效成分的含量水平，二是指制品在机体中建立自动免疫或被动免疫后引起的抗感染作用的能力。对于诊断用品而言，其效力则表现在诊断试验的特异性和敏感性。生物制品的质量主要是从效力上体现。无效的生物制品不仅没有使用价值，而且可能给预防、治疗和诊断工作带来贻误病情和误诊的严重后果。

效力检定的方法可以分为体内和体外两类，根据生物制品种类不同，检定方法可大体分为以下几类。

1. 动物保护力试验 将生物制品对动物进行免疫，再用同种的活菌、活毒或毒素攻击，从而判定制品的保护水平。

（1）定量免疫定量攻击法　先以定量抗原（制品）免疫实验动物（豚鼠、小鼠或家兔），2～5周后，再以相应的定量毒菌或毒素攻击，观察动物的存活数或不受感染的情况，以此判定制品的效力。攻击用量的选择一般为最小致死量（MLD）或最小感染量（MID）。同时需要设立对照组，只有在对照试验成立时，试验组的检定结果才有效。该法多用于活菌疫苗和类毒素的效力检定，如皮上划痕人用炭疽活疫苗效力检定。

（2）变量免疫定量攻击法　即50%有效免疫剂量（ED_{50}或ID_{50}）测定法。疫苗经系列稀释制成不同的免疫剂量，分别免疫各组动物，间隔一定时间后，各免疫组均用同一剂量的毒素或活毒攻击，观察一定时间，用统计学方法计算出能使50%的动物获得保护的免疫剂量。此法多用小鼠进行，优点是敏感和简便，人用狂犬疫苗效价测定常用此法。

（3）定量免疫变量攻击法　即保护指数（免疫指数）测定法。动物经生物制品免疫后，其耐受毒菌或活毒攻击量相当于未免疫动物耐受量的倍数称为保护指数。试验时，将动物分为对照组及免疫组，免疫组动物先用同一剂量制品免疫，间隔一定时间后，与对照组同时以不同稀释度的毒菌或活毒攻击，观察两组动物的存活率，按半数致死量（LD_{50}）计算结果。如对照组10个菌有50%动物死亡，而免疫组需要1000个菌，则免疫组的耐受量为对照组100倍，表明免疫组能保护100个LD_{50}，即该制品的保护指数为100。此法常用于疫苗的效力检定，如冻干人用狂犬病疫苗（Vcro细胞）的免疫原性检测。

（4）被动保护力测定　先将免疫血清注射给动物后，待一至数日，用相应的毒菌或活毒攻击，观察血清抗体被动免疫所引起的保护作用。如抗炭疽血清效价测定（豚鼠试验法）、抗蛇毒血清效价测定（小鼠试验法）。

2. 活菌数和活病毒滴度测定

（1）活菌数测定　多以制品中的抗原菌的存活数表示其效力，如皮内注射用卡介苗（BCG）、皮上划痕用鼠疫活疫苗等。先用分光光度法测出制品的含菌浓度，然后稀释至一定浓度（估计接种后能长出1～100个菌），取一定量菌液涂布接种于适宜的平皿培养基上，培养后计取菌落数，并计算活菌率。

（2）活病毒滴度测定　活疫苗多以病毒滴度表示其效力，如风疹减毒活疫苗、水痘减毒活疫苗等。常用的方法是将疫苗稀释液接种于特定细胞中，数天后测定滴度。如风疹减毒活疫苗，滴度测定过程为将毒种做10倍系列稀释，每稀释度病毒液接种RK－13细胞，置32℃培养7～10天后判定，病毒滴度应不低4.81g $CCID_{50}$/ml（$CCID_{50}$表示50%细胞感染剂量）。

3. 类毒素和抗毒素的效价单位测定 抗毒素和类毒素的生物学活性比较稳定，其效价是以“单位”表示。

（1）抗毒素单位测定　抗毒素的效力即抗毒素中和毒素的效力，用单位（IU）表示。一个抗毒素单位系指当与一个致死限量或反应界量的相应毒素作用后，以特定途径注射给动物，仍能使该动物在一定时间内死亡或呈现特征性反应的最小抗毒剂量。抗毒素单位常用中和法测定，具体方法是将供试品和标准品抗毒素分别与相应试验毒素结合后，通过动物反应进行对比试验，由标准品效价判定供试品中所含的单位数（IU/ml）。

如白喉抗毒素效价测定法（《中国药典》2020年版四部通则3507）是家兔皮肤试验法。对照品溶液制备：将白喉抗毒素对照品配制成浓度约为每1ml中含有1/15IU的溶液，与毒素等量混合后每0.1ml注射量中含白喉抗毒素1/300IU，白喉抗毒素标准品原倍溶液的一次吸取量应不低于0.5ml。供试品溶液制备：将供试品稀释成数个稀释度，使每1ml含抗毒素约1/15IU，其稀释度间隔为5%～10%。测定法：将毒素稀释至每1ml含20个试验量（1/300Lr），即与抗毒素等量混合后每0.1ml注射量中含有1个试验量（1/300Lr）。定量吸取稀释后的抗毒素标准品溶液及不同稀释级的供试品溶液分别加入小试管中，每管加入等量的稀释毒素溶液，混合均匀，加塞，37℃结合1小时后，于健康家兔（体重2～3kg）背脊两侧皮内注射每个稀释度溶液0.1ml（每份供试品溶液注射2只家兔，每只家兔不能超过4份供试品，每只家兔至少应包括前、中、后3个不同部位的对照试验）。试验家兔于注射后48小时及72小时各观察1次，并测量反应面积。以48～72小时结果作最后判定。注射对照部位一般于48～72小时内轻度发红，其直径应为10～14mm。供试品的效价应以与多数对照的反应强度相同的最高稀释度判定，但反应强度不得超过对照。

效价测定用标准抗毒素及试验毒素由国家检定所统一定期分发。

（2）絮状单位测定　能和一个单位的抗毒素首先发生絮状沉淀反应的类毒素量，即为一个絮状单位（L_f）值。此单位数常用来表示类毒素的效价。类毒素与相应的抗毒素在适当的含量比例及一定温度条件下，可在试管中发生抗原－抗体结合，产生肉眼可见的絮状凝集反应。根据抗毒素絮状反应标准品可测定供试品的絮状单位值（《中国药典》2020年版四部通则3506）。

4. 血清学试验　主要用于测定抗体水平或抗原活性。预防生物制品接种于机体后，可刺激机体产生相应抗体，并保持较长时间，接种后抗体形成水平是衡量生物制品质量的重要指标。血清学试验系指基于抗原－抗体反应，在体外检查抗原抗体活性的一种方法。抗原抗体反应具有高度特异性，已知抗原，即可检测抗体；反之亦然。常见的检测方法包括凝集试验、沉淀试验、补体结合试验、中和试验、间接血凝试验、间接血凝抑制试验等。

5. 基因工程产品生物学活性测定　可分为体外测定法、体内测定法、酶促反应测定法、免疫学活性测定法和相对结合活性测定法等。体外细胞培养测定法主要利用生物制品对细胞的促进生长作用、细胞增殖抑制作用、细胞病变抑制作用等进行活性的测定。体内测定法是利用动物体内某些指标的变化进行活性测定，如人促红细胞生成素（EPO）可刺激网织红细胞生成。生化酶促反应测定法利用的是酶特定的生物催化反应进行活性测定，如重组链激酶能激活游离的纤溶酶原为纤溶酶，从而降解人纤维蛋白。免疫学活性测定法是基于基因工程产品化学本质是蛋白质这一特点，有相应的免疫原性，采取酶联免疫吸附测定（ELISA）法测定其含量。《中国药典》2020年版还收载了一些特殊的生物学活性测定方法，如尼妥珠单抗注射液的生物学活性测定法（第二法相对结合活性测定法），系依据不同浓度尼妥珠单抗注射液与人肺癌H125细胞结合情况不同，用流式细胞术进行检测。

实例分析 2－1

案例　对注射用胰蛋白酶进行质量分析，胰蛋白酶系自猪、羊或牛胰中提取的蛋白分解酶。经过查阅质量标准，质检员制定了以下分析项目：①鉴别；②检查酸度、溶液的颜色、干燥失重、无菌；③效价测定，酶的含量。

讨论　1. 请确定这些质量分析项目是否全面？

2. 生物药物的质量分析内容与化学合成药物相比，有哪些不同？

答案解析

第三节　生物药物检测常用的定量分析方法

生物药物常用的定量分析方法包括理化测定法、生物检定法、酶法、电泳法、免疫分析法等。

1. 理化测定法　该法利用药物的物理和化学性质（如紫外吸收、酸碱性、氧化还原性等）进行定量分析。

（1）容量分析法　也叫滴定法，是将已知准确浓度的滴定液（标准物质溶液）由滴定管滴加到被测药物的溶液中，直至滴定液与被测药物反应完全（通过适当方法指示），然后根据滴定液的浓度和被消耗的体积，按化学计量关系计算出被测药物的含量。该法被广泛应用于原料药的含量测定。

容量分析法测定药物的含量时，滴定方式有两种，即直接滴定法和剩余滴定法，前者是用滴定液直接滴定被测药物；后者是先加入定量过量的滴定液 A，使其与被测药物定量反应，待反应完全后，再用另一滴定液 B 回滴反应后剩余的滴定液 A。两种方式测定结果均可用空白值校正，以原料药为例，计算公式分别为公式 2－1、2－2。片剂和注射液的含量计算将在第四篇中讲解。

$$含量(\%) = \frac{(V - V_0) \times T \times F}{m} \times 100\% \qquad (2-1)$$

$$含量(\%) = \frac{(V_0 - V) \times T \times F}{m} \times 100\% \qquad (2-2)$$

式中，V 是供试品测定时滴定液消耗的体积，ml；V_0是空白试验时滴定液消耗的体积，ml；T 是滴定度，mg/ml；F 是浓度校正因数，F = 实际摩尔浓度/规定摩尔浓度；m 是取样量，mg。

即学即练 2－3

答案解析

尼可刹米原料药的含量测定：取尼可刹米原料药，精密称定 0.1524g，加冰醋酸与结晶紫指示液，用高氯酸滴定液（0.1025mol/L）滴定至蓝绿色，结果用空白值校正，每 1ml 的高氯酸滴定液（0.1mol/L）相当于 17.82mg 的尼可刹米，空白消耗滴定液 0.04ml，样品消耗滴定液 8.52ml。《中国药典》规定，本品含尼可刹米不得少于 98.5%。请问该样品是否符合规定？

（2）紫外－可见分光光度法　待测药物在某一波长处有最大吸收，一定浓度范围内，其浓度与吸光度成正比，可用于定量分析。该法一般用于制剂的含量测定或定量检查（如溶出度、含量均匀度等）。紫外－可见分光光度法进行定量分析时，一般可分为对照品比较法和吸收系数法。前者是分别在规定波长下测定对照品溶液和供试品溶液的吸光度；后者是在规定的波长处测定供试品吸光度，以该品种在规定条件下的吸收系数计算含量，原料药的计算公式分别为式2-3、2-4。片剂和注射液的计算将在第四篇中讲解。微课

$$含量(\%)=\frac{A_x\times C_R\times V\times D}{A_R\times m_s}\times100\% \quad (2-3)$$

式中，A_x是供试品的吸光度；A_R是对照品的吸光度；C_R是对照品的浓度，mg/ml；V是供试品的初配体积，ml；D是供试品的稀释倍数；m_s是取样量，mg。

$$含量(\%)=\frac{\frac{A_x}{E_{1cm}^{1\%}\times100}\times V\times D}{m_s}\times100\% \quad (2-4)$$

式中，A_x是供试品的吸光度；$E_{1cm}^{1\%}$是样品的吸收系数；V是供试品的初配体积，ml；D是供试品的稀释倍数；m_s是取样量，g。

（3）色谱法　该法是一种分离分析方法，系根据混合物中各组分的色谱行为差异（如在吸附剂上的吸附能力不同或在两相中的分配系数不同），将各组分从混合物中分离后再（在线或离线）选择性对待测组分进行分析的方法。常见的色谱法包括高效液相色谱法、薄层色谱法、柱色谱法、气相色谱法等。本节主要讲解高效液相色谱法（HPLC）。

HPLC法测定供试品主成分含量时，常用的方法有外标法和内标法。前者是分别测定对照品溶液和供试品溶液中待测组分的峰面积；后者是先测定对照品和内标混合溶液中对照品和内标物质的峰面积，计算校正因子后，再测定含有内标物质的供试品溶液中待测组分和内标物质的峰面积。内标法的优点是可避免样品前处理及进样体积误差对测定结果的影响。原料药的计算公式分别为式2-5、2-6。片剂和注射液的计算将在第四篇中讲解。

$$含量(\%)=\frac{A_x\times C_R\times V\times D}{A_R\times m_s}\times100\% \quad (2-5)$$

式中，A_x是供试品的峰面积；A_R是对照品的峰面积；C_R是对照品的浓度，mg/ml；V是供试品的初配体积，ml；D是供试品的稀释倍数；m_s是取样量，mg。

$$校正因子(f)=\frac{A_s/C_s}{A_R/C_R}$$

$$含量(\%)=\frac{A_x\times f\times V\times D}{A'_s/C'_s\times m_s}\times100\% \quad (2-6)$$

式中，f是校正因子，A_s是对照品和内标混合溶液中内标物质的峰面积；A_R是对照品和内标混合溶液中对照品的峰面积；C_s是对照品和内标混合溶液中内标物质的浓度，mg/ml；C_R是对照品和内标混合溶液中对照品的浓度，mg/ml；A_x是含有内标物质的供试品溶液供试品的峰面积；A'_s是含有内标物质的供试品溶液中内标的峰面积；C'_s是含有内标物质的供试品溶液中内标的浓度，mg/ml；V是供试品的初配体积，ml；D是供试品的稀释倍数；m_s是取样量，mg。

2. 生物检定法　该法是利用生物体包括整体动物、离体组织、器官、细胞和微生物等评估药物生物活性的一种方法。它以药物的药理作用为基础，以生物统计为工具，运用特定的实验设计，在一定条件下比较供试品（T）和标准品（S）或对照品所产生的特定反应（如抑菌圈直径、惊厥反应指标、血压、血糖、重量等），通过等反应剂量间比例的运算或限值剂量引起的生物反应程度，从而测得供试品的效价。

根据测定方法不同，生物检定方法可分为质反应的直接测定法和量反应的平行线测定法。质反应的直接测定法就是在较短的时间内准确地测得各个动物对 S 和 T 的最小有效量的方法。某些药物注入体内后，反应指标（如死亡、心搏停止、痉挛、血液或血浆凝结等）明确可靠，能清楚地分辨并记录达到该特定反应指标的最小有效量。该法优点是可使用较少量的动物直接测得 T 和 S 的等反应剂量，比较简单，但其应用受到药物性质及给药方法的限制，目前《中国药典》收载的该类方法非常少，只有洋地黄效价测定（鸽法）。量反应的平行线测定法是指药物对生物体所引起的反应（如血压、血糖的变化值）随着药物剂量的增加而产生变化。量反应的平行线测定法要求在一定剂量范围内，S 和 T 的对数剂量 x 和反应或反应的特定函数 y 呈直线关系，当 S 和 T 的活性组分基本相同时，两直线平行。

生物检定法又可分为体内测定和体外测定。体内测定的受试对象一般是整体动物，给药后观察规定时间内的反应，此时的反应代表了药物对整个动物的反应，例如绒毛膜促性腺激素的生物检定法（幼小鼠子宫增重法）。体外测定的受试对象一般指细胞、酶、受体等，例如细胞毒性试验。

生物检定作为常规方法应用较广泛，方法的选择性和可靠性都经过反复系统研究，在《中国药典》2020 年版中都有详细收录，其反应指标基本上与临床相一致。但是与其他方法比较，生物检定方法相对精密度低、专业性强，且费用较高。

3. 酶法 酶是一种具有催化功能的生物大分子，在一定条件下可催化各种生化反应。酶法包括两种：一种是酶活力测定法，以酶为分析对象，目的在于测定样品中某种酶的含量或活性；另一种是酶分析法，以酶为分析工具或分析试剂，测定样品中酶以外的其他物质的含量。

酶法的特点是不依赖于活的生物系统，主要基于药物与某种物质的结合或药物本身的化学反应为原理设计，操作简便、精确、稳定。例如重组链激酶生物活性的测定，系利用链激酶和纤溶酶原形成的复合物能激活游离的纤溶酶原为有生物学活性的纤溶酶，纤溶酶能降解人纤维蛋白为可溶性的纤维蛋白片段，在纤维蛋白平板上出现透明的溶解圈，以此定量测定其的生物学活性。

4. 电泳法 电泳是指在电解质中带电粒子或离子在电场作用下以不同速度向其所带电荷相反方向迁移。例如蛋白质具有两性电离性质，当蛋白质溶液的 pH 大于其等电点时，该蛋白质带负电荷，在电场中向正极移动，相反则带正电荷，向负极移动。电泳法包括自由溶液电泳和区带电泳，前者适用于高分子的检测，后者系指在惰性支持介质（如纸、醋酸纤维素、琼脂糖凝胶、聚丙烯酰胺凝胶等）中，带电荷供试品（如蛋白质、多肽、核苷酸等）在电场作用下，按各自速度向极性相反的电极方向进行移动，使组分分离成狭窄的区带，再用适宜的方法进行检测。

根据区带电泳支持介质的不同，《中国药典》2020 年版通则 0541 收载了纸电泳法、醋酸纤维素薄膜电泳法、琼脂糖凝胶电泳法、聚丙烯酰胺凝胶电泳法、SDS－聚丙烯酰胺凝胶电泳法、等电聚焦电泳法等六种，并且详细描述了毛细管电泳法（通则 0542）。由于该法具有灵敏度高、分辨率好、分析速度快、检测范围广、操作简便并兼备分离、鉴定等优点，已经成为生物药物检测的重要手段之一。在本教材后续章节中将介绍到相关内容。

5. 免疫分析法 该法是以特异性抗原－抗体反应为基础的分析方法，具有高特异性、高灵敏度的特点，常用于测定各种抗原、半抗原或抗体。《中国药典》2020 年版收载了四种免疫分析法，分别是免疫印迹法（通则 3401）、免疫斑点法（通则 3402）、免疫双扩散法（通则 3403）和免疫电泳法（通则 3404）。

目前，免疫分析法最常用的技术是酶联免疫吸附试验（ELISA）。ELISA 是一种固相免疫测定技术，它先将抗体或抗原包被到某种固相载体表面，并保持其免疫活性。测定时，将待测样品和酶标抗原或抗体按不同步骤与固相载体表面吸附的抗体或抗原发生反应，再加入酶标抗体与免疫复合物结合，分离抗原－抗体复合物和游离的未结合成分，最后加入酶反应底物，根据底物被酶催化产生的颜色及其吸光度值的大小进行定性或定量分析的方法。

第四节　生物药物检测的意义

由于生物药物生产过程的复杂性、易变性及产品质量的特殊性，对其质量控制也更加严格。生物药物检测的意义主要在于全面控制生物药物质量，保障人民用药安全、合理、有效。

一、控制生物药物质量，提高安全性

由于生物药物生产过程的复杂性、易变性及产品质量的特殊性，需要不断地建立和完善多样的微生物学、生物学、化学、物理学的检测方法，研究和制订每种产品质量标准。

抗生素类药物是微生物生命过程中合成的，一般为对热敏感或多组分的药品，虽经化学提纯，但其产品纯度达不到100%，其原料药和各种制剂在贮存过程中，产生不同程度的降解反应，失去原有药效，产生不良反应。因此，对抗生素类药物规定了特殊的管理条例及严格的检验制度；对新产品设计较完整的分析研究程序，研究和制订产品的质量标准。基因工程药物制备过程中对用于生产的原材料质量、培养过程的检测、分离纯化的中间体、成品均要进行严格的检查。

二、评价生物药物制剂的有效性

目前，生物药物的剂型研究已从一般的片剂、针剂向微囊制剂、缓释制剂、控释制剂、靶向制剂等方向发展，需要建立起相应的新检测方法，以便研究和制定新制剂的质量标准。为了研究药物的化学结构与生物活性之间关系，深入揭示药物分子与受体间的作用关系，从而进行药物分子设计、定向生物合成或化学修饰的研究，需要有现代化的分析手段和仪器予以紧密配合。

综上所述，生物药物检测工作者，不仅要进行药物的静态常规监察，而且要深入药物筛选、生产工艺过程、贮存过程、生物体内的药物代谢过程等动态分析监控。所以，必须进一步提高检测方法的准确度、灵敏度和选择性，研究快速、灵敏度高的自动化分析方法，广泛应用计算机控制分析操作和数据处理，实现分析仪器的连续化、自动化和智能化。

答案解析

目标检测

一、选择题

（一）A 型题

1. 常规检品收检数量为一次全项检验用量的（　）

A. 1 倍　　B. 2 倍　　C. 3 倍　　D. 4 倍　　E. 5 倍

2. 以下不属于生物药物物理常数的是（　）

A. 吸收系数　　B. 比旋度　　C. 相对密度

D. 折光率　　E. 性状

3. 无菌检查属于（　）

A. 限量检查　　B. 特性检查　　C. 一般鉴别试验

D. 物理常数测定　　E. 生物学检查

4. 生物药物常用的定量分析方法不包括（　）

A. 理化测定法　　B. 生物检定法　　C. 酶法

D. 限量检查法　　E. 免疫分析法

5. 容量分析法测定原料药含量计算公式中的 T 是指（　）

A. 供试品消耗的滴定液体积　　B. 取样量　　C. 浓度校正因数

D. 滴定度　　E. 空白试验消耗的滴定液体积

6. $E_{1cm}^{1\%}$ 指的是（　）

A. 供试品的吸光度　　B. 对照品的浓度　　C. 取样量

D. 稀释倍数　　E. 吸收系数

7. HPLC 内标法测定原料药含量计算公式中的 f 是指（　）

A. 吸收系数　　B. 取样量　　C. 内标与对照品峰面积之比

D. 校正因子　　E. 内标与供试品峰面积之比

（二）X 型题

8. 以下属于一般鉴别的试验项目是（　）

A. 钠盐　　B. 亚硫酸盐或亚硫酸氢盐　　C. 有机氟化物

D. 磷酸盐　　E. 溶解度

9. 生物药物的限量检查项目包括（　）

A. 硫化物　　B. 硒　　C. 合成多肽中的醋酸

D. 易碳化物　　E. 甲醇量

10. 生物制品中的化学残留物包括（　）

A. 支原体　　B. 聚乙二醇　　C. 聚山梨酯 80

D. 人血白蛋白铝　　E. 升压物质

11. 生物制品的生物活性/生物效价测定法包括（　）

A. 动物保护力试验　　B. 活菌数和活病毒滴度测定

C. 类毒素和抗毒素的效价单位测定　　D. 血清学试验

E. 蛋白质含量测定

二、简答题

1. 生化药物及抗生素类在进行质量控制时，需要进行哪些项目的检测？
2. 生物制品的检测和其他生物药物的检测有何不同？
3. 简述生物药物检测的基本程序。

三、计算题

1. 对乙酰氨基酚原料药的含量测定：精密称取本品 0.0402g，置 250ml 量瓶中，加 0.4% 氢氧化钠溶液 50ml，溶解后，加水至刻度，摇匀。精密量取该溶液 5.00ml，置 100ml 量瓶中，加 0.4% 氢氧化钠溶液 10ml，加水至刻度，摇匀。在 257nm 波长处测得吸光度为 0.527，按 $C_8H_9NO_2$ 的吸收系数（$E_{1cm}^{1\%}$）为 715 计算其含量。

2. 阿莫西林原料药的含量测定：取供试品精密称定为0. 1262g至250ml容量瓶中，加流动相溶解并稀释至刻度，滤过，取续滤液，作为供试品溶液，精密量取20μl注入液相色谱仪，记录色谱图，峰面积为22745；另取阿莫西林对照品125. 9mg，同法处理并测定，峰面积为23691。计算出供试品中阿莫西林（$C_{16}H_{19}N_3O_5S$）的含量。

书网融合……

知识回顾　　微课　　习题

（王丽娟）

第三章　生物药物的质量标准和质量控制

PPT

学习引导

由生物药物质量控制不严导致的药害事件，使人们认识到对生物药物进行质量控制的重要性。《中国药典》自 2005 年版把《中国生物制品规程》并入药典，设为三部。生物药物检测技术是生物制药及相关专业培养中重要的专业课程之一，本章主要介绍生物药物质量控制的方法，旨在让学习者掌握《中国药典》规定的生物药物质量控制的方法，树立生物药物质量控制的观念。

学习目标

思政素养目标

通过对《中国药典》及生物药物质量控制的学习，使学生明确生物药物质量控制的重要性，树立生物药物质量安全第一的社会责任感。以普及健康生活、完善健康保障、建设健康环境、发展健康产业为重点，尤其重点关注生物药物和疫苗研发，为加快推进健康中国建设，保障人民健康做出自己的贡献。

知识要求

1. **掌握**　《中国药典》2020 年版的内容和生物药物质量控制内容。
2. **熟悉**　我国对药品质量控制的法令性文件和常用国外药典。
3. **了解**　《中国药典》历史沿革。

技能要求

1. 学会查阅《中国药典》2020 年版。
2. 会运用质量标准解决生物药物质量控制中的关键问题。

第一节　药典与生物药物的质量标准

生物药物是一类特殊药品，除用于临床治疗和临床诊断之外，还用于健康人群尤其是儿童的预防接种，因此，生物药物的质量控制关系到国民的生命安全。比如，疫苗类生物制品可以增强免疫力，部分基因工程类生物制品可参与人体机能的调节，极微量即可产生显著生物效应，性质或者数量上的极小偏差即可能给患者带来危害。因此，生物药物的质量控制就显得尤为重要。

为了保障用药安全、合理和有效，《中华人民共和国药品管理法》规定，药品必须符合国家药品质量标准。国家药品质量标准是药品现代化生产和质量管理的重要组成部分，是药品生产、经营、使用和行政、技术监督管理各部门应共同遵循的法定技术依据，也是药品生产和临床用药水平的重要标志，对保证药品质量，保障用药安全、有效起着极其重要的作用。

我国国家药品标准是《中华人民共和国药典》和药品标准。药品标准是《中华人民共和国药典》的补充。本节重点介绍《中国药典》及常用的国外药典。

一、中国药典

我国药典的全称是《中华人民共和国药典》，简称《中国药典》，英文名称为 Chinese Pharmacopoeia（缩写为 Ch. P）。最新版药典为《中国药典》2020 年版。药典是我国用于药品生产和管理的法定药品质量标准。它是我国用于药品生产和管理的法典，2020 年版由国家药典委员会编纂，经国务院批准后，国家药品监督管理局颁布执行。《中国药典》收载的品种为疗效确切、应用广泛、能批量生产、质量水平较高并有合理的质量控制手段的药品。

自 1949 年以来，已出版颁布了十一版《中国药典》，分别是 1953、1963、1977、1985、1990、1995、2000、2005、2010、2015 和 2020 年版。1950 年我国卫生部组建了中国药典编纂委员会，于 1953 年出版了我国第一部《中国药典》1953 年版。自 1963 年版至 2000 年版均分为一部、二部，各部有凡例和有关附录。从 1985 年版起，每 5 年修订出版一次。从 2005 年版起分一部、二部和三部，该版首次将《中国生物制品规程》并入药典。2020 年版药典分为四部，一部收载药材及饮片、植物油脂和提取物、成方制剂和单味制剂等；二部收载化学药品、抗生素、生化药品、放射性药品等；三部收载生物制品，包括疫苗、血液制品、抗毒素和抗血清、重组 DNA 制品、体内诊断制品等；四部主要收载前几版药典附录中的通则、检验方法、指导原则和药用辅料等。各版中国药典收载药品及出版情况见表 3－1。

表 3－1　《中国药典》收载药品品种情况

年版	收载数目	一部收载数目	二部收载数目	三部收载数目	四部收载通则数目
1953	531	531	–	–	–
1963	1310	643	667	–	–
1977	1925	1152	773	–	–
1985	1489	713	776	–	–
1990	1751	784	967	–	–
1995	2375	920	1455	–	–
2000	2691	992	1699	–	–
2005	3217	1146	1970	101	–
2010	4567	2165	2271	131	–
2015	5608	2598	2603	137	317
2020	5911	2711	2712	153	361

（一）凡例

凡例是解释和使用《中国药典》正确进行质量检定的基本原则，并把与正文品种、附录及质量检定有关的共性问题加以规定。凡例中的有关规定同样具有法定的约束力。

凡例按内容分为总则，通用技术要求，品种正文，名称与编排，项目与要求，检验方法和限度，标准品与对照品，计量，精确度，试药、试液、指示剂，动物试验，说明书、包装、标签等条款，以便于查阅和使用。

1. 名称与编排 正文品种收载的中文药品按照《中国药品通用名称》收载的名称及其命名原则命名，《中国药典》收载的中文药品名称均为法定名称；本版药典收载的原料药英文名除另有规定外，均采用国际非专利药名（INN）。有机药物化学名称应根据中国化学会编撰的《有机化学命名原则》命名，母体的选定要求与国际纯粹与应用化学联合会（IUPAC）的命名系统一致。

2. 计量 药典使用的滴定液和试液的浓度，以 mol/L（摩尔/升）表示，其浓度要求精密标定的滴定液用“XXX 滴定液（YYY mol/L）”表示；作其他用途不需精密标定其浓度时，用“YYY mol/L XXX 溶液”表示，以示区别。

溶液后标示的“（1→10）”等符号，是指固体溶质 1.0g 或液体溶质 1.0ml 加溶剂使成 10ml 的溶液；未指明用何种溶剂时，均指水溶液；两种或两种以上液体的混合物，名称间用半字线“-”隔开，其后括号内所示的“：”符号，系指各液体混合时的体积（重量）比例。

3. 标准品、对照品 是指用于鉴别、检查、含量测定的标准物质。标准品是指用于生物检定或效价测定的标准物质，按效价单位（或 μg）计，以国际标准品进行标定；对照品系指采用理化方法进行鉴别、检查或含量测定时所用的标准物质，其特性量值一般按纯度（%）计。

标准品与对照品的建立或变更批号，应与国际标准品或原标准品、对照品进行对比，并经过协作标定。然后按照国家药品标准物质相应的工作程序进行技术审定，确认其质量能够满足既定用途后方可使用。

标准品与对照品均应附有使用说明书，一般应标明批号、特性量值、用途、使用方法、贮藏条件和装量等。

4. 试药 试验用的试药，除另有规定外，均应根据通则试药项下的规定，选用不同等级并符合国家标准或国务院有关行政主管部门规定的试剂标准。试液、缓冲液、指示剂与指示液、滴定液等，均应符合通则的规定或按照通则的规定制备。

5. 精确度 《中国药典》规定取样量的准确度和试验精密度。试验中供试品与试药等“称重”或“量取”的量，均以阿拉伯数字表示，其精确度可根据数值的有效数位来确定，如称取“0.1g”，是指称取重量可为 0.06～0.14g；称取“2g”，是指称取重量可为 1.5～2.5g；称取“2.0g”，是指称取重量可为 1.95～2.05g；称取“2.00g”，是指称取重量可为 1.995～2.005g。

“精密称定”是指称取重量应准确至所取重量的千分之一；“称定”是指称取重量应准确至所取重量的百分之一；“精密量取”是指量取体积的准确度应符合国家标准中对该体积移液管的精密度要求；“量取”是指可用量筒或按照量取体积的有效数位选用量具。取用量为“约”若干时，是指取用量不得超过规定量的 ±10%。

答案解析

即学即练 3-1

某药品质量标准写明“称取药品 1.0g”，表示可以称取该药品的范围是多少？

（二）正文

《中国药典》各品种项下收载的内容为标准正文。正文系根据药物自身的理化与生物学特性，按照批准的处方来源、生产工艺、贮藏运输条件等所制定的、用以检测药品质量是否达到用药要求并衡量其质量是否稳定均一的技术规定。

正文部分为所收载药品或制剂的质量标准。药物制剂的质量标准编排在相应药物质量标准之后，根据品种和剂型的不同，正文每一品种项下按顺序可分别列包括：品名（包括中文名，汉语拼音名与英文名）；有机药物的结构式；分子式与分子量与 CAS 编号；来源；制法；性状；鉴别；理化检查；含量或效价测定；类别；贮藏；标示等。

（三）通用技术要求

通则是《中国药典》的重要组成部分之一，该部分对药品标准的检测方法和限度进行了总体规定。通则主要包括制剂通则、通用检测方法和其他通则。

制剂通则针对剂型特点规定的统一技术要求进行分类，如片剂、注射剂、胶囊剂、颗粒剂、栓剂等 38 类。《中国药典》2020 年版四部将制剂通则实现了全部统一，规范了常用剂型的分类和定义，加强了共性要求及必要的检测项目的修订。

通用检测方法是指各品种进行相同项目的检测时所采用的统一的设备、程序、方法及限度等，如光谱法、色谱法、物理常数测定法、生物检查法、生物活性测定法、生物制品相关检查方法含量测定法、微生物检查法、生物测定法、生物活性或效价测定法等及其他通则 281 个。在四部检测方法及其他通则中，新增 35 个，修订 51 个，药品安全性和有效性的控制通过这些不断完善的检测方法得到加强。

指导原则系为规范药典执行、指导药品标准制定和修订，提高药品质量控制水平所规定的非强制性、推荐性技术要求。考察药品质量、起草与复核药品标准所指定的指导性规定。比如《原料药与制剂稳定性试验指导原则》《药物制剂人体生物利用度和生物等效性试验指导原则》《药品质量标准分析方法验证指导原则》《注射剂安全性检查法应用指导原则》和《药用辅料功能性指标研究指导原则》等 42 个。四部新增指导原则 12 个，包括《DNA 测定技术指导原则》《生物制品稳定性试验指导原则》等。上述完备的药品标准体系的建立有助于强化生产企业的质量控制观念。

二、常用的国外药典

目前，世界上有数十个国家编制了国家药典。常用的国外药典主要有《美国药典》《英国药典》《日本药局方》和《欧洲药典》。

（一）美国药典

《美国药典》（The United States Pharmacopoeia – National Formulary，USP – NF），最新版本是第 USP44 – NF39 版，2020 年 12 月出版，2021 年 5 月 1 日生效。

（二）英国药典

《英国药典》（British Pharmacopoeia，BP）。最新版本为《英国药典》（2021 版），2020 年 10 月出版，2021 年 1 月生效，澳大利亚和加拿大也将 BP 作为其国家药典使用。

（三）日本药局方

日本药典名称为《日本药局方》（Japanese Pharmacopeia，JP），最新版本为《日本药局方第十七改正版》，2016 年 4 月 1 日生效，后续又出了增补版 1 及增补版 2。

（四）欧洲药典

《欧洲药典》（European Pharmacopoeia，EP）。由欧洲药典委员会编制，最新版本为第十版，2019 年 7 月出版，2020 年 1 月生效，在欧盟范围内具有法律效力。

第二节　生物药物的质量控制

药品的质量监控涉及药物的研制、生产、供应及检验等诸多环节，要确保药品质量符合药品质量标准的要求，对药物存在的各个环节加强管理是必不可少的，许多国家都根据本国的实际情况制订了一些科学管理规范、条例。

一、我国对药品质量控制的全过程起指导作用的法令性文件

1.《药物非临床研究质量管理规范》（Good Laboratory Practice，GLP）　非临床研究系指为评价药物安全性，在实验室条件下，用实验系统进行的多种毒性试验，比如单次给药的毒性试验、反复给药的毒性试验、生殖及遗传毒性试验、致癌试验等与评价药物安全性有关的其他试验。实验系统一般是用于毒性试验的动物、植物、微生物和细胞等。

GLP 是为保障人民用药安全，提高药品非临床研究的质量，确保试验资料的真实性、完整性和可靠性。主要适用于为申请药品注册而进行的非临床药品安全性评价。

2.《药物临床试验质量管理规范》（Good Clinical Practice，GCP）　临床试验是指任何在人体（可以是患者或健康志愿者）进行的药物系统性研究，以证实或揭示试验药物的作用、不良反应和试验药物的吸收、分布、代谢和排泄，已确定试验药物的疗效与安全性。

GCP 是临床试验全过程的标准规定，包括方案设计、组织、实施、监查、稽查、记录、分析总结和报告，目的是保证药品临床试验过程规范，结果科学可靠，保护受试者的权益并保障其安全。

3.《药品生产质量管理规范》（Good Manufacture Practice，GMP）　作为质量管理体系的一部分，GMP 是药品生产管理及质量控制的基本要求，来确保稳定的生产出预定用途、符合注册批准和质量标准的药品，并最大限度地减少药品生产过程中污染、交叉污染和混淆差错的风险。

GMP 中明确规定药品生产企业的质量管理部门应负责药品生产全过程的质量管理和检验的职能，是药品生产和质量管理的基本准则，适用于药品制剂生产的全过程、原料药生产中影响成品质量的关键工序。

4.《药品经营质量管理规范》（Good Supply Practice，GSP）　主要内容包括医药商品进、存、销三个环节确保质量所必备的硬件设施、人员资格及职责、质量管理程序和制度等，要求药品供应部门保证药品在运输、贮藏和销售过程中的质量，保护用户、消费者的合法权益和用药安全。

上述四个管理规范有利于全面控制药品质量，推动我国医药产业与发达国家接轨。

实例分析 3-1

案例　2007 年 1 月 4~8 日，北京朝阳医院检验科发现临床送检的标本中丙肝抗体阳性率连续两周出现异常增高。经查，这些患者均使用了同一公司生产的注射用人免疫球蛋白。2007 年 1 月 16 日，原国家食品药品监督管理局发出通知，称该公司因涉嫌严重违反 GMP 有关规定被查处，并被收回企业《药品 GMP 证书》。事件发生后，原卫生部和国家食品药品监督管理局成立联合工作组进行现场调查，结果发现，该公司在生产静注人免疫球蛋白过程中，部分产品不能提供有效完整的生产记录和检验记录，并套用正常生产批号上市销售。

讨论　1. 试分析该事件发生的根本原因。

2. 如果你作为该公司质检人员，会负有责任吗？

答案解析

知识拓展

2021 年 4 月 6 日，英国牛津大学表示，已经暂停在英国进行的针对儿童和青少年的小规模牛津/阿斯利康新冠疫苗的临床试验。当地时间 2021 年 4 月 7 日上午，西班牙卡斯蒂利亚-莱昂大区卫生局决定，再次暂停该大区阿斯利康新冠疫苗的接种工作，并等待欧洲药品管理局对该疫苗与血栓形成病例相关性的最新研究报告出台。牛津大学宣布这一决定之际，多国监管机构急忙评估阿斯利康疫苗与接种该疫苗后出现罕见血栓问题之间的联系。欧洲药品管理局疫苗战略负责人表示，阿斯利康疫苗很明显与罕见血栓情况的出现有关系。新药的研发过程不能一蹴而就，更不能心急，必须经过科学试验，在确保安全的前提下，才能应用于临床。

二、生物药物的质量控制

（一）生化药物及抗生素

生化药物和抗生素的质量控制主要包括生产过程的质量控制及最终产品的质量控制。最终产品有原料药和制剂，二者的检测及控制项目如下。

1. 原料药　检测项目包括性状、鉴别、检查和含量（效价）测定。

（1）性状　是对原料药外观物理常数的一种描述，包括外观、嗅、味、物理常数（溶解度、熔点、比旋度、吸收系数）等。性状不仅能反应药品的纯度与质量，也具有一定的鉴别意义。

（2）鉴别试验　大部分生化药物都是大分子物质，具有复杂的结构，需要多种方法进行鉴别。如蛋白质类药物一般采用 SDS-PAGE 电泳、高效液相色谱共同鉴别其结构的准确性。对于重组蛋白，一般还需要进行肽图分析，证明其与天然蛋白完全一致。有些生化药物（如肝素），虽然组分相同，但由于分子相对质量不同会产生不同的生理活性，此类药物一般需要进行分子量测定。

（3）检查　生化药物的生产工艺复杂，易引入特殊杂质，故生物药物除需要做限量检查之外，需要进行严格的安全检查，如热原检查、过敏物质检查、异常毒性检查等。重组蛋白药物、酶类药物还要检查高分子蛋白、相关蛋白含量。

（4）含量（效价）测定　理化方法测定药物含量称为含量测定，一般用百分含量表示。用生物学方法或酶法测定药物有效成分称为效价测定。有些生化药物是通过理化分析法进行含量测定，表明其有效成分的含量，如右旋糖酐、维生素类、部分抗生素等。但多数生化药物如蛋白质、多肽、酶、激素等，单用理化方法不能完全反映其特性，需用生物学方法进行效价测定或酶活力测定，以表示其有效成分生物活性的高低。

2. 药物制剂 是供患者直接使用的药物，其质量的好坏对患者的健康更重要。制剂的检查也包括性状、鉴别、检查、含量（效价）测定，但与原料药的检测有一定区别。

（1）性状 制剂一般不再检测药物成分的物理性状，主要是观察制剂的外观。如片剂要求外观完整光洁、色泽均匀，具有适度的硬度；溶液型注射剂要求外观澄清透明。

（2）鉴别试验 一般与原料药项下相似。

（3）检查 一般制剂不再重复原料药项下的检查项目，仅对于特别关键的控制指标进行再次检查，如重组蛋白中的相关蛋白和高分子蛋白。此外，还要检查在制剂过程中带来的、储存过程中产生的杂质以及该剂型项下相应进行的常规检查项目。

（4）含量（效价）测定 由于制剂中有赋形剂、稀释剂和附加剂等，这些成分的存在，常影响主药的测定。所以，制剂的含量测定的方法必须具有专属性，不受其他成分的影响。制剂中药物的含量一般用标示量来表示。

（二）生物制品

生物制品的质量控制一般要求四个方面：起始材料、生产过程、半成品和成品。

1. 起始材料的质量控制

（1）生产用原料及辅料 生物制品生产用原料及辅料购入后，在生产之前，企业的质检部门必须按《中国药典》2020年版的要求进行质量检验，未纳入国家标准的化学试剂应不低于化学纯。

（2）生产用水 生物制品生产用水，因其使用的范围不同可分为饮用水、纯化水、注射用水及灭菌注射用水。

原水通常为饮用水，为天然水经净化处理所得的水，可作为生物制品生产用具初次漂洗，其质量应符合中国标准《生活饮用水卫生标准》。

纯化水为饮用水经蒸馏水、离子交换法、反渗透法或其他适宜方法制备的生产用水，不含任何附加剂，其质量应符合《中国药典》2020年版要求，可作为配制普通试剂用的溶剂或试验用水，细菌性疫苗、病毒性疫苗等所用的中间品的提取溶剂，口服制剂配制用溶剂或稀释剂，非灭菌制剂或灭菌制剂用器具的精洗用水，但不得用于注射剂的配制。

注射用水为纯化水经蒸馏所得的水，应符合细菌内毒素试验要求。注射用水必须在防止内毒素产生的条件下生产、储藏。其质量应符合《中国药典》2020年版要求。可作为配制注射剂的溶剂或稀释剂及注射用容器（安瓿等）的精洗。

灭菌注射用水主要用作注射剂的稀释剂，质量应符合灭菌注射用水的规定。

（3）生产用器具 直接用于生产的金属器具和玻璃器具，必须严格进行清洗及除热原处理，清洗处理后的器具必须进行灭菌消毒。

生物制品生产操作过程中，凡接触活细菌或病毒污染过的器具和物品，必须进行灭菌处理后，才能清洗。清洗过的器具、物品及未清洗的器具、物品必须严格分开存放，消毒灭菌后的器具、物品必须与未消毒灭菌的器具、物品严格分开存放，并有明显状态标记。

（4）生产及检定用动物 生产及检定用的小鼠、豚鼠应符合清洁级实验动物标准，即排除人畜共患病及动物主要传染病病原体的动物。

（5）生产用菌、毒种种子批系统　生物制品生产用菌种（包括 DNA 重组工程菌）、毒种应建立菌、毒种种子批系统。原始种子批应验明菌、毒种的记录、历史、来源和生物学特性。生产用菌、毒种原始种子批，只有该菌种或病毒种原始研发单位才能具有。通过技术转让或其他方式，而获得生产用菌、毒种，只能建立主代种子批或工作种子批。

从原始种子批传代和扩增后保存的为主代种子批，从主代种子批传代和扩增后保存的为工作种子批。工作种子批的生物学特性应与原始种子批、主代种子批保持一致。工作种子批用于相应疫苗及重组 DNA 产品的生产制造。

（6）生产用细胞种子批系统　生物制品生产用细胞（包括二倍体细胞、传代细胞、工程细胞和原始细胞等）应建立细胞种子库系统。

原始细胞库是由一个原始细胞群体发展成为细胞系或经过克隆培养而形成的均一的细胞群体，通过检定证明适用于疫苗及重组 DNA 产品的生产及检定。

从原始细胞库通过相应方法进行细胞传代、增殖一定数量细胞，将所有细胞均匀混合成一批，定量分装安瓿，保存于液氮或 -100℃以下备用，为主细胞库。

从主细胞库传代、增殖，达到一定代次水平的细胞，全部合并成一批均质细胞全体，定量分装安瓿，保存于液氮或 -100℃以下备用，为工作细胞库。工作细胞库可用于相应疫苗或重组 DNA 产品的生产制造。

（7）原料血浆　单人份血浆应做蛋白质含量、丙氨酸氨基转移酶、乙型肝炎病毒、梅毒螺旋体、人类免疫缺陷病毒和丙型肝炎病毒检测，其中蛋白质含量应不低于 50g/L，后四种应都为阴性。小样混合血浆应做乙型肝炎病毒、人类免疫缺陷病毒和丙型肝炎病毒检测，均应为阴性。合并血浆应做乙型肝炎病毒、人类免疫缺陷病毒、丙型肝炎病毒和乙型肝炎病毒表面抗体的检测，前三种应该都为阴性，其中乙型肝炎病毒表面抗体应不低于 0.05IU/ml。生产人血白蛋白、凝血因子等血液制品的原料血浆应符合《中国药典》2020 年版中血液制品原料血浆规程规定的要求，需进行相应抗体检测，符合各论要求。

2. 生产过程控制

（1）生产用菌毒种和细胞库　生产用菌毒种和细胞应建立种子批系统，在原始菌毒种和细胞库的基础上，建立主代菌毒种和细胞库以及工作菌种和细胞库，工作菌毒种和细胞库用于生产。各代菌毒种库、细胞库均应进行全面的检定，并归档保存。采用新的种子批时，应重新做全面检定。根据菌毒种和细胞的稳定性资料，确定在生产过程中允许的最高细胞倍增数或传代代次。

（2）生产过程　应严格按照药品生产 GMP 的要求组织生产，确保生产过程无交叉污染，并保证生产的一致性。对于生产过程中的每一次培养物或单一收获物应进行细菌、霉菌和支原体检查。生产周期结束时，要求细菌培养物、病毒悬液或细胞培养物都必须是生产用菌毒种或细胞培养的单一菌培养物、病毒悬液或细胞培养物，不仅不能污染杂菌、霉菌和支原体等，而且必须通过鉴别试验确证是生产用菌毒种或细胞。

（3）原液　应按照《中国药典》2020 年版的相关要求进行全面的检定。疫苗类制品的原液应进行鉴别试验、无菌试验、细菌浓度测定、病毒滴度、效价测定、免疫力试验；血液制品的原液应进行残余乙醇含量、蛋白质含量、纯度、pH、热原试验；重组 DNA 制品的原液应进行生物学活性测定，蛋白质含量、比活性、纯度、分子量、等电点测定，外源性 DNA、宿主菌蛋白质、抗生素残留量测定，紫外光谱、肽图、N 末端氨基酸序列测定。

3. 半成品质量控制

（1）制备　半成品制备是由适当含量的原液与适宜的保护剂混合，应符合临床安全有效的制品规范标准。可加入防腐剂，其含量应采用国家药品监督部门批准的方法进行检测，并且应对人不引起意外的副反应。

（2）无菌试验　每批半成品应按《中国药典》2020年版无菌检查法进行检查。

4. 成品质量控制　对最终产品的质控主要包括制品的稳定性、有效性、安全性等内容。

（1）理化检定　包括鉴别试验、外观、pH、水分、装量等。

（2）效价测定　一般通过动物实验或细胞学实验来达到，但测定的结果变化较大，需要采用标准品对实验结果进行校正。

（3）安全性检查　主要指无菌试验、热原试验、异常毒性试验、支原体测定、毒性检查等。

（4）稳定性　已分装的成品储藏在建议的温度下进行稳定性试验，应符合国家药品监督部门规定的要求。

答案解析

即学即练 3－2

生物制品检定时一般如何进行质量控制？

目标检测

答案解析

一、选择题

（一）A型题

1. 截止到目前，我国共出版了（　）版药典

A. 9　　B. 10　　C. 11
D. 12　　E. 13

2. “精密称定”系指称取重量应准确至所取重量（　）

A. 百分之一　　B. 千分之一　　C. 万分之一
D. 十万分之一　　E．没有明确规定

3. 下列各类品种中收载在《中国药典》2020年版三部的是（　）

A. 生物制品　　B. 生化药物　　C. 中药制剂
D. 抗生素　　E. 中药饮片

（二）X型题

4.《中国药典》2020年版的主要内容由（　）组成

A. 凡例　　B. 正文　　C. 通则
D. 附录　　E. 目录

5. 生物制品的质量监控的内容包括（　）

A. 起始材料　　B. 生产过程　　C. 半成品
D. 成品　　E. 生产环境

二、简答题

1.《中国药典》2020 年版凡例都包括哪些内容？

2. 生物制品的质量控制内容包括哪些项目？

书网融合……

知识回顾　　微课　　习题

（李　珂）

第二篇
生物药物的检查

第四章　生物药物的杂质

PPT

学习引导

在药物的研究、生产、贮存和使用过程中，必须保持药物纯度，以保证药物的有效性和安全性。药物中含有的杂质是影响药物纯度的主要因素，如药物中含有超过限量的杂质，就有可能使理化常数变动，外观性状产生变异，并影响药物的稳定性；杂质增多也必然使药物的含量偏低或活性降低，毒副反应显著增加。因此，药物的杂质检查是控制药物纯度、提高药品质量的一个非常重要的环节。

本单元主要介绍生物药物杂质的概念、来源、分类，生物药物中杂质限量的概念、检查方法。

学习目标

思政素养目标

通过生物药物杂质的讲解，使学生理解生物药物检查的重要性和规范要求，树立“药品质量安全第一”岗位责任感。

知识要求

1. **掌握**　生物药物杂质的基本概念。
2. **熟悉**　生物药物中杂质检查的要求；杂质限量的意义。
3. **了解**　生物药物中杂质的来源和分类；生物药物中杂质检查限量计算。

技能要求

1. 熟练应用生物药物杂质检查的原理与方法进行生物药物供试品中杂质的检查。
2. 学会杂质检查结果的判断，能进行杂质限度的计算。

第一节　生物药物杂质的概念和来源 微课

一、杂质的概念

生物药物的杂质是指生物药物中存在的无治疗作用或影响生物药物的稳定性和疗效，甚至对人体健康有害的物质。药物纯度是指药物的纯净程度，是药物质量优劣的综合指标。药物纯度受药物中的杂质影响，因此，药物的纯度检查也被称为药物的杂质检查。

需要注意的是，药物纯度与化学试剂纯度是有区别的。从用药安全、有效和药物的稳定性等方面考虑药物纯度；从杂质可能引起的化学变化对使用所产生的影响、使用范围和使用目的规定化学试剂纯度，不考虑杂质对生物体的生理作用及不良反应。根据药物纯度把药品分为合格品与不合格品，根据化学试剂纯度把化学试剂分为基准试剂、优级纯、分析纯及化学纯，因此，药用规格不可被化学试剂的质量标准代替，更不可将化学试剂作为药品应用于临床治疗。

实例分析 4－1

案例 2001 年 8 月 24 日，某市药监局接到群众举报，该市多人服用“梅花 K”黄柏胶囊中毒住院。据患者反映，该产品在当地媒体大作宣传，声称能通淋排毒、解毒疗疮，治疗多种女性炎症，但服用几天后出现了胃痛、呕吐、浑身乏力等不良症状。经该市药检所抽样检验，检出非法添加的四环素成分，初步认定该“梅花 K”为假药。8 月 31 日，国家药监局下发紧急通知，要求在全国范围内立即暂停销售、使用“梅花 K”黄柏胶囊。

讨论 试分析该事件发生的原因。

答案解析

二、杂质的来源

生物药物中存在的杂质主要有两个来源，一个是生物药物的生产过程中引入；另一个是生物药物在贮存过程中受外界条件影响，引起理化性质的变化而产生。

生物药物在生产过程中引入的杂质，主要是由于原料不符合要求（如化学原料精制不完全、植物原料中相似物分离不彻底、由动物脏器提取时一些组织细胞破碎物分离不完全）、部分反应原料及中间产物和副反应产物未能除尽、生产中的溶剂与试剂残留及容器所引入。

生物药物（特别是性质不稳定的药物）在贮存过程中，尤其是贮藏保管不善或贮藏时间过长时，在外界条件如温度、湿度、日光、空气等影响下，或加上微生物的作用，使药物发生水解、氧化、分解、异构化、晶型转变、聚合、潮解和发霉等变化，导致药物不仅在外观、性状方面出现改变，更降低药物的稳定性与质量，严重的会失去疗效甚至对人体产生毒害作用。这些变质反应中，水解反应最易发生，如青霉素遇碱水解为青霉噻唑酸，受热进一步分解为青霉胺和青霉醛而使青霉素失活。生物药物分子结构中具有酚羟基、巯基、亚硝基、醛、长链共轭等结构时在空气中易氧化，使药物降低疗效、失效甚至产生毒性，如维生素 C 在空气中受光、温度、氧气等影响易被氧化甚至内酯环开环而失效，进一步脱羧转变为糠醛并氧化、聚合呈色，并对人体表现出毒害作用。微生物几乎可降解所有有机物，生物药物如果在贮藏中被微生物污染，可在温和的条件下被降解而使其中某些成分被破坏，有的产生较大毒性，如巨大芽孢杆菌、大肠埃希菌等污染青霉素后生成的青霉素酰化酶使青霉素变成 6－氨基青霉烷酸（6－APA）和侧链而失效；生物药物污染黄曲霉、杂色曲霉、岛青霉、桔青霉等霉菌后，产生可致癌的毒素。药物出现同分异构、同质异晶现象时，也会影响其生物活性、生物利用度甚至产生不良反应，如四环素在弱酸性条件下发生差向异构化生成毒性高、活性低的差向四环素，抗菌活性仅为四环素的 4.7%；盐酸金霉素有 α、β 两种晶型，β 晶型较 α 晶型更易被肠道吸收，生物利用度也更高，但在水中，β 晶型可转变为 α 晶型。在水分、温度、湿度等条件适宜时，微生物还可使一些生物药物特别是从脏器中提取出来的药物发霉变质而失效。为保证生物药物的相对稳定性，必须加入一定量的稳定剂，但稳定剂超过限量时，可能影响药物质量或干扰检查测定结果，应严格控制。

对生物药物纯度的规定和要求并非一成不变，会随着分离纯化与检测技术的发展、人们对杂质的认识越来越深、防病治病经验的积累以及生产原料质量的提升、生产工艺的不断改进而有所提高。

三、杂质的分类

生物药物中的杂质分为一般杂质和特殊杂质。一般杂质是指在自然界中分布较广泛，在多种生物药物的生产和贮藏过程中容易引入的杂质，《中国药典》2020 年版规定了氯化物检查法、硫酸盐检查法、硫化物检查法、硒检查法、氟检查法、氰化物检查法、铁盐检查法、铵盐检查法、重金属检查法、砷盐检查法、干燥失重测定法、水分测定法、炽灼残渣检查法、易炭化物检查法、残留溶剂测定法、甲醛量检查法、合成多肽中的醋酸测定法、2-己基己酸测定法等杂质检查的项目，由于一般杂质检查更多采用限量检查法，也称为限量检查。特殊杂质是指在药物的生产和贮藏过程中引入的杂质，这类杂质随药物的不同而异，如胰蛋白酶中糜蛋白酶的检查。

第二节　生物药物中杂质检查的要求及限量计算

一、杂质限量的概念

生物药物中存在的杂质不仅可影响药物质量，还可以反映出生产、贮藏等过程中存在的问题。对药物中的杂质进行检查是为了提高用药的安全性与有效性，考察生产工艺与药品企业的管理。单从杂质的不利影响考虑，杂质应越少越好，但是从药物成本来看，除去药物中的所有杂质会增加生产操作上的困难，造成成本的提高，有些杂质在现有技术条件下还无法彻底去除，因此，只要不对人体产生有害影响、不影响疗效的发挥，同时又便于生产、贮藏，可以允许有一定量的杂质存在，即杂质限量。所谓杂质限量，即指生物药物中杂质的最大允许量，通常用百分之几或百万分之几来表示。杂质限量检查就是检查杂质是否超过最大允许量，一般不要求准确测定，只要求杂质的量在一定范围（限度）内。杂质限量的规定既要保证药物质量，又要兼顾可行性。

二、杂质限量的检查方法

药物的杂质检查方法可分为对照法、灵敏度法和比较法三种。

（一）对照法

对照法是取一定量待检杂质对照品溶液与一定量供试品溶液在相同条件下处理后比较结果，以确定杂质的含量是否超过杂质对照液的量，即杂质限量。

杂质限量（L）的计算公式如下：

$$杂质限量 = \frac{杂质最大允许量}{供试品量} \times 100\% \tag{4-1}$$

各国药典杂质检查所采用的方法是：取一定量的与被检杂质相同的纯品或对照品（标准品）作对照，与一定量生物药物的供试液在相同条件下处理，比较反应后的结果（比色或比浊），从而确定所含杂质的量是否超过规定。

如果供试品（S）所含杂质的量由容量法测定，杂质限量（L）的计算公式为：

$$杂质限量 = \frac{标准溶液体积 \times 标准溶液浓度}{供试品量} \times 100\% \tag{4-2}$$

或

$$L = \frac{V \times C}{S} \times 100\% \tag{4-3}$$

（二）灵敏度法

灵敏度法是在检测条件下，以待检杂质反应的灵敏度作为该杂质的最大允许量。例如，氨基糖苷类抗生素中糖类检查采用 Molisch 反应，即五碳糖或六碳糖在硫酸存在的条件下脱水成羟甲基糠醛，与蒽酮反应显蓝色，与 α－萘酚反应呈红紫色。

（三）比较法

比较法系指取一定量供试品，依法检查，测得待检杂质的吸光度或旋光度等指标不得超过规定的值。例如，α－氨基酸与水合茚三酮在水溶液中加热，除脯氨酸和羟脯氨酸产生黄色物质，其他氨基酸都产生蓝紫色物质。此反应十分灵敏，根据反应所产生蓝紫色的深浅，在570nm 波长下用比色法测定样品中氨基酸的含量。

答案解析

即学即练 4－1

药物的杂质限量检查方法可分为哪几种？区别是什么？

目标检测

答案解析

选择题

（一）A 型题

1. 药物纯度符合要求是指（　）
   A. 含量符合药典规定　　B. 药物中的杂质不超过限量规定
   C. 不存在杂质　　D. 对患者无不良作用
   E. 以上全不对
2. 生物药物中特殊杂质是指（　）
   A. 在药物的生产和贮藏过程中引入的杂质　　B. 氯化物
   C. 硫酸盐　　D. 重金属
   E. 易炭化物
3. 下列属于特殊杂质检查的是（　）
   A. 胰蛋白酶中糜蛋白酶的检查　　B. 硫酸盐检查
   C. 硫化物检查　　D. 硒检查法
   E. 水分测定
4. 氨基糖苷类抗生素中糖类检查属于（　）检查。
   A. 对照法　　B. 灵敏度法　　C. 比较法
   D. 残留溶剂测定法　　E. 合成多肽中的醋酸测定法
5. 一般杂质检查为（　）

A. 限量检查　　B. 含量检查　　C. 检查最低量
D. 检查最大允许量　　E. 检查最大量

6. 杂质限量是指（　）
A. 药物中存在的杂质的实际含量　　B. 药物中所含杂质的最大允许量
C. 药物中所含杂质的最小允许量　　D. 药物中所含杂质未超过最大允许量
E. 药物中所含杂质超过最大允许量

（二）X 型题

7. 化学试剂分为（　）
A. 基准试剂　　B. 优级纯　　C. 分析纯
D. 化学纯　　E. 色谱纯

8. 下列属于杂质限量检查的（　）
A. 砷盐　　B. 酸碱度　　C. 溶液颜色
D. 炽灼残渣　　E. 干燥失重

9. 药物中杂质检查（　）
A. 是保证人们用药安全　　B. 可考核生产工艺和企业管理是否正常
C. 是保证药物质量的一个重要方面　　D. 可考察药物纯度的一个重要方面
E. 通常采用限度检查

10. 生物药物中存在的杂质主要来源有（　）
A. 生物药物的生产过程中引入　　B. 生物药物在贮存过程中受外界条件影响
C. 生物药物检验过程中的引入　　D. 生物药物取样过程中的引入
E. 生物药物使用过程中的引入

书网融合……

知识回顾　　微课　　习题

（侯春玲）

第五章 限量检查

PPT

学习引导

在药物生产过程中，常用到酸、碱、反应试剂等，从而容易引入一般杂质，这些杂质可反映生产工艺情况，并直接影响药物的稳定性或对人体是否有害，由于杂质不可能被完全除尽，所以在不影响药物的疗效和稳定性、不产生毒害的原则下，可允许药物中有一定限量的杂质存在，这样既保证药物质量，又便于生产和贮藏。《中国药典》对一般杂质检查多为限量检查，即在遵循平行操作的原则下，比较供试管与对照管的反应结果，以判断供试品中杂质是否超过限量。

本章主要介绍几种常见限量检查法的原理、检测技术及结果判断，旨在让学习者掌握《中国药典》规定的限量检查方法，树立药品质量合格的意识。

学习目标

思政素养目标

通过讲解药品杂质对生物药物质量的影响，使学生理解杂质检查的重要性和规范要求，培养学生实事求是、恪守职业道德、遵纪守法的职业精神，警示学生应具备药学工作者强烈的责任感和职业素养。

知识要求

1. **掌握** 杂质限量检查法的原理、检测技术及结果判断。
2. **熟悉** 杂质限量的计算。
3. **了解** 杂质对生物药物质量的影响。

技能要求

1. 熟练掌握杂质限量检查的操作方法。
2. 学会对杂质限量结果进行判断。

第一节 氯化物检查法

微课

在药物的生产过程中，常用到盐酸或制成盐酸盐形式，少量的氯化物对人体无害，但能反映出药物的纯净程度以及生产工艺是否正常，因此可作为信号杂质检查。

一、检查原理

药物中的微量氯化物在硝酸酸性条件下与硝酸银试液作用，生成氯化银胶体微粒而显白色浑浊，再与一定量标准氯化钠溶液在相同条件下生成的氯化银浑浊程度进行比较，判断供试品中的氯化物是否符合限量规定。

$$Cl^- + Ag^+ \longrightarrow AgCl\downarrow（白）$$

二、操作方法

除另有规定外，取各药品项下规定量的供试品，加水使溶解成25ml（溶液如显碱性，可滴加硝酸使成中性），再加稀硝酸10ml，溶液如不澄清，应滤过，置50ml纳氏比色管中，加水使成约40ml，摇匀，即得供试品溶液。另取药品项下规定量的标准氯化钠溶液，置50ml纳氏比色管中，加稀硝酸10ml，加水使成40ml，摇匀，即得对照品溶液。于供试液与对照液中，分别加入硝酸银试液1.0ml，用水稀释使成50ml，摇匀，在暗处放置5分钟，同置黑色背景上，从比色管上方向下观察，比较浑浊程度。

例如，葡萄糖中氯化物的检查。取本品0.60g，与标准氯化钠溶液6.0ml制成的对照液比较，不得更浓（0.01%）。

三、注意事项

（一）标准氯化钠溶液的制备

标准氯化钠溶液应为临用前配制，称取氯化钠0.165g，置1000ml量瓶中，加水适量使溶解并稀释至刻度，摇匀，备用。临用前，精密量取贮备液10ml，置100ml量瓶中，加水稀释至刻度，摇匀，即得（每1ml相当于10μg的Cl）。在检测条件下，氯化物浓度以50ml中含50～80μg的Cl^-为宜（相当于标准NaCl溶液5～8ml），在此范围内氯化银所显浑浊梯度明显，便于比较。

（二）加入稀硝酸的目的

加入硝酸是为了避免CO_3^{2-}、PO_4^{3-}、SO_3^{2-}等杂质与Ag^+产生弱酸银盐的干扰，且可加速氯化银沉淀的生成并产生较好的乳浊；比浊前暗处放置5分钟，是为了避免光线照射使氯化银分解析出单质银。

（三）非澄清溶液的处理

溶液如不澄清，可预先用硝酸酸化的水溶液洗净滤纸上的氯化物，再过滤供试液，使其澄清。如果生物药物不溶于水，可以加水振摇使所含氯化物杂质溶解，滤除不溶物后再检查。

（四）有色供试品的处理

供试溶液如有色，通常采用内消色法处理。即取供试品溶液两等份，分别置50ml纳氏比色管中，一份加硝酸银试液1.0ml，摇匀，放置10分钟，如显浑浊，反复滤过至滤液完全澄清，再加规定量的标准氯化钠溶液与水适量使成50ml，摇匀，在暗处放置5分钟，作为对照溶液；另一份中加硝酸银试液1.0ml与水适量使成50ml，摇匀，在暗处放置5分钟，按上述方法与对照溶液比浊，即得。

答案解析

即学即练 5－1

氯化物检查法中，内消色法的原理是什么？

第二节　硫酸盐检查法

硫酸盐也是许多药物需要检查的信号杂质之一。

一、检查原理

药物中的硫酸盐在盐酸酸性条件下与氯化钡生成白色浑浊，与一定量标准硫酸钾溶液在相同条件下生成的浑浊程度进行比较，以判断药物中硫酸盐是否符合限量规定。

$$SO_4^{2-} + Ba^{2+} \longrightarrow BaSO_4 \downarrow (白)$$

二、操作方法

除另有规定外，取规定量的供试品，加水溶解使成约 40ml（如溶液显碱性，可滴加盐酸使成中性），溶液如不澄清，应滤过（滤纸预先用盐酸酸化）；置 50ml 纳氏比色管中，加稀盐酸 2ml，摇匀，即得供试品溶液。另取规定量的标准硫酸钾溶液，按同样方法制成对照品溶液。于供试品溶液与对照品溶液中，分别加入 25% 氯化钡溶液 5ml，用水稀释至 50ml，充分摇匀，放置 10 分钟，同置黑色背景上，从比色管上方向下观察，比较浊度。

例如，葡萄糖中硫酸盐的检查。取本品 2.0g，与标准硫酸钾溶液 2.0ml 制成的对照液比较，不得更浓（0.01%）。

三、注意事项

（一）标准硫酸钾溶液的制备

称取硫酸钾 0.181g，置 1000ml 量瓶中，加水适量使溶解并稀释至刻度，摇匀，即得（1ml 相当于 100μg SO_4^{2-}/ml）。本法适宜的比浊浓度范围为每 50ml 溶液中含 0.1～0.5mg 的 SO_4^{2-}（相当于标准硫酸钾溶液 1～5ml），在此范围内硫酸钡所显浑浊梯度明显。

（二）加入稀盐酸的目的

加入稀盐酸可防止 CO_3^{2-}、PO_4^{3-} 等与 Ba^{2+} 生成沉淀而干扰比浊，但酸度过高会使硫酸钡溶解、灵敏度下降，以 50ml 溶液中含稀盐酸 2ml 为宜。

（三）非澄清溶液的处理

溶液如不澄清，可预先用含有盐酸的水溶液洗净滤纸上的可能存在的硫酸盐，再过滤供试液，使其澄清。

（四）有色供试品的处理

供试品溶液如带颜色，可取供试品溶液两份，分别置50ml纳氏比色管中，一份中加25%氯化钡溶液5ml，摇匀，放置10分钟，如显浑浊，可反复滤过，至滤液完全澄清，再加规定量的标准硫酸钾溶液与水适量使成50ml，摇匀，放置10分钟，作为对照溶液；另一份中加25%氯化钡溶液5ml与水适量使成50ml，摇匀，放置10分钟，按上述方法与对照溶液比较，即得。

第三节　铁盐检查法

药物中铁盐的存在，可能使药物发生氧化反应和降解反应而变质，因此，需要控制药物中铁盐的限量。《中国药典》2020年版通则0807采用硫氰酸盐法检查药品中的铁盐。

一、检查原理

三价铁盐在盐酸酸性溶液中与硫氰酸铵生成红色可溶性硫氰酸铁配位离子，与一定量的标准铁溶液用同法处理后进行比色，来检查铁盐的限量。

$$Fe^{3+} + [6SCN^-] \rightleftharpoons Fe(SCN)_6^{3-}\text{（红色）}$$

二、操作方法

除另有规定外，取规定量的供试品，加水溶解使成25ml，移置50ml纳氏比色管中，加稀盐酸4ml与过硫酸铵50mg，用水稀释使成35ml后，加30%的硫氰酸铵溶液3ml，再加水适量稀释成50ml，摇匀，如显色，立即与规定量的标准铁溶液按相同方法制成的对照液比较，同置白色背景上，观察比较两支管的颜色深浅。

例如，酪氨酸中铁盐的检查。取本品1.0g，炽灼灰化后，残渣加盐酸2ml，置水浴上蒸干，再加稀盐酸4ml，微热溶解后，加水30ml与过硫酸铵50mg，与标准铁溶液1.0ml同法制成的对照液比较，不得更深（0.001%）。

三、注意事项

（一）标准铁溶液的制备

称取硫酸铁铵［$FeNH_4(SO_4)_2 \cdot 12H_2O$］0.863g，置1000ml量瓶中，加硫酸2.5ml，用水稀释至刻度，摇匀，作为贮备液。临用前取贮备液10ml，稀释至100ml，即得（每1ml相当于10μg的Fe）。本法以50ml溶液中含Fe^{3+} 10～50μg（相当于标准铁溶液1～5ml）时为宜，在此范围内，所显色泽梯度明显，易于区别。

（二）反应条件

该法需要在盐酸酸性条件下反应，可以防止Fe^{3+}的水解，以50ml溶液中含稀盐酸4ml为宜。

（三）加过硫酸铵的目的

过硫酸铵作为氧化剂，可将供试品中的Fe^{2+}氧化成Fe^{3+}，同时可防止光线使硫氰酸铁还原或分解。

（四）特殊药物的处理

某些药物如葡萄糖、糊精、硫酸镁等，在检测过程需加硝酸氧化处理，使 Fe^{2+} 氧化成 Fe^{3+}，则不再加过硫酸铵。因硝酸中可能含亚硝酸，能与硫氰酸根离子作用，生成红色亚硝酰硫氰化物，影响比色，因此加显色剂之前加热煮沸除去氧化氮，以消除亚硝酸的影响。

（五）有色供试品的处理

如供试液管与对照液管的色调不一致，或者某些酸根阴离子如 SO_4^{2-}、Cl^-、PO_4^{3-} 等可与 Fe^{3+} 形成无色配位化合物而导致颜色较浅不能比较时，分别转移至分液漏斗，加正丁醇或异戊醇提取，分取醇层比较。因为生成的硫酸铁配离子在正丁醇等有机溶剂中的溶解度大，可加深颜色，同时也能排除酸根离子的干扰。

第四节　重金属检查法

重金属系指在实验条件下能与硫代乙酰胺或硫化钠试液作用显色的金属杂质，如银、铅、汞、铜、镉、铋、锑、砷、锡、镍、锌、钴等。重金属影响药物的稳定性及安全性，故必须严格控制其在药物中的含量。由于药品在生产中遇到铅的机会较多，铅在体内易蓄积引起中毒，故将铅作为检查重金属时的代表。

一、检查原理

重金属检查主要以硫代乙酰胺和硫化钠为显色剂。硫代乙酰胺在弱酸性（pH 3.5 醋酸盐缓冲液）条件下水解，产生硫化氢，与重金属离子（以 Pb^{2+} 为代表）生成黄色到棕黑色的硫化物混悬液；或在氢氧化钠碱性条件下，硫化钠与 Pb^{2+} 反应生成硫化物混悬液。与一定量的标准铅溶液同法处理后生成的有色混悬液比色。

$$CH_3CSNH_2 + H_2O \xrightarrow{pH\ 3.5} CH_3CONH_2 + H_2S$$

$$H_2S + Pd^{2+} \xrightarrow{pH\ 3.5} PdS\downarrow + 2H^+$$

$$\text{或 } Na_2S + Pb^{2+} \xrightarrow{NaOH} PdS\downarrow + 2Na^+$$

二、操作方法

《中国药典》2020 年版通则 0821 中收载了三种重金属检查方法。

（一）硫代乙酰胺法

本法适用于溶于水、稀酸和乙醇的药物，为最常用的方法。

除另有规定外，取 25ml 纳氏比色管三支，甲管中加入标准铅溶液一定量与醋酸盐缓冲液（pH 为 3.5）2ml 后，加水或各药品项下规定的溶剂稀释成 25ml；乙管中加入按各药品项下规定的方法制成的供试品溶液 25ml；丙管中加入与乙管相同量的供试品，加配制供试品溶液的溶剂适量使溶解，再加与甲管相同量的标准铅溶液与醋酸盐缓冲液（pH 3.5）2ml 后，用溶剂稀释成 25ml。若供试品溶液带颜色，可在甲管中滴加少量的稀焦糖溶液或其他无干扰的有色溶液，使之与乙管、丙管一致；再分别于甲、乙、丙三管中加入硫代乙酰胺试液各2ml，摇匀，放置2分钟，同置白纸上，自上而下比色，当丙管中显出的颜色不浅于甲管时，乙管中显示的颜色与甲管比较，不得更深。如丙管中显出的颜色浅于甲管，应取样按第二法重新检查。

例如，三磷酸腺苷二钠中重金属检查。取本品1.0g，加水23ml溶解后，加醋酸盐缓冲液（pH 3.5）2ml，依硫代乙酰胺法检查，含重金属不得过百万分之十。

即学即练5-2

硫代乙酰胺法中为什么要设置丙管？

答案解析

（二）炽灼残渣法

本法适用于含芳环、杂环以及不溶于水、稀酸及乙醇的有机药物。可采用硫酸作为有机破坏剂，将供试品炽灼破坏，所得残渣加硝酸进一步破坏，蒸干，加盐酸转化为易溶于水的氯化物，再按硫代乙酰胺法检查。

例如，熊去氧胆酸中重金属检查。取炽灼残渣项下遗留的残渣，依法检查（第二法），含重金属不得过百万分之二十。

（三）硫化钠法

本法适用于溶于碱性水溶液而不溶于稀酸（或在稀酸中即生成沉淀）的药物，如磺胺类、巴比妥类药物等。该法以硫化钠为显色剂，重金属Pb^{2+}与S^{2-}在氢氧化钠碱性条件下生成PbS微粒的混悬液，与一定量标准铅溶液经同法处理后的颜色进行比较。

三、注意事项

（一）标准铅溶液的制备

称取硝酸铅0.1599g，置1000ml量瓶中，加硝酸（防止铅盐水解）5ml与水50ml溶解后，用水稀释至刻度，作为贮备液。再精密量取贮备液10ml，稀释至100ml，即得（每1ml相当于10μg的Pb）。本法的适宜比色范围为27ml溶液中含10～20μg Pb^{2+}，相当于标准铅溶液1～2ml。标准铅溶液仅供当日使用，配制与贮存用的玻璃容器均不得含铅。

（二）缓冲溶液

硫代乙酰胺法中，溶液的pH对生成物PbS的呈色影响较大。当pH为3.0～3.5时，PbS沉淀较完全。酸度增大，PbS呈色变浅，甚至不显色。

（三）有色溶液的处理

若供试液带有颜色，可用外消色法消除干扰，应在加硫代乙酰胺前在对照管中滴加少量稀焦糖溶液或其他无干扰的有色溶液，使之与供试管的颜色一致，然后再加硫代乙酰胺试液比色。若仍不能使两管颜色一致，应取样按炽灼残渣法重新检查。

（四）特殊情况处理

（1）供试品中若含微量高铁盐，在弱酸性溶液中可氧化硫化氢析出硫，产生浑浊，影响检查。可分别于各管中加入维生素 C 或盐酸羟胺 0.5～1.0g，使 Fe^{3+} 还原成 Fe^{2+}，再按上述方法检查。

（2）炽灼残渣法中，炽灼温度越高，重金属损失越多，例如铅在 700℃ 经 6 小时炽灼，回收率只有 32%；而温度太低，则灰化不完全。因此，应控制炽灼温度在 500～600℃。炽灼残渣加硝酸处理后，一定要蒸干除尽氧化氮，以防亚硝酸氧化硫代乙酰胺水解产生的硫化氢而析出硫，影响比色。

（3）硫化钠法中，硫化钠试液对玻璃有一定的腐蚀性，且久置会产生絮状物，应临用前配制。

第五节　砷盐检查法

砷盐多由药物生产过程中使用的无机试剂引入，为毒性杂质，须严格控制其限量。《中国药典》2020 年版通则 0822 收载了第一法（古蔡氏法）和第二法（二乙基二硫代氨基甲酸银法）。

一、古蔡氏法

（一）检查原理

金属锌与酸作用产生新生态的氢，与药物中微量砷盐反应生成具有挥发性的砷化氢，遇溴化汞试纸产生黄色至棕色的砷斑，与一定量标准砷溶液同法处理后所生成的砷斑比较，判定药物中砷盐是否符合限量规定。

$$As^{3+} + 3Zn + 3H^{+} \longrightarrow 3Zn^{2+} + AsH_3 \uparrow$$

$$AsO_3^{3-} + 3Zn + 9H^{+} \longrightarrow 3Zn^{2+} + 3H_2O + AsH_3 \uparrow$$

$$AsO_4^{3-} + 4Zn + 11H^{+} \longrightarrow 4Zn^{2+} + 4H_2O + AsH_3 \uparrow$$

$$AsH_3 + 2HgBr_2 \longrightarrow 2Hbr + AsH(HgBr)_2\text{（黄色）}$$

$$AsH_3 + 3HgBr_2 \longrightarrow 3Hbr + AsH(HgBr)_3\text{（棕色）}$$

（二）操作方法

检砷装置见图 5－1。测试时，于导气管 C 中装入醋酸铅棉花 60mg（填装高度 60～80mm），再于旋塞 D 的端平面放一片溴化汞试纸（试纸的大小能覆盖孔径而不露出平面外为宜），盖上旋塞盖 E 并旋紧。

1. 标准砷斑的制备　精密量取标准砷溶液 2ml，置 A 瓶中，加盐酸 5ml 与水 21ml，再加碘化钾试液 5ml 与酸性氯化亚锡试液 5 滴，在室温放置 10 分钟后，加锌粒 2g，立即将装妥的导气管 C 密塞于 A 瓶上，并将 A 瓶置 25～40℃ 水浴中，反应 45 分钟，取出溴化汞试纸，即得。

2. 供试品砷斑制备　取按药品项下规定方法制成的供试品溶液，置 A 瓶中，照标准砷斑的制备，自“再加碘化钾试液 5ml”起，依法操作，将生成的砷斑与标准砷斑比较，颜色不得更深。

例如，甘氨酸中砷盐检查采用古蔡法。取本品 2.0g，加水 23ml 溶解后，加盐酸 5ml，依古蔡法检查，不得超过 0.0001%。

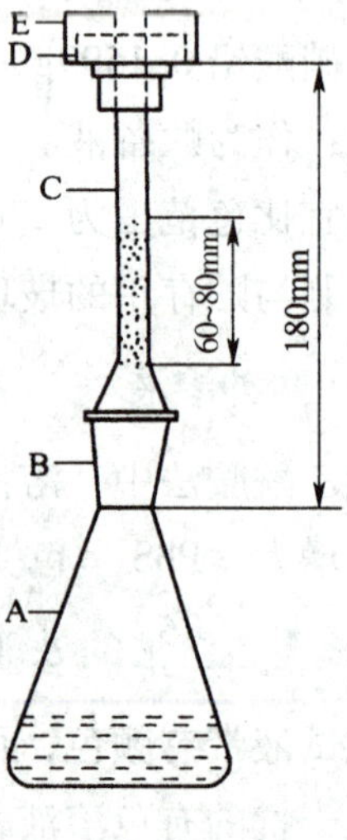

图 5－1　古蔡氏法检砷装置

A. 标准磨口锥形瓶；B. 中空的标准磨口塞；C. 导气管；D. 具孔的有机玻璃旋塞；E. 具孔有机玻璃旋塞

（三）注意事项

1. 标准砷溶液制备　称取三氧化二砷 0.132g，置 1000ml 量瓶中，加 20% 氢氧化钠溶液 5ml 溶解后，用适量的稀硫酸中和，再加稀硫酸 10ml，用水稀释至刻度，摇匀，作为贮备液。临用前，精密量取贮备液 10ml，置 1000ml 量瓶中，加稀硫酸 10ml。用水稀释至刻度，即得（每 1ml 相当于 1μg As）。《中国药典》规定标准砷斑用 2ml 标准砷溶液制备，所得砷斑清晰，砷斑颜色过深或过浅均会影响比色的准确性。

2. 碘化钾和氯化亚锡的作用　药物中存在的砷杂质主要以三价的亚砷酸盐和五价的砷酸盐存在，五价砷在酸性溶液中生成砷化氢的速度较三价砷慢，故在反应液中加入碘化钾和氯化亚锡，可将五价砷还原成三价砷，加快反应速度。碘化钾被氧化生成的碘可被氯化亚锡还原为碘离子，后者又可与反应中产生的锌离子形成稳定的配位离子（ZnI_4），有利于生成砷化氢的反应不断进行。

氯化亚锡与碘化钾还能抑制锑化氢的生成，防止锑化氢与溴化汞试纸作用生成锑斑的干扰。在试验条件下，100μg 锑存在不致干扰测定。氯化亚锡还可与锌作用，在锌粒表面形成锌锡齐，起到去极化作用，使氢气均匀连续地发生。

3. 硫化物的排除　锌粒和供试品中可能含有少量的硫化物，在酸性条件下能产生硫化氢气体，后者与溴化汞试纸作用产生硫化汞色斑干扰检查结果，故采用醋酸铅棉花吸收硫化氢气体。

4. 砷斑　溴化汞试纸与砷化氢作用较氯化汞试纸灵敏，但所产生砷斑颜色不够稳定，反应中应保持干燥及避光，反应完毕立即与标准砷斑比色。

5. 特殊情况处理

（1）供试品若为硫化物、亚硫酸盐、硫代硫酸盐等，在酸性溶液中能产生硫化氢或二氧化硫气体，与溴化汞作用生成黑色硫化汞或金属汞，干扰比色。应先加硝酸处理，使氧化成硫酸盐，以除去干扰。

（2）供试品若为铁盐，能消耗碘化钾、氯化亚锡等还原剂，影响测定条件，并能氧化砷化氢，干扰测定，需先加酸性氯化亚锡试液，将 Fe^{3+} 还原成 Fe^{2+} 后再检查。

二、二乙基二硫代氨基甲酸银法（Ag－DDC 法）

（一）检查原理

Ag－DDC 法不仅可用于砷盐限量检查，也可用于微量砷盐的含量测定。本法的检查原理是利用生成的砷化氢气体，还原二乙基二硫代氨基甲酸银，产生红色的胶态银，同法处理使一定量标准砷溶液后呈色用，判定供药物中砷盐是否符合限量规定，用目视比色或在 510nm 波长处测定吸光度，进行比较。

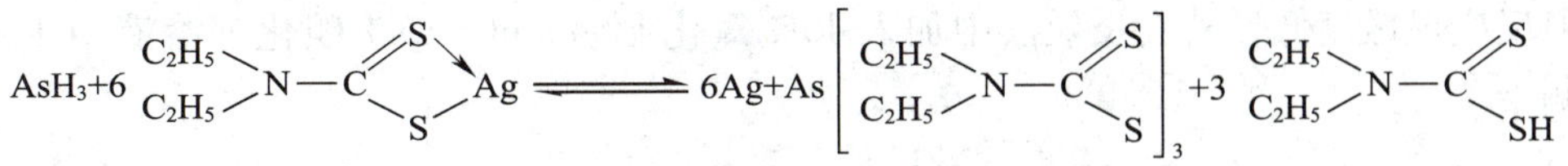

（二）操作方法

检砷装置见图 5－2。测试时，于导气管 C 中装入醋酸铅棉花（填装高度约 80mm），再于 D 管中加入 Ag－DDC 试液 5ml。

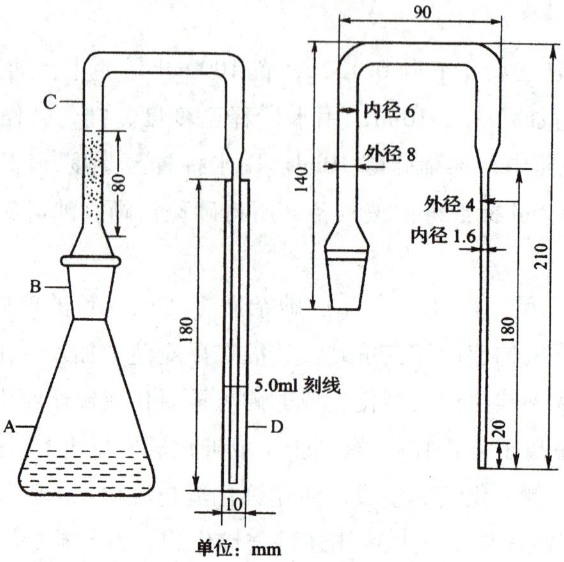

图 5－2　Ag－DDC 法检砷装置

A. 标准磨口锥形瓶；B. 中空的标准磨口塞；C. 导气管；D. 平底玻璃管

1. 标准砷对照液的制备　精密量取标准砷溶液 2ml，置 A 瓶中，加盐酸 5ml 与水 21ml，再加碘化钾试液 5ml 与酸性氯化亚锡试液 5 滴，在室温放置 10 分钟后，加锌粒 2g，立即将导气管 C 密塞于 A 瓶上，使生成的砷化氢气体导入 D 管中，并将 A 瓶置 25～40℃水浴中反应 45 分钟，取出 D 管，添加三氯甲烷至刻度，混匀，即得。

2. 供试液制备　取按《中国药典》各品种项下规定方法制成的供试品溶液，置 A 瓶中，照标准砷对照液的制备，自“再加碘化钾试液 5ml”起，依法操作，将所得溶液与标准砷对照液同置白色背景上，从 D 管上方向下观察、比较，所得溶液的颜色不得比标准砷对照液更深。必要时可将所得溶液转移至 1cm 吸收池中，照紫外－可见分光光度法（通则 0401）在 510nm 波长处以 Ag－DDC 试液作空白，测定吸光度，与标准砷对照液按同法测得的吸光度比较，即得。

（三）注意事项

1. 反应的试液　为使反应向右定量进行，提高检测的灵敏度，常加入吡啶等有机碱，但吡啶有恶臭，可采用 0.25% Ag－DDC 的三乙胺－氯仿（1.8∶98.2）溶液作砷化氢的吸收液，灵敏度略低于吡啶溶液。

2. 锑盐的排除　若药物中含有锑盐，与新生态氢反应产生锑化氢，可与 Ag－DDC 发生与砷化氢相同的反应，但反应灵敏度低，若在反应液中加入 40% 氯化亚锡 3ml、15% 碘化钾溶液 5ml 时，500μg 的锑也不干扰测定。

即学即练 5－3

砷盐检查法中，古蔡氏法和 Ag－DDC 法的有何不同？

答案解析

第六节　干燥失重检查法

一、检查原理

干燥失重指药物在规定的条件下，经干燥至恒重后所减失的重量，以百分率表示。主要控制药物中的水分，也包括挥发性物质，如乙醇或残留的挥发性有机溶剂等。按公式 5-1 计算：

$$\text{干燥失重} = \frac{\text{供干燥至恒重后减失的重量试品}}{\text{供试品取样量}} \times 100\% \qquad (5-1)$$

二、操作方法

干燥失重检查法主要有常压恒温干燥法、干燥剂干燥法和减压干燥法三种。

（一）常压恒温干燥法

本法适用于受热较稳定的药物。将供试品置相同条件已干燥至恒重的扁形称量瓶中，精密称定，于烘箱内在规定温度（一般 105℃）恒温加热干燥至恒重（供试品连续两次干燥或炽灼后的重量差异在 0.3mg 以下称恒重）。从减失的重量和取样量计算供试品的干燥失重。生物制品应先将供试品于较低的温度下干燥至大部分水分除去后，再按规定条件干燥。

例如，门冬酰胺酶中干燥失重检查。取本品 0.1g，置 105℃ 干燥 3 小时，减失重量不得过 5.0%。

（二）干燥剂干燥法

本法适用于受热易分解或易升华的药物。将供试品置干燥器中，利用干燥器内的干燥剂吸收供试品中的水分至恒重。常用的干燥剂有硅胶、硫酸和五氧化二磷等。

（三）减压干燥法

本法适用于熔点低、受热不稳定及水分难去除的药物。在减压条件下，可以降低干燥温度和缩短干燥时间，主要采用减压干燥器（室温）或恒温减压干燥器（温度按照各药品项下的规定设置）。

生物制品除另有规定外，温度为 60℃ 时，压力应在 2.67kPa（20mmHg）以下。

三、注意事项

（1）称量瓶应在与供试品测定相同的条件干燥至恒重，干燥过程中第二次及以后每次称量均应在规定条件下继续干燥 1 小时后进行。

（2）供试品应平铺于扁形称量瓶中，厚度不超过 5mm。如为疏松物质，厚度不可超过 10mm；大颗粒结晶状药物，应先研细至 2mm 粒度。

（3）若药品放置于烘箱干燥，需在干燥后取出置干燥器放冷至室温（30～60 分钟），再精密称重，以防药品或称量瓶裸露在空气中吸收水分。避免混淆称量瓶和瓶盖，放入干燥箱干燥时，应先将瓶盖取下，置称量瓶旁或将瓶盖半开；取出时，须先将瓶盖盖好。

（4）干燥失重检查法需同时做两份平行试验。

（5）整个操作过程不能裸手直接接触称量瓶，必须戴手套。

（6）供试品如未达规定的干燥温度即融化，除另有规定外，应先将供试品在低于熔化温度5～10℃的温度下干燥至大部分水分除去后，再按规定条件干燥。

第七节　水分测定法

若药物中含有较多水分，不仅会使药物含量降低，还会引起药物发生水解和霉变反应，使药物变质失效，甚至可能产生对人体有害的物质。《中国药典》2020年版通则0832收载了费休氏法、烘干法、减压干燥法、甲苯法和气相色谱法五种水分测定方法。本节主要介绍费休氏法，其特点是操作简便、专属性强、准确度高，可以准确测定药物中的结晶水、吸附水和游离水，适用于受热易破坏的药物。费休氏法又分为容量滴定法和库仑滴定法。

一、测定原理

费休氏法属于非水氧化还原滴定，采用的标准滴定液称费休氏试液，是由碘、二氧化硫、吡啶和甲醇按一定比例组成。测定原理是利用碘氧化二氧化硫为三氧化硫时，需要一定量的水分参与反应。

$$I_2 + SO_2 + H_2O \longrightarrow 2HI + SO_3$$

根据消耗碘的量，按公式5－2来计算水分的含量：

$$\text{供试品中水分含量}\% = \frac{(A-B)\times F}{W}\times 100\% \qquad (5-2)$$

式中，A为供试品所消耗费休氏试液的体积，ml；B为空白所消耗费休氏试液的体积，ml；F为滴定度（每1ml费休氏试液相当于水的质量），mg；W为供试品的重量，mg。

由于上述反应是可逆的，加入无水吡啶能定量地吸收HI和SO_3形成氢碘酸吡啶（$C_5H_5N\cdot HI$）和硫酸酐吡啶（$C_5H_5N\cdot SO_3$），使反应向右进行完全。但硫酸酐吡啶不够稳定，可与水反应，加入无水甲醇可使其转变成稳定的甲基硫酸氢吡啶（$C_5H_5N\cdot HSO_4CH_3$）。滴定的总反应为：

$$I_2 + SO_2 + 3C_5H_5N + CH_3OH + H_2O \longrightarrow 2C_5H_5N\cdot HI + C_5H_5N\cdot HSO_4CH_3$$

二、操作方法

（一）费休氏试液的配制和标定

1. 费休氏试液的配制　称取碘（置硫酸干燥器内48小时以上）110g，置干燥的具塞锥形瓶中，加无水吡啶160ml，注意冷却，振摇至碘全部溶解，加无水甲醇300ml，称定重量，将锥形瓶置冰浴中冷却，在避免空气中水分侵入的条件下，通入干燥的二氧化硫至重量增加72g，再加无水甲醇使成1000ml，密塞，摇匀，于暗处放置24小时后进行标定。

2. 费休氏试液的标定　精密称取纯化水10～30mg，用水分测定仪直接标定；或精密称取纯化水10～30mg，置干燥的具塞锥形瓶中，加无水甲醇适量，注意避免空气中水分侵入，用费休氏试液滴定至溶液由浅黄色变为红棕色，或用永停滴定法（通则0701）指示终点。另做空白试验，按照公式5－3计算滴定度：

$$F = \frac{W}{A-B} \qquad (5-3)$$

式中，F为每1ml费休氏试液相当于水的质量，mg；W为称取纯化水的重量，mg；A为滴定所消耗费休氏试液的体积，ml；B 为空白所消耗费休氏试液的体积，ml。

（二）供试品测定

1. 容量滴定法　取供试品适量（消耗费休氏试液 1～5ml），除另有规定外，加入无水甲醇 2～5 ml，用水分测定仪直接测定；或用费休氏试液滴至溶液由浅黄色变为红棕色；或用永停滴定法指示终点；另取无水甲醇 2～5ml，按同法另做空白试验。

2. 库仑滴定法　先往滴定杯加入适量费休氏试液，将试液和系统中的水分预滴定除去，然后精密量取供试品适量（含水量为 0.5～5mg），迅速转移至滴定杯中，以永停滴定法指示终点，从仪器显示屏上直接读取供试品中水分的含量，其中每 1mg 水相当于 10.72 库仑电量。

例如，注射用重组人生长激素中水分检查。取本品，照水分测定法测定，含水分不得过 3.0%。

知识链接

永停滴定法

永停滴定法是把两支相同的铂电极插入滴定溶液中，在两个电极之间外加一个低的电压（约 50mV），连接电流计，滴定过程中，观察电流的变化情况确定滴定终点。在终点前，电极在溶液中极化，线路中仅有很小或无电流通过，电流指针为零。终点时溶液中稍过量滴定液，使电极去极化，溶液中有电流通过，电流计指针突然偏转，不再回零，以此指示终点；反之，如果电极由去极化变为极化，则电流计指针从有偏转回到零点，亦不再变动。

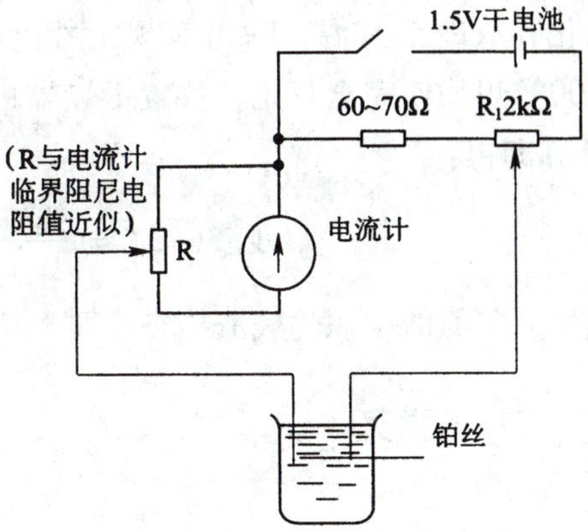

图 5－3　永停滴定法原理示意图

三、注意事项

（一）供试品取样量

供试品取样量可根据费休氏试液的 F 值及供试品的含水限量来确定，F 值应在 4.0mg/ml 左右为宜，消耗费休氏试液 1～5ml 为宜。

（二）费休氏试液

费休氏试液对试剂的纯度要求较高，试剂的含水量应控制在 0.1% 以下。试液应遮光，密封，阴凉干燥处保存。自制费休氏试液较麻烦，可使用稳定的市售费休氏试液。

（三）两法适用范围

容量滴定法是使用较为广泛的测定方式，适合测定含水分量较大的供试品；而库仑滴定法是微量法，用于测定含微量水分（0.0001%～0.1%）的供试品，尤其适合化学惰性化合物（如烃类、醇类和酯类）的水分测定。

（四）操作要求

整个操作应迅速，且不宜在阴雨或空气湿度太大时进行，所用仪器应干燥，避免空气中水分的影响。

第八节　炽灼残渣检查法

一、测定原理

炽灼残渣是指有机药物经炭化或挥发性无机药物加热分解后，加硫酸湿润，低温加热再高温（700～800℃）炽灼，所产生的非挥发性无机杂质的硫酸盐。其检查目的在于控制有机药物和挥发性无机药物中存在的非挥发性无机杂质。

二、操作方法

取供试品1.0～2.0g或各品种项下规定的重量，置已炽灼至恒重的坩埚中，精密称定，缓缓炽灼至完全炭化，放冷至室温；除另有规定外，加硫酸0.5～1ml使湿润，低温加热至硫酸蒸气除尽后，在700～800℃炽灼使完全灰化，移置干燥器内，放冷，精密称定后，再在700～800℃至恒重，按照公式5－4计算即得：

$$残渣(\%)=\frac{残渣及坩埚重量-空坩埚重量}{供试品重量}\times 100\% \qquad (5-4)$$

例如，谷氨酸中炽灼残渣检查。取本品1.0g，依炽灼残渣检查法测定，遗留残渣不得过0.1%。

三、注意事项

（一）温度要求

（1）如需将残渣留作重金属检查，则炽灼温度必须控制在500～600℃。

（2）碳化时将坩埚斜置，应缓缓加热，直至完全灰化（不产生烟雾），防止供试品高温炭化骤然膨胀而溢出。

（3）进行高温炉炽灼前，务必先低温蒸发除尽硫酸，避免硫酸蒸气腐蚀炉膛，造成漏电事故。

（二）时间要求

炽灼至恒重的第二次炽灼时间不少于30分钟。

（三）其他要求

（1）如供试品分子结构中含有碱金属或氟元素，会腐蚀瓷坩埚，应使用铂坩埚。

（2）供试品的取样量应根据炽灼残渣限量和称量误差决定，样品量过多，则炭化和灰化时间太长；而样品量过少，称量误差增大。一般应使炽灼残渣量为1～2mg，残渣限量一般为0.1%～0.2%，若规定限量为0.1%，取样量约1g；若限量为0.05%，取样量约2g；限量为1%者取样可在1g以下。

第九节　残留溶剂测定法

一、测定原理

残留溶剂是生物药品在生产过程中使用的，但在工艺中未能完全除去的有机溶剂。由于残留溶剂无任何疗效，且不少对人体有害，所以药物残留溶剂的检查对于控制药品质量、保证用药安全有着重要意义。

残留溶剂的规定检查方法为气相色谱法（通则0521），色谱柱采用毛细管柱或填充柱，检测器常用火焰离子化检测器（FID），对含卤素元素的残留溶剂如三氯甲烷等，采用电子捕获检测器（ECD），易得到高的灵敏度。

知识链接

有机溶剂类别

有机溶剂按其毒性可分为三类：第一类毒性较大（如苯、四氯化碳、1,2-二氯乙烷、1,1-二氯乙烯等），可致癌或对环境有害，应避免使用；第二类对人有一定毒性（如乙腈、氯苯、三氯甲烷、吡啶等），应限制使用；第三类对人的健康危害较小（如醋酸、丙酮、乙醇、乙醚等），药品GMP或其他质量要求限制使用。

二、操作方法

（一）系统适用性试验

（1）用待测物的色谱峰计算，毛细管色谱柱的理论板数应大于5000；填充柱的理论板数应大于1000。

（2）色谱图中，待测物色谱峰与其相邻色谱峰的分离度应大于1.5。

（3）以内标法测定时，对照品溶液连续进样5次，所得待测物与内标物峰面积之比的相对标准偏差（RSD）应不大于5%；若以外标法测定，所得待测物峰面积的RSD应不大于10%。

（二）测定方法

1. 毛细管柱顶空进样等温法（第一法） 本法适用于需要检查的有机溶剂数量不多，且极性差异较小的情况。

（1）色谱条件 柱温一般为40～100℃；常以氮气为载气，流速为每分钟1.0～2.0ml/min；以水为溶剂时，顶空瓶平衡温度为70～85℃，顶空瓶平衡时间为30～60分钟；进样口温度为200℃；如采用火焰离子化检测器（FID），温度为250℃。

（2）测定 取对照品溶液和供试品溶液，分别连续进样不少于2次，测定待测峰的峰面积。

2. 毛细管柱顶空进样系统程序升温法（第二法） 本法适用于有机溶剂数量较多，且极性差异较大的残留溶剂检查。

（1）色谱条件 柱温一般先在40℃维持8分钟，再以每分钟8℃/min的速度升至120℃，维持10分钟；以氮气为载气，流速为每分钟2.0ml/min；以水为溶剂时顶空瓶平衡温度为70～85℃，顶空瓶平衡时间为30～60分钟；进样口温度为200℃；如采用FID检测器，进样口温度为250℃。具体药物的残留溶剂检查时，可根据该品种项下残留溶剂的组成调整升温程序。

（2）测定法 取对照品溶液和供试品溶液，分别连续进样不少于2次，测定待测峰的峰面积。

3. 溶液直接进样法（第三法） 本法适用于药品生产企业对生产工艺中特定残留溶剂的控制，色谱柱可采用填充柱，亦可采用适宜极性的毛细管柱。测定方法为取对照品溶液和供试品溶液，分别连续进样 2~3 次，测定待测峰的峰面积。

（三）计算法

1. 限度检查 除另有规定外，按各品种项下规定的供试品溶液浓度测定。以内标法测定时，供试品溶液所得被测溶剂峰面积与内标峰面积之比不得大于对照品溶液的相应比值；以外标法测定时，供试品溶液所得被测溶剂峰面积不得大于对照品溶液的相应峰面积。

2. 定量测定 按内标法或外标法计算各残留溶剂的量。

例如，抗狂犬病血清生产工艺中如添加甲苯，需检测甲苯残留量，应不高于 0.089%。

三、注意事项

（一）顶空条件的选择

1. 顶空平衡温度的选择 顶空平衡温度一般应低于溶解供试品所用溶剂的沸点 10℃以下，能满足检测灵敏度即可。对沸点较高的残留溶剂，通常选择较高的平衡温度；但此时应兼顾供试品的热分解特性，尽量避免供试品产生的挥发性热分解产物对测定的干扰。

2. 顶空平衡时间 顶空平衡时间通常不宜过长，一般为 30~45 分钟，以保证供试品溶液的气-液两相有足够的时间达到平衡，如超过 60 分钟，可能引起顶空瓶的气密性变差，导致定量准确性的降低。

3. 平行原则 对照品溶液与供试品溶液必须使用相同的顶空条件。

（二）干扰峰排除

供试品中的未知杂质或其挥发性热降解物易对残留溶剂的测定产生干扰。当测定的残留溶剂超出限度，但未能确定供试品中是否有未知杂质或其挥发性热降解物对测定有干扰作用时，应通过试验排除干扰作用的存在。

（三）含氮碱性化合物的测定

普通气相色谱仪中的不锈钢管路、进样器的衬管等对含氮碱性化合物具有较强的吸附作用，使其检出灵敏度降低，所以测定含氮碱性化合物时，应采用惰性的硅钢材料或镍钢材料管路。通常采用弱极性的色谱柱或其填料预先经碱处理过的色谱柱分析含氮碱性化合物，如果采用胺分析专用柱进行分析，效果更好。

第十节　氟检查法

一、测定原理

有机氟经氧瓶燃烧分解产生氟化氢，用水吸收，F^- 与茜素氟蓝、硝酸亚铈以 1∶1∶1 结合成蓝紫色配位化合物，在规定的波长处测定其吸光度，与对照液在相同显色条件下所得吸光度比较，以控制氟的限量。

二、操作方法

（一）对照品溶液的制备

精密称取经 105℃干燥 1 小时的氟化钠 22.1mg，置 100ml 量瓶中，加水溶解并稀释至刻度，摇匀；精密量取 20ml，置另一量瓶中，加水稀释至刻度，摇匀，即得（每 1ml 相当于 20μg 的 F）。

（二）供试品溶液的制备

取供试品适量（约相当于含氟2.0mg），精密称定，照氧瓶燃烧法（通则0703）进行有坏破坏，用水20ml为吸收液，吸收完全后，再振摇2~3分钟，将吸收液移置100ml量瓶中，用少量水冲洗瓶塞及铂丝，合并于量瓶中，加水稀释至刻度，摇匀，即得。

知识链接

氧瓶燃烧法

氧瓶燃烧法系将有机药物在充满氧气的燃烧瓶中进行燃烧，待燃烧产物被吸入吸收液后，再采用适宜的分析方法来检查或测定卤素或硫等元素的含量。燃烧瓶为500ml、1000ml或2000ml的磨口、硬质玻璃锥形瓶，瓶塞应严密、空心，底部熔封铂丝一根（直径为1mm），铂丝下端制成网状或螺旋状，长度约为瓶身长度的2/3（图5-4）。

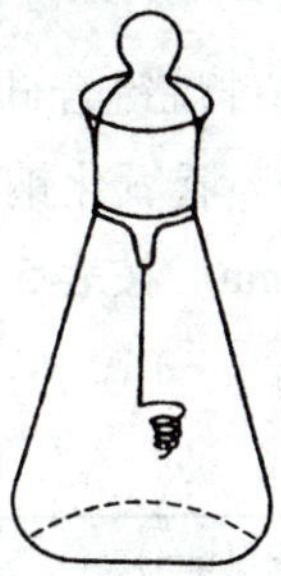

图5-4 燃烧瓶

（三）测定方法

精密量取对照溶液与供试品溶液各2ml，分别置50ml量瓶中，各加茜素氟蓝试液10ml，摇匀，再加12%醋酸钠的稀醋酸溶液3.0ml与硝酸亚铈试液10ml，加水稀释至刻度，摇匀，在暗处放置1小时，置2cm吸收池中，在610nm的波长处照紫外-可见分光光度法（通则0401）分别测定吸光度，按照公式5-5计算，即得：

$$F\% = \frac{A_i \times C_r}{A_r \times C_i} \times 100\% \qquad (5-5)$$

式中，A_i、A_r分别为供试品、对照品的吸收度；C_i、C_r分别为供试品、对照品的浓度。

例如，氟尿嘧啶中含氟量的检查。取本品约15mg，精密称定，照氟检查法测定，含氟量应为13.1%~14.6%。

三、注意事项

（一）供试品要求

供试品燃烧必须完全，应无灰色、黑色颗粒。

（二）试剂要求

本法灵敏度高，在测定中，过量的12%醋酸钠的稀醋酸溶液可使吸收度偏低，故各试剂的加入量应准确；此外各试剂加入的顺序对测定吸收度也有影响，故必须按照规定的顺序加入，不能颠倒。茜素氟试液应临用新配，并严格控制pH。

第十一节 合成多肽中的醋酸测定法

一、测定原理

大多数多肽类药物的合成工艺中，需将药物制成醋酸盐，通过控制醋酸的含量，可确保药物中的氨基酸均已成盐，避免氨基游离氧化而变质。所以醋酸或醋酸盐的含量测定对保证原料质量和用药安全有着重要意义。《中国药典》2020 年版通则 0872 规定采用液相色谱法（通则 0512）对多肽类药物中的醋酸或醋酸盐进行测定，具有灵敏度高、方法稳定和重复性好的特点。

二、操作方法

（一）色谱条件及系统适用性试验

用十八烷基硅烷键合硅胶为填充剂（250mm×4.6mm，5μm）；以磷酸溶液（在 1000ml 水中加磷酸 0.7ml，用 0.42% 氢氧化钠溶液调节 pH 至 3.0）为流动相 A；甲醇为流动相 B；流速为每分钟 1.2ml；检测波长为 210mn。按表 5－1 进行梯度洗脱。理论板数按醋酸峰计算应不低于 2000。醋酸峰的保留时间为 3～4 分钟。

表 5－1　梯度洗脱配比表

时间（min）	流动相 A（%）	流动相 B（%）
0～5	95	5
5～10	50	50
10～20	50	50
20～22	95	5
22～30	95	5

（二）对照品溶液和供试品溶液的制备

1. 对照品溶液的制备　取冰醋酸适量，精密称定，用流动相 A－流动相 B（95∶5）的混合溶液定量稀释制成每 1ml 中约含 0.1mg 的溶液。

2. 供试品溶液的制备　照各品种项下规定的方法制备。

（三）测定方法

精密量取对照溶液和供试品溶液各 10μl，分别注入液相色谱仪，记录色谱图，按外标法以峰面积计算多肽中醋酸的含量。

例如，醋酸奥曲肽中醋酸的测定。取本品适量，精密称定，加稀释液［流动相 A－甲醇（95∶5）］溶解并定量稀释制成每 1ml 中含 1.25mg 的溶液，作为供试品溶液。照合成多肽中的醋酸测定法测定，含醋酸应为 5.0%～12.0%。

三、注意事项

对照品溶液的浓度可随供试品中醋酸的含量作适当调整。供试品取样量应根据其醋酸含量而定。

第十二节　2－乙基己酸测定法

一、测定原理

2－乙基己酸钠在某些 β－内酰胺类抗生素药物成盐过程中作为钠离子供体而广泛使用，但在反应过程中，易转化成 2－乙基己酸而残留在药物中，2－乙基己酸具有较强的腐蚀性，对皮肤和黏膜有刺激性。《中国药典》2020 年版通则 0873 采用气相色谱法中内标法测定 β－内酰胺类药物中 2－乙基己酸的量。

二、操作方法

（一）色谱条件及系统适用性试验

用聚乙二醇（PEG－20M）或极性相似的毛细管柱；柱温 150℃；进样口温度 200℃；检测器温度 300℃。2－乙基己酸峰的理论板数应不低于 5000，各色谱峰之间的分离度应大于 2.0。取对照品溶液连续进样 5 次，2－乙基己酸峰与内标峰面积之比的相对标准偏差应不大于 5%。

（二）内标溶液、对照品溶液和供试品溶液的制备

1. 内标溶液的制备　称取 3－环己丙酸约 100mg，置 100ml 量瓶中，用环己烷溶解并稀释至刻度，摇匀，即得。

2. 对照品溶液的制备　精密称取 2－乙基己酸对照品 75mg，置 50ml 量瓶中，用内标溶液溶解并稀释至刻度，摇匀。精密量取 1ml，加 33% 盐酸溶液 4.0ml，剧烈振摇 1 分钟，静置使分层，取上层溶液，即得。

3. 供试品溶液的制备　精密称取供试品约 0.3g，加 33% 盐酸溶液 4.0ml 使溶解，精密加入内标溶液 1ml，剧烈振摇 1 分钟，静置使分层，取上层溶液，即得。

（三）测定方法

取对照品溶液与供试品溶液各 1μl，分别注入气相色谱仪，记录色谱图，按照公式 5－6 计算 2－乙基己酸含量（%）。

$$2-乙基己酸含量(\%) = \frac{A_T \times I_R \times M_R \times 0.02}{A_R \times I_T \times M_T} \times 100\% \quad (5-6)$$

式中，A_T、A_R分别为供试品、对照品色谱图中 2－乙基己酸的峰面积；I_T、I_R分别为供试品、对照品色谱图中内标的峰面积；M_T、M_R分别为供试品、2－乙基己酸对照品的重量，g。

例如，头孢孟多酯钠检查项中规定，2－乙基己酸的含量不得过 0.3%。

三、注意事项

在对照品和供试品溶液制备过程中，如分层效果不好，可选择离心分离。并且必要时可进行二次提取（如供试品进行二次提取，对照品也相应进行二次提取），分取出下层溶液，精密加入内标溶液 1ml，剧烈振摇 1 分钟，静置使分层，弃去下层溶液，与第一次的上清液合并即得。

实例分析 5－1

案例　为加强药品质量监督管理，规范市场秩序，保障上市药品和药包材产品质量安全，2020 年 12 月，上海市药品监督管理局组织相关单位对本市药品生产、经营和使用单位开展了质量抽检，将抽检不符合规定产品予以通告，主要不符合规定项目有水分、重量差异、重金属、酸不溶性灰分、有关物质及微生物限度等。对不符合规定产品，各级药品监管部门已要求相关企业采取停售停用等风险控制措施，并依法查处。

讨论　1. 案例中，哪些不合格项目属于杂质限量检查项目？

2. 杂质限量检查的方法是什么？

答案解析

实践实训

实训项目一　丙氨酸的限量检查

【实训目的】

1. 掌握生物药物中限量检查方法的基本原理、操作方法及限量计算方法。
2. 熟悉生物药物限量检查常用仪器的原理和方法。
3. 了解丙氨酸中限量检查内容。
4. 正确使用纳氏比色管、紫外分光光度计及检砷器。

【实训原理】

L－丙氨酸是构成蛋白质的基本单位，是组成人体蛋白质的氨基酸之一。它在临床上常添加至输液中，为转氨酶提供氨基供体，还可用于合成新型甜味剂及某些手性药物中间体的原料。L－丙氨酸的主要生产方法为游离细胞酶法，以L－天冬氨酸为原料，通过β－脱羧酶脱去β位的羧基而得，由于原料L－天冬氨酸中含有一定量的富马酸，β－脱羧酶中含有少量消旋酶，因此在生产过程中易发生原料残存及异构化，最终产物含有L－天冬氨酸、富马酸、D－丙氨酸等杂质，这些杂质将直接影响到L－丙氨酸及其下游产品（$VitB_6$、氨基丙醇）的质量。

【实训用品】

1. 供试品　L－丙氨酸。

2. 实训试剂　苯二甲酸盐缓冲液（pH 4.01）、硼砂缓冲液（pH 9.18）、稀硝酸、硝酸银、标准氯化钠试液（10μg/ml）、25%氯化钡、稀盐酸、标准硫酸钾（100μg/ml）、过硫酸铵、标准铁溶液（10μg/L）、30%硫氰酸铵、正丁醇、醋酸盐缓冲液（pH 3.5）、硫代乙酰胺、标准铅溶液（10μg/ml）、锌粒、醋酸铅棉花、溴化汞试纸、碘化钾、氯化亚锡、标准砷溶液（1μg/ml）。

3. 实训器材　酸度计、天平、坩埚、干燥器、烘箱、检砷装置、烧杯、容量瓶、称量瓶、纳氏比色管、量筒、试管、分液漏斗等。

【实训方法】

1. 酸度　称取供试品1.0g，置50ml烧杯中，加新沸并放冷的纯化水20ml搅拌使溶解。选用玻璃电极为指示电极、饱和甘汞电极为参比电极的酸度计，分别用苯二甲酸盐标准缓冲液（25℃，pH 4.01）、硼砂标准缓冲液（25℃，pH 9.18）对仪器进行校正，仪器示值与表列数值一致后，依法测定，pH应为5.5~7.0。

2. 氯化物　称取供试品0.3g，加水搅拌溶解使成25ml，加稀硝酸10ml，置50ml纳氏比色管加水使成40ml，摇匀，即为供试液。另取标准氯化钠溶液6ml，置50ml纳氏比色管中，加稀硝酸10ml，加水使成40ml，摇匀，即得对照溶液。于供试溶液与对照溶液中，分别加入硝酸银试液1.0ml，用水稀释使成50ml，摇匀，在暗处放置5分钟，同置黑色背景上，从比色管上方向下观察、比较，供试管不得浓于对照管。

3. 硫酸盐　称取供试品1.0g，加水搅拌溶解使成40ml，置50ml纳氏比色管中，加稀盐酸2ml，摇匀，即为供试液。另取2ml标准硫酸钾溶液，置50ml纳氏比色管中，加水使成40ml，加稀盐酸2ml，摇匀，即得对照溶液。于供试溶液与对照溶液中，分别加入25%氯化钡溶液25ml，用水稀释至50ml，充分摇匀放置10分钟，同置黑色背景上，从比色管上方向下观察、比较，供试管不得浓于对照管。

4. 干燥失重　取供试品约1g，置105℃干燥至恒重的扁形称量瓶中，使丙氨酸平铺，厚度不超过5mm，精密称定，在105℃干燥至恒重，减失重量不得过0.2%。

5. 炽灼残渣　取供试品约1g，置已炽灼至恒重的坩埚中，精密称定，缓缓炽灼至完全炭化，放冷；加硫酸1ml使湿润，低温加热至硫酸蒸气除尽后，在700～800℃炽灼使完全灰化，移置干燥器内，放冷，精密称定，再在700～800℃炽灼至恒重，残渣不得过0.1%。

6. 铁盐　称取供试品1.0g，加水搅拌溶解使成25ml，移置50ml纳氏比色管中，加稀盐酸4ml与过硫酸铵50mg，用水稀释使成35ml后，加30%硫氰酸铵溶液3ml，再加水适量稀释成50ml，摇匀，得供试溶液；另取标准铁溶液1ml，置50ml纳氏比色管中，加水使成25ml，加稀盐酸4ml与过硫酸铵50mg，用水稀释使成35ml，加30%硫氰酸铵溶液3ml，再加水适量稀释成50ml，摇匀，即为对照溶液，立即将供试溶液与对照溶液进行比较，供试管不得深于对照管。

如果供试管与对照管色调不一致，或者结果判断有困难，可将供试溶液与对照溶液分别移至分液漏斗中，各加正丁醇20ml，振摇，提取，分层后，将正丁醇移至50ml纳氏比色管中，再用正丁醇稀释至25ml，比较，进行结果判断，供试液提取液颜色不得深于对照液的提取液。

7. 重金属　称取供试品2.0g，置25ml纳氏比色管中，加水23ml溶解后，加醋酸盐缓冲液（pH 3.5）2ml，得供试溶液。取纳氏比色管25ml，加标准铅溶液2ml，再加醋酸盐缓冲液（pH 3.5）2ml，用水稀释成25ml，得对照溶液。在供试管和对照管中分别加入硫代乙酰胺试液2ml，摇匀，放置2分钟，同置白纸上，自上向下透视，供试管中显示的颜色与对照管比较，不得更深。

8. 砷盐　装置如图5－1。测试时，于导气管C中装入醋酸铅棉花60mg（填装高度60～80mm），再于旋塞D的端平面放一片溴化汞试纸（试纸的大小能覆盖孔径而不露出平面外为宜），盖上旋塞盖E并旋紧。精密量取标准砷溶液2ml，置A瓶中，加盐酸5ml与水21ml，再加碘化钾试液5ml与酸性氯化亚锡试液5滴，在室温放置10分钟后，加锌粒2g，立即将装妥的导气管C密塞于A瓶上，并将A瓶置25～40℃水浴中，反应45分钟，取出溴化汞试纸，即得标准砷斑。称取丙氨酸2.0g，置A瓶中加水23ml溶解，加盐酸5ml，照标准砷斑的制备，自“再加碘化钾试液5ml”起，依法操作，即得供试品砷斑。与标准砷斑比较，颜色不得更深。

【实训报告】

杂质限量检查结果记录

品　　名：＿＿＿＿＿＿＿＿　　批　　号：＿＿＿＿＿＿

规　　格：＿＿＿＿＿＿＿＿　　检验日期：＿＿＿＿＿＿

检定依据：《中国药典》2020年版

检验日期：＿＿＿＿＿＿＿＿　　报告日期：＿＿＿＿＿＿

项目	标准规定	检验结果	检验结论
酸度	5.5～7.0		
氯化物	供试管不得浓于对照管		
硫酸盐	供试管不得浓于对照管		
干燥失重	0.2%		
炽灼残渣	0.1%		
铁盐	供试管不得深于对照管		
重金属	供试管不得深于对照管		
砷盐	供试品产生的砷斑不得深过对照管产生的砷斑		

结论：　　□符合规定　　□不符合规定

检验人：　　复核人：

【注意事项】

1. pH 检查中，溶剂应避免引入改变酸、碱性的因素，因此需用新鲜煮沸冷水；酸度计的玻璃电极与饱和甘汞电极使用前要活化，酸度计校正时注意温度因素，按《中国药典》2020 年版四部通则 0631 调整；在酸度计的示数显示稳定后读取数据，平行操作，取相近的三次测得值的均值为测定值。

2. 纳氏比色管应配对，用铬酸洗液洗除污物，用水冲洗干净，采用旋摇的方法使管内液体混合均匀。

3. 观察氯化物、硫酸盐检查结果，应置黑色背景，重金属检查时，则应置白色背景，均从比色管上方向下观察，有利于结果的准确。

4. 砷盐检查所用仪器与试液等照砷盐检查进行检查，均不应生成砷斑，或至多生成仅可辨认的斑；锌粒应无砷，以能通过一号筛的细粒为佳，如锌粒较大，用量应酌情增加，反应时间亦延长为 1 小时；如供试品需经有机破坏后检砷，应用标准砷溶液代替供试品；照各药品项下规定的方法同法处理后，依法制备标准砷斑，溴化汞试纸的直径应大于导气孔外径、小于或等于旋盖内径。

【思考题】

1. 如何使纳氏比色管符合药物杂质限量检查的要求？

2. 氯化物、重金属检查时的操作注意事项有哪些？结果观察时从比色管上方向下透视的原因是什么？

3. 炽灼残渣检查的关键步骤是什么？如何达到恒重？

4. 砷盐检查时的操作注意事项有哪些？碘化钾、酸性氯化亚锡和醋酸铅棉花作用是什么？

答案解析

目标检测

一、选择题

（一）A 型题

1. 检查氯化物时，比较供试品与对照品液所产生浊度的正确方法为（　）

A. 面对光线观察比较

B. 将两管并排放在台上比较

C. 将两管靠在黑色背景前观察比较

D. 两手各拿一支比色管平举在眼前观察比较

E. 将两管同置在黑色背景上，从比色管上方向下观察比较

2. 硫酸盐检查，采用（　）

A. 硝酸银试液沉淀剂　　B. 氯化钡溶液作沉淀剂

C. 硫代乙酰胺试液作显色剂　　D. 硫氰酸铵溶液作显色剂

E. 溴化汞试纸作为显色剂

3. 检查铁盐时，要求酸性条件的原因是（　）

A. 防止 Fe^{3+} 的水解　　B. 防止 Fe^{3+} 还原

C. 提高反应灵敏度　　D. 使生成颜色稳定

E. 防止 Fe^{3+} 与 Cl^- 形成配位化合物

4. 硫代乙酰胺法检查重金属时，所用缓冲液及其 pH 为（　）

A. 醋酸盐缓冲液，pH = 1.5　　B. 醋酸盐缓冲液，pH = 2.5

C. 醋酸盐缓冲液，pH = 3.5　D. 磷酸盐缓冲液，pH = 2.5

E. 磷酸盐缓冲液，pH = 5.5

5. 炽灼残渣如需留作重金属检查时，炽灼温度应采用（　）

A. 500℃以下　B. 500 ~ 600℃　C. 600 ~ 700℃

D. 700 ~ 800℃　E. 800℃以上

6. 古蔡氏检砷法中，砷化氢气体与（　）作用生成砷斑

A. $HgCl_2$　B. $HgBr_2$　C. HgS

D. HgI_2　E. $Hg(Ac)_2$

7. 干燥失重主要是检查药物中（　）

A. 微量不溶性杂质　B. 表面水　C. 水分及其他挥发性物质

D. 结晶水　E. 遇硫酸呈色的有机杂质

8. Ag - DDC 法的原理为砷化氢与 Ag - DCC、吡啶作用生成红色的（　）

A. 砷盐　B. 锑斑　C. 胶态砷

D. 三氧化二砷　E. 胶态银

（二）X 型题

9. 检查药物中的氯化物杂质，需要用（　）

A. 稀盐酸　B. 稀硫酸　C. 稀硝酸

D. 硝酸银试剂　E. 标准氯化钠溶液

10. 费休试液由（　）试剂组成

A. 溴　B. 二氧化硫　C. 碘

D. 吡啶　E. 甲醇

11. 干燥失重检查法有（　）

A. 常压恒温干燥法　B. 干燥剂干燥法　C. 加压干燥法

D. 减压干燥法　E. 热重分析法

12. 检查重金属杂质，常用的显色剂是（　）

A. 硫化钠　B. 硫酸钠　C. 硫化铁

D. 硫代乙酰胺　E. 硫化铵

二、简答题

1. 采用硝酸银试液检查氯化物时，加入硝酸使溶液酸化的目的是什么？
2. 砷盐检查法中为什么要加入酸性氯化亚锡、碘化钾和醋酸铅棉花？
3. 何为重金属？以什么为代表？其测定方法有几种？
4. 试述古蔡法检砷和 Ag - DDC 法的不同。

书网融合……

知识回顾　微课　习题

（梁　可）

第六章　无菌检查法

PPT

学习引导

由细菌及微生物污染药品导致的药害事件，使人们认识到对药品制剂进行无菌检查的重要性。无菌检查法作为药品微生物检验的最早要求，在20世纪20年代就被列为必检项目。我国的第一部药典（1953年版）就收载了无菌检查法的项目，并且在每一版药典的修订过程中，不断修订无菌检查的范围、方法、检验量及检验材料等质控内容，使无菌检查结果更能反映无菌产品的质量。

基于无菌检查在无菌制剂安全性控制方面的重要作用，本章主要介绍无菌检查的操作流程和结果判断，旨在让学习者掌握《中国药典》规定的无菌检查方法，树立药品无菌安全的意识。

学习目标

思政素养目标

通过对无菌操作技术、无菌环境的讲解，使学生理解无菌检查的重要性和规范要求，树立“药品质量安全第一”岗位责任感。

知识要求

1. **掌握**　无菌检查法的概念；薄膜过滤法和直接接种法进行无菌检查的具体操作流程；无菌检查法的结果判断。
2. **熟悉**　无菌检查用培养基的配制方法；无菌检查的原理。
3. **了解**　无菌检查法的发展历程。

技能要求

1. 熟练掌握无菌检查法的操作方法。
2. 学会运用无菌操作技术进行生物药物的无菌检查。

第一节　概　述

一、无菌检查法的概念和意义

（一）概念

无菌检查法系用于检查《中国药典》要求无菌的生物制品、医疗器具、原料、辅料及其他品种是否无菌的一种方法。它是根据试验的培养基中是否有微生物生长来判断样品的无菌性。

由于无菌检查检验样本数量的局限性，从理论上讲，污染的检出率要比实际产品的污染率低。因此，当供试品符合无菌检查法的规定，仅仅表明供试品在该检验条件下未发现微生物污染。也就是说，无菌试验并不能用于保证整批产品的绝对无菌，但是它可用于确定批产品是否符合无菌要求。

（二）意义

无菌检查法的目的是为了保证药品的卫生质量，保证药品在临床上的使用安全。被微生物污染的药品会直接或间接地危害人类健康，一些国家曾出现过因服用或注射药品引起使用者发热、感染、致癌甚至死亡的现象。几乎全部剂型都有过受微生物污染的记录，甚至灭菌制剂也有受到污染的报道。

二、无菌检查法的基本原则

无菌检查是根据某批产品中部分样品的抽检结果，推断整体灭菌情况，涉及统计学方法的应用。例如，在一批药品中，染菌部分占10%，任抽取一份样品，其染菌概率为 $P=0.1$，未染菌概率 $Q=1-0.1=0.9$；任抽取两份样品，都染菌的概率为 $P^2=0.01$，均未染菌的概率为 $Q=(1-P)^2=0.81$。检查时，若取 n 个样品，则均无菌的概率为 $Q=(1-P)^n$。

三、无菌检查的环境要求

《中国药典》2020年版四部通则9203药品微生物实验室质量指导原则指出，无菌检查应在B级背景下的A级单向流洁净区域或隔离系统中进行。A级和B级区域的空气供给应通过终端高效空气过滤器（HEPA）。微生物实验室应按相关国家标准制定完整的洁净室（区）和隔离系统的验证和环境监测标准操作规程，环境监测项目和监测频率及对超标结果的处理应有书面程序。监测项目应涵盖到位，包括对空气悬浮粒子、浮游菌、沉降菌、表面微生物及物理参数（温度、相对湿度、换气次数、气流速度、压差、噪声等）的有效地控制和监测。

实验室在使用前和使用后应进行消毒，并定期监测消毒效果，要有足够洗手和手消毒设施。应有对有害微生物发生污染的处理规程。所用的消毒剂种类应满足洁净实验室相关要求并定期更换。理想的消毒剂既能杀死广泛的微生物、对人体无毒害、不会腐蚀或污染设备，又应有清洁剂的作用、性能稳定、作用快、残留少、价格合理。所用消毒剂和清洁剂的微生物污染状况应进行监测，并在规定的有效期内使用，A级和B级洁净区应当使用无菌的或经无菌处理的消毒剂和清洁剂。

无菌检查人员必须具备微生物专业知识，并经过无菌技术培训，在确认他们可以承担某项试验前，不能独立从事该项微生物试验，应保证所有人员在上岗前接受胜任工作所必需的设备操作、微生物检验技术和实验室生物安全等方面的培训，经考核合格后方可上岗。在进入无菌室前，除按要求更换工作服外，还应严格按照无菌室有关规定进行操作，保持环境的无菌状态。

知识拓展

2006年震惊全国的“欣弗事件”发生，患者在使用安徽华源生物药业有限公司生产的克林霉素磷酸酯葡萄糖注射液（欣弗）后表现有胸闷、心悸、心慌、寒战、肾区疼痛、腹痛、腹泻、恶心、呕吐、过敏性休克、肝肾功能损害等症状。实验室血常规检查发现患者白细胞异常升高，核左移，血小板减少，部分患者血气分析发现血氧饱和度及动脉氧分压降低。经查，该公司生产的克林霉素磷酸酯葡萄糖注射液未按批准的工艺参数灭菌，降低灭菌温度，缩短灭菌时间，增加灭菌柜装载量，影响了灭菌效果。

对事件的持续调查发现，该企业质量安全意识淡薄，疏于产品质量管理。分管质量安全的企业领导和责任人，更换未经验证的生产设备，没有坚持质量第一的原则，没有要求生产车间严格执行 GMP 规定，怀着侥幸心理，履行职责不到位。而相关岗位操作人员没有严格履行岗位职责，收集、管理生产记录未尽责。事件的发生给制药企业、企业质量管理负责人、岗位操作人员都敲响了警钟：违规必受重责，自律方是正道。

第二节　无菌检查法的基本步骤

一、操作方法

（一）培养基

1. 制备　培养基应适合需氧菌、厌氧菌或真菌的生长，其配方和制备方法应严格按照《中国药典》2020 年版执行。硫乙醇酸盐流体培养基主要用于厌氧菌的培养，也可用于需氧菌的培养，培养温度 30～35℃，胰酪大豆胨液体培养基用于培养真菌和需氧菌，培养温度 20～25℃。培养基可按本书附录中的处方制备，亦可使用按该处方生产的符合规定的脱水培养基或成品培养基。配制后应采用验证合格的灭菌程序灭菌。灭菌后，培养基需经无菌检查合格。制备好的培养基应保存在 2～25℃、避光的环境，若保存于非密闭容器中，一般在 3 周内使用；若保存于密闭容器中，一般可在一年内使用。

2. 适用性检查　无菌检查用的硫乙醇酸盐流体培养基和胰酪大豆胨液体培养基等应符合培养基的无菌性检查及灵敏度检查的要求。本检查可在供试品的无菌检查前或与供试品的无菌检查同时进行。

（1）无菌性检查　每批培养基随机抽取不少于 5 支（瓶），置各培养基规定的温度培养 14 天，应无菌生长。

（2）灵敏度检查　用已知的标准菌种来检定培养基的敏感度，检定培养基敏感度的菌种是国家药品检定机构分发的标准菌种。

1）菌种的要求　培养基灵敏度检查所用的菌株传代次数不得超过 5 代（从菌种保存中心获得的冷冻干燥菌种为第 0 代），试验用菌种应采用适宜的菌种保存技术进行保存，以保证试验菌株的生物学特性。《中国药典》2020 年版规定使用的菌种有金黄色葡萄球菌（*Staphylococcus aureus*）〔CMCC（B）26003〕、铜绿假单胞菌（*Pseudomonas aeruginosa*）〔CMCC（B）10104〕、枯草芽孢杆菌（*Bacillus subtilis*）〔CMCC（B）63501〕、生孢梭菌（*Clostridium sporogenes*）〔CMCC（B）64941〕、白色念珠菌（*Candida albicans*）〔CMCC（F）98001〕、黑曲霉（*Aspergillus niger*）〔CMCC（F）98003〕6 种。

知识链接

菌种保藏及原始菌液的制备

菌种保藏使微生物的代谢活动处于最低状态，但又不至于死亡，从而达到保藏目的。由冻干菌或冷冻菌直接传代的孢子或生长菌的原始悬浮液称为原始菌液，由原始菌液直接稀释，或根据一般试验需要而等量稀释的特定浓度的孢子或细菌的悬浮液称为工作菌液。

微生物室收到实验菌种后应进行活化及纯化，并进行传代（芽孢杆菌除外）。每一新菌种在适宜的琼脂平板上划线分离，检查是否纯种，观察菌落形态并用革兰染色或芽孢染色法进行镜检，如果是芽孢悬浮液，用常规方法测定其存活孢子数。经检查如果满意，贴上合适的标签，并将贮备菌存放在实验室专用2~8℃冰箱或冷冻室内，以避免与实验室正在使用的其他菌种相混淆，做好菌种传代的记录以便能追踪传代史。生孢梭菌的孢子悬浮菌应每年制备一次。原始菌种的传代次数最多传至第五代。

2）菌液的制备　接种金黄色葡萄球菌、铜绿假单胞菌、枯草芽孢杆菌的新鲜培养物至胰酪大豆胨液体培养基中或胰酪大豆胨琼脂培养基上，接种生孢梭菌的新鲜培养物至硫乙醇酸盐流体培养基中，30~35℃培养18~24小时；接种白色念珠菌的新鲜培养物至沙氏葡萄糖液体培养基中或沙氏葡萄糖琼脂培养基上，20~25℃培养24~48小时，上述培养物用pH 7.0无菌氯化钠-蛋白胨缓冲液或0.9%无菌氯化钠溶液制成每1ml含菌数小于100CFU（菌落形成单位）的菌悬液。

接种黑曲霉的新鲜培养物至沙氏葡萄糖琼脂斜面培养基上，20~25℃培养5~7天，加入3~5ml含0.05%（ml/ml）聚山梨酯80的pH 7.0无菌0.9%氯化钠-蛋白胨溶液，将孢子洗脱。然后，用适宜的方法吸出孢子悬液至无菌试管内，用含0.05%（ml/ml）聚山梨酯80的pH 7.0无菌0.9%氯化钠-蛋白胨溶液制成每1ml含孢子数小于100CFU的孢子悬液。菌悬液在室温下放置应在2小时内使用，若保存在2~8℃可在24小时内使用。黑曲霉孢子悬液可保存在2~8℃，在验证过的贮存期内使用。

3）培养基接种　取每管装量为12ml的硫乙醇酸盐流体培养基7支，分别接种小于100CFU的金黄色葡萄球菌、铜绿假单胞菌、生孢梭菌各2支，另1支不接种作为空白对照，培养3天；取每管装量为9ml的胰酪大豆胨液体培养基7支，分别接种小于100CFU的白色念珠菌、枯草芽孢杆菌、黑曲霉各2支，另1支不接种作为空白对照，培养5天。逐日观察结果。

4）结果判断　空白对照管应无菌生长，若加菌的培养基管均生长良好，判定该培养基灵敏度检查符合规定。

（二）稀释液、冲洗液及其制备方法

无菌检查法用到的稀释液、冲洗液包括0.1%无菌蛋白胨水溶液和pH 7.0氯化钠-蛋白胨缓冲液。

1. 0.1%蛋白胨水溶液　取蛋白胨1.0g，加水1000ml，微温溶解，滤清，调节pH至7.1±0.2，分装，灭菌。

2. pH 7.0无菌氯化钠-蛋白胨缓冲液　取磷酸二氢钾3.56g、磷酸氢二钠7.23g、氯化钠4.30g、蛋白胨1.0g，加水1000ml，加热使溶解，分装，过滤，灭菌。

根据供试品的特性，也可选用其他经验证过的适宜的溶液作为稀释液、冲洗液（如0.9%无菌氯化钠溶液）。稀释液、冲洗液配制后应采用验证合格的灭菌程序灭菌。如需要，可在上述稀释液或冲洗液的灭菌前或灭菌后加入表面活性剂或中和剂等。

（三）方法验证试验

当建立药品的无菌检查法时，应进行方法的验证，以证明所采用的方法适合于该药品的无菌检查。若药品的组分或原检验条件发生改变，检查方法应重新验证。验证时，按“供试品的无菌检查”的规定及下列要求进行操作。对每一试验菌应逐一进行验证。

1. 菌种及菌液制备　除大肠埃希菌（*Escherichia coli*）〔CMCC（B）44102〕外，金黄色葡萄球菌、枯草芽孢杆菌、生孢梭菌、白色念珠菌、黑曲霉同培养基灵敏度检查。大肠埃希菌的菌液制备同金黄色葡萄球菌。

2. 薄膜过滤法 取每种培养基规定接种的供试品总量按薄膜过滤法过滤，冲洗，在最后一次的冲洗液中加入小于100CFU的试验菌，过滤。加硫乙醇酸盐流体培养基或胰酪大豆胨液体培养基至滤筒内。另取一装有同体积培养基的容器，加入等量试验菌，作为对照。置规定温度培养，培养时间不得超过5天。各试验菌同法操作。

3. 直接接种法 取符合直接接种法培养基用量要求的硫乙醇酸盐流体培养基6管，分别接入小于100CFU的金黄色葡萄球菌、大肠埃希菌、生孢梭菌各2管；取符合直接接种法培养基用量要求的胰酪大豆胨液体培养基6管，分别接入小于100CFU的白色念珠菌、枯草芽孢杆菌、黑曲霉各2管。其中1管接入每支培养基规定的供试品接种量，另1管作为对照，置规定的温度培养，培养时间不得超过5天。

4. 结果判断 与对照管比较，如含供试品各容器中的试验菌均生长良好，则说明供试品的该检验量在该检验条件下无抑菌作用或其抑菌作用可以忽略不计，照此检查方法和检查条件进行供试品的无菌检查。如含供试品的任一容器中微生物生长微弱、缓慢或不生长，则说明供试品的该检验量在该检验条件下有抑菌作用，应采用增加冲洗量、增加培养基用量、使用中和剂或灭活剂、更换滤膜品种等方法，消除供试品的抑菌作用，并重新进行方法验证试验。方法验证试验也可与供试品的无菌检查同时进行。

（四）供试品的检验数量和接种量

供试品的检验数量是指一次试验所用供试品最小包装容器的数量（支或瓶），成品每亚批均应进行无菌检查。除另有规定外，出厂产品按表6-1规定，上市产品监督检验按表6-2规定。表6-1、6-2中最少检验数量不包括阳性对照试验的供试品用量。一般情况下，供试品无菌检查若采用薄膜过滤法，应增加1/2的最小检验数量作为阳性对照用；若采用直接接种法，应增加供试品无菌检查时每个培养基容器接种的样品量作阳性对照用。

检验量是指供试品每个最小包装接种至每份培养基的最小量（g或ml）。除另有规定外，检验量按表6-3规定。若每支（瓶）供试品的装量按规定足够接种两份培养基，则应分别接种至硫乙醇酸盐流体培养基和和胰酪大豆胨液体培养基中。若采用薄膜过滤法，只要供试品特性允许，应将所有容器内的全部内容物过滤。

表6-1 批出厂产品及生物制品的原液和半成品最少检验数量

供试品	批产量 N（个）	最少检验数量
注射剂	≤100 100 < N ≤ 500 >500	10%或4个（取较多者） 10个 2%或20个（取较少者） 20个（生物制品）
大体积注射液（>100ml）		2%或10个（取较少者） 20个（生物制品）
冻干血液制品 （>5ml）	每柜冻干≤200 每柜冻干>200	5个 10个
（≤5ml）	≤100 100 < N ≤ 500 >500	5个 10个 20个
眼用及其他非注射产品	≤200 >200	5%或2个（取较多者） 10个

续表

供试品	批产量 N（个）	最少检验数量
桶装固体原料	$\leqslant 4$ $4 < N \leqslant 50$ > 50	每个容器 20% 或 4 个容器（取较多者） 2% 或 10 个容器（取较多者）
抗生素原料药（≥5g）		6 个容器
生物制品原液或半成品		每个容器（每个容器制品的取样量为总量的 0.1% 或不少于 10ml，每开瓶一次，应如上法抽验）
体外用诊断制品半成品		每批（抽验量应不少于 3ml）
医疗器具	$\leqslant 100$ $100 < N \leqslant 500$ > 500	10% 或 4 件（取较多者） 10 件 2% 或 20 件（取较少者）

注：若供试品每个容器中的装量不够接种两种培养基，那么表中的最少检验数量加倍。

表 6－2　上市抽验样品的最少检验数量

供试品	供试品最少检验数量（瓶或支）
液体制剂	10
固体制剂	10
血液制品 $V < 50$ml	6
$V \geqslant 50$ml	2
医疗器具	10

注：①若供试品每个容器中的装量不够接种两种培养基，那么表中的最少检验数量增加相应倍数；②抗生素粉针剂（≥5g）及抗生素原料药（≥5g）的最少检验数量为 6 瓶（或支）。桶装固体原料的最少检验数量为 4 个包装。

表 6－3　供试品的最少接种量

供试品	供试品	每支供试品接入每种培养基的最少量
液体制剂	$\leqslant 1$ml $1\text{ml} < V \leqslant 40$ml $40\text{ml} < V \leqslant 100$ml $V > 100$ml	全量 半量，但不得少于 1ml 20ml 10%，但不得少于 20ml
固体制剂	$M < 50$mg $50\text{mg} \leqslant M < 300$mg $300\text{mg} \leqslant M < 5$g $M \geqslant 5$g	全量 半量 150mg 500mg 半量（生物制品）
生物制品的原液及半成品		半量
医疗器具	外科用敷料棉花及纱布 缝合线、一次性医用材料 带导管的一次性医疗器具（如输液袋） 其他医疗器具	取 100mg 或 1cm×3cm 整个材料* 二分之一内表面积 整个器具*（切碎或拆散开）

注：* 如果医疗用器械体积过大，培养基用量可在 2000ml 以上，将其完全浸没。

答案解析

即学即练 6－1

某厂家生产的注射剂（10ml），批产量 100000 支，请问该产品无菌检查的最少检验量和每支供试品最少接种量是多少？

（五）阳性对照和阴性对照

1. 阳性对照 应根据供试品特性选择阳性对照菌：无抑菌作用及抗革兰阳性菌为主的供试品以金黄色葡萄球菌为对照菌；抗革兰阴性菌为主的供试品以大肠埃希菌为对照菌；抗厌氧菌的供试品，以生孢梭菌为对照菌；抗真菌的供试品以白色念珠菌为对照菌。供试品用量同供试品无菌检查每份培养基接种的样品量。阳性对照试验的菌液制备同方法验证试验，加菌量小于100CFU，供试品用量同供试品无菌检查每份培养基接种的样品量。阳性对照培养48～72小时应生长良好。

2. 阴性对照 供试品无菌检查时，应取相应溶剂、稀释液和冲洗液同法操作，作为阴性对照。阴性对照不得有菌生长。

无菌试验过程中，若需使用表面活性剂、灭活剂、中和剂等试剂，应证明其有效性，且对微生物生长无毒性。

（六）供试品的无菌检查

无菌检查法包括薄膜过滤法和直接接种法。只要供试品性状允许，应采用薄膜过滤法，供试品无菌检查采用的检验方法和检验条件应与验证的方法相同。

操作时，用适宜的消毒液对供试品容器表面进行彻底消毒。如果容器内有一定的真空度，可用适宜的无菌器材（如带有除菌过滤器的针头）向容器内导入无菌空气，再按无菌操作法开启容器取出内容物。除另有规定外，供试品处理及接种培养基应按下列方法进行。

1. 薄膜过滤法 应优先采用封闭式薄膜过滤器，也可采用一般薄膜过滤器。无菌检查用的滤膜孔径应不大于0.45μm，直径约为50mm。根据供试品及其溶剂的特性选择滤膜材质。抗生素供试品应选择低吸附的滤器及滤膜。滤器及滤膜使用前应采用适宜的方法灭菌。使用时，应保证滤膜在过滤前后的完整性。

水溶性供试液过滤前先将少量的冲洗液过滤以润湿滤膜。油类供试品其滤膜和过滤器在使用前应充分干燥。为发挥滤膜的最大过滤效率，应注意保持供试品溶液及冲洗液覆盖整个滤膜表面。供试液经薄膜过滤后，若需要用冲洗液冲洗滤膜，每张滤膜每次冲洗量一般为100ml，总冲洗量不得超过1000ml，以避免滤膜上的微生物受损伤。

（1）水溶液供试品　取规定量，直接过滤，或混合至含不少于100ml适宜稀释液的无菌容器中，混匀，立即过滤。如供试品具有抑菌作用或含防腐剂，须用冲洗液冲洗滤膜，冲洗次数一般不少于3次，所用的冲洗量、冲洗方法同方法验证试验。除生物制品外，一般样品冲洗后，1份滤器中加入100ml硫乙醇酸盐流体培养基，1份滤器中加入100ml胰酪大豆胨液体培养基。生物制品样品冲洗后，2份滤器中加入100ml硫乙醇酸盐流体培养基，1份滤器中加入100ml胰酪大豆胨液体培养基。

（2）水溶性固体供试品　取规定量，加适宜的稀释液溶解或按标签说明复溶，然后照水溶液供试品项下的方法操作。

（3）非水溶性供试品　取规定量，直接过滤，或混合溶于适量含聚山梨酯80或其他适宜乳化剂的稀释液中，充分混合，立即过滤。用含0.1%～1%聚山梨酯80的冲洗液冲洗滤膜至少3次，加入含或不含聚山梨酯80的培养基，接种培养基照（1）方法操作。

（4）可溶于十四烷酸异丙酯的膏剂和黏性油剂供试品　取规定量，混合至适量的无菌十四烷酸异丙酯（采用薄膜过滤法过滤除菌，选用孔径为0.22μm的脂溶性滤膜过滤）中，剧烈振摇，使供试品充分溶解，如果需要可适当加热，但温度不得超过44℃，趁热迅速过滤。对仍然无法过滤的供试品，于含有适量无菌十四烷酸异丙酯中的供试液中加入不少于100ml的稀释液，充分振摇萃取，静置，取下层水相作为供试液过滤。过滤后滤膜冲洗及加入培养基照“非水溶性制剂供试品”项下的方法操作。

（5）无菌气（喷）雾剂供试品　取规定量，将各容器置至少-20℃或其他适宜温度冷冻约1小时，取出，以无菌操作迅速在容器上端钻一小孔，释放抛射剂后再无菌开启容器，并将供试液转移至无菌容器中混合，供试品亦可采用其他适宜的方法取出。然后照“水溶液或非水溶性制剂供试品”项下的方法操作。

（6）装有药物的注射器供试品　取规定量，将注射器中的内容物（若需要可吸入稀释液或标签所示的溶剂溶解）直接过滤，或混合至含适宜稀释液的无菌容器中，然后按照“水溶性或非水溶性制剂供试品”项下方法操作。同时应采用适宜的方法进行包装中所带的无菌针头的无菌检查。

（7）具有导管的医疗器具（输血、输液袋等）供试品　取规定量，每个最小包装用50～100ml冲洗液分别冲洗内壁，收集冲洗液于无菌容器中，然后照“水溶液供试品”项下的方法操作。同时应采用直接接种法进行包装中所带的无菌针头的无菌检查。

2. 直接接种法　适用于无法用薄膜过滤法进行无菌检查的供试品。取规定量供试品，分别等量接种至各含硫乙醇酸盐流体培养基和胰酪大豆胨液体培养基中。除生物制品外，一般样品无菌检查时两种培养基接种的瓶或支数相等；生物制品无菌检查时硫乙醇酸盐流体培养基和胰酪大豆胨液体培养基接种的瓶或支数为2∶1。除另有规定外，每个容器中培养基的用量应符合接种的供试品体积不得大于培养基体积的10%，同时，硫乙醇酸盐流体培养基每管装量不少于15ml，胰酪大豆胨液体培养基每管装量不少于10ml。供试品检查时，培养基的用量和高度同方法验证试验。根据供试品品种的不同按下列方法进行接种。

（1）混悬液等非澄清水溶液供试品　取规定量，分别等量接种至各管培养基中。

（2）固体供试品　取规定量，直接等量接种至各管培养基中，或加入适宜的稀释剂溶解，或按标签说明复溶后，取规定量接种至各管培养基中。

（3）非水溶性供试品　取规定量，混合，加入适量的聚山梨酯80或其他适宜的乳化剂及稀释剂使其乳化，分别等量接种至各管培养基中；或分别直接等量接种至含聚山梨酯80或其他适宜乳化剂的各管培养基中。

（4）敷料供试品　取规定数量，以无菌操作拆开每个包装，于不同部位剪取约100mg或1cm×3cm的供试品，等量接种于各管足以浸没供试品的适量培养基中。

（5）肠线、缝合线等供试品　肠线、缝合线及其他一次性使用的医用材料按规定量取最小包装，无菌拆开包装，等量接种于各管足以浸没供试品的适量培养基中。

（6）灭菌医用器具供试品　取规定量，必要时应将其拆散或切成小碎段，等量接种于各管足以浸没供试品的适量培养基中。

（7）放射性药品　取供试品1瓶（支），等量接种于装量为7.5ml的硫乙醇酸盐流体培养基和胰酪大豆胨液体培养基中，每管接种量为0.2ml。

3. 培养及观察　上述接种供试品后的培养基容器接培养基规定的温度培养14天。接种生物制品供试品的硫乙醇酸盐流体培养基的容器应分成两等份，一份置30～35℃培养，一份置20～25℃培养。培养期间应逐日观察并记录是否有菌生长。培养14天后，不能从外观上判断有无微生物生长，可取该培养液适量转种至同种新鲜培养基中，培养3天，观察接种的同种新鲜培养基是否再出现浑浊；或取培养液涂片，染色，镜检，判断是否有菌。

二、结果判断

阳性对照管应生长良好，阴性对照管不得有菌生长。否则，试验无效。

若供试品管均澄清，或虽显浑浊但经确证无菌生长，判定供试品符合规定；若供试品管中任何一管显浑浊并确证有菌生长，判定供试品不符合规定，除非能充分证明试验结果无效，即生长的微生物非供试品所含。

当符合下列至少 1 个条件时方可判试验结果无效：①无菌检查试验所用的设备及环境的微生物监控结果不符合无菌检查法的要求；②回顾无菌试验过程，发现有可能引起微生物污染的因素；③供试品管中生长的微生物经鉴定后，确证是因无菌试验中所使用的物品和（或）无菌操作技术不当引起的。

试验若经确认无效，应重试。重试时，重新取同量供试品，依法检查，若无菌生长，判定供试品符合规定；若有菌生长，判定供试品不符合规定。

实例分析 6－1

案例 2006 年 8 月 24 日，宁波市食品药品监管局通报了扬州中宝制药有限公司生产的 3 个批次甲硝唑注射液无菌检查不合格。无菌检查不合格表示该产品的生产工艺或流程上可能出了问题。大输液是直接从人体静脉进入的，无菌检查不合格就很容易引起患者不良反应，严重的可以直接导致人死亡。事件发生后，宁波市药监局已紧急在全市查封三个批次产品，对尚在宁波市场销售的不同批号的甲硝唑注射液继续予以跟踪抽检；对该企业生产的在宁波市场流通的其他药品加大抽检力度；将扬州中宝纳入药品企业信用档案黑名单，建议全市药品流通企业和医疗机构谨慎经销和使用该企业生产的药品。

讨论 出现何种情况可以判定无菌检查不符合规定？

答案解析

三、注意事项

（一）无菌检查法的应用

《中国药典》2020 年版规定以下剂型需要进行无菌检查。

1. 各种注射剂 用于肌内、皮下和静脉的各种针剂，包括注射用的无菌水、溶剂、输液、注射剂原料等。

2. 眼用及创伤用制剂 用于眼科手术、角膜创伤及严重创伤、溃疡和烧伤等外科用药品制剂。

3. 植入剂 用于包埋于人体内的药物制剂。

4. 可吸收的止血剂 如明胶发泡剂、凝血酶等用于止血并可被组织吸收的各种药物制剂。

5. 外科用敷料、器材 如外科手术用脱脂棉、纱布、结扎线、缝合线、可被组织吸收的肠线及一次性注射器与一次性无菌手术刀片、输血袋、输液袋、角膜接触镜等。

（二）无菌检查法的注意事项

（1）所有阳性菌的操作均不得在无菌区域进行，以防止交叉污染。

（2）进入无菌操作室的所有培养基、供试品等的外表都应采用适用的方法进行消毒处理，以避免将外包装污染的微生物带入无菌检验室。例如，紫外灯照射不少于 30 分钟。对不同种类和不同批次的产品，在拆包装及夹取样品时，应更换实验用具，以避免交叉污染。

（3）供试品的抽验数量和接种量应符合规定。

（4）真实、规范地填写检验原始记录和检验报告。出具试验结果后，所有培养物须经121℃高压蒸汽灭菌30分钟的处理。

实践实训

实训项目二　注射用青霉素钠的无菌检查（薄膜过滤法）

【实训目的】

1. 掌握注射用青霉素钠的无菌检查及其结果判断与分析。
2. 熟悉无菌制剂进行无菌检查的常用培养基。
3. 了解不同类型的生物制品应采用的微生物学检查法。

【实训原理】

无菌检查是利用无菌操作的方法，将被检查的药品分别加入适合需氧菌、厌氧菌和真菌生长的液体培养基中，置于适宜温度下培养一定时间后，观察有无微生物生长，以判断药品是否合格。无菌制剂（包括注射剂）都应按药典规定经过严格的无菌检验，证明均无菌生长才算合格。具体方法按《中国药典》2020年版四部（附录）规定严格执行。

无菌检查操作过程包括培养基的制备、培养基的适用性检查（无菌检查和灵敏度检查）、稀释液和冲洗液的制备、方法验证试验、取样、供试品无菌检查。供试品无菌检查的方法有薄膜过滤法和直接接种法两种。只要供试品性状允许，应采用薄膜过滤法，供试品无菌检查采用的检验方法和检验条件应与验证的方法相同。本试验采用薄膜过滤法进行无菌检查。

【实训用品】

1. 菌种　从国家药品检定机构购买。

金黄色葡萄球菌（*Staphylococcus aureus*）［CMCC（B）26003］

铜绿假单胞菌（*Pseudomonas aeruginosa*）［CMCC（B）10104］

枯草芽孢杆菌（*Bacillus subtilis*）［CMCC（B）63501］

生孢梭菌（*Clostridium sporogenes*）［CMCC（B）64941］

白色念珠菌（*Candida albicans*）［CMCC（F）98001］

黑曲霉（*Aspergillus niger*）［CMCC（F）98003］

2. 培养基　硫乙醇酸盐液体培养基、胰酪大豆胨液体培养基。

3. 供试品　注射用青霉素钠。

4. 试剂　碘酒、乙醇。

5. 实训器材　无菌吸管、滴管、注射器、针头、小砂轮、棉签等。

【实训方法】

1. 培养基的适用性检查

（1）无菌性检查　每批培养基随机抽取不少于5支（瓶），培养14天，应无菌生长。

（2）灵敏度检查

1）菌液的制备　接种金黄色葡萄球菌、铜绿假单胞菌、枯草芽孢杆菌的新鲜培养物至胰酪大豆胨液体培养基中或胰酪大豆胨琼脂培养基上，接种生孢梭菌的新鲜培养物至硫乙醇酸盐流体培养基中，30～35℃培养18～24小时；接种白色念珠菌的新鲜培养物至沙氏葡萄糖液体培养基中或沙氏葡萄糖琼脂培养基上，20～25℃培养24～48小时，上述培养物用pH 7.0无菌氯化钠－蛋白胨缓冲液或0.9%无菌氯化钠溶液制成每1ml含菌数小于100CFU（菌落形成单位）的菌悬液。

接种黑曲霉的新鲜培养物至沙氏葡萄糖琼脂斜面培养基上，20～25℃培养5～7天，加入3～5ml含0.05%（ml/ml）聚山梨酯80的pH 7.0无菌0.9%氯化钠－蛋白胨溶液，将孢子洗脱。然后，用适宜的方法吸出孢子悬液至无菌试管内，用含0.05%（ml/ml）聚山梨酯80的pH 7.0无菌0.9%氯化钠－蛋白胨溶液制成每1ml含孢子数小于100CFU的孢子悬液。菌悬液在室温下放置应在2小时内使用，若保存在2～8℃可在24小时内使用。黑曲霉孢子悬液可保存在2～8℃，在验证过的贮存期内使用。

2）培养基接种　取每管装量为12ml的硫乙醇酸盐流体培养基7支，分别接种小于100CFU的金黄色葡萄球菌、铜绿假单胞菌、生孢梭菌各2支，另1支不接种作为空白对照，培养3天；取每管装量为9ml的胰酪大豆胨液体培养基7支，分别接种小于100CFU的白色念珠菌、枯草芽孢杆菌、黑曲霉各2支，另1支不接种作为空白对照，培养5天。逐日观察结果。

3）结果判断　空白对照管应无菌生长，若加菌的培养基管均生长良好，判定该培养基的灵敏度检查符合规定。

2. 方法适用性试验

（1）菌种及菌液制备　除大肠埃希菌外，金黄色葡萄球菌、枯草芽孢杆菌、生孢梭菌、白色念珠菌、黑曲霉同培养基灵敏度检查。大肠埃希菌的菌液制备同金黄色葡萄球菌。

（2）取每种培养基规定接种的供试品总量按薄膜过滤法过滤，冲洗，在最后一次的冲洗液中加入小于100CFU的试验菌，过滤。取出滤膜接种至硫乙醇酸盐流体培养基或改良马丁培养基中，或将培养基加至滤筒内。另取一装有同体积培养基的容器，加入等量试验菌，作为对照。置规定温度培养3～5天。各试验菌同法操作。

3. 供试品的检验数量和接种量　按第六章中表6－1、表6－2和表6－3的规定执行。

4. 操作方法　取规定量，加青霉素酶灭活后或用稀释液稀释后，直接过滤，或混合至含适量稀释液的无菌容器内，混匀，立即过滤，用冲洗液冲洗滤膜，冲洗次数一般不少于3次，所用的冲洗量、冲洗方法同方法验证试验。冲洗后，如用封闭式薄膜过滤器，分别将100ml硫乙醇酸盐流体培养基及胰酪大豆胨液体培养基加入相应的滤筒内，按规定的培养条件进行培养。

5. 结果判断　空白对照管应无菌生长，若加菌的培养基管均生长良好，判定该培养基的灵敏度检查符合规定。阳性对照管应生长良好，阴性对照管不得有菌生长。否则，试验无效。若供试品管均澄清，或虽显浑浊但经确证无菌生长，判定供试品符合规定；若供试品管中任何一管显浑浊并确证有菌生长，判定供试品不符合规定，除非能充分证明试验结果无效，即生长的微生物非供试品所含。

当符合下列至少一个条件时方可判试验无效：①无菌检查试验所用的设备及环境的微生物监控结果不符合无菌检查法的要求；②回顾无菌试验过程，发现有可能引起微生物污染的因素；③供试品管中生长的微生物经过鉴定后，确证是因无菌试验中所使用的物品和（或）无菌操作技术不当引起的。试验若经确认无效，应重试。重试时，应重新取同量供试品，依法检查，若无菌生长，判定供试品符合规定；若有菌生长，判定供试品不符合规定。

【实训报告】

无菌检查实验结果记录

品　　名：注射用青霉素钠　　　　批　　号：________

规　　格：________　　　　检验日期：________

检定依据：《中国药典》2020 年版

检测环境：温度：________　　　　湿　　度：________

培养箱（Ⅰ）：________　　　　培养箱（Ⅱ）：________

培养基种类、温度及装量：

液体硫乙醇酸盐培养基（Ⅰ批号：________）：培养需养菌、厌氧菌、阳性菌及阴性对照，温度 30～35℃，装量 100ml。

胰酪大豆胨液体培养基（Ⅱ批号：________）：培养真菌，温度 20～25℃，装量 100ml。

对照菌：________

菌液制备：取对照菌一白金耳，接种于 10ml（Ⅲ）培养基内，经 30～35℃培养 18～24 小时后，用 0.9% 无菌氯化钠溶液 10 倍递增稀释至 1ml 小于 100 个菌，备用。

样品处理：________

取样，全量通过全封闭式薄膜过滤器过滤后，再分别注入上述培养基，置 30～35℃（Ⅰ）及 20～25℃（Ⅱ）培养。

观察结果如下：

培养天数		1	2	3	4	5	6	7	8	9	10	11	12	13	14
硫乙醇酸盐流体培养基（30～35℃）	供试品														
	阴性对照														
	阳性对照														
胰酪大豆胨液体培养基（20～25℃）	供试品														
	阴性对照														
	阳性对照														

结论：　　　　☐符合规定　　　　☐不符合规定

检验人：　　　　　　　　复核人：

【注意事项】

1. 针对注射用青霉素钠进行无菌检查法时，为防止假阴性结果，需要对样品中具有抑菌活性的物质进行灭活或稀释至不具备抑菌浓度以下。本法不仅适用于注射用青霉素钠，还可应用于各种注射剂、眼用及创伤用制剂、植入剂、可吸收的止血剂、外科用敷料和器材等。上述各类制剂必须进行严格的无菌检查以保证药品安全性，应不得检出细菌、放线菌、真菌及酵母菌等活菌。

2. 所有阳性菌的操作均不得在无菌区域进行，以防止交叉污染。

3. 进入无菌操作室的所有培养基、供试品等的外表都应采用适用的方法进行消毒处理，以避免将外包装污染的微生物带入无菌检验室。例如紫外灯照射不少于 30 分钟。对不同种类和不同批次的产品，在拆包装及夹取样品时，应更换实验用具，以避免交叉污染。

4. 供试品的抽验数量和接种量应符合规定。

5. 真实、规范地填写检验原始记录和检验报告。出具试验结果后，所有培养物须经121℃高压蒸汽灭菌30分钟的处理。

【思考题】

1. 举例说明哪些制剂需要做无菌检验？出现怎样的实验结果可判断该供试品为无菌检验合格的制剂？

2. 在无菌检查试验中，为何要设阳性和阴性对照？若阳性对照出现了阴性结果，请分析其产生原因，又该如何处理？

答案解析

目标检测

一、选择题

1. 下列哪类药物不需要进行无菌检查（　）

A. 注射剂　B. 大面积烧伤创面外用制剂　C. 眼科创伤用药

D. 口服药物　E. 植入剂

2. 培养基的无菌性检查时，每批培养基随机抽取不少于（　）支/瓶

A. 10　B. 5　C. 3

D. 15　E. 2

3. 注射剂批产量大于500支时，最少抽验量为（　）

A. 10　B. 50　C. 5

D. 15　E. 20

4. 培养基灵敏度检查所用的菌株传代次数不得超过（　）代

A. 1　B. 2　C. 3

D. 4　E. 5

二、简答题

1. 无菌检查法对培养基有何特殊要求？

2. 无菌检查法在控制药品安全性方面有何重要意义？

书网融合……

知识回顾　微课　习题

（曾　雪）

第七章 微生物限度检查法

PPT

学习引导

药品微生物控制是药品质量保证的重要组成部分，药品污染微生物不仅直接影响药品的有效性，更有可能危及用药患者的生命安全。我国药品微生物污染检查工作始于1972年，与无菌制剂不同，口服制剂和外用制剂无须要求达到无菌状态，但为保证药品安全，须保证药品的卫生质量，这就要求进行微生物限度检查。

本章主要介绍微生物限度检查的基本步骤和结果判断，旨在让学习者掌握《中国药典》规定的无微生物限度检查法，树立药品无菌安全的意识。

学习目标

思政素养目标

通过对微生物限度检查的讲解，使学生理解微生物限度检查的重要性和规范要求，认同自己将来的工作对保证药品质量的重要性，保持负责、科学、严谨的学习、工作作风和态度。

知识要求

1. **掌握** 微生物限度检查法的概念；细菌、霉菌及酵母菌计数的具体操作流程；控制菌检查的具体操作流程和结果判断。
2. **熟悉** 样品前处理的方法；微生物限度检查的原理；微生物限度检查的意义。
3. **了解** 微生物限度检查法的发展历程；药品中微生物的来源和种类。

技能要求

1. 熟练掌握微生物计数、控制菌检查的操作方法。
2. 学会微生物限度检查结果的判断。

第一节 概 述

一、微生物限度检查的概念和意义

（一）概念

微生物限度检查系检查非无菌制剂及其原料、辅料须检查其受微生物污染程度。所谓限度检查是指单位重量或体积药品内的微生物种类和数量均不得超过《中国药典》规定允许的种类和数量。

（二）意义

微生物限度检查是体现药品卫生质量的重要指标之一，药品中污染的微生物越多，则反映药品的卫生质量越差，可推断其受污染的可能性大。因此，微生物限度检查已被作为药品生产企业管理和安全性评价（包括人员素质、设备、工艺、生产、原辅料、储藏等）的重要手段和依据之一。

《中国药典》2020年版对生物药品的微生物限度检查法制定了统一的操作规程和严格的限定标准。微生物限度检查的环境洁净度同无菌检查。

知识拓展

2003年，成都金海能实业有限责任公司原会计冒用该公司业务员身份，持金海能医药分公司法人授权委托书及空白药品销售合同，以金海能医药分公司的名义与甘肃省河西三州药业有限责任公司建立了首营业务关系。2003年11月至2004年9月，被告人组织货源向三州药业销售普瑞博思（西沙必立片）、吗丁啉、三九皮炎平软膏、感康（复方氨酚烷胺片）等19个品种29个批号的药品。其中两个批号的吗丁啉微生物限度不符合规定，两个批号的多潘立酮片（吗丁啉）微生物限度超标。法院最终认定被告犯销售假药罪和非法经营罪，判处有期徒刑三年六个月，并处罚金五十一万五千元。

二、微生物限度检查的方法

微生物限度检查的项目包括需氧菌数、霉菌数和酵母菌数、控制菌的检查。各项检查的结果均符合该品种微生物限度检查项目的规定，才能判定该供试品合格，若其中任何一项不符合规定，均应判定该供试品不合格。

微生物计数方法包括平皿法、薄膜过滤法和最可能数法（most－probable－number method，MPN）。MPN用于微生物计数时精确度较差，对于某些微生物污染量很小的供试品较为适合。

供试品检查时，应根据供试品理化特性和微生物限度标准等因素选择计数方法，检测的样品量应能保证所获得的试验结果能够判断供试品是否符合规定。所选方法的适用性须经确认。

三、微生物限度检查的基本原则

（1）供试品在检验前，应保持包装的完好，不得开启，防止再污染。药品应放置于阴凉干燥处，防止微生物繁殖影响检查结果。

（2）如供试品有抗菌活性，应尽可能去除或中和。供试品检查时，若使用了中和剂或灭活剂，应确认其有效性及对微生物无毒性。

（3）供试液制备时如果使用了表面活性剂，应确认其对微生物无毒性以及与所使用中和剂或灭活剂的相容性。

四、微生物限度检查的环境要求

微生物限度检查应在不低于D级背景下的B级单向流空气区域内进行。检验全过程必须严格遵守无菌操作，防止再污染，防止污染的措施不得影响供试品中微生物的检出。单向流空气区域、工作台面及环境应定期进行监测。

知识拓展

我国微生物限度检查的发展历程

我国药品微生物污染检查工作始于1972年，1978年我国颁布了第一个“药品卫生标准”，该标准主要是对中药、化学药的不同剂型规定了微生物限度，包括细菌总数、霉菌总数的不同规定；1980年版《药品卫生检验方法》中增补了破伤风梭菌检查法，并对深部组织、创伤、溃疡及阴道用药开始检查破伤风梭菌。至此建立了我国药品微生物限度检查法及限度标准的基本框架。

《中国要点》1995年版开始收载微生物限度检查方法；2000年版对中药制剂、化学药大部分制剂收载了微生物限度标准，微生物限度检查工作步入了正轨，2005年版根据用药途径进一步提高了微生物限度标准，增加了方法学验证内容，使微生物检验工作更加科学化；2010年版更加严格地规定微生物限度检查法的内容，细化其标准，使其更具实用性，与国际接轨。为提高药品微生物控制，2015年版《中国药典》无菌检查法和微生物限度法参照人用药品注册技术要求国际协调会议（ICH）标准进行了修订，并与国际要求相统一，即无菌检查法修订了培养基种类。修订后的微生物限度检查方法提高了灵敏度、检查项目分类更加合理。

2020年版《中国药典》四部，修订了“1105 非无菌产品微生物限度检查：微生物计数法”“1107 非无菌产品微生物限度标准”等，新增了“1108 中药饮片微生物限度检查法”等。本版药典微生物学检测体系共收载通用技术要求16个，包括8个通则和8个指导原则。

第二节　微生物限度检查的基本步骤

一、操作过程

（一）培养基

1. 培养基　微生物限度检查所用的培养基较多，其配方和配制过程均参照《中国药典》2020年版的规定，也可使用成品培养基或脱水培养基。配制后应采用验证合格的灭菌程序及时灭菌。

（1）供试品制备所用试剂和培养基　《中国药典》2020年版规定用于供试品制备的试剂和培养基有pH 7.0氯化钠-蛋白胨缓冲液、pH 6.8磷酸盐缓冲液、pH 7.6磷酸盐缓冲液外，添加了pH 7.2磷酸盐缓冲液和胰酪胨大豆肉汤。

（2）菌液制备所用培养基　采用胰酪胨大豆液体、胰酪胨大豆琼脂进行金黄色葡萄球菌、铜绿假单胞菌、枯草芽孢杆菌、乙型副伤寒沙门菌和大肠埃希菌的菌液制备；采用沙氏葡萄糖液体培养基、沙氏葡萄糖琼脂培养基进行白色念珠菌和黑曲霉菌液的制备，黑曲霉还可使用马铃薯葡萄糖琼脂培养基；采用梭菌增菌培养基进行生孢梭菌菌液的制备。

（3）微生物计数所用培养基　采用胰酪胨大豆琼脂或胰酪胨大豆液体（MPN法）进行需氧菌计数；采用沙氏葡萄糖琼脂进行霉菌和酵母菌总数测定；玫瑰红钠琼脂、沙氏葡萄糖琼脂（含抗生素）两种选择性培养基于对因沙氏葡萄糖琼脂上生长的细菌使霉菌和酵母菌的计数结果不符合微生物限度要求情况下的霉菌和酵母菌计数。

（4）控制菌检查所用培养基　耐胆盐革兰阴性菌的检查用肠道菌增菌液体培养基或紫红胆盐葡萄糖琼脂培养基；大肠埃希菌的检查用麦康凯液体培养基或麦康凯琼脂培养基；沙门菌的检查用 RV 沙门菌增菌液体培养基、木糖赖氨酸脱氧胆酸盐琼脂培养基或三糖铁琼脂培养基；铜绿假单胞菌的检查用溴化十六烷基三甲铵琼脂培养基；金黄色葡萄球菌的检查用甘露醇氯化钠琼脂培养基；梭菌的检查用梭菌增菌培养基或哥伦比亚琼脂培养基；白色念珠菌的检查用沙氏葡萄糖液体培养基、沙氏葡萄糖琼脂培养基或念珠菌显色培养基。

2. 培养基的适用性检查　供试品微生物计数、控制菌检查中所使用的培养基应进行适用性检查。

（1）微生物计数法　需氧菌、霉菌及酵母菌计数所用培养基应按《中国药典》2020 年版规定，接种不大于 100CFU 的菌液至相应培养基，置相应规定条件下培养。每一试验菌株平行制备 2 管或 2 个平皿。同时，用相应的对照培养基替代被检培养基进行上述试验。

被检固体培养基上的菌落平均数与对照培养基上的菌落平均数的比值应在 0.5～2 范围内，且菌落形态大小应与对照培养基上的菌落一致；被检液体培养基管与对照培养基管比较，试验菌应生长良好。

（2）控制菌检查　该检查所用培养基适用性检查项目包括促生长能力、抑制能力及指示特性的检查。

1）促生长能力检查　对于液体培养基，分别接种不大于 100CFU 的试验菌于被检培养基和对照培养基中，在相应控制菌检查规定的培养温度及不大于规定的最短培养时间下培养，与对照培养基管比较，被检培养基管试验菌应生长良好。对于固体培养基，用涂布法分别接种不大于 100CFU 的试验菌于被检培养基和对照培养基平板上，在相应控制菌检查规定的培养温度及不大于规定的最短培养时间下培养，被检培养基与对照培养基上生长的菌落大小、形态特征应一致。

2）抑制能力检查　接种不少于 100CFU 的试验菌于被检培养基和对照培养基中，在相应控制菌检查规定的培养温度及不小于规定的最长培养时间下培养，试验菌应不得生长。

3）指示特性检查　用涂布法分别接种不大于 100CFU 的试验菌于被检培养基和对照培养基平板上，在相应控制菌检查规定的培养温度及不大于规定的最短培养时间下培养，被检培养基上试验菌生长的菌落大小、形态特征、指示剂反应情况等应与对照培养基一致。

表 7－1　控制菌检查用培养基的促生长能力、抑制能力和指示特性

控制菌	培养基	特性	试验菌株
耐胆盐革兰阴性菌	肠道菌增菌液体培养基	促生长能力	大肠埃希菌 铜绿假单胞菌
		抑制能力	金黄色葡萄球菌
	紫红胆盐葡萄糖琼脂培养基	促生长能力＋指示特性	大肠埃希菌 铜绿假单胞菌
大肠埃希菌	麦康凯液体培养基	促生长能力	大肠埃希菌
		抑制能力	金黄色葡萄球菌
	麦康凯琼脂培养基	促生长能力＋指示特性	大肠埃希菌
沙门菌	RV 沙门菌增菌液体培养基	促生长能力	乙型副伤寒沙门菌
		抑制能力	金黄色葡萄球菌
	木糖赖氨酸脱氧胆酸盐琼脂培养基	促生长能力＋指示特性	乙型副伤寒沙门菌
	三糖铁琼脂培养基	指示能力	乙型副伤寒沙门菌
铜绿假单胞菌	溴化十六烷基三甲铵琼脂培养基	促生长能力	铜绿假单胞菌
		抑制能力	大肠埃希菌

续表

控制菌	培养基	特性	试验菌株
金黄色葡萄球菌	甘露醇氯化钠琼脂培养基	促生长能力 + 指示特性 抑制能力	金黄色葡萄球菌 大肠埃希菌
梭菌	梭菌增菌培养基 哥伦比亚琼脂培养基	促生长能力 促生长能力	生孢梭菌 生孢梭菌
白色念珠	沙氏葡萄糖液体培养基 沙氏葡萄糖琼脂培养基 念珠菌显色培养基	促生长能力 促生长能力 + 指示特性 促生长能力 + 指示能力 抑制能力	白色念珠菌 白色念珠菌 白色念珠菌 大肠埃希菌

答案解析

即学即练 7-1

微生物计数和控制菌检查在培养基适用性检查方面有何不同?

（二）菌液的制备

1. 菌种 试验用菌株的传代次数不得超过 5 代（从菌种保藏中心获得的干燥菌种为第 0 代），并采用适宜的菌种保藏技术进行保存，以保证试验菌株的生物学特性。

2. 需氧菌、霉菌及酵母菌菌液制备 取金黄色葡萄球菌、铜绿假单胞菌、枯草芽孢杆菌、白色念珠菌的新鲜培养物，用 pH 7.0 无菌氯化钠-蛋白胨缓冲液或 0.9% 无菌氯化钠溶液制成适宜浓度的菌悬液；取黑曲霉的新鲜培养物加入 3~5ml 含 0.05%（ml/ml）聚山梨酯 80 的 pH 7.0 无菌氯化钠-蛋白胨缓冲液或 0.9% 无菌氯化钠溶液，将孢子洗脱。然后，采用适宜的方法吸出孢子悬液至无菌试管内，用含 0.05%（ml/ml）聚山梨酯 80 的 pH 7.0 无菌氯化钠-蛋白胨缓冲液或 0.9% 无菌氯化钠溶液制成适宜浓度的黑曲霉孢子悬液。

3. 控制菌检查菌液准备 上述培养物用 pH 7.0 无菌氯化钠-蛋白胨缓冲液或 0.9% 无菌氯化钠溶液制成适宜浓度的菌悬液。

菌液制备后若在室温下放置，应在 2 小时内使用；若保存在 2~8℃，可在 24 小时内使用。黑曲霉孢子悬液可保存在 2~8℃，在验证过的贮存期内使用。生孢梭菌孢子悬液可替代新鲜的菌悬液，孢子悬液可保存在 2~8℃，在验证过的贮存期内使用。

（三）稀释液的制备

稀释液配制后，应采用验证合格的灭菌程序灭菌。

1. pH 7.0 无菌氯化钠-蛋白胨缓冲液 照无菌检查法制备。

2. 无菌磷酸盐缓冲液

（1）pH 6.8 磷酸盐缓冲液 取 0.2mol/L 磷酸二氢钾溶液 250ml，加 0.2mol/L 氢氧化钠溶液 118ml，用水稀释至 1000ml，摇匀。

（2）pH 7.2 磷酸盐缓冲液 取 0.2mol/L 磷酸二氢钾溶液 50ml 与 0.2mol/L 氢氧化钠溶液 35ml，加新沸过的冷水稀释至 200ml，摇匀。

（3）pH 7.6 磷酸盐缓冲液 取磷酸二氢钾 27.22g，加水使溶解成 1000ml，取 50ml，加 0.2mol/L 氢氧化钠溶液 42.4ml，再加水稀释至 200ml，摇匀。

以上溶液配制后，过滤，分装，灭菌。如需要，可在上述稀释液灭菌前或灭菌后加入表面活性剂或中和剂等。

3. 0.9%无菌氯化钠溶液 取氯化钠9.0g，加水溶解使成1000ml，过滤，分装，灭菌。

（四）方法验证试验

当建立药品的微生物限度检查法时，应进行需氧菌、霉菌及酵母菌计数方法和控制菌检查方法的验证，以确认所采用的方法适合于该药品的需氧菌、霉菌及酵母菌数的测定和控制菌检查。当药品的组分或原检验条件发生改变可能影响检验结果时，计数方法或检查方法应重新验证。验证时，按供试液的制备和需氧菌、霉菌及酵母菌计数或控制菌检查所规定的方法及相关要求进行，控制菌选择相应验证的菌株，验证大肠菌群检查法时，应采用大肠埃希菌作为菌株。对各试验菌的回收率应逐一进行验证。

验证试验至少应进行3次独立的平行试验，分别计算每次试验各试验菌的回收率，方法验证试验也可与供试品的需氧菌、霉菌及酵母菌计数方法和控制菌检查同时进行。

1. 需氧菌、霉菌及酵母菌计数方法的验证 按下列要求进行供试液的接种和稀释，制备微生物回收试验用供试液。所加菌液的体积应不超过供试液体积的1%。为确认供试品中的微生物能被充分检出，首先应选择最低稀释级的供试液进行计数方法适用性试验。

（1）试验组 平皿法计数时，取试验可能用的最低稀释级的供试液与菌液混匀（每1ml供试液中含菌量不大于100CFU），用涂布法或倾注法接种于胰酪大豆胨琼脂或沙氏葡萄糖琼脂培养基。每株试验菌每种培养基至少制备2个平皿，以算术平均值作为计数结果。薄膜过滤法计数时，取试验可能用的最低稀释级的供试液，过滤，冲洗，试验菌应加在最后一次冲洗液中，过滤后，转移滤膜菌面朝上贴于胰酪大豆胨琼脂培养基或沙氏葡萄糖琼脂培养基平板上。按规定条件培养、计数。每株试验菌每种培养基至少制备一张滤膜。

（2）供试品对照组 取制备好的供试液，以稀释液代替菌液同试验组操作。

（3）菌液对照组 取不含中和剂及灭活剂的相应稀释液替代供试液，按试验组操作加入试验菌液并进行微生物回收试验。

（4）结果判定 计数方法适用性试验中，采用平皿法或薄膜过滤法时，试验组的菌回收率应在0.5～2范围内。

$$\text{试验组菌回收率}=\frac{\text{试验组菌落数}-\text{供试品对照组菌落数}}{\text{菌液对照组菌落数}}$$

若各试验菌的回收试验均符合要求，照所用的供试液制备方法及计数方法进行该供试品的需氧菌总数、霉菌和酵母菌总数计数。若采用上述方法还存在一株或多株试验菌的回收率达不到要求，那么选择回收率最接近要求的方法和试验条件进行供试品的检查。

2. 控制菌检查方法的验证

（1）试验组 按控制菌检查法取规定量供试液及不大于100CFU的试验菌接入规定的培养基中；采用薄膜过滤法时，取规定量供试液，过滤，冲洗，在最后一次冲洗液中加入试验菌，过滤后，注入规定的培养基或取出滤膜接入规定的培养基中。依相应的控制菌检查方法，在规定的温度和最短时间下培养，应能检出所加试验菌相应的反应特征。

（2）阴性对照组 以稀释剂（如无菌氯化钠－蛋白胨缓冲液）代替供试液照相应控制菌检查法检查。

（3）结果判定 试验组若检出试验菌，按此供试液制备法和控制菌检查方法进行供试品检查；若未检出试验菌，采用培养基稀释法、离心沉淀集菌法、薄膜过滤法、中和法等方法或联合使用这些方法消除供试品的抑菌活性，并重新进行方法验证。如果经过试验确证供试品对试验菌的抗菌作用无法消除，可认为受抑制的微生物不易存在于该供试品中，选择抑菌成分消除相对彻底的方法进行供试品的检查。阳性对照组应检出相应控制菌。阴性对照试验应无菌生长。如果阴性对照有菌生长，应进行偏差调查。验证试验也可与供试品的控制菌检查同时进行。

（五）供试品的检验量和供试液的制备

1. 检验量　即一次试验所用的供试品量（g、ml 或 cm^2）。一般应随机抽取不少于 2 个最小包装的供试品，混合，取规定量供试品进行检验。除另有规定外，一般供试品的检验量为 10g 或 10ml；膜剂为 $100cm^2$；贵重药品、微量包装药品的检验量可以酌减。检验时，应从 2 个以上最小包装单位中抽取供试品，膜剂还不得少于 4 片。

2. 供试液的制备　根据供试品的理化特性与生物学特性，采取适宜的方法制备供试液。供试液制备若需加温时，应均匀加热，且温度不应超过 45℃。供试液从制备至加入检验用培养基不得超过 1 小时。常用的供试液制备方法如下。如果下列供试液制备方法经确认均不适用，应建立其他适宜的方法。

（1）一般供试品　取供试品，用 pH 7.0 无菌氯化钠－蛋白胨缓冲液，或 pH 7.2 磷酸盐缓冲液，或胰酪大豆胨液体培养基制成 1∶10 供试液。水溶性液体制剂也可用混合的供试品原液作为供试液。分散力较差的供试品，可在稀释液中加入表面活性剂如 0.1% 的聚山梨酯 80，使供试品分散均匀。油脂类供试品加入无菌十四烷酸异丙酯使溶解，或与最少量并能使供试品乳化的无菌聚山梨酯 80 或其他无抑菌性的无菌表面活性剂充分混匀。

若需要调节供试液 pH 至 6～8。必要时，用同一稀释液将供试液进一步 10 倍系列稀释。水溶性液体制剂也可用混合的供试品原液作为供试液。

（2）需要特殊方法制备供试液的供试品　膜剂、肠溶及结肠溶制剂、气雾剂、喷雾剂及贴膏剂按《中国药典》2020 年版规定制备。

（六）供试品的微生物限度检查

1. 需氧菌、霉菌及酵母菌的计数检查　检查方法包括平皿法和薄膜过滤法。检查时按已经验证过的计数方法进行供试品中需氧菌总数、霉菌和酵母菌总数的测定。

（1）平皿法　包括倾注法和涂布法。应取适宜的 2～3 个稀释级的供试液，每稀释级每种培养基至少制备 2 个平板。除另有规定外，按已经验证的方法进行供试液制备和菌数测定。 微课

1）倾注法　取供试液 1ml 置直径 90mm 的无菌平皿中，注入 15～20ml 温度不超过 45℃ 熔化的胰酪大豆胨琼脂或沙氏葡萄糖琼脂培养基，混匀，凝固，倒置培养。

2）涂布法　取 15～20ml 温度不超过 45℃ 的胰酪大豆胨琼脂或沙氏葡萄糖琼脂培养基注入直径 90mm 的无菌平皿，凝固，制成平板，采用适宜的方法使培养基表面干燥。取不少于 0.1ml 供试液涂布于培养基表面，片刻后，倒置培养。

3）培养和计数　除另有规定外，胰酪大豆胨琼脂培养基平板在 30～35℃ 培养 3～5 天，沙氏葡萄糖琼脂培养基平板在 20～25℃ 培养 5～7 天，观察菌落生长情况，点计平板上生长的所有菌落数，计数并报告。菌落蔓延生长成片的平板不宜计数。点计菌落数后，计算各稀释级供试液的平均菌落数，按菌数报告规则报告菌数。若同稀释级两个平板的菌落数平均值不小于 15，则两个平板的菌落数不能相差 1 倍或以上。

4）阴性对照试验　以稀释液代替供试液进行阴性对照试验，阴性对照试验应无菌生长。如果阴性对照有菌生长，应进行偏差调查。

5）菌数报告规则　需氧菌总数测定宜选取平均菌落数小于300CFU的稀释级、霉菌和酵母菌总数测定宜选取平均菌落数小于100CFU的稀释级，作为菌数报告的依据。取最高的平均菌落数乘以稀释倍数，计算1g、1ml或$10cm^2$供试品中所含的微生物数，取两位有效数字报告。如各稀释级的平板均无菌落生长，或仅最低稀释级的平板有菌落生长，但平均菌落数小于1时，以<1乘以最低稀释倍数的值报告菌数。

即学即练7－2

若1∶10、1∶100两个稀释级平皿上的平均菌落数为36和8个CFU，那么怎样报告结果？

答案解析

（2）薄膜过滤法　该法所采用的滤膜孔径应不大于0.45μm，直径一般为50mm，若采用其他直径的滤膜，冲洗量应进行相应的调整。供试品及其溶剂应不影响滤膜材质对微生物的截留。滤器及滤膜使用前应采用适宜的方法灭菌。使用时，应保证滤膜在过滤前后的完整性。水溶性供试液过滤前先将少量的冲洗液过滤以润湿滤膜。油类供试品，其滤膜和滤器在使用前应充分干燥。为发挥滤膜的最大过滤效率，应注意保持供试品溶液及冲洗液覆盖整个滤膜表面。供试液经薄膜过滤后，若需要用冲洗液冲洗滤膜，每张滤膜每次冲洗量一般为100ml。总冲洗量不得超过1000ml，以避免滤膜上的微生物受损伤。

除另有规定外，按计数方法适用性试验确认的方法进行供试液制备。取相当于每张膜1g、1ml或$10cm^2$供试品的供试液，若供试品所含的菌数较多，可取适宜稀释级的供试液，加至适量稀释液中，立即过滤，用适宜的冲洗液冲洗，冲洗后取出滤膜，菌面朝上贴于胰酪大豆胨琼脂培养基或沙氏葡萄糖琼脂培养基上培养。每种培养基至少制备一张滤膜。

以稀释液代替供试液进行阴性对照试验，阴性对照试验应无菌生长。如果阴性对照有菌生长，应进行偏差调查。

培养条件和计数方法同平皿法，每张滤膜上的菌落数应不超过100CFU。以相当于1g、1ml或$10cm^2$供试品的菌落数报告菌数；若滤膜上无菌落生长，以<1报告菌数（每张滤膜过滤1g、1ml或$10cm^2$供试品），或<1乘以最低稀释倍数的值报告菌数。

（3）最可能数法（MPN法）　用于微生物计数时精确度较差，但对于某些微生物污染量很小的供试品，MPN法可能是更适合的方法。

2. 控制菌检查　供试品的控制菌检查应按已经验证的方法进行，增菌培养基的实际用量同控制菌检查方法的验证。阳性对照试验方法同供试品的控制菌检查，对照菌的加量应不大于100CFU。阳性对照试验应检出相应的控制菌。以稀释剂代替供试液照相应控制菌检查法检查，阴性对照试验应无菌生长。如果阴性对照有菌生长，应进行偏差调查。各菌供试品按已经验证的方法制成1∶10供试液。

（1）耐胆盐革兰阴性菌　取适量供试液在20～25℃培养，培养时间应使供试品中的细菌充分恢复但不增殖（约2小时）。取经验证的适宜体积（相当于1g或1ml供试品）的上述预培养物接种至肠道菌增菌液体培养基中，30～35℃培养24～48小时后，划线接种于紫红胆盐葡萄糖琼脂（VRBGA）培养基平板上，30～35℃培养18～24小时。如果平板上无菌落生长，判供试品未检出耐胆盐革兰阴性菌。若需定量则可将预培养物稀释到不同稀释级（相当于0.1、0.01和0.001g，或0.1、0.01和0.001ml）

后，按上述方法进行培养和计数。

结果判断：若紫红胆盐葡萄糖琼脂培养基平板上有菌落生长，则对应培养管为阳性，否则为阴性。根据各培养管检查结果，从表7-2查1g或1ml供试品中含有耐胆盐革兰阴性菌的可能菌数。

表7-2 耐胆盐革兰阴性菌的可能菌数（N）表

各供试品量的检查结果			每1g（或1ml）供试品中可能的菌数（CFU）
0.1g或0.1ml	0.01g或0.01ml	0.001g或0.001ml	
+	+	+	$N>10^3$
+	+	-	$10^2<N<10^3$
+	-	-	$10<N<10^2$
-	-	-	$N<10$

注：①“+”代表紫红胆盐葡萄糖琼脂平板上有菌落生长；“-”代表紫红胆盐葡萄糖琼脂平板上无菌落生长。②若供试品量减少10倍（如0.01g或0.01ml，0.001g或0.001ml，0.0001g或0.0001ml），则每1g（或1ml）供试品中可能的菌数（N）应相应增加10倍。

（2）大肠埃希菌　取相当于1g或1ml供试品的供试液，接种至适宜体积的胰酪大豆胨液体培养基中，混匀，30～35℃培养18～24小时。取上述培养物1ml接种至100ml麦康凯液体培养基中，42～44℃培养24～48小时。取麦康凯液体培养物划线接种于麦康凯琼脂（MAC）培养基平板上，30～35℃培养18～72小时。

结果判断：若麦康凯琼脂培养基平板上有菌落生长，应进行分离、纯化及适宜的鉴定试验，确证是否为大肠埃希菌；若麦康凯琼脂培养基平板上没有菌落生长，或虽有菌落生长但鉴定结果为阴性，判供试品未检出大肠埃希菌。

（3）沙门菌　取10g或10ml供试品直接或处理后接种至适宜体积的胰酪大豆胨液体培养基中，混匀，30～35℃培养18～24小时。取上述培养物0.1ml接种至10ml RV沙门增菌液体培养基中，30～35℃培养18～24小时。取少量RV沙门菌增菌液体培养物划线接种于木糖赖氨酸脱氧胆酸盐琼脂（XLD）培养基平板上，30～35℃培养18～48小时。沙门菌在木糖赖氨酸脱氧胆酸盐琼脂培养基板上生长良好，菌落为淡红色或无色、透明或半透明，中心有或无黑色。用接种针挑选疑似菌落于三糖铁琼脂培养基高层斜面上进行斜面和高层穿刺接种，培养18～24小时，或采用其他适宜方法进一步鉴定。

结果判断：若木糖赖氨酸脱氧胆酸盐琼脂培养基平板上有疑似菌落生长，且三糖铁琼脂培养基的斜面为红色、底层为黄色，或斜面黄色、底层黄色或黑色，应进一步进行适宜的鉴定试验，确证是否为沙门菌。如果平板上没有菌落生长，或虽有菌落生长但鉴定结果为阴性，或三糖铁琼脂培养基的斜面未见红色、底层未见黄色；或斜面黄色、底层未见黄色或黑色，判供试品未检出沙门菌。

实例分析7-1

案例　《中国药典》2020年版药品微生物限度标准规定，含动物组织（包括提取物）来源的口服给药制剂、动物类原药材粉（蜂蜜、王浆、动物角、阿胶除外）等不得检出沙门菌。

答案解析

讨论　某制药企业生产乌鸡白凤丸颗粒，请问该药品是否需要进行沙门菌检查？原因是什么？

（4）铜绿假单胞菌　取相当于1g或1ml供试品的供试液，接种至适宜体积的胰酪大豆胨液体培养基中，混匀。30～35℃培养18～24小时。取上述培养物划线接种于溴化十六烷基三甲铵琼脂培养基平板上，30～35℃培养18～72小时。取上述平板上生长的菌落进行氧化酶试验，或采用其他适宜方法进一步鉴定。

氧化酶试验：将洁净滤纸片置于平皿内，用无菌玻棒取上述平板上生长的菌落涂于滤纸片上，滴加新配制的1%二盐酸N,N－二甲基对苯二胺试液，在30秒内若培养物呈粉红色并逐渐变为紫红色为氧化酶试验阳性，否则为阴性。

结果判断：若溴化十六烷基三甲铵琼脂培养基平板上有菌落生长，且氧化酶试验阳性，应进一步进行适宜的鉴定试验，确证是否为铜绿假单胞菌。如果平板上没有菌落生长，或虽有菌落生长但鉴定结果为阴性，或氧化酶试验阴性，判供试品未检出铜绿假单胞菌。

（5）金黄色葡萄球菌　取相当于1g或1ml供试品的供试液，接种至适宜体积的胰酪大豆胨液体培养基中，混匀。30～35℃培养18～24小时。取上述培养物划线接种于甘露醇氯化钠琼脂培养基平板上，30～35℃培养18～72小时。

结果判断：若甘露醇氯化钠琼脂培养基平板上有黄色菌落或外周有黄色环的白色菌落生长，应进行分离、纯化及适宜的鉴定试验，确证是否为金黄色葡萄球菌；若平板上没有与上述形态特征相符或疑似的菌落生长，或虽有相符或疑似的菌落生长但鉴定结果为阴性，判定供试品未检出金黄色葡萄球菌。

（6）梭菌　取相当于1g或1ml供试品的供试液2份，其中1份置80℃保温10分钟后迅速冷却。增菌、选择和分离培养，将上述2份供试液分别接种至适宜体积的梭菌增菌培养基中，置厌氧条件下30～35℃培养48小时。取上述每一培养物少量，分别涂抹接种于哥伦比亚琼脂培养基平板上，置厌氧条件下30～35℃培养48～72小时。

过氧化氢酶试验：取上述平板上生长的菌落，置洁净玻片上，滴加3%过氧化氢试液，若菌落表面有气泡产生，为过氧化氢酶试验阳性，否则为阴性。

结果判断：若哥伦比亚琼脂培养基平板上有厌氧杆菌生长（有或无芽孢），且过氧化氢酶反应阴性的，应进一步进行适宜的鉴定试验，确证是否为梭菌；如果哥伦比亚琼脂培养基平板上没有厌氧杆菌生长，或虽有相符或疑似的菌落生长但鉴定结果为阴性，或过氧化氢酶反应阳性，判定供试品未检出梭菌。

（7）白色念珠菌　取相当于1g或1ml供试品的供试液，接种至适宜体积的沙氏葡萄糖液体培养基中，混匀，30～35℃培养3～5天。取上述预培养物划线接种于沙氏葡萄糖琼脂培养基平板上，30～35℃培养24～48小时。白色念珠菌在沙氏葡萄糖琼脂培养基上生长的菌落呈乳白色，偶见淡黄色，表面光滑有浓酵母气味，培养时间稍久则菌落增大，颜色变深、质地变硬或有皱褶。挑取疑似菌落接种至念珠菌显色培养基平板上，培养24～48小时（必要时延长至72小时），或采用其他适宜方法进一步鉴定。

结果判断 若沙氏葡萄糖琼脂培养基平板上有疑似菌落生长，且疑似菌在念珠菌显色培养基平板上生长的菌落呈阳性反应，应进一步进行适宜的鉴定试验，确证是否为白色念珠菌；若沙氏葡萄糖琼脂培养基平板上没有菌落生长，或虽有菌落生长但鉴定结果为阴性，或疑似菌在念珠菌显色培养基平板上生长的菌落呈阴性反应，判定供试品未检出白色念珠菌。

表7－3　控制菌典型菌落形态

控制菌名称	选择性平板	典型菌落形态
耐胆盐革兰阴性菌	紫红胆盐葡萄糖琼脂（VRBGA）	大肠埃希菌为紫红色，圆形较大菌落
		铜绿假单胞菌为淡粉色较小圆形菌落
大肠埃希菌	麦康凯琼脂（MAC）	桃红色圆形菌落，表面光滑、湿润

续表

控制菌名称	选择性平板	典型菌落形态
沙门菌	木糖赖氨酸脱氧胆酸盐琼脂（XLD）	菌落为淡红色或无色、透明或半透明、中心有或无黑色
铜绿假单胞菌	溴化十六烷基三甲铵琼脂	扁平、无定型，周围扩散，表面湿润，灰白色周围时有蓝绿色素扩散
金黄色葡萄球菌	甘露醇氯化钠琼脂	金黄色，圆形凸起，边缘整齐，外围有金黄色环，菌落直径0.7～1mm
梭菌	哥伦比亚琼脂	有菌落生长
白色念珠菌	沙氏葡萄糖琼脂（SDA）	乳白色，偶见淡黄色，表面光滑有浓酵母气味，培养时间稍久则菌落增大，颜色变深、质地变硬或有皱褶
	念珠菌显色琼脂	绿色或翠绿色圆形菌落

二、结果判断

（1）供试品检出控制菌或其他致病菌时，则直接判定不合格，不再重复检查。

（2）供试品的需氧菌数、霉菌数和酵母菌数其中任何一项不符合该品种项下的规定，则判定供试品不合格。

（3）若供试品的需氧菌数、霉菌数和酵母菌数以及控制菌各项检查结果均符合该品种项下的规定，则判定供试品符合规定；若其中一项不符合该品种项下的规定，则判定供试品不符合规定。

三、注意事项

（1）药品在检查前，应保持原包装状态，不得开启，以免污染。同时药品的存放地点应阴凉干燥，防止微生物繁殖，从而影响检查结果。凡包装已经开启的药品，不能作为供试品，需另行取样。

（2）培养基的分装量不宜超过容器的2/3，以免灭菌时逸出；包装时，塞子必须塞紧，防止松动或脱落而造成污染。

（3）培养基配制好后，应在2小时内灭菌；培养基加热应采用适当的方法，不得用电炉直接加热培养基；已熔化的培养基应一次用完，剩余的应按规定丢弃，不得反复加热再使用，以免影响培养基营养；倾注了供试液的培养基应在1小时内使用。

（4）供试品检查的全过程必须符合无菌技术要求。使用灭菌用具时，不能接触可能污染的任何物品，灭菌吸管不得用口吹气。

（5）检查操作间须符合GMP要求，温度控制在18～26℃，湿度控制在45%～65%。

实践实训

实训项目三　葡萄糖酸钙颗粒的微生物限度检查

【实训目的】

1. 掌握常用口服固体制剂的微生物限度检查技术及其结果判断与分析。
2. 熟悉微生物限度检查所用的培养基。
3. 了解非无菌生物制品应采用的微生物限度检查。

【实训原理】

微生物限度检查系检查非无菌制剂及其原料、辅料须检查其受微生物污染程度。即所谓限度检查是指单位重量或体积药品内的微生物种类和数量需在《中国药典》规定允许的种类和数量之下。除无菌制剂外的所有制剂及其原料、辅料都应按《中国药典》规定经过严格的微生物限度检查，证明需氧菌、霉菌和酵母菌数量在规定范围内，且未检出控制菌才算合格。本次实训采用平皿法进行微生物限度检查。

【实训用品】

1. 菌种 从国家药品检定机构购买，菌液按照《中国药典》的要求进行配制。

2. 培养基

（1）微生物计数 需氧菌计数采用胰酪胨大豆琼脂；霉菌总数测定采用沙氏葡萄糖琼脂。

（3）控制菌（大肠埃希菌）的检查 耐胆盐革兰阴性菌的检查采用紫红胆盐葡萄糖琼脂培养基；大肠埃希菌的检查采用麦康凯液体培养基或麦康凯琼脂培养基。

上述培养基按照《中国药典》的要求进行适用性检查。

3. 供试品 葡萄糖酸钙颗粒。

4. 试剂 pH 7.0 无菌氯化钠 - 蛋白胨缓冲液、0.9% 无菌氯化钠溶液、碘酒、乙醇。

5. 实训器材 无菌吸管、滴管、注射器、针头、小砂轮、棉签等。

【实训方法】

1. 供试液的制备 取供试品 10g，加 pH 7.0 无菌氯化钠 - 蛋白胨缓冲液至 100ml，充分振摇使混匀，作为 1∶10 的供试液。

2. 需氧菌、霉菌及酵母菌计数（平皿法）

（1）需氧菌计数 取均匀供试液，用 pH 7.0 无菌氯化钠 - 蛋白胨缓冲液进一步稀释至 1∶10、1∶100、1∶1000 的稀释级。分别取各稀释级的供试液各 1ml，置 9mm 的无菌平皿，立即倾注胰酪大豆胨琼脂培养基 15～20ml，混匀，凝固，于 30～35℃倒置培养 3～5 天点计菌落数。平行制备 2 个平皿。

（2）霉菌及酵母菌计数 分别取各稀释级的供试液各 1ml，置 9mm 的无菌平皿，立即倾注沙氏葡萄糖琼脂培养基 15～20ml，混匀，凝固，于 20～25℃倒置培养 5～7 天点计菌落数。平行制备 2 个平皿。

（3）阴性对照试验 取 pH 7.0 无菌氯化钠 - 蛋白胨缓冲液 1ml，置 9mm 的无菌平皿，同以上方法注入培养基，凝固倒置培养。每种培养基各制备 2 个平皿。

（4）结果判定 观察菌落生长情况，点计平板上生长的所有菌落数，计数并报告。菌落蔓延生长成片的平板不宜计数。点计菌落数后，计算各稀释级供试液的平均菌落数，按菌数报告规则报告菌数。

3. 大肠埃希菌的检查

（1）增菌培养

1）试验组 取 1∶10 的供试液 10ml 和大肠埃希菌菌液 1ml（≤100CFU），接种至 100ml 胰酪大豆胨液体培养基中，混匀，30～35℃培养 18 小时。

2）供试品对照组 取 1∶10 的供试液 10ml 接种至 100ml 胰酪大豆胨液体培养基中，混匀，30～35℃培养 18～72 小时。

3）阳性对照组 取大肠埃希菌菌液 1ml（≤100CFU），接种至 100ml 胰酪大豆胨液体培养基中，混匀，30～35℃培养18～72小时。

4）阴性对照组　取试验用的稀释液10ml，接种至100ml胰酪大豆胨液体培养基中，混匀，30～35℃培养18～72小时。

（2）检查　取上述培养物1ml接种100ml麦康凯液体培养基中，42～44℃培养24小时。取麦康凯液体培养物划线接种于麦康凯琼脂培养基平板上，30～35℃培养18～72小时。

（3）结果判定　若麦康凯琼脂培养基平板上有菌落生长，应进行分离、纯化及适宜的鉴定试验，确证是否为大肠埃希菌；若麦康凯琼脂培养基平板上没有菌落生长，或虽有菌落生长但鉴定结果为阴性，判供试品未检出大肠埃希菌。

4. 葡萄糖酸钙颗粒的微生物限度

项目	需氧菌总数 CFU/g	霉菌及酵母菌总数 CFU/g	控制菌
标准	10^3	10^2	不得检出大肠埃希菌（1g）

【实训报告】

填写微生物限度结果记录。

微生物限度结果记录

品　　名：__________　　批　　号：__________
规　　格：__________　　检验日期：__________
检定依据：《中国药典》2020年版
检测环境：温度：__________　　湿　　度：__________
供试液制备方法：取供试品________g，加pH 7.0无菌氯化钠－蛋白胨缓冲液至________ml，充分振摇使混匀，作为1∶10的供试液。
一、需氧菌、霉菌及酵母菌总数
培养基种类、温度：
胰酪大豆胨琼脂培养基（Ⅰ批号：__________）：培养需养菌，温度30～35℃。
沙氏葡萄糖琼脂培养基（Ⅱ批号：__________）：培养霉菌和酵母菌，温度20～25℃。
样品处理：取均匀供试液，用pH 7.0无菌氯化钠－蛋白胨缓冲液进一步稀释至1∶10、1∶100、1∶1000的稀释级。分别取________ml于培养基（Ⅰ、Ⅱ）培养。
观察结果：

检测项	稀释倍数 / 编号	阴性	1∶10	1∶100	1∶1000	结果（个/g）
需氧菌	1#平皿					
	2#平皿					
	平均菌落数					
霉菌酵母菌	1#平皿					
	2#平皿					
	平均菌落数					

二、需氧菌、霉菌及酵母菌总数
培养基种类、温度：
胰酪大豆胨液体培养基（Ⅰ批号：__________）：增菌培养，温度30～35℃。
麦康凯液体培养基（Ⅱ批号：__________）：检查，温度42～44℃。
麦康凯琼脂培养基（Ⅲ批号：__________）：检查，温度30～35℃。

观察结果如下：				
项目	试验组	供试品对照组	阳性对照组	阴性对照组
菌落				
结果	□未检出	□检出：＿＿＿＿＿个/g		
结论：		□符合规定	□不符合规定	
检验人：			复核人：	

【注意事项】

1. 按实际情况记录供试品的来源、规格、批号、数量等信息。

2. 实训过程要严格无菌操作。

3. 菌液制备后若在室温下放置，应在2小时内使用；若保存在2～8℃，可在24小时内使用。黑曲霉孢子悬液可保存在2～8℃，在验证过的贮存期内使用。

4. 平皿要倒置培养。若平板上有片状、花斑菌落，或蔓延生长成片，则该平板无效。

【思考题】

1. 微生物限度检查的环境洁净度要求如何？

2. 在上述实验中，为何要设阳性和阴性对照？若阳性对照出现了阴性结果，请分析其产生原因，该如何处理？

3. 简述菌落数报告规则。

4. 为什么要做培养基适用性试验和方法验证。

答案解析

目标检测

一、选择题

（一）A型题

1.《中国药典》2020年版规定，霉菌和酵母菌总数测定的培养时间为（　）

A. 3天　　B. 3～5天　　C. 5天　　D. 5～7天　　E. 7天

2. 不属于《中国药典》2020年版控制菌检查项目的的为（　）

A. 大肠埃希菌　　B. 沙门菌　　C. 耐胆盐革兰阴性菌　　D. 铜绿假单胞菌　　E. 大肠菌群

3. 制备微生物回收试验用供试液，所加菌液体积应不超过供试液体积的（　）

A. 0.1%　　B. 1%　　C. 2%　　D. 5%　　E. 10%

4. 薄膜过滤法所采用的滤膜孔径应不大于（　）

A. 0.35μm　　B. 0.45μm　　C. 0.5μm　　D. 0.54μm　　D. 0.65μm

（二）X 型题

5.《中国药典》2020 年版规定的控制菌检查包括（　）

A. 耐胆盐革兰阴性菌　B. 大肠埃希菌　C. 金黄色葡萄球菌
D. 沙门菌　E. 铜绿假单胞菌

6. 控制菌检查所用培养基适用性检查项目包括（　）

A. 促生长能力　B. 无菌性检查　C. 抑制能力
D. 指示特性的检查　E. 方法学检查

7.《中国药典》2020 年版规定的微生物限度检查的项目包括（　）

A. 细菌数　B. 需氧菌　C. 控制菌
D. 霉菌　E. 酵母菌

二、简答题

1. 微生物限度检查中，为什么要对需氧菌、霉菌和酵母菌计数方法和控制菌检查方法进行验证？
2. 需氧菌、霉菌和酵母菌检查中为什么要进行阴性对照试验？
3. 以某一药品为例，简述如何进行微生物限度检查？

三、实例分析

试分析下列表中供试品的菌落数。

序号	稀释级平板平均菌落数			供试品菌落数
	1∶10	1∶100	1∶1000	
1#供试品	不可计数	208	36	
2#供试品	108	45	5	
3#供试品	35	2	0	
4#供试品	25	5	2	
5#供试品	0	0	0	

书网融合……

知识回顾　微课　习题

（黄　璇）

第八章 热原及细菌内毒素检查

PPT

学习引导

热原和内毒素具有极强的生物学活性，特别是革兰阴性菌感染和静脉注射提取的内毒素溶液时，可导致动物体发生内毒素休克和死亡，对于这类有害或可引起不良反应的物质必须进行监控和检查，以保证它们的含量不超过规定限度。1995 年版《中国药典》第一次将细菌内毒素检查法正式收录入附录，对于干扰较多不适宜内毒素检查的，可用热原检查。

基于热原和内毒素检查在无菌制剂安全性控制方面的重要作用，本章主要介绍热原和细菌内毒素检查法的概念、操作流程和结果判断，旨在让学习者掌握《中国药典》规定的检查方法，树立药品质量安全意识。

学习目标

思政素养目标

通过对热原及细菌内毒素检查操作流程的讲解，使学生树立生物安全检查方面严谨的思维方式；通过热原及细菌内毒素的概念及检查重要性的讲解，持续培养“药品质量安全第一”岗位责任感。

知识要求

1. **掌握** 热原检查和细菌内毒素检查的概念；家兔升温法检查热原的操作技术和结果判断；凝胶限度法检查细菌内毒素的操作技术和结果判断。
2. **熟悉** 热原和细菌内毒素检查法的原理。
3. **了解** 热原和细菌内毒素检查法的发展历程。

技能要求

1. 熟练掌握家兔升温法和凝胶限度法的具体操作过程。
2. 学会根据《中国药典》的规定进行生物药物的热原和细菌内毒素检查。

第一节 概 述

一、热原

热原系指由微生物产生的能引起恒温动物体温异常升高的致热物质。含有超量热原物质的注射液静脉输入人体后，通常在0.5～2小时内引起机体严重的临床反应，表现为外周皮肤血管收缩，排汗停止，散热减少，发生冷感、寒战、发热、头痛、恶心、呕吐，严重时可出现昏迷、休克、死亡等一系列临床症状，体温通常可上升至40℃左右，这些反应称为热原反应。目前人们普遍认为，革兰阴性细菌产生的内毒素（脂多糖）是引起热原反应的主要物质之一。

（一）热原的性质

1. 耐热性　大多数热原具有较强的耐热性，其耐热程度随热原来源有所差异。热原在110℃时不能发生热解，120℃加热4小时能破坏90%，160～180℃加热3小时或250℃加热30分钟以上方可彻底破坏内毒素。因此，注射剂的一般灭菌条件不能够破坏热原。

2. 水溶性　热原具有水溶性，但不具有挥发性，能随水蒸气蒸馏造成污染，所以一般蒸馏器需配置隔沫装置。

3. 滤过性　热原体积较小，通常为1～5nm，可通过除菌滤器进入滤液中，但不能通过石棉滤板，也不能通过半透膜。

4. 抗原性　热原的多糖体部分可产生抗原性。反复接触热原，生物体会产生耐受性。

（二）常见消除热原的方法

1. 高温法　180℃ 3～4小时或250℃ 30分钟以上可除去热原。生产和质量检测过程中使用的耐热物品如玻璃器具、金属器具等，均可采用此法破坏热原。

2. 吸附法　热原在水溶液中可被常见的吸附剂如活性炭、石棉、白陶土等吸附而除去。其中活性炭对热原的吸附作用最强，一般用量为总容量的0.1%～0.5%。将溶液加热至70℃左右保温一定时间效果更好。

3. 滤过法　热原体积较小，能通过一般滤器和微孔滤膜，可采用超滤法，如用3～15nm超滤膜将其除去，采用该法处理中药提取液时要注意某些有效成分的损失和变化。热原不能通过石棉滤板，也可用石棉滤过法除去热原。

4. 蒸馏法　热原可随水蒸气的雾滴进入注射用水中，因此制备注射用水时，采用蒸馏除去原水中的热原，通常需多次蒸馏，并加有隔沫装置。

5. 酸碱法　热原能被强酸、强碱、强氧化剂破坏。玻璃容器及用具如配液用玻璃器皿、输液瓶等可用重铬酸钾硫酸清洁液或稀氢氧化钠处理，破坏热原。

6. 其他　包括离子交换法、凝胶滤过法、反渗透法等。

二、细菌内毒素

细菌内毒素是革兰阴性菌细胞壁上的一种脂多糖和微量蛋白的复合物，它的特殊性不是细菌或细菌的代谢产物，而是细菌死亡或解体后才释放出来的一种具有内毒素生物活性的物质。其化学成分是广泛分布于革兰阴性菌（如大肠埃希菌、布氏杆菌、伤寒杆菌、变形杆菌、沙门菌等）及其他微生物（如衣原体、立克次体、螺旋体等）的细胞壁层的脂多糖，主要是由 *O*－特异性链、核心多糖、类脂A三部分组成。

实例分析 8－1

案例 2015 年，江苏苏中药业集团股份有限公司生产的生脉注射液在广东省发生不良反应事件，个别患者用药后出现寒战、发热等症状。原国家食品药品监督管理总局要求该企业暂停销售该品种的生产和销售，召回问题批次产品，并监督销毁。经查，该批次注射液热原检查项目不符合规定，使用后能导致患者体温异常升高。

讨论 1. 什么是热原？

2. 热原能引起哪些症状？

答案解析

第二节 热原检查法（家兔升温法）

微课

一、试验原理

由于家兔对热原的反应与人基本相似，目前家兔法仍为各国药典规定的检查热原的法定方法。该法是将一定量的供试品静脉注入家兔体内，在规定时间内观察家兔体温升高的情况，以判定供试品中所含热原的限度是否符合规定。

二、实验动物

供试用的家兔应健康合格，体重 1.7kg 以上，用于生物制品检查用的家兔体重应为 1.7～3.0kg，雌兔应无孕。预测体温前 7 天即应用同一饲料饲养，在此期间内，体重应不减轻，精神、食欲、排泄等不得有异常现象。未曾用于热原检查的家兔、供试品判定为符合规定但组内升温达 0.6℃ 的家兔或 3 周内未曾使用的家兔，均应在供试品检查前 7 天内预测体温，进行挑选。挑选试验的条件与检查供试品时相同，仅不注射药物，每隔 30 分钟测量体温 1 次，共测 8 次，8 次体温均在 38.0～39.6℃ 范围内，且最高、最低体温的差值不超过 0.4℃ 的家兔，方可用于热原检查。用于热原检查后的家兔，如供试品判定为符合规定，至少应休息 48 小时方可供第 2 次检查用，其中升温达 0.6℃ 的家兔应休息两周以上。对用于血液制品、抗毒素和其他同一抗原性供试品检测的家兔可在 5 天内重复使用 1 次。如供试品判定为不符合规定，则组内全部家兔不再使用。

知识拓展

动物实验应考虑动物个体差异对试验结果的影响。热原检查中用到了家兔，因此必须考虑家兔自身体温的波动情况，《中国药典》对于热原检查前家兔的挑选问题做了非常明确和严格的规定。药品检验人员必须充分认识到试验设计方案背后的严谨性、科学性和目的性，牢记遵守《中国药典》相关规定的重要性，具备分析问题并给出问题解决方案的能力，以确保结果的准确性。

三、操作方法

（一）试验前准备

在热原检查前1～2天，供试用家兔应尽可能处于同一温度环境中，实验室和饲养室的温度相差不得大于3℃，实验室的温度应在17～25℃，在试验全部过程中，应注意室温变化不得大于3℃，应防止动物骚动并避免噪声干扰。家兔在试验前至少1小时停止进食，并置于宽松适宜的装置中，直至试验完毕。家兔体温应使用精密度为±0.1℃的测温装置测量。测温探头或肛温计插入肛门的深度和时间各家兔均应相同，深度一般约6cm，时间不得少于1.5分钟，每隔30分钟测量体温1次，一般测量2次，两次体温之差不得超过0.2℃，以此两次体温的平均值作为该兔的正常体温。当日使用家兔，正常体温应在38.0～39.6℃范围内，且同组各兔正常体温之差不得超过1.0℃。

与供试品接触的试验用器皿应无菌、无热原。除去热原通常采用干热灭菌法（250℃，30分钟以上），也可用其他适宜的方法。

（二）试验过程

取适用的家兔3只，测量其正常体温后15分钟以内，自耳缘静脉缓缓注入规定剂量并温热至约38℃的供试品溶液，然后每隔30分钟按前法测量其体温1次，共测6次，以6次体温中最高的一次减去正常体温，即为该兔体温的升高度数。如3只家兔中有1只体温升高0.6℃或0.6℃以上，或3只家兔体温升高的总和达1.3℃或1.3℃以上，应另取5只家兔复试，检查方法同上。

体温的测量方法包括两种：一种是使用热原测温仪，另一种是用肛门温度计。

四、结果判断

在初试的3只家兔中，体温升高均低于0.6℃，并且3只家兔体温升高总和低于1.3℃；或在复试的5只家兔中，体温升高0.6℃或0.6℃以上的家兔不超过1只，并且初试、复试8只家兔的体温升高总和为3.5℃或3.5℃以下，均认为供试品的热原检查符合规定。

在初试的3只家兔中，体温升高0.6℃或0.6℃以上的家兔超过1只；或在复试的5只家兔中，体温升高0.6℃或0.6℃以上的家兔超过1只；或在初试、复试8只家兔的体温升高总数超过3.5℃，均认为供试品的热原检查不符合规定。

当家兔升温为负值时，均以0℃计。

五、注意事项

（1）试验用的注射器、针头及一切和供试品溶液接触的器皿均应除去热原，以免引起假阳性结果。

（2）检查时如果遇到大幅降温的情况（超过0.6℃），应考虑以下原因：室温过低或大幅度波动造成大幅降温；家兔体质问题；在注射大剂量供试品时，没有进行预热38℃处理；测温过程中，家兔肛门大量出血。

（3）肛温计使用不当也会影响结果。肛温计在使用之前要进行校正，将标准温度计和肛温计同时放入恒温水浴，深度约6cm，待1.5分钟后取出读数，分别于38.0、38.5、39.0、39.5、40.0和40.5℃重复测量。温差大于0.15℃，或从水浴取出后水银回缩者，均不适合热原检查用。肛温计每年定期标定1次。

测温时轻轻提起兔尾，将蘸有润滑剂的肛温计或探头缓缓插入肛门，测温时间每只家兔至少1.5分钟。看温度计时眼睛要平视，读出度数后再用乙醇擦拭水银球。

（4）家兔多次使用，会因少量多次接触热原导致对热原产生耐受性。复试时，挑选对热原敏感使用过2~3次的家兔进行试验为宜。当供试品检查结果不符合规定时，则组内家兔不再使用。供试品符合规定的家兔，需休息2天才可再次使用；如药物本身毒性较大、排泄较慢，则应适当延长休息时间，以免引起药物蓄积中毒。

即学即练8-1

热原检查时，如果遇到家兔体温大幅下降的情况，可能是什么原因造成的？

答案解析

第三节　细菌内毒素检查法

细菌内毒素检查法系利用鲎试剂来检测或量化由革兰阴性菌产生的细菌内毒素，以判断供试品中细菌内毒素的限量是否符合规定的一种方法。

细菌内毒素检查包括两种方法，即凝胶法和光度测定法。前者利用鲎试剂与细菌内毒素产生凝集反应的原理来检测或半定量内毒素；后者包括浊度法和显色基质法，系分别利用鲎试剂与内毒素反应过程中的浊度变化及产生的凝固酶使特定底物释放出呈色团的多少来测定内毒素。供试品检测时，可使用其中任何一种方法进行试验。当测定结果有争议时，除另有规定外，以凝胶法结果为准。

一、凝胶法反应原理及基本概念

（一）反应原理

鲎试剂是从鲎血液变形细胞中提取制得的冻干试剂，能与微量细菌内毒素产生凝集反应。除了内毒素，鲎试剂还可与某些β-葡聚糖反应，产生假阳性结果，如遇含有β-葡聚糖反应，可使用去G因子鲎试剂或G因子反应抑制剂来排除鲎试剂与β-葡聚糖的反应。鲎是一种海洋无脊椎动物（图8-1）。该法本质上是一种酶反应，因为鲎血变形细胞中含有一种高分子量的凝固酶原和一种可凝固蛋白原，前者经内毒素激活转化成具有活性的凝固酶，通过酶解作用，使凝固蛋白原转变成凝固蛋白，凝固蛋白又经过交联酶的作用相互聚合形成凝胶。

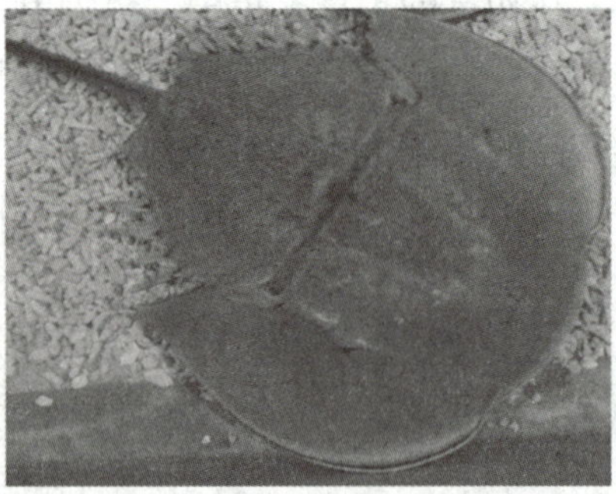

图8-1　鲎

家兔升温法比较成熟，但易受实验动物个体差异、方法灵敏度、药物本身性质（如乳糖酸红霉素引起降温、两性霉素B可引起升温）等影响，使其使用受到一定限制；鲎试剂法比家兔法灵敏，且操作简单易行，试验费用低，结果迅速可靠，广泛适用于注射剂生产过程中的热原控制和家兔法不能检测的某些细胞毒性药物制剂，但仍有部分药物因为干扰等其他因素而无法使用。

（二）基本概念

1. 内毒素单位 细菌内毒素的量用内毒素单位（EU）表示，1EU 与 1 个内毒素国际单位（IU）相当。

2. 细菌内毒素国家标准品（RSE） 系从大肠埃希菌提取精制得到的内毒素。用于标定、复核、仲裁鲎试剂灵敏度，标定细菌内毒素工作标准品的效价，干扰试验及内毒素检查法中供试品阳性对照和阳性对照（编号 B 和 C 溶液）的制备，凝胶法中鲎试剂灵敏度复核试验，光度测定法中标准曲线可靠性试验。

3. 细菌内毒素工作标准品（CSE） 系以细菌内毒素国家标准品为基准进行标定，确定其质量的相当效价。用于干扰试验及检查法中供试品阳性对照和阳性对照（编号 B 和 C）的制备、凝胶法中鲎试剂灵敏度复核试验、光度测定法中标准曲线可靠性试验。

4. 细菌内毒素检查用水（BET） 系细菌内毒素检查法专用水，应符合灭菌注射用水标准，其内毒素含量小于 0.015EU/ml（用于凝胶法）或 0.005EU/ml（用于光度测定法），且对内毒素试验无干扰作用。

5. 鲎试剂及鲎试剂灵敏度 在细菌内毒素检查的规定条件下使鲎试剂产生凝集的内毒素的最低浓度即为鲎试剂的标示灵敏度，用 EU/ml 表示。

6. 细菌内毒素的限值（L） 哺乳动物对细菌内毒素有一定的耐受能力，因此不必要求药物绝对不含内毒素，只要不超过一定限度就不会引起热原反应。为保证用药安全，每种药物规定了相应的限值（L），只要低于该限值，按照规定的给药途径即为安全。内毒素检查的目的就是确定药品内毒素值是否低于限值。限值的确定有两种方式，即从药典中查询和根据公式计算。各国药典规定做细菌内毒素检查项的品种都可在药典正文中查到相应的限值，常用于计算限值的公式为 $L = K/M$。

7. 最大有效稀释倍数（MVD） 系指供试品溶液被允许稀释的最大倍数，在不超过此稀释倍数的浓度下进行内毒素限值的检测。常用的计算公式为 $\mathrm{MVD} = cL/\lambda$。

二、凝胶限度法

（一）试验前准备

试验所用的器皿需经处理，以除去可能存在的外源性内毒素。耐热器皿常用干热灭菌法（250℃ 30 分钟以上），也可采用其他确证不干扰细菌内毒素检查的适宜方法。若使用塑料器具，如微孔板和与微量加样器配套的吸头等，应选用标明无内毒素并且对试验无干扰的器具。

（二）内毒素限值的确定

生物药物的细菌内毒素限值（L）一般按公式（8－1）确定。

$$L = K/M \tag{8-1}$$

式中，L 为供试品的细菌内毒素限值，一般以 EU/ml、EU/mg 或 EU/U（活性单位）表示；K 为人每千克体重每小时最大可接受的内毒素剂量，以 EU/（kg · h）表示，注射剂 K = 5EU/（kg · h），放射性药品注射剂 K = 2.5EU/（kg · h），鞘内用注射剂 K = 0.2EU/（kg · h）；M 为人用每千克体重每小时的最大供试品剂量，以 ml/（kg · h）、mg/（kg · h）或 U/（kg · h）表示，人均体重按 60kg 计算，人体表面积按 1.62m^2 计算。注射时间若不足 1 小时，按 1 小时计算。供试品每平方米体表面积剂量乘以 0.027 即可转换为每千克体重剂量（M）。

按人用剂量计算限值时，如遇特殊情况，可根据生产和临床用药实际情况做必要调整，但需说明理由。

（三）最大有效稀释倍数的确定

用公式（8－2）来确定MVD。

$$MVD = cL/\lambda \tag{8-2}$$

式中，L 为供试品的细菌内毒素限值；c 为供试品溶液的浓度，当 L 以EU/ml表示时，则 c 等于1.0ml/ml，当 L 以EU/mg或EU/U表示时，c 的单位需为mg/ml或U/ml。如供试品为注射用无菌粉末或原料药，则 *MVD* 取1，可计算供试品的最小有效稀释浓度；λ 为在凝胶法中鲎试剂的标示灵敏度（EU/ml），或是在光度测定法中所使用的标准曲线上最低的内毒素浓度。

> **即学即练8－2**
>
> 答案解析
>
> 最小有效稀释浓度（*MVC*）的计算：设鲎试剂的灵敏度为0.25EU/ml，即 λ = 0.25EU/ml，枸橼酸的内毒素限值 L 为0.5EU/mg，计算其最小有效稀释浓度（*MVC*）。

（四）鲎试剂灵敏度复核试验

在规定的条件下，使鲎试剂产生凝集的内毒素的最低浓度即为鲎试剂的标示灵敏度，用EU/ml表示。当使用新批号的鲎试剂或试验条件发生了任何可能影响检验结果的改变时，应进行鲎试剂灵敏度复核试验。

1. 稀释标准内毒素 根据鲎试剂灵敏度的标示值（λ），将细菌内毒素国家标准品或细菌内毒素工作标准品用细菌内毒素检查用水溶解，在旋涡混合器上混匀15分钟，然后制成2λ、λ、0.5λ 和0.25λ 四个浓度的内毒素标准溶液，每稀释一步均应在旋涡混合器上至少混匀30秒。旋涡混合器的主要作用是充分振摇，使内毒素分子团均匀分散，防止内毒素分子因为凝聚而隐藏可以和鲎试剂反应的亲脂性端头，出现假阴性结果或检测值偏低。

2. 灵敏度复核的操作 取分装有0.1ml鲎试剂溶液的10mm×75mm试管或复溶后的0.1ml/支规格的鲎试剂原安瓿18支，其中16支分别加入0.1ml不同浓度（2λ、λ、0.5λ 和0.25λ）的内毒素标准溶液，每一个内毒素浓度平行做4支；另外2支加入0.1ml细菌内毒素检查用水作为阴性对照。将试管中溶液轻轻混匀后，封闭管口，垂直放入37℃±1℃的恒温水浴中，保温60分钟±2分钟。

将试管从恒温水浴中轻轻取出，缓缓倒转180°，若管内形成凝胶，并且凝胶不变形、不从管壁滑脱者为阳性；未形成凝胶或形成的凝胶不坚实、变形并从管壁滑脱者为阴性。保温和拿取试管过程应避免受到振动造成假阴性结果。

3. 试验结果的判断和数据处理 当最大浓度2λ 管均为阳性，最低浓度0.25λ 管均为阴性，阴性对照管为阴性，试验方为有效。按公式（8－3）计算反应终点浓度的几何平均值，即为鲎试剂灵敏度的测定值（λ_c）。

$$\lambda_c = \mathrm{antilg}\left(\frac{\sum X}{n}\right) \tag{8-3}$$

式中，X 为反应终点浓度的对数值（lg）；n 为每个浓度的平行管数。

反应终点浓度系指系列递减的内毒素浓度中最后一个呈阳性结果的浓度。当 λ_c 在 0.5 ~ 2λ（包括 0.5λ 和 2λ）时，方可用于细菌内毒素检查，并以标示灵敏度 λ 为该批鲎试剂的灵敏度。

（五）干扰试验

干扰试验是判断供试品在某种浓度下状态下是否适合做细菌内毒素检查。此外，当鲎试剂的来源、制备工艺、批号改变时或者检品生产工艺、配方、成分、关键成分来源改变时，干扰试验用来判断以上改变是否对细菌内毒素检查有影响。当进行新药的内毒素检查试验前，或无内毒素检查项的品种建立内毒素检查法时，也须进行干扰试验。

因某些药品对鲎试剂的凝集反应可能有抑制或增强作用，分别使试验得出假阴性或假阳性的结果，因此在检查前首先验证样品是否对试验有干扰作用。

按表 8－1 制备溶液 A、B、C 和 D，使用的供试品溶液应为未检验出内毒素且不超过最大有效稀释倍数（MVD）的溶液，按鲎试剂灵敏度复核试验项下操作。

表 8－1　凝胶法干扰试验溶液的制备

编号	内毒素浓度/被加入内毒素的溶液	稀释用液	稀释倍数	所含内毒素的浓度	平行管数
A	无/供试品溶液	–	–	–	2
B	2λ/供试品溶液	供试品溶液	1	2λ	4
			2	1λ	4
			4	0.5λ	4
			8	0.25λ	4
C	2λ/检查用水	检查用水	1	2λ	2
			2	1λ	2
			4	0.5λ	2
			8	0.25λ	2
D	无/检查用水	–	–	–	2

注：A 为供试品溶液；B 为干扰试剂系列；C 鲎试剂标示灵敏度的对照系列；D 为阴性对照

只有当溶液 A 和阴性对照溶液 D 的所有平行管都为阴性，并且系列溶液 C 的结果符合鲎试剂灵敏度复核试验要求时，试验方为有效。当系列溶液 B 的结果符合鲎试剂灵敏度复核试验要求时，认为供试品在该浓度下无干扰作用。其他情况则认为供试品在该浓度下存在干扰作用。若供试品溶液在小于 MVD 的稀释倍数下对试验有干扰，应将供试品溶液进行不超过 MVD 的进一步稀释，再重复干扰试验。

可通过对供试品进行更大倍数的稀释或通过其他适宜的方法（如过滤、中和、透析或加热处理等）排除干扰。为确保所选择的处理方法能有效地排除干扰且不会使内毒素失去活性，要使用预先添加了标准内毒素再经过处理的供试品溶液进行干扰试验。当进行新药的内毒素检查试验前，或无内毒素检查项的品种建立内毒素检查法时，须进行干扰试验。当鲎试剂、供试品的处方、生产工艺改变或试验环境中发生了任何有可能影响试验结果的变化时，须重新进行干扰试验。

（六）供试品细菌内毒素的检查

按表 8－2 制备溶液 A、B、C 和 D。使用稀释倍数不超过 MVD 并且已经排除干扰的供试品溶液来制备溶液 A 和 B。按鲎试剂灵敏度复核试验项下操作。

表 8-2 凝胶限度试验溶液的制备

编号	内毒素浓度/被加入内毒素的溶液	平行管数
A	无/供试品溶液	2
B	2λ/供试品溶液	2
C	2λ/检查用水	2
D	无/检查用水	2

注：A 为供试品溶液；B 为供试品阳性对照；C 为阳性对照；D 为阴性对照。保温 60 分钟 ±2 分钟后观察结果。

（七）结果判断

若阴性对照溶液 D 的平行管均为阴性，供试品阳性对照溶液 B 的平行管均为阳性，阳性对照溶液 C 的平行管均为阳性，试验有效。

若溶液 A 的两个平行管均为阴性，判定供试品符合规定；若溶液 A 的两个平行管均为阳性，判定供试品不符合规定。若溶液 A 的两个平行管中的一管为阳性，另一管为阴性，需进行复试。复试时，溶液 A 需做 4 支平行管，若所有平行管均为阴性，判定供试品符合规定；否则判定供试品不符合规定。

若供试品的稀释倍数小于 MVD 而溶液 A 出现不符合规定时，需将供试品稀释至 MVD 重新试验，再对结果进行判断。

阳性对照结果出现阴性，可能是由于内毒素供试品效价标示不准确或效价衰退或失败；稀释内毒素没有使用旋涡混合器或稀释操作不当；鲎试剂效价标示不准确或效价衰退或失效；反应试管放入水浴保温前试管中内容物没有摇匀造成。阴性对照出现阳性结果可能是由于鲎试剂或者水污染、试验器具污染、试验过程操作不当污染造成。

（八）注意事项

（1）试验所用的器皿必须经过除热原处理。耐热器皿常用干热灭菌法（250℃，30 分钟以上），也可以选用标明无内毒素并且对试验无干扰的一次性器具。

（2）鲎试剂的复溶、内毒素标准品和供试品的稀释均应采用 BET 水。

（3）检查供试品细菌内毒素时，一般供试品阳性对照液的配制方法是采用浓度为 4λ 的内毒素工作标准品与浓度为 2MVD 的供试品溶液等体积稀释而成。

三、凝胶半定量试验

本法系通过确定反应终点浓度来量化供试品中内毒素的含量。按表 8-3 制备溶液 A、B、C 和 D。按凝胶限度法项下鲎试剂灵敏度复核试验操作。

若阴性对照溶液 D 的平行管均为阴性，供试品阳性对照溶液 B 的平行管均为阳性，系列溶液 C 的反应终点浓度的几何平均值在 0.5～2λ 之间，试验有效。

系列溶液 A 中每一系列平行管的终点稀释倍数乘以 λ，为每个系列的反应终点浓度 c，如果检验的是经稀释的供试品，则将终点浓度乘以供试品进行半定量试验的初始稀释倍数，即得到每一系列内毒素浓度 c。所有平行管反应终点浓度的几何平均值即为供试品溶液的内毒素浓度，计算公式为（8-4）：

$$c_E = \operatorname{antilg}\left(\frac{\sum c}{n}\right) \tag{8-4}$$

式中，c_E供试品溶液的内毒素浓度，c 为每个系列的反应终点浓度，n 为每个浓度的平行管数，因为每个浓度平行两管，所以 $n=2$。

如试验中供试品溶液的所有平行管均为阴性，应记为内毒素浓度小于 λ（如果检验的是稀释过的供试品，则记为小于 λ 乘以供试品进行半定量试验的初始稀释倍数）。如果供试品溶液的所有平行管均为阳性，应记为内毒素的浓度大于或等于最大的稀释倍数乘以 λ。

若内毒素浓度小于规定的限值，判定供试品符合规定。若内毒素浓度大于或等于规定的限值，判定供试品不符合规定。

表 8-3　凝胶半定量试验溶液的制备

编号	内毒素浓度/被加入内毒素的溶液	稀释用液	稀释倍数	所含内毒素的浓度	平行管数
A	无/供试品溶液	检查用水	1	-	2
			2	-	2
			4	-	2
			8	-	2
B	2λ/供试品溶液	检查用水	1	2λ	2
C	2λ/检查用水	检查用水	1	2λ	2
			2	1λ	2
			4	0.5λ	2
			8	0.25λ	2
D	无/检查用水	-	-	-	2

注：A 为不超过 MVD 并且通过干扰试验的供试品溶液。从通过干扰试验的稀释倍数开始用检查用水稀释至 1、2、4 和 8 倍，最后的稀释倍数不得超过 MVD。B 为 2λ 浓度标准内毒素的溶液 A（供试品阳性对照）。C 为鲎试剂标示灵敏度的对照系列。D 为阴性对照。

实例分析 8-2

案例　采用凝胶半定量法对某注射液进行细菌内毒素检查，干扰试验确定其最小不干扰稀释倍数为 20 倍，其内毒素限值为 10EU/ml，试验使用的鲎试剂灵敏度为 0.05EU/ml。经计算，其 MVD $=cL/\lambda=10/0.05=200$ 倍。按照凝胶半定量法规定将供试品溶液先稀释至 20 倍后，再进行等倍稀释，即将 20 倍稀释液再稀释 2、4 和 8 倍并进行测定，结果如下，“+”代表阳性反应，“-”代表阴性反应。

A 系列稀释倍数	1	2	4	8	阴性对照
第一管	+	+	+	+	-
第二管	+	+	+	-	-

答案解析

讨论　请判断该注射液细菌内毒素是否符合规定？

四、光度测定法

（一）光度法的概念

光度测定法分为浊度法和显色基质法。

浊度法系利用检测鲎试剂与内毒素反应过程中的浊度变化而测定内毒素含量的方法。根据检测原理，可分为终点浊度法和动态浊度法。终点浊度法是依据反应混合物中的内毒素浓度和其在孵育终止时的浊度（吸光度或透光率）之间存在着量化关系来测定内毒素含量的方法。动态浊度法是检测反应混合物的浊度到达某一预先设定的吸光度所需要的反应时间，或是检测浊度增加速度的一种方法。

显色基质法系利用检测鲎试剂与内毒素反应过程中产生的凝固酶使特定底物释放出呈色团的多少而测定内毒素含量的方法。根据检测原理，分为终点显色法和动态显色法。终点显色法是依据反应混合物中内毒素浓度和其在孵育终止时释放出的呈色团的量之间存在的量化关系来测定内毒素含量的方法。动态显色法是检测反应混合物的色度达到某一预先设定的吸光度所需要的反应时间，或检测色度增长速度的一种方法。

（二）操作过程

光度测定试验需在特定的仪器中进行，温度一般为37℃ ±1℃。供试品和鲎试剂的加样量、供试品和鲎试剂的比例以及保温时间等参照所用仪器和试剂的有关说明进行。

1. 标准曲线的可靠性试验 为保证浊度和显色试验的有效性，应预先进行标准曲线的可靠性试验以及供试品的干扰试验。当使用新批号的鲎试剂或试验条件有任何可能会影响检验结果的改变时，需进行标准曲线的可靠性试验。

用标准内毒素制成溶液，制成至少3个浓度的稀释液（相邻浓度间稀释倍数不得大于10），最低浓度不得低于所用鲎试剂的标示检测限。每一稀释步骤的混匀时间同凝胶法，每一浓度至少做3个平行管。同时做2支阴性对照。当阴性对照的吸光度或透光率小于标准曲线最低点的检测值或反应时间大于标准曲线最低点的反应时间时，将全部数据进行线性回归分析。

根据线性回归分析，标准曲线的相关系数（r）的绝对值应大于或等于0.980，试验方为有效。否则须重新试验。

2. 干扰试验 选择标准曲线中点或一个靠近中点的内毒素浓度（设为λ_m），作为供试品干扰试验中添加的内毒素浓度。按表8－4制备溶液A、B、C和D。

表8－4　光度测定法干扰试验溶液的制备

编号	内毒素浓度	被加入内毒素的溶液	平行管数
A	无	供试品溶液	至少2
B	标准曲线的中点（或附近点）的浓度（设为λ_m）	供试品溶液	至少2
C	至少3个浓度（最低一点设定为λ）	检查用水	每一浓度至少2
D	无	检查用水	至少2

注：A为稀释倍数不超过MVD的供试品溶液。B为加入了标准曲线中点或靠近中点的一个已知浓度内毒素的，且与溶液A有相同稀释倍数的供试品溶液。C为如“标准曲线的可靠性试验”项下描述的，用于制备标准曲线的标准内毒素溶液。D为阴性对照。

按所得线性回归方程分别计算出供试品溶液和含标准内毒素的供试品溶液的内毒素含量c_t和c_s，再按公式（8－5）计算该试验条件下的回收率（R）：

$$R=(c_s-c_t)/\lambda_m\times 100\% \qquad (8-5)$$

当内毒素的回收率在50%～200%之间时，则认为在此试验条件下供试品溶液不存在干扰作用。若内毒素的回收率不在指定的范围内，须按“凝胶法干扰试验”中的方法去除干扰因素，并重复干扰试验来验证处理的有效性。当鲎试剂、供试品的来源、处方、生产工艺改变或试验环境中发生了任何有可能影响试验结果的变化时，须重新进行干扰试验。

3. 供试品的检查 按“光度测定法的干扰试验”中的操作步骤进行检测。使用系列溶液C生成的标准曲线来计算溶液A的每一个平行管的内毒素浓度。

试验必须符合以下3个条件方为有效：①系列溶液C的结果要符合“标准曲线的可靠性试验”中

的要求；②用溶液 B 中的内毒素浓度减去溶液 A 中的内毒素浓度后，计算出的内毒素的回收率要在 50% ~200% 的范围内；③溶液 D 的反应时间应大于标准曲线最低浓度的反应时间。

（四）结果判断

若供试品溶液所有平行管的平均内毒素浓度乘以稀释倍数后小于规定的内毒素限值，判定供试品符合规定；若大于或等于规定的内毒素限值，判定供试品不符合规定。

实践实训

实训项目四　5%葡萄糖注射液的细菌内毒素检查

【实训目的】

1. 掌握细菌内毒素检查法的基本原理和方法。
2. 掌握细菌内毒素检查法（凝胶法）的有关操作。

【实训原理】

细菌内毒素检查法系利用鲎试剂来检测或量化由革兰阴性菌产生的细菌内毒素，以判断供试品中细菌内毒素的限量是否符合规定的一种方法。

鲎的血变形细胞中含有两种物质，即高分子量凝固酶原和凝固蛋白原。前者经内毒素激化转化成为具有活性的凝固酶，通过凝固酶的酶解作用将凝固蛋白原转变为凝固蛋白，凝固蛋白又通过交联酶作用互相聚合而形成牢固的凝胶。

【实训用品】

1. 试剂　5%葡萄糖注射液、细菌内毒素检查用水（BET）、细菌内毒素工作标准品（效价为 10EU/ml）、鲎试剂（规格为 0.06EU/支，$\lambda = 0.06$EU/ml）。

2. 器材　稀释容器、移液器材、旋涡混合器、恒温水浴锅、试管架、酒精灯、消毒乙醇棉球、剪刀、砂轮、镊子、封口胶布等。

【实训方法】

1. 确定供试品的 L 值

$$L = K/M$$

式中，L 为供试品的细菌内毒素限值，一般以 EU/ml、EU/mg 或 EU/U（活性单位）表示；K 为人每千克体重每小时最大可接受的内毒素剂量，以 EU/（kg · h）表示，注射剂 $K = 5$EU/（kg · h），放射性药品注射剂 $K = 2.5$EU/（kg · h），鞘内用注射剂 $K = 0.2$EU/（kg · h）；M 为人用每千克体重每小时的最大供试品剂量，以 ml/（kg · h）、mg/（kg · h）或 U/（kg · h）表示，人均体重按 60kg 计算，人体表面积按 1.62m^2 计算。注射时间若不足 1 小时，按 1 小时计算。供试品每平方米体表面积剂量乘以 0.027 即可转换为每千克体重剂量（M）。

2. 计算供试品的 MVD

$$\mathrm{MVD} = cL/\lambda$$

式中，L 为供试品的细菌内毒素限值；c 为供试品溶液的浓度，当 L 以 EU/ml 表示时，则 c 等于 1.0ml/ml，当 L 以 EU/mg 或 EU/U 表示时，c 的单位需为 mg/ml 或 U/ml。如供试品为注射用无菌粉末或原料药，则 MVD 取 1，可计算供试品的最小有效稀释浓度 $c=\lambda/L$；λ 为在凝胶法中鲎试剂的标示灵敏度（EU/ml），或是在光度测定法中所使用的标准曲线上最低的内毒素浓度。

λ 和 MVD 需要经过预试验验证。

3. 操作方法

（1）取内毒素工作标准品 1 支，用砂轮片割断安瓿瓶上段，准确加入 BET 水 1ml 复溶，用封口膜封闭。旋涡混合器上混合 15 分钟。将混合好的内毒素溶液加水稀释成 2λ 浓度的内毒素溶液。

（2）取 5% 葡萄糖注射液 1ml，稀释为 S_{MVD}。

（3）取鲎试剂 8 支，放入试管架中，如下表标记并加液，每组平行两支。

A 供试品溶液	B 供试品阳性对照	C 阳性对照	D 阴性对照
0.1ml 水 +0.1ml S_{MVD}	0.1ml S_{MVD} +0.1ml $E_{2\lambda}$	0.1ml 水 +0.1ml $E_{2\lambda}$	0.2ml 水

（4）封闭管口，摇匀，放入 37℃ ±1℃ 恒温水浴保温 60 分钟 ±2 分钟，取出观察结果，记录结果。

将试管缓慢翻转 180°，若管内凝胶显示坚实不变形为阳性，记录为“+”；若无凝胶出现，或虽有凝胶但不能保持完整，从管壁滑脱，均判定为阴性，记录为“-”。

4. 结果判断 若阴性对照溶液的平行管均为阴性，供试品阳性对照溶液的平行管均为阳性，阳性对照溶液的平行管均为阳性，试验有效。若供试品溶液 A 的两个平行管均为阴性，判定供试品符合规定；若供试品溶液 A 的两个平行管均为阳性，判定供试品不符合规定；若供试品溶液 A 的两个平行管中的一管为阳性，另一管为阴性，需进行复试。

【实训报告】

细菌内毒素检查结果记录

品　　名：5% 葡萄糖注射液　　　　批　　号：________

规　　格：________　　　　检验日期：________

检定依据：《中国药典》2020 年版

检测环境：温度：________　　　　湿　　度：________

供试品的稀释：

标准内毒素的稀释：

检查结果：

编号	A 供试品溶液	B 供试品阴性对照	C 阳性对照	D 阴性对照
1				
2				

结论：　　□符合规定　　□不符合规定

检验人：　　　　复核人：

【注意事项】

1. 标准品断开安瓿瓶颈时不得有碎片掉入。
2. 漩涡混合器混合时间要足够，以保证内毒素不聚团或附着在管壁上。
3. 稀释过程中每一步骤所使用移液器具不能交叉使用。
4. 观察凝胶形成结果时，应将试管缓慢翻转，以免形成的凝胶滑脱。

【思考题】

1. 旋涡混合器的作用是什么？
2. 设置阳性对照、阴性对照的意义分别是什么？
3. 如何保证试验结果的有效？

答案解析

目标检测

一、选择题

（一）A 型题

1. 能够引起恒温动物体温异常升高的物质称为（　）

A. 降压物质　　B. 过敏物质　　C. 热原
D. 组胺类物质　　E. 支原体

2. 可以除去热原的方法是（　）

A. 高温　　B. 吸附　　C. 滤过
D. 酸碱法　　E. 以上全对

3. 若想完全消除材料中的热原可将材料（　）

A. 121℃干烤 30 分钟　　B. 180℃干烤 30 分钟　　C. 250℃干烤 30 分钟
D. 水蒸气蒸馏　　E. 75%乙醇消毒

4. 热原检测法使用的动物为（　）

A. 大鼠　　B. 小鼠　　C. 狗
D. 家兔　　E. 家兔

5. 当家兔体温升为负值时，计（　）

A. 负值　　B. 0　　C. 不计数值
D. 绝对值　　E. 以上全不对

6. 非生物制品的热原检查中，家兔的体重应为（　）

A. 1.5kg 以上　　B. 1.5 ~ 2.5kg　　C. 2.0kg 以上
D. 1.7kg 以上　　E. 2.0 ~ 3.0kg

7. 鲎试剂的灵敏度用（　）表示

A. EU　　B. EU/U　　C. IU
D. EU/ml　　E. EU/mg

8. 鲎试剂是由（　）制备而来的

A. 鲎血　　B. 鲎肉　　C. 鲎全体
D. 鲎皮　　E. 以上全不对

9. 鲎试剂的灵敏度检查需要（　）支鲎试剂

A. 8　　B. 10　　C. 12
D. 18　　E. 36

（二）X 型题

10. 以下哪种情况要进行干扰试验（　）
    A. 鲎试剂的来源、制备工艺、批号改变时
    B. 检品生产工艺、配方、成分、关键成分来源改变时
    C. 新药的内毒素检查试验前
    D. 无内毒素检查项的品种建立内毒素检查法时
    E. 温度和湿度改变时
11. 家兔升温法中，（　）往往是引起降温的首要因素
    A. 室温过低　　B. 室温大幅度波动　　C. 家兔体质较差
    D. 供试品没有预热　　E. 病毒
12. 凝胶法测细菌内毒素时，满足下列哪些条件，试验有效（　）
    A. 阴性对照溶液均为阴性　　B. 供试品阳性对照溶液均为阳性
    C. 阳性对照溶液均为阳性　　D. 供试品溶液均为阴性
    E. 供试品阳性对照液为阴性

二、简答题

1. 简述家兔升温法的操作过程。
2. 怎样配制细菌内毒素检查凝胶法中的供试品阳性对照液？

三、计算题

1. 某葡萄糖注射液，其内毒素限值为0.5EU/ml，试验所用鲎试剂的灵敏度为0.125EU/ml。则该注射液 *MVD* 为多少？
2. 某待复核鲎试剂的灵敏度标示值为0.25EU/ml。测得的结果如下，试判断该鲎试剂能否用于细菌内毒素检查？

内毒素浓度	0.5	0.25	0.125	0.06	阴性对照
第一管	+	+	+	−	−
第二管	+	+	+	−	−
第三管	+	+	−	−	
第四管	+	+	−	−	

书网融合……

知识回顾　　微课　　习题

（王丽娟）

第九章 异常毒性检查

PPT

学习引导

异常毒性检查是检测药品及其制剂在生产制备时是否引入外来异物或药物降解产生的不正常毒性反应产物。异常毒性检查一方面有利于保证药品使用的安全性，同时有利于提高生产工艺的稳定性。基于异常毒性检查的目的和意义，本章主要介绍异常毒性检查法的概念、操作流程和结果判断，旨在让学习者掌握《中国药典》规定的检查方法，树立药品质量安全意识。

学习目标

思政素养目标

通过对异常毒性概念的讲解，培养学生“药品质量安全第一”岗位责任感。

知识要求

1. 掌握　异常毒性的概念、检查方法、操作与结果判断。
2. 熟悉　异常毒性检查法实验动物的要求；供试品溶液的正确配制。
3. 了解　异常毒性检查的品种与要求。

技能要求

熟练掌握异常毒性检查的操作方法。

第一节　概　述

一、异常毒性的概念

异常毒性有别于药物本身所具有的毒性特征，是指由生产过程中引入或其他原因所导致的毒性。异常毒性检查是检查药品在生产制造、制剂过程中引入是否污染外源性毒性物质，以及是否存在意外的不安全因素的试验。如果供试品不合格，则表明药品中含有超过正常产品毒性的毒性杂质，临床用药将可能增加急性不良反应。

异常毒性检查对保障成分复杂的抗生素、中草药注射液和生物制品等药品的安全用药有一定意义，尤其对有未知剧毒杂质混入可能的药品而言更有意义。根据化学药品注射剂安全性检查法应用指导原则，对于所用原料系动物来源或微生物发酵液提取物、组分结构不清晰或有可能污染毒性杂质又缺乏有效的理化分析方法的静脉用注射剂或肌内注射用注射剂，应考虑设立异常毒性检查项。如灯盏细辛注射液、清开灵注射液、注射用生长抑素、右旋糖酐注射液、硫酸鱼精蛋白注射液、醋酸奥曲肽注射液、注射用糜蛋白酶等。

二、异常毒性检查的原理

本法系给予动物一定剂量的供试品溶液，在规定时间内观察动物出现的异常反应或死亡情况，检查供试品中是否污染外源性毒性物质以及是否存在意外的不安全因素。本法判断指标比较明确，因此异常毒性试验实际上是一个限度实验，在此剂量条件下，一般供试品不应使实验动物出现异常反应或中毒死亡；除动物实验方法存在的差异或偶然差错外，如果出现实验动物急性中毒而死亡，则反映该供试品中含有的急性毒性物质超过了正常水平。

实例分析 9-1

案例 《国家药品不良反应监测年度报告（2019 年）》数据显示，2019 年全国共接收药品不良反应报告 151.4 万份，其中注射给药占 62.8%，口服给药占 32.5%，注射给药中静脉给药占 92.5%。

《中国药典》2020 年版四部通则收载的注射剂安全性检查法应用指导原则明确规定了细菌内毒素（或热原）检查、异常毒性、降压物质（包括组胺类物质）、过敏反应、溶血与凝聚等项目。

讨论 异常毒性检查的重要性是什么？

答案解析

第二节 异常毒性检查方法

一、试验前准备

（一）异常毒性检查法的检查材料

1. 试剂 75% 乙醇、灭菌注射用水、氯化钠注射液或其他规定的溶剂。

2. 实验动物 实验用的动物应从具备实验动物生产许可证资质单位购进，供试用的动物应同一来源同品系，健康合格，在试验前及试验的观察期内，均应按正常饲养条件饲养。做过本试验的动物不得重复使用。

（二）异常毒性检查法的检查器材与设备

1. 器材 注射器（1ml 以下，精度 0.01ml）、注射针头、秒表、棉球、大称量瓶、吸管、移液管、小烧杯、试管等。

2. 设备 高压蒸汽灭菌器、天平（精度 0.01mg 或 0.5mg 用于供试品、试剂称量，精度 0.1g 用于试验动物称重）、小鼠固定器和支架、消毒设备等。

试验用玻璃容器、注射器、针头等与供试品及动物接触的用具，可干热灭菌均采用干热灭菌的方式。

（三）异常毒性检查法的检查环境

药品异常毒性检查须在洁净室内进行，洁净室应保持清洁整齐，定期进行消毒、洁净度检查，发现不符合要求时，应立即彻底消毒灭菌。操作前应开启紫外杀菌装置和空气过滤装置至少 30 分钟。

二、操作过程

（一）供试液的配制

除另有规定外，一般用氯化钠注射液作为溶剂按各品种项下规定的浓度制成供试品溶液，供试液制备后，应立即使用，最长不得超过 24 小时。

1. 原料药　精密称取适量，置适宜容器中，按规定浓度加精密量取的一定量的溶剂，搅拌使溶解。

2. 注射液　用 75% 乙醇棉球消毒安瓿颈部或瓶塞，精密量取一定量药液，按规定浓度，加精密量取的一定量溶剂，混匀。

3. 注射用无菌粉末　用 75% 乙醇棉球消毒安瓿颈部或瓶塞，加入一定量规定的溶媒配成所需浓度，混匀。

除另有规定外，如上述供试品不能完全溶解，应在使用时摇匀。

（二）异常毒性检查法

1. 非生物制品　非生物制品的异常毒性试验采用小鼠试验法。具体方法为：除另有规定外，每批供试品用 5 只小鼠，体重 18 ~ 22g，每只小鼠分别静脉给予供试品溶液 0.5ml。应在 4 ~ 5 秒内匀速注射完毕。规定缓慢注射的品种可延长至 30 秒。除另有规定外，全部小鼠在给药后 48 小时内不得有死亡；如有死亡时，应另取体重 19 ~ 21g 的小鼠 10 只复试，全部小鼠在 48 小时内不得有死亡。

2. 生物制品　除另有规定外，生物制品的异常毒性试验应包括小鼠试验和豚鼠试验。试验中应设同批动物空白对照，观察期内，动物全部健存，且无异常反应，到期时每只动物体重应增加，则判定试验成立。按照规定的给药途径缓慢注入动物体内。

（1）小鼠试验法　除另有规定外，取小鼠 5 只，注射前每只小鼠称体重，应为 18 ~ 22g，每只小鼠腹腔注射供试品溶液 0.5ml，观察 7 天。观察期内，小鼠应全部健存，且无异常反应，到期时每只小鼠体重应增加，判定供试品符合规定。如不符合上述要求，应另取体重 19 ~ 21g 的小鼠 10 只复试 1 次，判定标准同前。

（2）豚鼠试验法　除另有规定外，取豚鼠 2 只，注射前每只豚鼠称体重，应为 250 ~ 350g，每只豚鼠腹腔注射供试品 5.0ml，观察 7 天。观察期内，豚鼠应全部健存，且无异常反应，到期时每只豚鼠体重应增加，判定供试品符合规定。如不符合上述要求，可用 4 只豚鼠复试 1 次，判定标准同前。

即学即练 9 – 1

异常毒性检查中对实验动物体重是如何规定的？

答案解析

三、注意事项

（1）给药后，在规定时间内不引起可能死亡的任何反应不属于异常毒性检查范围，不作为判断结果的依据。

（2）动物质量是试验成功的重要因素之一，质量包括级别、来源、体重、饲养条件等。在选取实验动物时，要使用同一批次，体重和饲养条件须保持相近。

（3）供试品注射速度是试验成功的另一重要因素，注射速度过快过慢和速度不均匀都可能影响检查结果，因此，在试验时要保持匀速注射给药，且一次试验中每只小鼠的注射时间要尽量一致。

（4）有些药物本身的药理和毒理作用以及酸度和渗透压均可能干扰检查结果，检查时须加以分析排除。

（5）试验时室温应适宜，过高或过低均可影响试验结果。

目标检测

答案解析

一、选择题

（一）A 型题

1. 异常毒性检查中，除另有规定外，一般用（　）作为溶剂按各品种项下规定的浓度制成供试品溶液

A. 蒸馏水　　B. 75% 乙醇溶液　　C. 3% 双氧水
D. 氯化钠注射液　　E. 丙二醇

2.《中国药典》2020 年版规定非生物制品的异常毒性试验采用（　）方法

A. 小鼠试验法　　B. 家兔法　　C. 大鼠试验法
D. 豚鼠试验法　　E. 猫试验法

3.《中国药典》2020 年版规定生物制品的异常毒性试验可采用（　）方法

A. 小鼠增重法　　B. 家兔法　　C. 大鼠试验法
D. 豚鼠试验法　　E. 猫试验法

4. 关于异常毒性检查，下列说法错误的是（　）

A. 异常毒性是药物本身所具有的毒性
B. 异常毒性是生产过程中引入的
C. 异常毒性试验是一个限度试验
D. 异常毒性试验可采用小鼠试验法或豚鼠试验法
E. 异常毒性试验是检查制品中是否污染外源性毒性物质

5. 异常毒性检查中供试液制备后应立即使用，最长不得超过（　）

A. 12 小时　　B. 24 小时　　C. 36 小时
D. 48 小时　　E. 60 小时

（二）X 型题

6.《中国药典》2020 年版三部收载的生物制品，异常毒性检查可采用（　）

A. 小鼠试验法　　B. 家兔法　　C. 大鼠试验法
D. 豚鼠试验法　　E. 猫试验法

7. 异常毒性检查中，对实验动物体重的规定，正确的说法是（　）

A. 小鼠试验法初试应为 18 ~22g　　B. 小鼠试验法复试应为 19 ~21g

C. 豚鼠试验法初试应为 250～350g　　D. 豚鼠试验法复试应为 280～320g

E. 小鼠试验法初试与复试对体重的要求不一样

二、简答题

1. 简述小鼠试验法检查药品异常毒性的原理和过程。
2. 药品异常毒性检查对实验动物有何要求？
3. 如何判断异常毒性检查的试验结果？

书网融合……

知识回顾　微课　习题

（王丽娟）

第十章 其他杂质检查法

PPT

学习引导

由于生物药物具有分子结构特殊、生产工艺复杂和生物活性显著的特点，其残留的特殊杂质除了可引起毒性反应及安全性问题以外，还可引起生物药物的生物学活性及药理作用发生改变，使产品的稳定性受到影响。因此，在生物药物的全程质量监控中，对其进行特殊杂质的检查就显得尤为重要。本章主要介绍几种生物测定法、生物检查法和化学残留物测定法。

学习目标

思政素养目标

通过对生物药物其他类型杂质的讲解，使学生理解杂质检查的重要性和规范要求，树立“药品质量安全第一”岗位责任感。

知识要求

1. **掌握** 生物测定法、生物检查法、含量测定法及化学残留物测定法的具体操作流程和结果判断。
2. **熟悉** 生物测定法、生物检查法、含量测定法及化学残留物测定法的原理。
3. **了解** 生物药物中特殊杂质的来源。

技能要求

1. 熟练应用生物测定法、生物检查法、含量测定法及化学残留物测定法检查的原理与方法进行生物药物的检查。
2. 学会生物测定法、生物检查法、含量测定法及化学残留物测定法的操作流程。

第一节 生物测定法

生物测定法主要规定了一些生物杂质，如微生物污染、细胞成分（如宿主细胞残留蛋白质、外源性DNA等）、培养基成分（如牛血清蛋白、残余IgG等）的测定或检查方法。本节主要介绍宿主细胞（或菌体）蛋白质残留量、外源性DNA残留量、鼠IgG残留量、抗生素残留量检查法等。

一、宿主细胞（或菌体）蛋白质残留量测定法

1. 概念 宿主细胞（或菌体）残留蛋白质是指与生物制品生产用的细胞、工程菌相关的特殊蛋白

杂质。由于目前很难保证所有的重组药物中绝对不含宿主细胞（或菌体）的蛋白质残留物，因此对该类生物制品的检定，应按照《中国药典》2020 年版通则严格测定和控制异源蛋白的含量，以防其超量所导致机体出现的各种不良免疫反应，以确保该类产品的质量和安全性。

2. 原理及方法　目前对宿主细胞（或菌体）残留蛋白质含量的测定主要采用的是酶联免疫吸附法（ELISA）。如大肠埃希菌、假单胞菌、酵母工程菌等菌体蛋白质残留量。

ELISA 的原理是根据抗原抗体反应的特点，先将抗体（抗原）包被在固相载体表面后，按不同的步骤加入待测抗原（抗体）和酶标记的抗体（抗原），待充分反应后，用洗涤的方法将固相载体上形成的特异性抗原－抗体复合物与其他物质分离，洗去未结合的游离酶标抗体（抗原），最后加入酶的底物，根据酶对底物催化的显色反应的程度，来对标本中的抗原（抗体）进行定性或定量检测。常用的 ELISA 方法包括夹心法、间接法、竞争法、捕获法等。检测生物制品中的宿主细胞（或菌体）蛋白质残留物一般采用双抗体夹心法。

以大肠埃希菌菌体蛋白质残留量测定法（《中国药典》2020 年版通则 3412）为例，介绍 ELISA 双抗体夹心法。

（1）包被抗体　将特异性抗体（兔抗大肠埃希菌菌体蛋白抗体）与固相载体连接，形成固相载体，洗涤除去未吸附的抗体和杂质。

（2）加待测标本并孵育　使标本中的待测抗原（即制品中残留的大肠埃希菌菌体蛋白抗原）与上述固相抗体充分反应，形成固相抗原抗体复合物，洗涤除去其他未结合的游离抗原和杂质。

（3）加酶标抗体孵育　使固相抗原－抗体复合物中的抗原再与相应的酶标抗体（即经辣根过氧化物酶标记的兔抗大肠埃希菌菌体蛋白抗体）相结合，形成固相抗体－待测抗原－酶标抗体复合物，洗涤除去未结合的酶标抗体和其他杂质。

（4）加底物显色　固相上的辣根过氧化物酶催化加入的底物（邻苯二胺）形成有色产物，根据颜色反应的程度来进行该抗原的定性或定量检测。最后加入终止液（硫酸）终止反应。用酶标仪在 492nm 波长处测定吸光度，以不同浓度的标准品溶液的吸光度制出工作曲线，由此可测出重组制品中所残留的大肠埃希菌菌体蛋白的含量。

由于酶具有极高的催化效率，可间接放大免疫反应的结果，从而提高了检测残留宿主细胞（菌体）蛋白试验的敏感性，以确保生物制品的安全性。

即学即练 10－1

答案解析

酶联免疫吸附法方法可分为（　）

A. 夹心法　B. 间接法　C. 竞争法　D. 捕获法

二、外源性 DNA 残留量测定法

生物制品中残留的外源性 DNA 对人体的危害问题，已成为倍受国际医药学术界和生物制药行业所关注的热点问题。随着当今生物技术的不断发展，以及对细菌、病毒和细胞结构的更深入的研究和认识的加深，使人们对生物制品中残留的外源性 DNA 的安全性问题认识的更为清楚。经过长时间大量的、系统的临床试验研究表明，生物制品中残留的外源性 DNA 一般不会对人体的健康造成潜在的威胁，而应将其看作为生物制品中的一类杂质成分，故目前对生物制品中残留的相关外源性 DNA 的限量要求也有所放宽。

目前对生物制品中残留的外源性 DNA 的测定方法主要包括 DNA 探针杂交法、荧光染色法、定量 PCR 法三类检测技术，其中以 DNA 探针杂交法最常用。

1. DNA 探针杂交法的基本原理 是采用 DNA 探针来检测固定在硝酸纤维素膜上的变性的宿主细胞 DNA。供试品中的外源性 DNA 经变性成为单链，再吸附在固相膜上，在一定条件下可与相匹配的单链 DNA 复性而重新结合成双链的 DNA，称为杂交。阳性对照和标记探针的 DNA 可由生产供试品所用的传代细胞、工程菌及杂交瘤细胞提取纯化来制备。根据试验要求的不同，可分别用酶、生物素、发射性同位素、地高辛等来标记探针，其中地高辛标记的 DNA 探针，由于具有灵敏度高、稳定性好、易于储存和操作简便的特点，已成为目前最常用的 DNA 标记探针。

2. DNA 探针杂交法的基本操作步骤（《中国药典》2020 年版通则 3407）

（1）蛋白酶 K 预处理 按表 10－1 对供试品、阳性和阴性对照进行加样，混合后 37℃保温 4 小时以上，以保证酶切反应完全。

表 10－1 DNA 探针杂交法供试品、阳性和阴性对照的配制

	加样量（μl）	2%蛋白酶 K 溶液（μl）	蛋白酶（μl）缓冲液	3%牛血清白蛋白溶液	加水至终体积（μl）
供试品	100	1	20	–	200
D1	100	1	20	适量	200
D2	100	1	20	适量	200
D3	100	1	20	适量	200
阴性对照	100	1	20	适量	200

（2）点膜 用 TE 缓冲液浸润杂交膜后，将预处理的供试品、阳性对照、阴性对照与空白对照置 100℃水浴加热 10 分钟，迅速冰浴冷却，以 8000r/min 离心 5 秒。用抽滤加样器点样于杂交膜（因有蛋白质沉淀，故要视沉淀多少确定加样量，以避免加入蛋白质沉淀。所有供试品与阳性对照、阴性对照、空白对照加样体积应一致，或按同样比例加样）。晾干后置 80℃真空干烤 1 小时以上。

（3）杂交及显色 按试剂盒使用说明书进行。

三、鼠 IgG 残留量测定法

1. 试验原理 同宿主细胞（或菌体）蛋白残留量的检查法。即利用 ELISA 双抗体夹心法（《中国药典》2020 年版通则 3416），来测定经单克隆抗体亲和色谱方法纯化的重组制品中鼠 IgG 残留量。

2. 操作步骤

（1）包被抗体 将特异性抗体（山羊抗鼠 IgG 抗体）包被在固相载体，洗涤除去未吸附的抗体和杂质。

（2）加待测标本并孵育 使标本中的待测抗原（供试品溶液）和标准品溶液与上述固相抗体结合形成抗原－抗体复合物，洗涤除去其他未结合的游离抗原和杂质。

（3）加酶标抗体孵育 使固相抗原－抗体复合物中的抗原再与对应的经辣根过氧化物酶标记的绵羊抗鼠 IgG 抗体相结合，形成固相抗体－待测抗原－酶标抗体复合物（即双抗体夹心法），洗涤除去未结合的酶标抗体和其他杂质。

（4）加底物显色 固相上的辣根过氧化物酶催化加入的底物（邻苯二胺）形成有色产物，根据颜色反应的程度来进行该抗原的定性或定量检测。最后加入终止液（硫酸）终止反应。用酶标仪在 492nm

波长处测定吸光度，以不同浓度的标准品溶液的吸光度制出工作曲线，由此可测出由单克隆抗体亲和层析法纯化的重组制品中的残留鼠 IgG 的含量。

四、抗生素残留量检查法（培养法）

目前在生物制品的制造工艺中原则上不主张使用抗生素。如在注射用重组人干扰素－α2a（酵母）和注射用重组人促红细胞生成素（CHO 细胞）产品生产的各个环节中严格限制抗生素的使用。故对该类产品（包括原液、半成品、成品）的检定，就不需要检查残余抗生素活性；而对另外一些生物制品（如由大肠埃希菌表达系统生产的注射用重组人干扰素－α1b、注射用重组人干扰素－α2a、注射用重组人干扰素－α2b、注射用重组人干扰素－γ 和注射用重组人白细胞介素－2 等），由于在生产过程中使用了抗生素（如氨苄西林或四环素），根据《中国药典》2020 年版通则的要求，对此类生物制品进行质量检定时，除了要在纯化工艺中除去抗生素以外，还应在原液检定中增加抗生素残留量检查项目。

对生物制品残余抗生素活性的检查，目前是采用培养法（《中国药典》2020 年版通则 3408）。其原理是在琼脂培养基内检测抗生素对微生物的抑制作用，比较对照品和供试品对接种的试验菌对接种的试验菌产生的抑菌圈的大小，以检查供试品中氨苄西林或四环素的残留量。具体检查方法将在第十一章中讲解。

知识拓展

四环素在我国 20 世纪 60～70 年代初大量应用，导致当时儿童长四环素牙的概率远远超过其他时期出生的儿童。四环素类药物对钙离子有亲和力，可与之结合，生成一种四环素钙黄色复合物。如果牙冠正在发育钙化阶段，这种复合物就沉积在牙冠上，使长出的牙齿发育不全并出现黄染现象。但是当时人们并没有充分意识到四环素药物对牙齿的损伤。药物的不合理使用可能会引起严重的药害事件发生。作为药品行业的从业人员，应该把合理用药的观念植入心中。

第二节　生物检查法 微课

药品生物检查法项目除了无菌检查、微生物限度检查、热原及细菌内毒素检查、异常毒性检查外，还包括某些危害人类生命安全的微量物质，需要进行有效的监控和检查，从而保证这些有害物质的含量和某些不良反应的强度不致超越某一限度。本节主要介绍降压物质、升压物质、组胺类物质、过敏反应、溶血和凝聚检查。

一、降压物质检查法

降压物质系指某些药品中含有能导致血压降低的杂质，包含组胺、类组胺或其他导致血压降低的物质。由动物脏器或组织等为原料的生化药品或由微生物发酵提取的抗生素产品易形成组胺。以组胺为代表的胺类可使血管扩张，毛细血管渗透性增强，血压下降及血管以外其他平滑肌收缩。注入体内后能导致人、狗、猫或猴的血压下降。临床上注射污染有此类降压物质的药液后，可产生面部潮红、脉搏加速和血压下降等不良反应。因此，除了从生产工艺上采取有效措施（如用白陶土吸附）以减少可能的污染外，对有关药品中的降压物质进行检查并控制其限度是十分重要的。

降压物质检查法系比较组胺对照品（S）与供试品（T）引起麻醉猫血压下降的程度，以判定供试品中所含降压物质的限度是否符合规定。

（一）试验前准备

1. 器材及设备

（1）设备 天平（对照品或供试品称量用精度为0.01mg或0.1mg的天平；试剂称量用精度为1mg的天平；动物称量用精度为100g的天平）；血压记录装量（记录仪、汞柱血压计、压力传感器或多导生理记录仪）。

（2）器材 手术台、注射器、吸管、移液管、容量瓶、带塞小瓶、安瓿、测量尺、三通开关、脱脂棉、线、绳；手术器械（剪毛剪、手术剪、眼科直镊、眼科弯镊、止血镊、手术刀、气管插管、动脉夹及动、静脉插管）。

2. 溶液配制

（1）试剂 10%苯巴比妥钠溶液、5%戊巴比妥钠溶液、氯化钠注射液、肝素钠溶液。

（2）对照品溶液的制备 精密称取磷酸组胺对照品适量，按组胺计算，加水溶解使成每1ml中含1.0mg的溶液，分装于适宜的容器内，4～8℃贮存，经验证保持活性符合要求的条件，可在3个月内使用。

（3）对照品稀释液的制备 临用前，精密量取组胺对照液适量，用氯化钠注射液制成每1ml中含组胺0.5μg的溶液。

（3）供试品溶液的制备 按品种项下规定的限值，且供试品溶液与标准品稀释液的注入体积应相等的要求，制备适当浓度的供试品溶液。

3. 实验动物 健康合格、体重2kg以上的猫，雌雄均可，雌者应无孕。

（二）操作过程

1. 动物的麻醉和手术 动物称重后，用注射器吸取10%苯巴比妥钠溶液（1.2ml/kg）和5%戊巴比妥钠（0.2ml/kg）混匀，腹腔注射麻醉动物。也可用其他麻醉药品麻醉动物。动物麻醉后，仰卧固定手术台上（需保持动物体温，必要时采取保温措施），沿颈部正中线切开，分离气管，必要时插入插管，或可进行人工呼吸。分离一侧颈动脉，剥离附着的脂肪组织和神经，并在动脉底下穿两根线，一线靠远心端将动脉结扎，近心端用动脉夹夹住。分离一侧股静脉。

2. 测压装置和记录仪的调节 将汞柱血压计、动脉插管、压力传感器与记录仪连接好。用氯化钠注射液将压力传感器、汞柱血压计和动脉插管中的空气排尽（每个连接处必须牢固、不漏水，如漏水会影响血压的测量）。接通记录仪的电源。灵敏度或基线的校正，用氯化钠注射液加压，将汞柱血压计液面升高到约13.3kPa（100mmHg），调节记录仪笔的振幅为合适的高度或满量程；将汞柱血压计液面回到0时，记录笔也相应回到零点基线，反复数次调节使稳定，然后关上记录笔，并将压力传感器与汞柱血压计的通道关闭。在颈动脉上剪一小口，插入动脉插管并用另一线结扎固定插管与动脉，使插管和动脉处在自然状态下，避免使动脉扭曲，影响血压的测量。打开动脉夹，从插管上的三通中注入1000U/ml肝素溶液0.4ml左右，以防血液凝固堵塞插管影响血压测量。用氯化钠注射液将静脉插管中的空气排尽，在股静脉上用针头扎孔插入静脉插管，固定插管，同时注射适量肝素溶液抗凝（不超过300U的肝素）。手术全部完毕后，用少许脱脂棉蘸氯化钠注射液后覆盖在动、静脉插管处。正常血压值的测量接通记录笔，走纸记录正常血压（适当调节记录笔的位置）。

3. 动物灵敏度的测定　开启动脉夹，待血压稳定后，从股静脉注入第一组组胺对照品，分别按每千克体重0.05、0.10和0.15μg三个剂量注射，各次注射速度应基本相同，每次注射后立即注入一定量的氯化钠注射液。每次注射应在前一次反应恢复稳定以后进行，且相邻两次注射的间隔时间应尽量保持一致。如此重复2~3组。如0.10μg/kg剂量所致的血压下降值均不小于2.67kPa（20mmHg），同时相应各剂量所致反应的平均值有差别，可认为该动物的灵敏度符合规定。

4. 给药　给药前记录仪慢速走纸，按0.10μg/kg对照品稀释液剂量（d_S）经静脉插管给动物注入，并立即用适宜体积的氯化钠注射液将药液冲入体内，记录血压下降曲线。供试品按药典品种项下规定的剂量（d_T）给药，方法同d_S，给药后记录血压曲线。同上进行d_T的第二次给药，记录血压下降曲线。同上进行d_S的第二次给药，记录血压下降曲线。测量每个剂量降低血压的幅度。以第一与第三、第二与第四剂量所致的反应分别比较。

（三）结果判断

（1）如d_T所致的反应值均不大于d_S所致反应值的一半，则判定供试品的降压物质检查符合规定。否则应按上述次序继续注射一组4个剂量，并按相同方法分别比较两组内各对d_S、d_T剂量所致的反应值；如d_T所致的反应值均不大于d_S所致的反应值，仍判定供试品的降压物质检查符合规定。

（2）如d_T所致的反应值均大于d_S所致的反应值，则判定供试品的降压物质检查不符合规定。否则应另取动物复试。如复试的结果仍有d_T所致的反应值大于d_S所致的反应值，则判定供试品的降压物质检查不符合规定。

（四）相关要求

（1）试验中要注意调整供试品溶液浓度，使注射体积与对照组相同。

（2）如需在同一只动物上测定多个样品时，需再经灵敏度检查，如仍符合规定，方可进行试验，以此类推。

（3）动物的麻醉根据实验室的经验可单用戊巴比妥钠溶液40~55mg/（ml·kg）腹腔注射麻醉，也可用其他适宜的麻醉剂进行麻醉。

（4）在实验过程中可用恒温手术台或用手术灯照明给动物保温，以便使动物的血压稳定。

（5）如果将动物气管切口时，注意清除气管中的血液凝块（一般用脱脂棉），以防动物呼吸困难，影响血压的稳定性。

二、升压物质检查法

升压物质是指从动物神经垂体中提取或用化学方法合成的缩宫素（催产素）中所含的能引起血管收缩、血压升高的物质。大剂量升压物质对所有的血管平滑肌都有直接的收缩作用，特别是对毛细血管和小动脉作用更加明显，可导致皮肤和胃肠道的血液循环显著减少、冠状血管收缩、肺动脉压升高等不良反应。此外，提取或合成的缩宫素中含有升压物质，还可影响缩宫素发挥引产、催产作用。因此，从生产工艺上应采取有效措施减少升压物质的含量及污染，在药品检查中进行升压物质检查并控制其限度。

由于含升压物质的药品很少，因此该法的适用范围较窄。目前，《中国药典》2020年版只收载了缩宫素注射液、注射用缩宫素、促皮质素原料和注射用促皮质素4个品种的升压物质检查。促皮质素是取自猪、牛、羊等哺乳动物的脑垂体，其制剂为注射用促皮质素。

升压物质检查法系比较赖氨酸升压素标准品（S）与供试品（T）升高大鼠血压的程度，以判定供试品中所含升压物质的限度是否符合规定。

（一）试验前准备

1. 器材及设备 同降压物质检查。

2. 溶液配制

（1）试剂　氯化钠注射液、25%乌拉坦溶液、肝素钠溶液、甲磺酸酚妥拉明溶液。

（2）标准品溶液的制备　临用前，取赖氨酸升压素标准品，用氯化钠注射液制成每1ml中含0.1赖氨酸升压素单位的溶液。

（3）供试品溶液的制备　按品种项下规定的限值，且供试品溶液与标准品溶液的注入体积应相等的要求，制备适当浓度的供试品溶液。

3. 实验动物 健康合格、体重300g以上的雄性大鼠。

（二）操作过程

1. 动物的麻醉和手术 动物称重后，按约0.4ml/100g腹腔注射25%乌拉坦溶液，使麻醉。动物麻醉后，仰卧固定于手术台（板）上（动物需保持体温）。沿颈部正中线切开，分离气管、切口，及时吸出分泌物。分离出一侧颈动脉，剥离附着的脂肪组织和神经，动脉底下穿两根线，靠远心端一线将动脉结扎，近心端用动脉夹夹住。分离一侧股静脉或颈静脉，并穿线两根，靠远心端一线结扎，近心端用静脉夹夹住。

2. 测压装置和记录仪的调节 将球形汞柱血压计、动脉插管、压力传感器与记录仪连接好。用氯化钠注射液将压力传感器、球形汞柱血压计和动脉插管中的空气排尽（每个连接处必须牢固、不漏气，如漏气会影响血压的测量）。接通记录仪的电源。灵敏度或基线的校正用氯化钠注射液加压，将球形汞柱血压计液面升高到13.3kPa（100mmHg），调节记录仪笔的振幅为80cm或满量程；将球形汞柱血压计液面回到0时，记录笔也相应回零点基线，反复数次调节使稳定，然后关上记录笔，并将传感器与汞柱血压计的通道关闭。在颈动脉上剪一小口，插入动脉插管并用另一线结扎，固定插管与动脉，使插管和动脉处在自然状态下，避免使动脉扭曲，影响血压的测量。以氯化钠注射液棉覆盖切口。打开动脉夹，从插管上的三通中注入一定体积（根据大鼠体重确定）的1000U/ml肝素溶液，以防血液凝固堵塞插管影响血压测量。用氯化钠注射液将静脉插管中的空气排尽，在股静脉上用针头扎孔插入静脉插管，用线固定，同时注射适量肝素溶液抗凝（不超过100U/100g）。以氯化钠注射液棉覆盖切口。

3. 稳压 接通记录笔和压力换能器，走纸记录正常血压（适当调节记录笔的位置）。从静脉插管中缓缓注入适宜的交感神经阻断药，如甲磺酸酚妥拉明，以1mg/ml的溶液按0.1mg/100g计，使血压稳定在5.32~6.65kPa（40~50mmHg）为宜。每次注射甲磺酸酚妥拉明后，立即缓缓注入0.5ml氯化钠注射液。如注入1次甲磺酸酚妥拉明后血压不能稳定在上述范围，可隔5~10分钟用同样的剂量再注射1次，直至使血压稳定。

4. 动物灵敏度的测定 使记录仪慢速走纸，注入定量标准品稀释液，低剂量应能使大鼠血压升高1.33~3.33kPa（10~25mmHg）。给药后立即注入0.5ml生理盐水，记录血压升高曲线，当血压升至最高点并开始下降时，停止走纸。当血压恢复到基线时，再慢速走纸约0.5cm，注入标准品稀释液高剂量，同上记录血压升高曲线，高、低剂量的比值不大于1∶0.6。将高、低剂量轮流重复注入2~3次，如高剂量所致反应的平均值大于低剂量所致的平均值，可认为该动物的灵敏度符合规定。

5. 给药（按 d_S、d_T、d_T、d_S 顺序）　给药前记录仪慢速走纸，记录血压曲线，在上述高、低剂量范围内选定一标准品稀释液的剂量（d_S）经静脉插管给动物注入，并立即用0.5ml生理盐水将药液冲入体内。当血压升至最高点并开始下降时，立即停止走纸，当血压恢复到基线，再走纸约0.5cm。供试品按药典正文中规定的剂量（d_T）给药，并与标准品稀释液注入的体积相等，方法同 d_S，给药后记录血压曲线。同上进行 d_T 的第二次给药，记录血压曲线。同上进行 d_S 的第二次给药，记录血压曲线。测量每个剂量升高血压的高度。以第一与第三、第二与第四剂量所致的反应分别比较。

（三）结果判断

（1）如果 d_T 所致的反应值均不大于 d_S 所致反应值的一半，则判定供试品的升压物质检查符合规定。否则应按上述次序继续注射一组4个剂量，并按相同方法分别比较两组内各对 d_S、d_T 所致的反应值。如 d_T 所致的反应值均不大于 d_S 所致的反应值，则判定供试品的升压物质检查符合规定。

（2）如 d_T 所致的反应值均大于 d_S 所致的反应值，则判定供试品的升压物质检查不符合规定；否则应另取动物复试。如果复试的结果仍有 d_T 所致的反应值大于 d_S 所致的反应值，则判定供试品的升压物质检查不符合规定。

（四）相关要求

（1）一般雌性大鼠血压不稳定，灵敏度也较差。选用雄性大鼠，体重300～450g，其灵敏度较高，血压相对比较稳定，实验容易成功。

（2）大鼠多用乌拉坦麻醉，剂量约为每1kg腹腔注射1g。

（3）动物体内的神经递质如肾上腺素、去甲肾上腺素、5－羟色胺等可影响麻醉大鼠血压的平稳。为了减少神经递质对血压的影响，使血压平稳，用α肾上腺素受体的阻断药甲磺酸酚妥拉明缓缓注入麻醉大鼠的尾静脉或股静脉，使动物血压缓缓下降。甲磺酸酚妥拉明的剂量为大鼠每100g注射0.1mg，隔5～10分钟后用相同的剂量再注射一次，此时血压一般能稳定在5.3～6.6kpa；若不稳定，可再注射1次。注射速度不可太快，否则可使大鼠血压急剧下降而死亡。

（4）为使试验中减少气管内分泌物，也可在手术前皮下注射0.5%硫酸阿托品溶液0.4～0.5ml，以使呼吸畅通。

（5）试验前，必须按《中国药典》2020年版规定进行升压物质的灵敏度试验，符合要求的动物才能用于升压物质检查。

三、组胺类物质检查法

组胺是广泛存在于动植物体内的一种生物胺，是由组氨酸脱羧而形成的，通常贮存于组织的肥大细胞中。在体内，组胺是一种重要的化学递质，当机体受到某种刺激引发抗原－抗体反应时，引起肥大细胞的细胞膜通透性改变，释放出组胺，与组胺受体作用产生病理生理效应。

组胺类物质检查法系比较组胺对照品（S）与供试品（T）引起豚鼠离体回肠收缩的程度，以判定供试品中所含组胺类物质的限度是否符合规定。

（一）试验前准备

1. 器材及设备

（1）设备　天平（对照品或供试品称量用精度为0.01mg或0.1mg的天平；试剂称量用精度为1mg

的天平；动物称量用精度为100g的天平）；离体器官恒温水浴装置。

（2）器材　手术台、注射器、移液管、容量瓶、脱脂棉、线、绳；手术器械（剪毛剪、手术剪、止血镊、手术刀）。

2. 溶液配制

（1）试剂　磷酸组胺对照品、注射用水、氯化钠注射液、氯化钠、氯化钾、氯化钙、氯化镁、磷酸氢二钠、纯化水、硫酸阿托品、碳酸氢钠、葡萄糖（含1个结晶水）。

（2）对照品溶液的制备　精密称取磷酸组胺对照品适量，按组胺计算，加水溶解成每1ml中含1.0mg的溶液，分装于适宜的容器内，4~8℃贮存，在确保收缩活性符合要求的条件下，可在3个月内使用。

（3）对照品稀释液的制备　试验当日，精密量取组胺对照品溶液适量，用氯化钠注射液按高、低剂量组（d_{S_2}、d_{S_1}）配成两种浓度的稀释液，高剂量d_{S_2}应不致使回肠收缩达到极限，低剂量d_{S_1}所致反应值约为高剂量的一半，调节剂量使反应可以重复出现。一般组胺对照品浴槽中的终浓度为10^{-9}~10^{-7}g/ml，注入体积一般0.2~0.5ml为宜，高低剂量的比值（r）为1∶0.5左右。调节剂量使低剂量能引起回肠收缩，高剂量不致使回肠收缩达极限，且高低剂量所致回肠的收缩应有明显差别。

（4）供试品溶液的配制　按品种项下规定的限值，照对照品稀释液低剂量（d_{S_1}）制成适当的浓度。试验时，一般供试品溶液与对照品稀释液的注入体积应相等。

（5）回肠肌营养液的制备　A液：试验当日，取氯化钠160.0g、氯化钾4.0g、氯化钙（按无水物计算）2.0g、氯化镁（按无水物计算）1.0g与磷酸氢二钠（含12个结晶水）0.10g，加纯化水700ml使溶解，再加入注射用水适量，使成1000ml。B液：取硫酸阿托品0.5mg、碳酸氢钠1.0g、葡萄糖（含1个结晶水）0.5g，加适量注射用水溶解，加A液50.0ml，混合后加注射用水使成1000ml，调节pH至7.2~7.4。B液应临用前制备。

3. 实验动物　豚鼠，体重250~350g，应健康合格，雌雄均可，雌鼠应无孕。在试验前及试验的观察期内，禁食24小时。做过试验的豚鼠不得重复使用。

（二）操作过程

1. 动物的手术　动物称重后，迅速处死，立即剖腹取出回肠一段（选用远端肠段，该段最敏感）仔细分离肠系膜，注意避免因牵拉使回肠受损，剪取适当长度，用注射器抽取上述溶液B，小心冲洗去除肠段的内容物，备用。

2. 记录装置的调节　用移液管吸取一定量的B液（10~30ml）放入离体器官恒温水浴装置的浴槽中，将肠段下端固定于离体器官恒温水浴装置的浴槽底部，上端用线与记录装置相连；连续通入95% O_2和5% CO_2的混合气体，维持恒温（34~36℃），用适当方法记录该回肠收缩幅度。如果使用杠杆，其长度应能使肠段的收缩放大约20倍。选择1g左右的预负荷，可根据其灵敏度加以调节。回肠放入浴槽后，静置15~30分钟，方可开始注入药液。

3. 给药　每次注入药液前，要用B液冲洗浴槽2~3次。相邻两次给药的间隔时间应一致（约2分钟），每次给药前应在前一次反应恢复稳定后进行。

（三）结果判断

（1）如d_{S_2}所致的反应值大于d_{S_1}所致反应值并且可重复时判定试验有效。

（2）若d_T所致反应值均不大于d_{S_1}所致反应值，即判定供试品组胺类物质检查符合规定；若d_T所致

反应值均大于 d_{S_1} 所致反应值，即判定供试品组胺类物质检查不符合规定；否则应另取动物按初试方法进行复试，复试结果若 d_T 所致反应值均不大于 d_{S_1} 所致反应值，即判定供试品组胺类物质检查符合规定。

（3）只要一个 d_T 所致反应值大于 d_{S_1} 所致反应值，即判定供试品组胺类物质检查不符合规定。

（4）若供试品组胺溶液产生的收缩与对应组胺对照液高、低剂量的收缩基本一致，可判定供试品组胺类物质检查符合规定；若供试品组胺溶液产生的收缩与对应组胺对照液高、低剂量的收缩不相符，即减少或无收缩，或不能重复出现，则此试验结果无效，应另取动物重试。

（四）相关要求

（1）供试验用豚鼠应健康合格，体重 250～350g，雌雄均可，雌鼠应无孕。

（2）在试验前及试验的观察期内，禁食 24 小时。

（3）做过试验的豚鼠不得重复使用。

四、过敏反应检查法

过敏反应检查是一种检查异性蛋白的试验方法。在某些生物制品（如各种器官提取物、植物及微生物的提取物等）的制备过程中常可能混入一些具有免疫原性的异性蛋白杂质，临床使用这些生物制品时，则容易引起患者出现多种过敏反应，轻者皮肤出现红斑或丘疹，严重者可出现窒息、发绀、血管神经性水肿、血压下降，甚至休克和死亡。因此，对那些有可能存在异性蛋白的生物制品，应按要求进行过敏反应的检查，以确保生物药品的产品质量和用药的安全性。

过敏反应检查法系将一定量的供试品溶液注入豚鼠体内，间隔一点时间后静脉注射供试品溶液进行激发，观察动物出现过敏反应的情况，以判定供试品是否引起动物全身过敏反应。

（一）试验前准备

1. 器材与设备 无菌注射器、刻度吸管、容量瓶和小烧杯等；天平（动物称重用精度为 0.1、0.5 或 1g 的天平；试剂、供试品称量用精度为 0.01 或 0.1mg 的天平）。

2. 溶液配制

（1）试剂 75% 乙醇、注射用水、氯化钠注射液或其他规定的溶剂。

（2）供试品溶液的制备 除另有规定外，按各品种项下规定的浓度配制成供试品溶液，配制供试品溶液的过程应无菌操作。

3. 实验动物 豚鼠，体重 250～350g，应健康合格，雌雄均可，雌鼠应无孕。在试验前及试验的观察期内，均应按正常饲养条件饲养。做过试验的豚鼠不得重复使用。

（二）操作过程

1. 致敏 除另有规定外，取上述豚鼠 6 只，隔日每只每次腹腔或适宜的途径注射供试品溶液 0.5ml，共 3 次，进行致敏。每日观察每只动物的行为和体征，首次致敏和激发前称量并记录每只动物的体重。

2. 激发 将致敏后的 6 只豚鼠均分为 2 组，每组 3 只，分别在首次注射后第 14 天和第 21 天，由静脉注射供试品溶液 1ml 进行激发。观察激发后 30 分钟内动物有无过敏反应症状。

（三）结果判断

静脉注射供试品溶液后 30 分钟内，不得出现过敏反应。如在同一只动物上出现竖毛、发抖、干呕、连续喷嚏3声、连续咳嗽3声、紫癜和呼吸困难等现象中的2种或2种以上，或出现二便失禁、步态不稳或倒地、抽搐、休克、死亡现象之一者，判定供试品不符合规定。

（四）相关要求

（1）致敏的途径尽可能拟用临床给药途径。

（2）供试验用豚鼠应健康合格，体重250~350g，雌鼠应无孕。在试验前和试验过程中，均应按正常饲养条件饲养。做过本试验的豚鼠不得重复使用。

实例分析10-1

实例 某患者因支气管炎在家服用阿莫西林胶囊3粒，10分钟后，突然出现胸闷、头晕、面色苍白、呼吸困难、大汗等症状，下肢无力难以站立。被家人迅速送到诊所。既往健康，有青霉素过敏史。当即将患者平卧，解开其颈部衣扣，同时给予肌肉注射肾上腺素0.5mg；地塞米松5mg加入25%葡萄糖2ml中静推；并给予地塞米松5mg、维生素C5.0g加入5%葡萄糖250ml中静滴。经上述处置后，患者逐渐恢复正常。

讨论 什么是生物药物的过敏反应？药品的过敏反应怎样检测？

答案解析

五、溶血与凝聚检查法

凝聚反应是一种血清学反应，是指颗粒性抗原（完整的病原微生物或红细胞等）与相应抗体结合，在有电解质存在的条件下，经过一定时间出现肉眼可见的凝集小块。红细胞与相应抗体混合时即可出现凝集反应。

溶血系指红细胞破裂、溶解，血红蛋白逸出的一种现象。当红细胞与相应抗体结合，在电解质存在时，可使红细胞产生凝集现象；若同时加入新鲜动物血清，则血清中的补体可与红细胞及其抗体形成的免疫复合物结合，从而激活补体导致红细胞溶解，产生溶血现象。

溶血与凝聚检查法系将一定量供试品与2%的家兔红细胞混悬液混合，温育一定时间后，观察其对红细胞状态是否产生影响的一种方法。

（一）试验前准备

1. 器材及设备

（1）设备　天平（供试品称量用精度为0.01或0.1mg的天平；试剂称量用精度为0.1或1mg的天平）；离心机、生物显微镜、恒温水浴或适宜的恒温器（37℃±0.5℃）。

（2）器材　兔固定板、注射器、烧杯、移液管、试管、离心管、玻璃棒、锥形瓶、时钟、脱脂棉或细软卫生纸、玻璃珠。

2. 溶液配制

（1）试剂　0.9%氯化钠溶液。

（2）供试品溶液的制备　除另有规定外，按品种项下规定的浓度制成供试品溶液。

3. 实验动物　健康家兔，性别不限。

（二）操作过程

1. 2%红细胞混悬液的制备　取健康家兔血数毫升（约20ml），放入含玻璃珠的锥形瓶中振摇10分钟，或用玻璃棒搅动血液，以除去纤维蛋白原，使成脱纤血液。加入 0.9% 氯化钠溶液约 10 倍量，摇匀，1000~1500r/min 离心 15 分钟，除去上清液，沉淀的红细胞再用 0.9% 氯化钠溶液按上述方法洗涤 2~3 次，至上清液不显红色为止。将所得红细胞用 0.9% 氯化钠溶液配成 2% 的混悬液，供试验用。

2. 检查 取洁净玻璃试管 5 只，编号，1、2 号管为供试品管，3 号管为阴性对照管，4 号管为阳性对照管，5 号管为供试品阴性对照管。按表 10-2 所示依次加入 2% 红细胞悬液、0.9% 氯化钠溶液、纯化水，混匀后，立即置 37℃ ±0.5℃ 的恒温箱中进行温育，3 小时后观察溶血和凝聚反应。

表 10-2 溶血与凝聚检查法依次加入反应物次序

试管编号	1、2	3	4	5
2% 红细胞悬液（ml）	2.5	2.5	2.5	–
0.9% 氯化钠溶液（ml）	2.2	2.5	–	4.7
纯化水（ml）	–	–	2.5	–
供试品溶液（ml）	0.3	–	–	0.3

（三）结果判断

（1）取上述温育后的 1、2、3、4 和 5 号管肉眼观察上清液的颜色，如试管中的溶液呈澄明红色，管底无细胞残留或有少量红细胞残留，表明有溶血发生；如红细胞全部下沉，上清液无色澄明，或上清液虽有色澄明，但 1、2 号管和 5 号管肉眼观察无明显差异，则表明无溶血发生。

（2）若 1、2 号溶液中有棕红色或红棕色絮状沉淀并与 3 号管红细胞沉淀有明显差异，轻轻倒转 3 次仍不分散，表明可能有红细胞凝聚发生。应进一步置显微镜下观察，如可见红细胞聚集为凝聚。

（3）当阴性对照管无溶血和凝聚发生，阳性对照管有溶血发生，若 2 支供试品管中的溶液在 3 小时内均不发生溶血和凝聚，判定供试品符合规定；若 1 支供试品管的溶液在 3 小时内发生溶液血和（或）凝聚，应设 4 支供试品管进行复试，其供试品管的溶液在 3 小时内均不发生溶液血和（或）凝聚，否则判定供试品不符合规定。

即学即练 10-2

列表比较五种生物检查法的异同。

答案解析

第三节 含量测定法和化学残留物测定法

含量测定法和化学残留物测定法检查的对象主要是生物药物生产过程中的一些工艺添加剂，包括蛋白分离剂（如聚乙二醇、乙醇），佐剂（如氢氧化铝），产品稳定剂（如辛酸钠、肝素），防腐剂（如苯酚、硫柳汞等），细菌及病毒灭活剂（如甲醛、戊二醛等）。这些物质最终可能会残留在制剂中，必须对残留量做出明确规定，以避免对人体造成伤害。本节主要介绍氢氧化铝（磷酸铝）、聚乙二醇残留量测定法。

一、氢氧化铝（或磷酸铝）测定法

本法系依据过量的乙二胺四乙酸二钠与铝离子发生反应，再用锌滴定液滴定剩余的乙二胺四乙酸二钠，根据锌滴定液的消耗量，可计算出供试品中氢氧化铝（或磷酸铝）的含量，该法属于剩余滴定法。

（一）测定过程

精密量取供试品适量（相当于含铝 1～10mg），置 250ml 锥形瓶中，加磷酸溶液（6→100）1.5ml，使完全溶解。必要时于水浴中加温（难于溶解时尚可适当增加磷酸量）。精密加入乙二胺四乙酸二钠滴定液（0.05mol/L）10ml、醋酸-醋酸铵缓冲液（pH 4.5）（称取醋酸铵 7.7g，加水 50ml 溶解后，加冰醋酸 6ml 与适量的水稀释至 100ml）10ml，置沸水浴上加热 10 分钟，取出冷却至室温，加二甲酚橙指示液 1ml，用锌滴定液（0.025mol/L）进行滴定，当溶液由亮黄色变为橙色，即为终点，并将滴定的结果用空白试验校正。

（二）结果计算

$$氢氧化铝含量(mg/ml) = \frac{(V_0 - V_1) \times c \times 78.01}{V_2}$$

$$氢氧化铝含量(mg/ml) = \frac{(V_0 - V_1) \times c \times 121.95}{V_2}$$

$$氢氧化铝含量(mg/ml) = \frac{(V_0 - V_1) \times c \times 26.98}{V_2}$$

式中，V_0为空白试验消耗锌滴定液的体积，ml；V_1为供试品消耗锌滴定液的体积，ml；c 为锌滴定液的浓度，mol/L；V_2为供试品的取样量，ml；78.01、121.95、26.98 分别为氢氧化铝、磷酸铝、铝的分子量或相对原子质量。

二、聚乙二醇残留量测定法

本法系依据聚乙二醇与钡离子和碘离子形成复合物（1∶1），用比色法测定聚乙二醇含量。

（一）测定过程

取供试品适量，用水稀释，使蛋白质浓度不高于 1%，即为供试品溶液。精密量取供试品溶液 1.0ml，加入 0.5mol/L 高氯酸溶液 5.0ml，混匀，室温放置 15 分钟，以 4000r/min 离心 10 分钟。取上清液 4ml，加入氯化钡溶液（称取氯化钡 5g，加水溶解至 100ml）1.0ml 和 0.1mol/L 碘溶液（称取碘化钾 2.0g，加少量水溶解，然后加碘 1.3g，再加水至 50ml，摇匀）0.5ml，混匀，室温反应 15 分钟，照紫外-可见分光光度法（《中国药典》2020 年版通则 0401），在波长 535nm 处测定吸光度；同时以 1ml 水代替供试品溶液，同法操作，作为空白对照。

另精密称取与供试品中聚乙二醇分子量相同的聚乙二醇对照品适量，加水溶解，并制成每 1ml 含聚乙二醇 100μg 的溶液，作为聚乙二醇对照品贮备液。

按表 10-3 制备的每 1ml 含 10～50μg 的聚乙二醇对照品溶液 1.0ml，加入 0.5mol/L 高氯酸溶液 5.0ml，混匀，自“室温放置 15 分钟”起，同法操作。

表 10-3　聚乙二醇残留量测定法溶液配制表

聚乙二醇含量（μg/ml）	10	20	30	40	50
聚乙二醇对照品贮备液（ml）	0.2	0.4	0.6	0.8	1.0
约 1% 蛋白质溶液（ml）	0.2	0.2	0.2	0.2	0.2
水（ml）	1.6	1.4	1.2	1.0	0.8

（二）结果计算

以聚乙二醇对照品溶液的浓度（μg/ml）对其相应的吸光度作直线回归，将供试品溶液吸光度代入直线回归方程，计算供试品溶液中聚乙二醇含量 F（μg/ml）。计算公式如下：

$$供试品聚乙二醇含量(g/L)=F\times n\times 10^{-3}$$

式中，F 为供试品溶液中聚乙二醇含量，μg/ml；n 为供试品稀释倍数。

（三）注意事项

（1）比色过程应在试剂加入后 15～45 分钟内完成，以免影响测定结果。

（2）本法的灵敏度随待测聚乙二醇的分子量的增加而提高。

（3）表 10－3 中的 1% 蛋白质溶液系指用不含聚乙二醇的蛋白质溶液配制而成。

目标检测

答案解析

选择题

（一）A 型题

1. 宿主细胞（或菌体）蛋白质残留物一般采用（　）

A. 双抗体夹心法　　B. 间接法　　C. 竞争法

D. 捕获法　　E. 拮抗法

2. 降压物质检查法系比较（　）对照品（S）与供试品（T）引起麻醉猫血压下降的程度，以判定供试品中所含降压物质的限度是否符合规定

A. 组胺　　B. 磷酸铵　　C. 赖氨酸

D. 亮氨酸　　E. 丝氨酸

3. 升压物质检查法系比较（　）标准品（S）与供试品（T）升高大鼠血压的程度，以判定供试品中所含升压物质的限度是否符合规定

A. 组胺升压素　　B. 磷酸铵升压素　　C. 赖氨酸升压素

D. 亮氨酸升压素　　E. 丝氨酸升压素

4. 组胺类物质检查法系比较（　）对照品（S）与供试品（T）引起豚鼠离体回肠收缩的程度，以判定供试品中所含组胺类物质的限度是否符合规定

A. 组胺　　B. 磷酸铵　　C. 赖氨酸

D. 亮氨酸　　E. 丝氨酸

5. 溶血与凝集检查法系将一定量供试品与（　）的家兔红细胞混悬液混合，温育一定时间后，观察其对红细胞状态是否产生影响的一种方法

A. 2%　　B. 3%　　C. 4%

D. 5%　　E. 6%

6. 氢氧化铝（或磷酸铝）测定法依据过量的乙二胺四乙酸二钠与（　）发生反应，再用锌滴定液滴定剩余的乙二胺四乙酸二钠，根据锌滴定液的消耗量，可计算出供试品中氢氧化铝（或磷酸铝）的含量

A. 铝离子　　B. 铁离子　　C. 镁离子

D. 钙离子　　E. 锌离子

7. 聚乙二醇残留量测定法系依据聚乙二醇与（　）形成复合物（1∶1），用比色法测定聚乙二醇含量

A. 钡离子和碘离子　　B. 镁离子和碘离子　　C. 钡离子和钙离子

D. 锌离子和碘离子　　E. 铝离子和碘离子

（二）X 型题

8. 目前对生物制品中残留外源性 DNA 的测定方法主要包括（　）

A. DNA 探针杂交法　　B. 荧光染色法　　C. 定量 PCR 法

D. 竞争法　　E. 拮抗法

9. DNA 探针杂交法，根据实验要求的不同，可分别用（　）等来标记探针

A. 酶　　B. 生物素　　C. 发射性同位素

D. 地高辛　　E. 淀粉

10. 下列检查法是利用酶联免疫吸附法检查的有（　）

A. 宿主细胞（或菌体）蛋白质残留量测定法

B. 外源性 DNA 残留量测定

C. 鼠 IgG 残留量测定法

D. 抗生素残留量检查法

E. 免疫斑点法

书网融合……

知识回顾　　微课　　习题

（侯春玲）

第三篇

各类生物药物的分析

第十一章　抗生素类药物的分析

PPT

学习引导

青霉素的发现，拉开了抗生素时代的序幕。抗生素作为人类战胜细菌感染的重要武器之一，已广泛应用于各类疾病的治疗。然而随着抗生素的广泛应用，抗生素的耐药性及其使用量已经成为我国医疗面临的严重问题，因此加强抗生素药物使用监管力度，保障药品质量成为未来工作重点。

本章主要介绍抗生素药物生物检定方法，要求学生掌握《中国药典》的规定和抗生素药物分析的重要意义。

学习目标

思政素养目标

通过对抗生素效价测定法的讲解，使学生理解管碟法和浊度法的操作流程和技能要求，树立“药品质量安全第一”岗位责任感。通过学习专业知识，使学生了解“抗生素滥用”现状，激励学生做科学传播者，模范践行者，努力学习专业知识和技术水平，以严谨的科学态度和追求探索的精神，在实践中不断突破、创新。

知识要求

1. 掌握　抗生素类药物效价测定的方法：管碟法和浊度法。
2. 熟悉　抗生素类药物效价单位的含义及表示方法；效价测定中的标准品。
3. 了解　生物统计在抗生素类药物效价测定中的应用。

技能要求

1. 熟练应用管碟法中二剂量法测定抗生素效价。
2. 学会正确配制标准品溶液和不同类型抗生素供试品溶液。

第一节　概　述

一、抗生素的概念

抗生素是某些微生物（细菌、真菌、放线菌等）产生的具有抗病原体作用和其他活性的一类物质。抗生素的生产除了从微生物的培养液提取外，还可用半合成或合成法生产。

二、抗生素类药物的检测项目

抗生素类药物的检测项目包括鉴别、检查、含量（活性成分）测定。其中，鉴别试验主要为理化方法。检查项目，针对抗生素在生产过程中可能引入的杂质，除一般杂质的检查外，还包括“有关物质”“聚合物”“残留溶剂”的杂质检查；为保证抗生素使用时的安全性，包括“异常毒性”“降压物质”“热原”“细菌内毒素”“无菌检查”等与安全性有关的生物检查项目。含量（活性成分）测定有两类方法，即属于生物学方法的“抗生素微生物检定法”和属于化学法的“高效液相色谱法”。

三、抗生素效价

《中国药典》2020年版四部通则1201收载的“抗生素微生物检定法”是抗生素含量（活性成分）测定的生物学法。该方法根据抗生素对微生物抑制作用程度来测定抗生素的抗菌效能（活性成分），即抗生素的效价。

抗生素效价以“单位”表示，具有一定生物效能的最小效价单元就叫“单位”，用u表示，常用的抗生素效价单位有质量单位、类似质量单位、质量折算单位、特定单位。

（一）质量单位

质量单位以抗生素中抗菌活性部分的质量1μg作为1u，即1μg = 1u，1mg = 1000u。例如，硫酸链霉素的效价单位是以活性成分链霉素碱的质量表示的，即1u = 1μg链霉素碱，这里是“活性微克”而不是“重量微克”。采用这种表示方法，对同一类抗生素的各种盐类虽然称重不同，但只要效价单位一样或有效部分质量一样，实际有效含量都是相同的。硫酸链霉素、硫酸庆大霉素、硫酸卡那霉素等大部分抗生素均用质量单位表示。

（二）类似质量单位

类似质量单位以特定的纯粹抗生素盐类的质量1μg作为1u，即1μg = 1u，1mg = 1000u，其中包括无抗菌活性的酸根在内。例如，四环素盐酸盐，1μg = 1u，这1μg包括无生物活性的盐酸根在内。这种类似质量单位并不合理，但在国际上已经习惯沿用。

（三）质量折算单位

质量折算单位以特定的纯抗生素制品的某一质量为1u加以计算。例如，青霉素的单位，以国际标准品青霉素G钠盐0.5988μg为1u，则1mg = 1670u。1mg青霉素钾的单位：$1670 \times 356.4/372.5 = 1598$u/mg。

（四）特定单位

特定单位是指对于不易得到纯品，组成成分较复杂的多组分抗生素，在开始生产及临床使用时，只能以一特定量的标准品（或对照品）作为1u。例如，特定的一批杆菌肽称重0.018mg为1u，即1mg = 55u。

以上均为抗生素的理论效价，实际样品往往低于该理论效价。

四、抗生素的标准品和供试品

抗生素标准品是与供试品同质的，纯度较高的抗生素，用作效价测定时的标准，分为国际标准品和国家标准品。抗生素国际标准品由世界卫生组织委托一些国家的检定机构或药厂标定，主要供各国在检定国家标准品时作对照用，不用于检验和科研工作，其单位为国际单位（IU）。我国的抗生素国家标准品由中国食品药品检定研究院统一向全国各使用单位分发。凡是国际上已制备的国际标准品品种，在制备国家标准品时，均与国际标准品比较而定出效价，对于我国特有的品种则根据一定的原则自定效价单位。每当下发新批号标准品后，原有批号的标准品则自动作废。抗生素标准品品种与理论值见表 11－1。

供试品是检定其效价的样品，它的活性组分应与标准品基本相同。需用各品种项下规定的溶剂溶解，再按估计效价或标示量稀释至与标准品相当的浓度。

表 11－1　抗生素标准品品种与理论值

标准品品种	标准品分子式或品名	理论值 u/mg	标准品品种	标准品分子式或品名	理论值 u/mg
链霉素	$(C_{21}H_{39}N_7O_{12})_2 \cdot 3H_2SO_4$	798.3	红霉素	$C_{37}H_{67}NO_{13}$	1000
卡那霉素	$C_{18}H_{36}N_4O_{11} \cdot H_2SO_4$	831.6	氯霉素	$C_{11}H_{12}Cl_2N_2O_5$	1000
阿米卡星	$C_{22}H_{43}N_5O_{13}.nH_2SO_4$ （n = 1.8 或 2）		杆菌肽	杆菌肽锌	
核糖霉素	$C_{17}H_{34}N_4O_{10} \cdot nH_2SO_4$ （$n<2$）		黏菌素	硫酸黏菌素	
新霉素	硫酸新霉素		去甲万古霉素	$C_{65}H_{73}C_{12}N_9O_{24} \cdot HCl$	975.2
庆大霉素	硫酸庆大霉素		卷曲霉素	硫酸卷曲霉素	
磺苄西林	$C_{16}H_{16}N_2Na_2O_7S_2$	904.0	两性霉素 B	$C_{47}H_{73}NO_{17}$	1000
四环素	$C_{22}H_{24}N_2O_8 \cdot HCl$	1000	巴龙霉素	$C_{23}H_{45}N_5O_{14} \cdot nH_2SO_4$	
土霉素	$C_{22}H_{24}N_2O_9 \cdot 2H_2O$	927	奈替米星	$(C_{21}H_{41}N_5O_7)_2 \cdot 5H_2SO_4$	660.1
西索米星	$(C_{19}H_{37}N_5O_7)_2 \cdot 5H_2SO_4$	646.3	阿奇霉素	$C_{38}H_{72}N_2O_{12}$	1000
磷霉素	$C_3H_5CaO_4P \cdot H_2O$	711.5	妥布霉素	$C_{18}H_{37}N_5O_9$	1000
乙酰螺旋霉素	乙酰螺旋霉素		罗红霉素	$C_{41}H_{76}N_2O_{15}$	1000
克拉霉素	$C_{38}H_{69}NO_{13}$	1000	吉他霉素	吉他霉素	
大观霉素	$C_{14}H_{24}N_2O_7 \cdot 2HCl \cdot 5H_2O$	670.9	麦白霉素	麦白霉素	
小诺霉素	$C_{20}H_{41}N_5O_7 \cdot 5/2II_2SO_4$	654.3	交沙霉素	$C_{42}H_{69}NO_{15}$	1000
多黏菌素 B	硫酸多黏菌素 B		丙酸交沙霉素	$C_{45}H_{73}NO_{16}$	937
金霉素	$C_{22}H_{23}ClN_2O_8 \cdot HCl$	1000	替考拉宁	$C_{72\sim89}H_{68\sim99}CI_2N_{8\sim9}O_{28\sim33}$	1000

五、抗生素微生物检定法的种类

抗生素微生物检定法包括管碟法和浊度法，将于本章第二、三节进行讲述。

抗生素微生物检定法属生物学方法，其优点是灵敏度高，需用量小，测定结果直观，适用范围广，对同一类型的抗生素不需分离，可一次测定其总效价。但其存在操作步骤多、测定时间长、误差大等缺点。随着科学技术的进步与发展，人们对抗生素的结构越来越清楚，因此，一些结构明确，含量和生物活性相一致的单组分抗生素，《中国药典》2020 年版二部已由化学分析法代替微生物效价测定法，对多组分抗生素采用微生物效价和化学分析分别测定的策略。

知识拓展

合理使用抗生素

抗生素是治疗细菌感染性疾病的药物，它使过去许多致死性疾病得以控制。然而，伴随抗生素的不合理使用，细菌耐药已是世界范围内广受关注的公共卫生问题，其使治愈疾病变得更加困难。因此，合理使用抗生素这一问题，必须被医务人员和患者同时重视。

对于医务人员，规范其合理使用抗生素，并为患者讲解如何合理使用抗生素。抗生素使用原则：①明确病因，针对性选药。②依据药动学和药效学原理指导临床用药。③依据患者生理病理情况合理用药。④严格控制抗生素的预防应用。⑤防止联合用药的滥用。

对于患者，和医务人员一样，能在对抗抗生素耐药问题中起到重要作用。当医务人员不使用抗生素时，患者不应要求其使用抗生素。当医生处方使用抗生素来治疗细菌感染时，严格遵照医嘱来服用药物。服用抗生素注意事项：①坚持服完整个疗程。②不要漏服。③将服药时的副作用告诉医生。

因此，合理使用抗生素，使更多的人树立正确的科学用药、合理用药观念，防止抗生素滥用，并将这种观念深入人心，成为全民的自觉行为。

第二节　管碟法 微课

一、基本原理

管碟法是利用抗生素在琼脂培养基内的扩散作用，比较标准品和供试品两者对接种的试验菌产生抑菌圈的大小，以测定供试品效价的一种方法。

抗生素溶液在摊布高度敏感试验菌的琼脂培养基内扩散，形成含一定浓度抗生素的透明抑菌圈（图 11－1），抑菌圈边缘处的浓度是抗生素的最低抑菌浓度。根据分子扩散动力学公式可知，抗生素总量的对数与所形成抑菌圈半径的平方成直线关系，即量－反应直线。已知效价的标准品和未知效价的供试品，在相同试验条件下，在一定剂量范围内，量－反应直线互相平行，因此供试品抗生素的效价可用已知效价的标准品来测定。

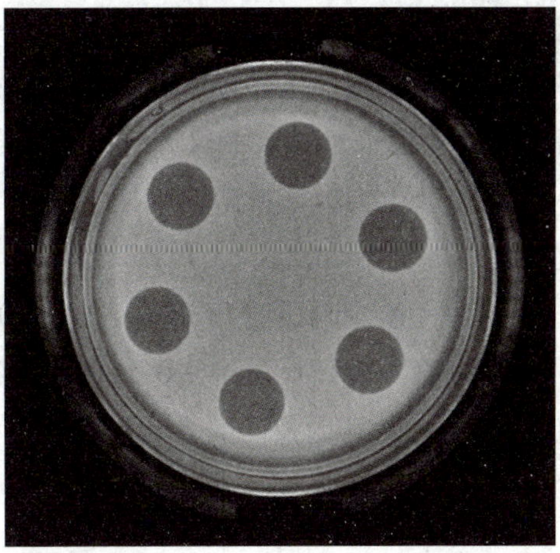

图 11－1　管碟法形成的抑菌圈

根据试验设计，管碟法分为二剂量法和三剂量法，其中二剂量法使用较多。二剂量法是将抗生素的标准品、供试品各稀释成高、低两种剂量（剂距为 4∶1 或 2∶1），在同一含试验菌的琼脂培养基平板上进行对比，根据两种剂量、四种溶液所产生的抑菌圈大小（抑菌圈直径或面积），计算供试品的效价。

三剂量法是用高、中、低三种剂量（剂距为 1∶0.8），在同一条件下比较抗生素标准品与供试品溶液产生的抑菌圈大小（抑菌圈直径或面积），以求得供试品效价的方法。三剂量法比二剂量法多一种抗生素剂量，在选用时，要求剂量的大小一定要在直线关系的范围内。

二、检定方法

（一）管碟法的操作流程

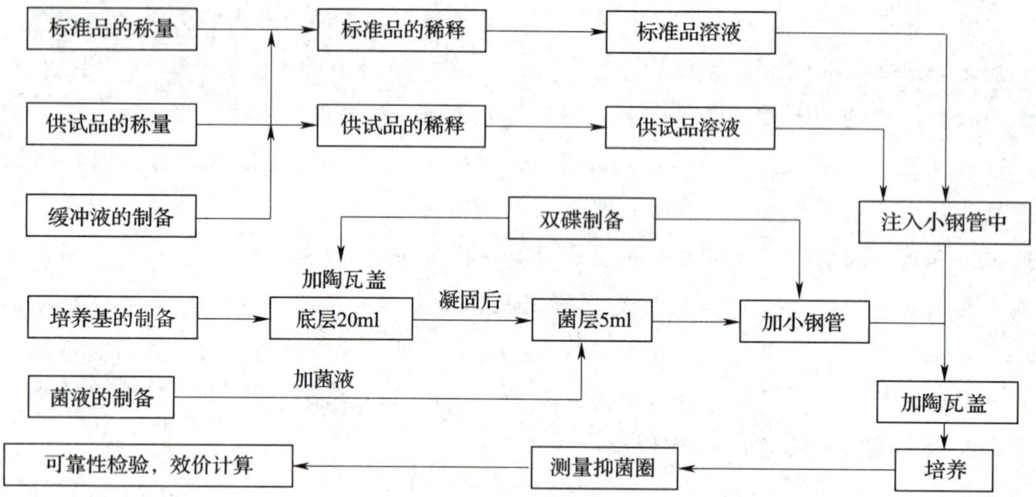

（二）试验环境

抗生素效价测定用操作间应光线明亮，室温能控制在20～25℃，操作台要用水平仪校准成水平。操作间分为两部分，彼此分开，一部分为一般操作间，另一部分为半无菌操作间，设有紫外灯消毒、空气净化设备，防止抗生素被污染。

（三）器材及设备

1. 玻璃仪器 毛细滴管、移液管、容量瓶、称量瓶，要按“玻璃器皿国家计量检定规程”进行标定，要符合一级品标准。

2. 设备 超净工作台、恒温培养箱、万分之一电子天平、干燥箱、水浴锅、钢管放置器、抑菌圈测量仪或游标卡尺、水平仪。

3. 双碟 为玻璃或塑料平皿，内径90mm，高16～17mm，碟底水平、厚薄均匀，无气泡，碟底要做平度检查。

4. 陶瓦盖 内径约103mm，外径108mm，表面平坦，吸水性强。

5. 钢管 内径6.0mm±0.1mm，外径7.8mm±0.1mm，高10.0mm±0.1mm，每套钢管重量差异不超过±0.05g，管内及两端光洁平坦，管壁厚薄一致。

（四）缓冲液、培养基、菌种

1. 磷酸盐缓冲液 用于标准品溶液和供试品溶液的稀释，组成成分不同，pH也不一样（具体配制方法见附录）。

2. 培养基 抗生素效价测定时用于双碟的制备。《中国药典》2020年版四部通则1201抗生素微生物检定法中收载了13种不同配方的培养基，包括：培养基Ⅰ至培养基Ⅸ，营养肉汤培养基，营养琼脂培养基，改良马丁培养基，多黏菌素B用培养基（具体配制方法见附录）。

3. 菌种 抗生素效价测定时所用标准菌种，由中国药品生物制品检定所提供，为冷冻干燥品（安瓿），用前需经复苏。《中国药典》2020年版四部通则规定检定菌种有枯草芽孢杆菌（*Bacillus subtilis*）、短小芽孢杆菌（*Bacillus pumilus*）、金黄色葡萄球菌（*Staphylococcus aureus*）〔CMCC（B）26003〕或（ATCC 29213）、藤黄微球菌（*Micrococcus luteus*）、大肠埃希菌（*Escherichia coli*）、啤酒酵母菌（*Saccharomyces cerevisiae*）、肺炎克雷伯菌（*Klebosiella pneumoniae*）及支气管炎博德特菌（*Boedetella bronchiseptica*）。

（五）检定过程

1. 标准品溶液的配制　标准品的使用与保存应按其使用说明书的规定。

（1）浓溶液的配制　称取一定量的标准品，根据标示效价单位，加入灭菌水配成浓度为1000u/ml的浓溶液。标准品的称量按公式（11－1）计算：

$$W = \frac{VC}{P} \tag{11-1}$$

式中，W为需称取标准品的质量，mg；V为溶解标准品制成浓溶液时用容量瓶的体积，ml；C为标准品浓溶液的浓度，u/ml；P为标准品的纯度，u/mg。

（2）稀释　临用时，取标准品浓溶液，按容量分析法用缓冲液分步稀释成滴碟所用最终高、低两浓度作为标准品溶液。

2. 供试品溶液的配制　精密称（或量）取供试品适量，用各品种项下规定的溶剂溶解后，再按估计效价或标示量（表11－2）的规定稀释至与标准品相当的浓度。不同剂型供试品操作要点如下。

（1）抗生素原料药　原料药不含辅料，根据抗生素品种及厂方提供的估计效价单位，称取样品。

（2）制剂

1）注射用冻干粉末　需测定整瓶效价。取装量差异测量后的内容物，称出适量（50mg以上），按估计效价进行溶解，稀释，测出每1mg的单位数，再根据装量差异项下的每瓶平均重量计算出整瓶的效价。

2）水针剂（注射液）　标示量为每毫升含效价单位数。启开安瓿或小瓶塞后，吸取一定量的供试品，沿着容量瓶口内壁缓缓放入已盛有一定溶剂的容量瓶内（避免抗生素结晶析出），振摇，继续加溶液至刻度，摇匀，再稀释至规定的浓度。

3）片剂

①素片　称取20片的总量，求出平均片重，在干燥柜内迅速研细混匀后，精密称出相当平均1片的重量，放至容量瓶中，根据每片的标示量，用规定的溶剂溶解，稀释至容量瓶中。因片剂中含赋形剂较多，如稀释时赋形剂浮于溶液表面，量取体积时应读取赋形剂层下的溶液；如沉淀较多，应待其下沉后量取其悬浮液。有些片剂辅料吸附抗生素，应洗辅料一次，且将洗辅料的溶剂加入容量瓶中。为节约供试品，可与片剂的重量差异检查结合进行。

②糖衣片、肠溶片　取规定的供试品数片，在玻璃乳钵中研细，根据标示量和规定的溶剂边研磨边溶解，移入放有小漏斗的容量瓶中，稀释至刻度，摇匀，静置，使赋形剂下沉而抗生素已溶解在溶液中，精密吸取容量瓶中的悬浮液适量，作进一步稀释。

4）胶囊剂　取重量差异试验后的内容物，混匀，精密称出相当平均1个胶囊的重量，研细，按规定的溶剂溶解并移至容量瓶中，稀释至刻度，摇匀，如供试品中含较多的辅料，照糖衣片项下的方法进行。

5）颗粒剂或干混悬剂　取重量差异试验后的内容物，混匀，精密称出相当于平均1袋的重量，根据每袋的标示量，用规定的溶剂溶解，稀释至容量瓶中，再照片剂操作方法进行。

6）软膏剂或眼膏剂　称量药品后，用不含过氧化物的乙醚或石油醚溶解膏剂，并且欲提取的抗生素应不溶于或微溶于该有机溶剂，以避免抗生素的损失。按规定量加提取溶剂至分液漏斗中，振摇，使基质溶解后，用规定的缓冲液使抗生素被提取到水相溶液中，用缓冲溶液提取抗生素 3 次，合并 3 次提取液，置所需的容量瓶内，摇匀，加缓冲液至刻度。

表 11－2　抗生素微生物检定试验设计表

抗生素类别	试验菌	培养基		灭菌缓冲液 pH	抗生素浓度范围单位（ml）	培养条件	
		编号	pH			温度（℃）	时间（h）
链霉素	枯草芽孢杆菌［CMCC（B）63 501］	Ⅰ	7.8～8.0	7.8	0.6～1.6	35～37	14～16
卡那霉素	枯草芽孢杆菌［CMCC（B）63 501］	Ⅰ	7.8～8.0	7.8	0.9～4.5	35～37	14～16
阿米卡星	枯草芽孢杆菌［CMCC（B）63 501］	Ⅰ	7.8～8.0	7.8	0.9～4.5	35～37	14～16
巴龙霉素	枯草芽孢杆菌［CMCC（B）63 501］	Ⅰ	7.8～8.0	7.8	0.9～4.5	35～37	14～16
核糖霉素	枯草芽孢杆菌［CMCC（B）63 501］	Ⅰ	7.8～8.0	7.8	2.0～12.0	35～37	14～16
卷曲霉素	枯草芽孢杆菌［CMCC（B）63 501］	Ⅰ	7.8～8.0	7.8	10.0～40.0	35～37	14～16
磺苄西林	枯草芽孢杆菌［CMCC（B）63 501］	Ⅰ	6.5～6.6	6.0	5.0～10.0	35～37	14～16
去甲万古霉素	枯草芽孢杆菌［CMCC（B）63 501］	Ⅷ	6.0	6.0	9.0～43.7	35～37	14～16
庆大霉素	短小芽孢杆菌［CMCC（B）63 202］	Ⅰ	7.8～8.0	7.8	2.0～12.0	35～37	14～16
红霉素	短小芽孢杆菌［CMCC（B）63 202］	Ⅰ	7.8～8.0	7.8	5.0～20.0	35～37	14～16
新霉素	金黄色葡萄球菌［CMCC（B）26 003］	Ⅱ	7.8～8.0	7.8③	4.0～25.0	35～37	14～16
四环素	藤黄微球菌［CMCC（B）28 001］	Ⅱ	6.5～6.6	6.0	10.0～40.0	35～37	14～16
土霉素	藤黄微球菌［CMCC（B）28 001］	Ⅱ	6.5～6.6	6.0	10.0～40.0	35～37	16～18
金霉素	藤黄微球菌［CMCC（B）28 001］	Ⅱ	6.5～6.6	6.0	4.0～25.0	35～37	16～18
氯霉素	藤黄微球菌［CMCC（B）28 001］	Ⅱ	6.5～6.6	6.0	30.0～80.0	35～37	16～18
杆菌肽	藤黄微球菌［CMCC（B）28 001］	Ⅱ	6.5～6.6	6.0	2.0～12.0	35～37	16～18
黏菌素	大肠埃希菌［CMCC（B）44 103］	Ⅵ	7.2～7.4	6.0	614～2344	35～37	16～18
两性霉素 B①	啤酒酵母菌［ATCC 9763］	Ⅳ	6.0～6.2	10.5	0.5～2.0	35～37	24～36
奈替米星	短小芽孢杆菌［CMCC（B）63 202］	Ⅰ	7.8～8.0	7.8	5～20	35～37	14～16
硫酸西索霉素	短小芽孢杆菌［CMCC（B）63 202］	Ⅰ	7.8～8.0	7.8	5～20	35～37	14～16

续表

抗生素类别	试验菌	培养基		灭菌缓冲液 pH	抗生素浓度范围单位（ml）	培养条件	
		编号	pH			温度（℃）	时间（h）
阿奇霉素	短小芽孢杆菌［CMCC（B）63 202］	Ⅰ	7.8～8.0	7.8	0.5～20	35～37	16～18
磷霉素	藤黄微球菌［CMCC（B）28 001］	Ⅱ	7.8～8.0	7.8	5～20	35～37	18～24
乙酰螺旋霉素②	枯草芽孢杆菌［CMCC（B）63 501］	Ⅱ	8.0～8.2	7.8	5～403	35～37	14～16
妥布霉素	枯草芽孢杆菌［CMCC（B）63 501］	Ⅰ	7.8～8.0	7.8	1～4	35～37	14～16
罗红霉素	枯草芽孢杆菌［CMCC（B）63 501］	Ⅱ	7.8～8.0	7.8	5～10	35～37	16～18
克拉霉素	短小芽孢杆菌［CMCC（B）63 202］	Ⅰ	7.8～8.0	7.8	2.0～8.0	35～37	14～16
大观霉素	克雷伯肺炎杆菌［CMCC（B）46 117］	Ⅱ	7.8～8.0	7.0	50～200	35～37	16～18
吉他霉素	枯草芽孢杆菌［CMCC（B）63 501］	Ⅱ④	8.0～8.2	7.8	20～40	35～37	16～18
麦白霉素	枯草芽孢杆菌［CMCC（B）63 501］	营养琼脂培养基	8.0～8.2	7.8	5～40	35～37	16～18
小诺霉素	枯草芽孢杆菌［CMCC（B）63 501］	Ⅰ	7.8～8.0	7.8	0.5～2.0	35～37	14～16
多黏菌素 B	大肠埃希菌［CMCC（B）44 103］	营养琼脂培养基	6.5～6.7	6.0	1000～4000	35～37	16～18
交沙霉素	枯草芽孢杆菌［CMCC（B）63 501］	Ⅱ	7.8～8.0	7.8	7.5～30	35～37	14～16
丙酸交沙霉素	枯草芽孢杆菌［CMCC（B）63 501］	Ⅱ	7.8～8.0	7.8	20～80	36～37	14～16
替考拉宁	金黄色葡萄球菌［ATCC 29 213］	Ⅰ	7.8～8.0	7.8	100～200	35～37	16～18
万古霉素	枯草芽孢杆菌［CMCC（B）63 501］	Ⅷ	6.0	6.0	2.5～12.5	35～37	14～16

①两性霉素 B 双碟的制备，用菌层 15ml 代替两层。②乙酰螺旋霉素，抗Ⅱ检定培养基制备时，调节 pH 使灭菌后为 8.0～8.2。③含 3% 氯化钠。④加 0.3% 葡萄糖。

3. 双碟的制备　在半无菌室内操作，应注意微生物及抗生素的污染。

（1）底层　根据所检品种的要求，取直径约 90mm，高 16～17mm 的平底双碟，用灭菌吸管吸取相应培养基 20ml 注入双碟内，使其在碟底均匀摊布，待凝。

（2）菌层　用灭菌吸管吸取适量菌悬液，加入培养基内，充分摇匀。取出加有底层的双碟，用灭菌吸管吸取 5ml 菌层培养基注入，迅速旋转，使其摊布均匀。将双碟放置在水平台面上，盖上陶瓦盖，待凝固。

（3）放置钢管　双碟冷却后，用钢管放置器或小镊子夹，在每一个双碟中以等距离均匀安置不锈钢小管，用陶瓦盖覆盖备用，应使钢管在琼脂上沉稳后，再开始滴加抗生素溶液。

4. 滴碟，培养

（1）二剂量法　取上述已制备好的双碟（每批供试品不少于 4 个，一般取 4～10 个），用毛细滴管分别取高浓度及低浓度的标准品溶液，滴加在每一个双碟上对角的2个小钢管中，至钢管口平满。同样，在其余2个小钢管中分别滴装相应高、低两种浓度的供试品溶液。双碟中4个小钢管的滴加顺序SH→TH→SL→TL，其中SH指标准品高浓度，SL指标准品低浓度，TH指供试品高浓度，TL指供试品低浓度（图11－2）。滴加完毕，用陶瓦盖覆盖双碟，水平移入培养箱中间位置，按所需温度、时间培养。

（2）三剂量法　取已制备好的双碟，不得少于6个，在每一双碟中，间隔的3个不锈钢小管中分别滴装高浓度（S_3）、中浓度（S_2）、低浓度（S_1）的标准品溶液，其余3个小管中分别滴装相应的高、中、低三种浓度的供试品溶液（图11－2），滴加完毕，用陶瓦盖覆盖双碟，水平移入培养箱中间位置，按所需温度、时间培养。

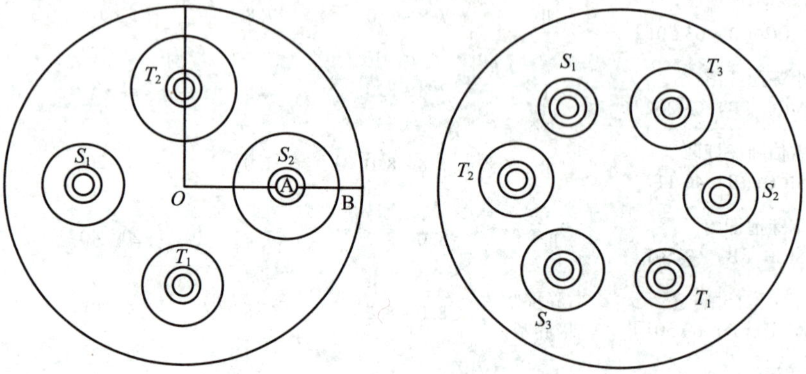

图11－2　二剂量法、三剂量法示意图

5. 测量抑菌圈　将培养好的双碟取出，检查双碟，应透明度好，无破损现象，抑菌圈圆满，无破圈或圈不完整现象，否则应弃去该双碟。用游标卡尺或抑菌圈测量仪测量各个抑菌圈的面积（或直径）应符合规定，即二剂量法时，抗生素高浓度所致抑菌圈的直径范围应为18～22mm；三剂量法时，抑菌圈的直径范围应为15～18mm。按照《中国药典》2020年版四部通则1431规定的生物检定统计法进行可靠性测验及效价计算。

即学即练11－1

答案解析

（单选题）下列哪个不是影响管碟法测定抗生素效价的因素（　）

A. 扩散系数　　B. 高、低剂量供试液滴加的顺序

C. 抑菌圈的形状　　D. 抑菌圈大小

6. 计算　二剂量法和三剂量法的计算公式分别为公式（11－2）和公式（11－3）。

$$P = \lg^{-1}\left[\frac{T_2 + T_1 - S_2 - S_1}{T_2 + S_2 - T_1 - S_1} \times I\right] \times 100\% \qquad (11-2)$$

式中，P为供试品测定效价（P_T）相当于供试品估计效价（A_T）的百分数；S_2为标准品高浓度溶液所致抑菌圈直径（面积）的总和；S_1为标准品低浓度溶液所致抑菌圈直径（面积）的总和；T_2为供试品高浓度溶液所致抑菌圈直径（面积）的总和；T_1为供试品低浓度溶液所致抑菌圈直径（面积）的总和；I为高、低剂量之比的对数值，高、低剂量之比为2∶1时，$I=0.301$；高、低剂量之比为4∶1时，$I=0.602$。

$$P = \lg^{-1}\left[\frac{(T_3 + T_2 + T_1 - S_3 - S_2 - S_1)}{S_3 + T_3 - S_1 - T_1} \times I\right] \times 100\% \qquad (11-3)$$

式中，P 为供试品测定效价（P_T）相当于供试品估计效价（A_T）的百分数；S_3为标准品高浓度溶液所致抑菌圈直径（面积）的总和；S_2为标准品中浓度溶液所致抑菌圈直径（面积）的总和；S_1为标准品低浓度溶液所致抑菌圈直径（面积）的总和；T_3为供试品高浓度溶液所致抑菌圈直径（面积）的总和；T_2为供试品中浓度溶液所致抑菌圈直径（面积）的总和；T_1为供试品低浓度溶液所致抑菌圈直径（面积）的总和；I 为高、低剂量之比的对数值，高、低剂量之比为2∶1时，$I=0.301$；高、低剂量之比为4∶1时，$I=0.602$。

根据测定结果，由公式（11-2）或（11-3）能计算出 P（供试品测定效价相当于供试品估计效价的百分数），由公式11-4能计算出 P_T：

$$P_T = P \times A_T \qquad (11-4)$$

式中，P_T为供试品的测定效价，u/mg；A_T为供试品的估计效价，u/mg；P 为供试品测定效价相当于供试品估计效价的百分数。

在实际检测时，如用游标卡尺测量，可将抑菌圈数据输入电脑，有专用的二剂量法的软件程序进行统计学处理。用抑菌圈测量仪测量时，测量、计算及统计分析可一次完成，并可打印出计算结果。

7. 记录　试验记录应包括抗生素的品种、剂型、规格、标示量、生产厂、批号、检验目的、检验依据、检验日期、温度、湿度、标准品与供试品的称量、稀释步骤、核对人、抑菌圈测量结果。当用游标卡尺测量抑菌圈时，应将测试数据以框图方式顺双碟数记录清楚，当用抑菌圈测量仪测量时，要将电脑打印测试、计算、统计分析的打印纸贴附于记录上。

（六）结果判断

由于该试验的设计依据量反应平行线原理，即在试验所用的剂量范围内，抗生素对数剂量和反应呈直线关系；供试品和标准品的量反应直线应平行，因此必须依据《中国药典》2020年版生物检定统计法进行可靠性测验及可信限率的计算，来判断试验结果是否可靠、有效或是否需要复试。当测定结果符合以下几项要求时，判定试验结果可靠、有效，否则应进行重试。

（1）抑菌圈大小符合规定，即抗生素高浓度所致抑菌圈的直径范围应为18~22mm。

（2）试验结果通过可靠性检验。

（3）供试品效价的测定结果 P_T的可信限率除特殊规定外，不得大于5%。

（4）供试品效价的测定结果 P_T如低于估计效价的90%或高于估计效价的110%时，应调整其估计效价，重新试验。

（5）效价测定结果的有效数字按《中国药典》规定及数字修约的原则取舍。

即学即练 11-2

以二剂量法为例，简述管碟法计算效价的方法。

答案解析

第三节　浊度法

一、基本原理

浊度法是利用抗生素在液体培养基中对试验菌生长的抑制作用，通过测定培养后细菌浊度值的大小，比较标准品和供试品对试验菌生长的抑制程度，以测定供试品效价的一种方法。

浊度法因在液体中进行，所以不受扩散因素的影响，不会像管碟法那样易受如钢管放置的位置、钢管液面的高低、滴加抗生素的速度、双碟中菌层的厚度等因素的影响，造成试验差异。同时，浊度法测定时间短，培养3~4小时就有结果；并且误差小，可信限率在1%~3%；而且可进行自动化测定，易实行规范化操作。

二、浊度法的操作过程

（一）试验环境

浊度法试验环境同管碟法。

（二）仪器及设备

1. 设备　分光光度计、恒温水浴锅、万分之一电子天平、恒温培养箱。

2. 仪器　玻璃大试管（20.5mm×2.5mm）、移液管（10ml 或 20ml）、分光光度计吸收池、称量瓶、容量瓶。

（三）缓冲液、培养基

1. 缓冲液　除同管碟法的要求外，比浊法用的缓冲液应澄清无色。

2. 培养基　除同管碟法的要求外，比浊法使用的培养基应澄明，颜色以尽量浅为佳，培养后培养基本身不得出现浑浊。培养基经灭菌后不得发生沉淀。根据这一原则，通过对培养基原材料的预试，挑选合适品牌厂家的产品使用。目前，已有一些种类的市售干燥培养基，如营养琼脂培养基、改良马丁培养基等，使用方便。

（四）菌悬液的制备

抗生素微生物检定法规定规定浊度法试验用菌为金黄色葡萄球菌、大肠埃希菌、白色念珠菌。

1. 金黄色葡萄球菌悬液的制备　取金黄色葡萄球菌的营养琼脂斜面培养物，接种于营养琼脂斜面上，在35~37℃，培养20~22小时。临用时，用灭菌水或0.9%灭菌氯化钠溶液将菌苔洗下，备用。

2. 大肠埃希菌悬液的制备　取大肠埃希菌的营养琼脂斜面培养物，接种于营养琼脂斜面上，在35~37℃培养20~22小时。临用时，用灭菌水将菌苔洗下，备用。

3. 白色念珠菌悬液的制备　取白色念珠菌的改良马丁琼脂斜面的新鲜培养物，接种于10ml Ⅸ号培养基中，置35~37℃培养8小时，再用Ⅸ号培养基稀释至适宜浓度，备用。

（五）含试验菌液体培养基的制备

根据抗生素微生物检定浊度法试验设计表选取规定试验菌悬液适量（35~37℃培养3~4小时后，分光光度计测定吸收值在0.3~0.7之间，且剂距为2的相邻剂量间吸光度差值不小于0.1），加入到各规定的液体培养基中，使在试验条件下能得到满意的剂量－反应关系。已接种试验菌的液体培养基应立即使用。

（六）检定方法

1. 标准曲线法

（1）标准品溶液的制备　抗生素各品种含量测定项下规定了标准品贮存液的浓度。已知抗生素贮存液的浓度，依据公式（11－1）计算出需称取标准品的质量（W）。

（2）标准品浓溶液的稀释　《中国药典》2020年版通则抗生素微生物检定法收录了抗生素微生物检定浊度法试验设计表，根据表中各品种项下规定的剂量反应线性范围，以线性浓度范围的中间值作为中间浓度，依次选择5个剂量的标准品溶液浓度，剂量间的比例应适宜，通常为1∶1.25或更小。

标准品溶液的5个剂量选好后，用容量分析法稀释，每步稀释取样量不少于2ml，稀释步骤不超过3步。

例如：浊度法测定红霉素肠溶片效价标准品溶液的制备。已知红霉素标准品的效价为920/mg，贮存液的浓度为1000u/ml，根据公式（11－1）计算出标准品取用量为：

$$W=\frac{Vc}{P}=\frac{50\text{ml}\times 1000\text{u/ml}}{920\text{u/ml}}=54.35\text{mg}$$

精密称取红霉素标准品54.35mg，加乙醇溶解后，加灭菌水稀释至1000mg/L作为贮备液（1mg＝1000u），临用前先用磷酸盐缓冲溶液（pH 7.8）稀释到高低浓度分别为0.25mg/L和0.50mg/L，之后根据抗生素微生物检定浊度法试验设计表（表11－3），以线性浓度范围的中间值作为中间浓度，依次选择5个剂量的标准品溶液浓度，分别为稀释为0.206、0.274、0.364、0.484、0.644mg/L。

表11－3　抗生素（红霉素）微生物检定浊度法试验设计表

抗生素类别	试验菌	培养基		灭菌缓冲液pH	抗生素浓度范围单位（ml）	培养条件
		编号	pH			温度（℃）
红霉素	金黄色葡萄球菌	Ⅲ	7.0～7.2	7.8	0.1～0.85	35～37

（3）供试品溶液的制备　供试品的前处理，照各品种项下的规定进行，浓溶液和稀溶液的配制方法同标准品一致。不同点在，标准品稀释时需选取5个剂量，而供试品在稀释时，最少可以选择2个剂量。

（4）线性试验　除另有规定外，取适宜的大小厚度均匀的已灭菌试管，在各试验管内精密加入含试验菌的液体培养基9.0ml，再分别精密加入已配制好的5个不同浓度的标准品各1.0ml，立即混匀，按随机区组分配将各管在规定条件下培养至适宜测量的浊度值（通常约为4小时）。

（5）供试品溶液的测定　取适宜的大小厚度均匀的已灭菌试管，在各试验管内精密加入含试验菌的液体培养基9.0ml，再分别精密加入已配制好的2个不同浓度的供试品各1.0ml，每一剂量不少于3个试管，立即混匀，按随机区组分配将各管在规定条件下培养至适宜测量的浊度值（通常约为4小时）。

（6）空白试验　另取2支试管各加入药品稀释剂1.0ml，再分别加入含试验菌的液体培养基9.0ml，其中一支试管与上述各管同法操作作为细菌生长情况的阳性对照，另一支试管立即加入甲醛溶液0.5ml，混匀，作为吸光度测定的空白液。

（7）吸光度的测量　在线测定或取出立即加入甲醛溶液（1→3）0.5ml以终止微生物生长，在530mn或580mn波长处测定各管的吸光度。

2. 平行线测定法（二剂量法或三剂量法）

（1）标准品溶液的制备　标准品贮存液的制备同标准曲线法。在该品种项下规定的剂量反应线性范围内，选择2个或3个剂量进行稀释，剂量间的比例应适宜（二剂量通常为2∶1或4∶1）三剂量的剂距为1∶0.8。

（2）供试品溶液的制备　根据估计效价或标示量，取供试品按标准品溶液的制备方法，选择2个或3个剂量。

（3）标准品的测定　取适宜的大小厚度均匀的已灭菌试管，在各个试管内分别精密加入2个或3个浓度的标准品各1.00ml，再精密加入含试验菌的液体培养基9.0ml，立即混匀，按随机区组分配将各管在规定条件下培养至适宜测量的浊度值（通常约为4小时）。各浓度不少于4个试管。

（4）供试品的测定　同标准品测定方法。

（5）空白试验　同标准曲线法。

（6）吸光度的测量　同标准曲线法。

（七）记录与计算

试验记录要求与管碟法相同。

1. 标准曲线法效价计算

斜率：

$$b = \frac{\sum (x_i - \bar{x})(y_i - \bar{y})}{\sum (x_i - \bar{x})^2} \tag{11-5}$$

截距：

$$a = \bar{y} - b\bar{x} \tag{11-6}$$

标准曲线线性方程：

$$Y = bX + a \tag{11-7}$$

式中，X为抗生素标准品溶液的浓度或浓度的数学转换值；$\bar{x}$为抗生素标准品溶液的浓度或浓度的数学转换值的平均值；Y为各标准晶溶液的吸光度；$\bar{y}$为标准品溶液吸光度的平均值。

计算各浓度试管供试品溶液吸光度的平均值，自标准曲线上或按标准曲线的线性方程，求得抗生素的量，再乘以供试品溶液的稀释度，即得供试品中抗生素的效价含量。

2. 平行线测定法效价计算（二剂量）

$$P = \lg^{-1}\left[\frac{T_2 + T_1 - S_2 - S_1}{T_2 + S_2 - T_1 - S_1} \times I\right] \times 100\% \tag{11-8}$$

式中，P为供试品效价（相当于标示量或估计效价的百分数）；S_2为标准品高浓度溶液所致吸光度的总和；S_1为标准品低浓度溶液所致吸光度的总和；T_2为供试品高浓度溶液所致吸光度的总和；T_1为供试品低浓度溶液所致吸光度的总和；I为高、低浓度剂量之比的对数值，2∶1时，$I=0.301$，4∶1时，$I=0.602$。

（八）结果判断

1. 标准曲线法　当符合以下规定时，试验结果有效。

（1）回归系数的显著性检查，X、Y应具有直线回归关系。

（2）本法的可信限率不得超过5%，试验结果有效。

（3）试验计算所得效价低于估计效价的90%或高于估计效价的110%，则检验结果仅作为初试，应调整供试品估计效价，予以重试。

试验结果有效后，根据各品种项下的规定判断供试品是否合格。效价测定结果的有效数字按《中国药典》规定及数字修约的原则取舍。

2. 平行线测定法　当符合以下规定时，试验结果有效。

（1）可靠性测验要求同管碟法。

（2）本法的可信限率不得超过5%，试验结果有效。

（3）试验计算所得效价低于估计效价的90%或高于估计效价的110%，则检验结果仅作为初试，应调整供试品估计效价，予以重试。

试验结果有效后，根据各品种项下的规定判断供试品是否合格。效价测定结果的有效数字按《中国药典》规定及数字修约的原则取舍。

第四节　生物检定统计法

抗生素微生物检定法是利用抗生素对微生物体所起的药理作用来检定药物效价的方法。由于检定对象是微生物，不可避免地存在生物差异，且用于生物检定的抗生素药品都是未知结构或多组分不均一混合体，因此，检定结果带有不确定性。生物检定统计法就是要借助统计方法进行试验设计、结果处理，减少不确定性对检定结果的影响，判断试验结果是否可靠或是否需要重试。

一、量－反应平行线测定法

抗生素微生物检定法测定抗生素效价有两种方法，分别为管碟法和浊度法，都利用了量反应平行线测定原理，要求在一定剂量范围内，标准品（S）和供试品（T）的对数剂量 x 和反应或反应的特定函数 y 呈直线关系，且标准品和供试品的活性组分相同时，两条直线平行。

《中国药典》2020 年版通则 1431 生物检定统计法收载的量反应平行线测定方法有（2.2）法、（3.3）法或（2.2.2）法、（3.3.3）法，即 S、T（或 U）各用 2 个剂量组或 3 个剂量组，统称（*k.k*）法或（*k.k.k*）法，。抗生素效价测定用（2.2）法或（3.3）法，即二剂量法和三剂量法。

量－反应平行线测定的实验设计类型有 3 种，分别为随机设计、随机区组设计、交叉设计。抗生素效价测定选用随机区组设计，即以一只双碟为一个区组。随机区组设计要求每一只双碟能容纳的小钢管数必须和剂量组数相同（二剂量法为 4，三剂量法为 6），这样每一只双碟都能接受到各个不同的剂量。因此随机区组设计除了从总变异中分离剂间变异之外，还可以分离区组间变异，减小实验误差。二剂量法和三剂量法实验设计见表 11－4。

表 11－4　二剂量法与三剂量法实验设计比较

实验设计	二剂量法	三剂量法
碟数（区组）m	至少 4 只	至少 9 只
剂量（容量）k	4	6
标准品 S 抑菌圈数	d_{S_1}, d_{S_2}	$d_{S_1}, d_{S_2}, d_{S_3}$
供试品 T 抑菌圈数	d_{R_1}, d_{R_2}	$d_{R_1}, d_{R_2}, d_{R_3}$
剂量浓度比	2 : 1 或 4 : 1	1 : 0.8

二、可靠性检验

（一）可靠性测验的意义

抗生素效价测定利用了量反应平行线原理，要求标准品和供试品的对数剂量－反应呈直线关系，且标准品和供试品的两条直线平行。可靠性检验是利用统计方法验证标准品（S）和供试品（T）的量－反应关系是否显著偏离直线、偏离平行。对在一定概率水平下不显著偏离直线、偏离平行的实验结果，认为可靠，所得到的检验结果有意义。

（二）可靠性测验的方法

可靠性测验的检验方法有3种，分别为t检验，F检验（方差分析），X^2（卡方检验）。抗生素效价测定结果的可靠性测验采用F检验法。F检验法是通过比较两组数据的方差S^2，以确定它们的精密度是否有显著性差异。统计量F的定义为：两组数据的方差的比值，分子为大的方差，分母为小的方差。即：

$$F = \frac{S_{大}^2}{S_{小}^2}$$

（三）随机区组设计的方差分析和可靠性测验

（1）剂量分组方阵表　将反应值或其规定的函数（y）按S和T的剂量分组列成方阵表。方阵中，k为S和T的剂量组数和；m为各剂量组内y的个数，为行间或组内所加的因级限制；n为反应的总个数，$n=mk$。

例如，某新霉素样品，采用管碟法中的三剂量法进行效价测定，结果见表11－5。表中，S为新霉素标准品，T为新霉素标示量。标准品稀释液d_{S_1}：8.0u/ml；d_{S_2}：10.0u/ml；d_{S_3}：12.5u/ml。供试品稀释液d_{T_1}：8.0u/ml；d_{T_2}：10.0u/ml；d_{T_3}：12.5u/ml。r＝1：0.8，I ＝ 0.0969。反应（y）为抑菌圈直径（mm）。k表示S、T剂量组数之和，$k=6$。m表示双碟数目，$m=9$。A_T：670u/mg。

表11－5　新霉素效价测定结果

剂量（u/ml）	d_{S_1} 8.0	d_{S_2} 10.0	d_{S_3} 12.5	d_{T_1} 8.0	d_{T_2} 10.0	d_{T_3} 12.5	$\sum y_m$
	16.05	16.20	16.50	15.80	16.35	16.60	97.50
	16.20	16.45	16.65	16.20	16.45	16.70	98.65
	16.00	16.45	16.70	16.05	16.35	16.70	98.25
	15.95	16.35	16.60	16.00	16.25	16.60	97.75
y	15.70	16.25	16.60	15.85	16.25	16.60	97.25
	15.55	16.20	16.55	15.70	16.20	16.60	96.80
	15.65	16.20	16.40	15.80	16.15	16.40	96.60
	15.90	16.10	16.45	15.80	16.10	16.50	96.85
	15.60	16.00	16.30	15.70	15.95	16.30	95.85
$\sum Y_K$	142.60	146.20	148.75	167.79	146.05	149.00	875.50
	S_1	S_2	S_3	T_1	T_2	T3	$\sum Y$

（2）方差分析　按公式（11－9）至公式（11－12）计算差方和$_{(总)}$、差方和$_{(剂间)}$、差方和$_{(区组间)}$、

差方和$_{(误差)}$。按公式（11－13）或（11－14）式计算 S^2。方差（S^2）表示误差项，是指从试验结果的总变异中分去不同剂量及不同因级对变异的影响后，剩余的变异成分。对于因实验设计类型的局限无法分离的变异成分，或估计某种因级对变异的影响小，可不予分离者，都并入 S^2。但剂间变异必须分离。误差项的大小影响标准误 S_M 和可信限（FL）。

$$差方和(总)=\sum y^2-\frac{(\sum y)^2}{mk} \tag{11-9}$$

$$f_{(总)}=mk-1$$

$$差方和(剂间)=\frac{\sum[\sum y(k)]^2}{m}-\frac{(\sum y)^2}{mk} \tag{11-10}$$

$$f_{(剂间)}=k-1$$

$$差方和(区组间)=\frac{\sum[\sum ym]^2}{k}-\frac{(\sum y)^2}{mk} \tag{11-11}$$

$$f_{(区组间)}=m-1$$

$$差方和_{(误差)}=差方和_{(总)}-差方和_{(剂间)}-差方和_{(区组间)} \tag{11-12}$$

$$f_{(误差)}=f_{(总)}-f_{(剂间)}-f_{(区组间)}=(k-1)(m-1)$$

$$各变异项方差=\frac{各变异项差方和}{各变异项自由度} \tag{11-13}$$

$$误差项方差(S^2)=\frac{差方和_{(误差)}}{f_{(误差)}} \tag{11-14}$$

或
$$S^2=\frac{km\sum y^2-k\sum[\sum y\ (k)]^2-m\sum[\sum y\ (m)]^2-(\sum y)^2}{km\ (k-1)\ (m-1)}$$

以表 11－5 新霉素效价测定结果为例，按公式（11－9）～（11－14）计算各项差方和。

①差方和$_{(总)}=\sum y^2-(\sum y)^2/mk$

$$=16.05^2+16.20^2+\cdots 16.50^2+16.30^2-\frac{875.50^2}{9\times 6}$$

$$=5.4709$$

$f_{(总)}=mk-1=9\times 6-1=53$

②差方和$_{(剂间)}=\sum[\sum y(k)]^2/m-(\sum y)^2/mk$

$$=\frac{(142.60^2+146.20^2+\cdots\cdots 146.05^2+149.00^2)}{9}-\frac{875.50^2}{(9\times 6)}$$

$$=4.1926$$

$f_{(剂间)}=k-1=6-1=5$

③差方和$_{(碟间)}=\sum[\sum y\mathrm{m}]^2/k-(\sum y)^2/mk$

$$=\frac{(97.50^2+98.65^2+\cdots+98.65^2+95.85^2)}{6}-\frac{875.5^2}{9\times 6}$$

$$=1.0018$$

$f_{(碟间)}=m-1=9-1=8$

④差方和$_{(误差)}=$差方和$_{(总)}-$差方和$_{(剂间)}-$差方和$_{(碟间)}$

$$=5.4709-4.1926-1.0018=0.2765$$

$f_{(误差)}=f_{(总)}-f_{(剂间)}-f_{(碟间)}=53-5-8=40$

（3）可靠性测验　抗生素效价测定结果的可靠性测验通过对剂间变异的分析来确定。其中，（2.2）法的剂间变异分析为试品间、回归、偏离平行三项，（3.3）法还需再分析二次曲线、反向二次曲线等。

1）可靠性测验的剂间变异分析　（k.k）法按表11-6计算各变异项的 $m\sum C_i^2$ 及 $\sum(C_i\sum y_{(k)})$，按公式（11-15）计算各项变异的差方和。按公式（11-13）计算各项变异的方差。

$$\text{各变异相差方和}=\frac{[\sum(C_i\sum y_{(k)})]^2}{m\sum C_i^2} \quad (11-15)$$

$$f=1$$

表11-6　（k.k）法可靠性测验正交多项系数表

方法	差异来源	$\sum y_{(k)}$ 的正交多项系数 S_1	S_2	S_3	T_1	T_2	T_3	$m\sum C_i^2$	$\sum[C_i\sum y_{(k)}]$
(2.2)	试品间	-1	-1		1	1		$4m$	$T_2+T_1-S_2-S_1$
	回归	-1	1		-1	1		$4m$	$T_2-T_1+S_2-S_1$
	偏离平行	1	-1		-1	1		$4m$	$T_2-T_1-S_2+S_1$
(3.3)	试品间	-1	-1	-1	1	1	1	$6m$	$T_3+T_2+T_1-S_3-S_2-S_1$
	回归	-1	0	1	-1	0	1	$4m$	$T_3-T_1+S_3-S_1$
	偏离平行	1	0	-1	-1	0	1	$4m$	$T_3-T_1-S_3+S_1$
	二次曲线	1	-2	1	1	-2	1	$12m$	$T_3-2T_2+T_1+S_3-2S_2+S_1$
	反向二次曲线	-1	2	-1	-1	-2	1	$12m$	$T_3-2T_2+T_1-S_3+2S_2-S_1$

将方差分析结果列表进行可靠性测验。例如：随机区组设计（3.3）法可靠性测验结果见表11-7。

表11-7　随机区组设计（3.3）法可靠性测验结果

变异来源	f	差方和	方差	F	P
试品间	1	公式（11-15）	差方和/f	方差/S^2	
回归	1	公式（11-15）	差方和/f	方差/S^2	
偏离平行	1	公式（11-15）	差方和/f	方差/S^2	
二次曲线	1	公式（11-15）	差方和/f	方差/S^2	
反向二次曲线	1	公式（11-15）	差方和/f	方差/S^2	
剂间	$k-1$	公式（11-10）	差方和/f	方差/S^2	
碟间	$m-1$	公式（11-11）	差方和/f	方差/S^2	
误差	$(k-1)(m-1)$	公式（11-12）	差方和/f（S^2）		
总	$mk-1$	公式（11-9）			

表11-7中概率 P 是以该变异项的自由度为分子，误差项（S^2）的自由度为分母，查 F 值表，将查表所得 F 值与表11-7F 项下的计算值比较而得。当 F 计算值大于 $P=0.05$ 或 $P=0.01$ 的查表值时，则 $P<0.05$ 或 $P<0.01$，即为在此概率水平下该项变异有显著意义。

2）可靠性测验结果判断　可靠性测验结果，回归项应非常显著（$P<0.01$）。（2.2）法偏离平行应不显著（$P>0.05$）。（3.3）法偏离平行、二次曲线、反向二次曲线各项均应不显著（$P>0.05$）。试品间一项不作为可靠性测验的判断标准，试品间变异非常显著者，重复试验时，应参考所得结果重新估计供试品的效价或重新调整剂量试验。

以表11-5新霉素效价效价测定结果为例，进行可靠性测验，检验结果见表11-8和11-9。

表 11-8　(3.3) 法可靠性测验正交多项系数计算结果

方法	差异来源	$\sum y_{(k)}$的正交多项系数						$m\sum C_i^2$	$\sum[C_i\sum y_{(k)}]$
		S_1	S_2	S_3	T_1	T_2	T_3		
	试品间	-1	-1	-1	+1	+1	+1	9×6	0.4000
	回归	-1	1	+1	-1	0	+1	9×4	12.25
	偏离平行	1	-1	-1	-1	0	+1	9×4	0.05000
	二次曲线	+1	-2	+1	+1	-2	+1	9×12	1.250
	反向二次曲线	-1	+2	-1	+1	-2	+1	9×12	0.8500

表 11-9　随机区组设计 (3.3) 法可靠性测验结果

变异来源	f	差方和	方差	F	P
试品间	1	0.002963	0.002963	<1	>0.05
回归	1	4.168	4.168	602.9	<0.01
偏离平行	1	0.00016944	0.00016944	<1	>0.05
二次曲线	1	0.01447	0.01447	2.1	>0.05
反向二次曲线	1	0.006690	0.006690	<1	>0.05
剂间	5	4.1926	0.8385	121.3	<0.01
碟间	8	1.0018	0.1252	18.1	<0.01
误差 S^2	40	0.2765	0.006192		
总	53	5.4709			

可靠性结果分析　回归非常显著（$P<0.01$）；偏离平行、二次曲线、反向二次曲线均不显著（$P>0.05$），实验结果成立。组内（剂间）差异非常显著（$P<0.01$）；碟间差异不显著（$P>0.05$）说明 S 和 T 为平行直线，分离碟间差异，可以减少实验误差。

三、可信限及可信限率

可信限（FL）标志检定结果的精密度，是在 95% 的概率水平下从样品的检定结果估计其真实结果的所在范围。M 的可信限是 M 的标准误 S_M 和 t 值的乘积（tS_M），$M+tS_M$ 是可信限的高限；$M-tS_M$ 是可信限的低限，用其反对数计算得 R（S 和 T 的等反应剂量比值）和 P_T 的可信限低限及高限，计算可信限的 t 值是根据 S^2 的自由度（f）查 t 值表而得。R 或 P_T 的可信限率（FL%）是用 R 或 P_T 的可信限计算而得。效价的可信限率为可信限的高限与低限之差除以 2 倍效价后的百分率。

各品种抗生素的检定方法项下都有其可信限率的规定，如果检定结果不符合规定，可调整对供试品的估计效价或调节剂量，重复实验以减小可信限率。

(2.2) 或 (3.3) 法效价及可信限的计算都按表 11-8 计算 V、W、D、A、B、g 等数值，代入公式 (11-16) ~ (11-20) 及 (11-3) 计算 R、P_T、S_M 以及 R、P_T 的 FL 和 FL% 等。

$$R = D \cdot \text{antilg}\ (IV/W) \tag{11-16}$$

$$S_M = [I/W^2\ (1-g)]\sqrt{mS^2[(1-g)AW^2+BV^2]} \tag{11-17}$$

$$R\text{ 的 FL} = \text{antilg}\ [\lg R/\ (1-g)\ \pm tS_M] \tag{11-18}$$

$$P_T\text{ 的 FL} = A_T\text{antilg}[\lg R(1-g) \pm tS_M] \tag{11-19}$$

$$FL\% = \frac{可信限高限 - 可信限低限}{2 \times 效价} \times 100\% \qquad (11-20)$$

表 11－10　量反应平行线检定法的计算公式*

方法	S	T	效价计算用数值			S_M计算用数值		
			V	W	D	A	B	g
2.2	d_{S_1} d_{S_2}	d_{T_1} d_{T_2}	$1/2\ (T_1+T_2-S_1-S_2)$	$1/2\ (T_2-T_1+S_2-S_1)$	d_{S_2}/d_{T_2}	1	1	t^2S^2m/W^2
3.3	d_{S_1} d_{S_2} d_{S_3}	d_{T_1} d_{T_2} d_{T_3}	$1/3\ (T_1+T_2+T_3-S_1-S_2-S_3)$	$1/3\ (T_3-T_1+S_3-S_1)$	d_{S_3}/d_{T_3}	2/3	1/4	$t^2S^2m/4W^2$

注：*表中字母S、T后面的数字1、2、3均表示其的下标；表中d_S、d_T分别为S和T的剂量，下角1、2、3是顺次由小剂量到大剂量。

实例分析 11－1

案例　《中国药典》2020年版二部收载的硫酸庆大霉素含量测定方法为：精密称取本品适量，加灭菌水定量制成每1ml中约含1000单位的溶液，照抗生素微生物检定法（通则1201）测定。可信限率不得大于7%。1000庆大霉素单位相当于1mg庆大霉素。

讨论　1. 什么是可信限率？

2. 为什么要计算可信限率？

答案解析

实践实训

实训项目五　管碟法测定硫酸庆大霉素片的效价

【实训目的】

1. 掌握管碟法测定抗生素效价的操作方法。
2. 熟悉标准品溶液、供试品溶液、检定用菌悬液的配制方法。

【实训原理】

抗生素溶液摊布在高度敏感试验菌的琼脂培养基内扩散，形成含一定浓度抗生素的透明抑菌圈，抑菌圈边缘处的浓度是抗生素的最低抑菌浓度。根据分子扩散动力学公式可知，抗生素总量的对数与所形成抑菌圈半径的平方成直线关系，即量－反应直线。已知效价的标准品和未知效价的供试品，在相同试验条件下，在一定剂量范围内，量－反应直线互相平行，因此供试品的效价可用管碟法来测定。

二剂量法是将抗生素的标准品、供试品各稀释成高、低两种剂量（4∶1或2∶1），在同一含试验菌的琼脂培养基平板上进行对比，根据两种剂量、四种溶液所产生的抑菌圈大小，计算供试品的效价。

【实训内容】

《中国药典》2020年版收载的硫酸庆大霉素片效价测定方法：取本品10片，精密称定，研细，精密称取适量（约相当于庆大霉素0.1g），全部研细，加灭菌水，振摇，使硫酸庆大霉素溶解并定量稀释制成每1ml中约含1000单位的悬液，摇匀，静置，取上清液，照硫酸庆大霉素项下的方法测定，即得。

抗生素微生物检定试验设计表规定：庆大霉素效价测定试验，检定菌为短小芽孢杆菌；培养基为培养基Ⅰ；灭菌缓冲液为磷酸盐缓冲液（pH 7.8），抗生素浓度范围2.0～12.0U/ml，培养条件为温度35～37℃，时间14～16小时。若采用二剂量法，剂量比为2∶1或4∶1，高剂量所致的抑菌圈直径为18～22mm。

【实训用品】

（一）材料

1. 试剂及药品 短小芽孢杆菌、培养基Ⅰ、磷酸盐缓冲液（pH 7.8）、庆大霉素标准品、硫酸庆大霉素原料药、硫酸庆大霉素片（规格：40mg 4万u）。

2. 实训器材 超净工作台、恒温培养箱、万分之一电子天平、干燥箱、水浴锅、高压蒸汽灭菌锅、钢管放置器、水平仪、抗生素效价测量仪、移液管（5ml、20ml）、刻度吸管（5ml、10ml）、容量瓶（25ml、50ml、100ml、250ml、500ml、1000ml）、烧杯（25ml，50ml）、毛细滴管（1ml）、平底双碟（直径90mm）、小钢管、陶瓦盖。

【实训方法】

1. pH 7.8磷酸盐缓冲液的配制 取磷酸氢二钾5.59g与磷酸二氢钾0.41g，加水使成1000ml，摇匀滤过。经115℃蒸汽灭菌30分钟备用。

2. 培养基Ⅰ的配制 见附录。

3. 短小芽孢杆菌菌悬液的制备 检定用标准菌种，由中国药品生物制品检定所提供，为冷冻干燥品（安瓿），用前需经复苏，将复苏后的菌种斜面作为工作用菌种斜面。

取短小芽孢杆菌的营养琼脂斜面培养物，加灭菌水1～2ml冲下菌苔，制成悬液，用吸管将此悬液接种于营养琼脂培养基上，均匀摊布，在35～37℃培养7天。取菌苔少许涂片，用革兰染色镜检，应有芽孢85%以上。用灭菌水将芽孢洗下，制成芽孢悬液，合并至灭菌大试管内，65℃水浴内加热30分钟将菌体杀死，待冷后放冰箱贮藏为浓菌液。

4. 标准品溶液的制备

（1）标准品的称量计算 按庆大霉素标准品效价636u/mg计，理论精密称取78.62mg，置50ml容量瓶中，加灭菌水溶解，并稀释至刻度，得到1000u/ml的标准溶液。在实际检测中，称量数接近78.62即可。

$$W=\frac{VC}{P}=\frac{1000\text{u/ml}\times 50\text{ml}}{636\text{u/mg}}=78.62\text{mg}$$

假设实际称取标准品81.50mg，标准品溶液的稀释方法为：首先，将81.50mg标准品溶解于50ml灭菌水中，作为稀释液①，其浓度为：

$$\frac{81.50\text{mg}\times 636\text{u/mg}}{50\text{ml}}=1036.68\text{u/ml}$$

然后精密量取稀释液①5ml溶解于50ml pH 7.8的磷酸盐缓冲液中，作为稀释液②，其浓度为：

$$\frac{5\text{ml}\times 1036.68\text{u/ml}}{50\text{ml}}=103.668\text{u/ml}$$

（2）二剂量法中标准品高（SH）、低（SL）浓度溶液的配制

SH的配制方法为精密量取稀释液②5ml溶解于50ml pH 7.8的磷酸盐缓冲液中，其浓度为：

$$\frac{5\text{ml}\times 103.668\text{u/ml}}{50\text{ml}}=10.367\text{u/ml}$$

SL 的配制方法为精密量取稀释液②5ml 溶解于 100ml pH 7.8 的磷酸盐缓冲液中，其浓度为：

$$\frac{5ml \times 103.668u/ml}{100ml} = 5.183u/ml$$

庆大霉素浓度范围为 2.0~12.0u/ml，本次测定采用 10.367u/ml 和 5.183u/ml，剂间比 $r=2$。

5. 供试品溶液的制备 如配制 50ml 含 1036.68U/ml 的供试品溶液，按供试品的估计效价为 590u/mg，则应称取供试品的质量为：

$$W = \frac{[(81.50mg \times 636u/mg)/50ml] \times 50ml}{590u/mg} = 87.85mg$$

如果在实际称量时，取样是 87.85mg，则按标准品稀释的方法，逐步稀释供试品，使供试品溶液的高、低两种浓度跟标准品溶液的浓度一样，即标准品和供试品同剂量溶液浓度比 $D=1$。

如果在实际称量时，取样不是 87.85mg，为了使标准品和供试品同剂量溶液浓度比 $D=1$，则需要调整供试品的估计效价。

例如：假设实际称取供试品为 86.85mg，$D=1$，实际估计效价应为

$$AT = \frac{[(81.50mg \times 636u/mg)/50ml] \times 50ml}{86.85mg} = 597u/mg$$

这是按调整后的供试品估计效价，稀释供试品溶液，最终跟标准品溶液浓度相同。

6. 双碟制备 取 10 副灭菌双碟，在半无菌间或超净工作台上操作，放双碟的台面应用水平仪调水平。

（1）底层 取培养基Ⅰ适量，用微波炉融化，室温下检查培养基应均匀、无凝块。将 10 副双碟平铺排在操作台上，用灭菌大口吸管（20ml）吸取已融化、温度 50~53℃的培养基 20ml（留部分加热融化培养基Ⅰ在恒温水浴中留作菌层用），注入干燥双碟内，使在碟底内均匀摊布，放置水平台上使凝固（约 30 分钟），待凝固后更换干燥的陶瓦盖，置于 35~37℃培养箱中保温。保温的目的是使底层培养基干燥，易于摊布菌层，且利于菌层水平。

（2）菌层 另取留在恒温水浴中的培养基Ⅰ适量放冷，用灭菌吸管吸取规定的菌悬液加入此培养基中，轻轻充分旋摇（应避免出现气泡），使成均匀的菌层培养基。菌悬液的用量应在检验前预试验，二剂量法以标准溶液的高浓度所致的抑菌圈直径在 20~24mm 为合适。用 10ml 灭菌大口吸管，分别吸取 5ml 菌层培养基注入每一已凝固的底层培养基上，并迅速旋摇，务必使其均匀摊布。将双碟置水平台上，盖好陶瓦盖，放置 20~30 分钟，待凝固，备用。

7. 放置钢管 菌层凝固后，立即通过钢管放置器在每 1 双碟中以等距离均匀安置不锈钢小管 4 个，用陶瓦圆盖覆盖备用。从加好菌层到加钢管的时间不应超过 20~30 分钟。要注意使钢管平稳落在培养基上，各个钢管下落的高度应一致。钢管放妥后，应使双碟静置 10 分钟，使钢管在培养基内稍下沉稳定后，再开始滴加抗生素溶液。

8. 滴碟、培养 取上述标准品和供试品的高、低两种浓度的溶液，用毛细滴管按此滴加顺序 SH→TH→SL→TL 滴入钢管，至钢管口平满。滴加完毕，用陶瓦盖覆盖双碟，将双碟水平地移至双碟托盘内，双碟叠放不可超过 3 个，水平移入培养箱中间位置，放入 37℃恒温培养箱中培养 16 小时。培养过程中应尽量避免开启培养箱，以减少对培养温度的影响。

操作时应注意排除毛细管中空气，标准品与供试品各种浓度各用一个毛细滴管，且每批供试品溶液应予以更换。在滴加之前要用滴加液洗毛细滴管 2~3 次。滴加钢管时应尽量使每个钢管的液位一致，溶液不能滴到钢管外，并尽量缩短滴碟时间。

9. 测量抑菌圈，计算供试品效价 将培养好的双碟取出，打开陶瓦盖，将钢管倒入消毒液中，换

上玻璃盖，按批号排好。测量前检查：双碟应透明度好，无破损和不透明现象；抑菌圈应圆满，无破圈或圈不完整现象，同时，抗生素高浓度所致抑菌圈的直径范围应为 18～22mm。不符合上述要求的双碟都应弃去。

用游标卡尺或抑菌圈测量仪测量各个抑菌圈的面积（或直径），按照生物检定统计法进行可靠性测验及效价计算。如用游标卡尺测量，可将抑菌圈数据输入电脑，有专用的二剂量法的软件程序进行统计学处理。用抑菌圈测量仪测量各个抑菌圈时，自动测量、计算及统计分析可一次完成，并可打印出计算结果。

10. 记录　试验记录应包括抗生素的品种、剂型、规格、标示量、生产厂、批号、检验目的、检验依据、检验日期、温度、湿度，标准品与供试品的称量、稀释步骤与核对人、抑菌圈测量结果。当用游标卡尺测量抑菌圈时，应将测试数据以框图方式顺双碟数记录清楚，当用抑菌圈测量仪测量时，要将电脑打印测试、计算、统计分析的打印纸贴附于记录上。

（三）结果判断

当测定结果符合以下几项要求时，判定试验结果可靠、有效，否则，应进行重试。

1. 抑菌圈大小符合规定，即抗生素高浓度所致抑菌圈的直径范围应为 18～22mm。
2. 试验结果通过可靠性检验。
3. 供试品效价的测定结果 P_T的可信限率除特殊规定外，不得大于5%。
4. 供试品效价的测定结果 P_T，如低于估计效价的 90% 或高于估计效价的 110% 时，应调整其估计效价，重新试验。
5. 效价测定结果的有效数字按药典规定及数字修约的原则取舍。

【实训报告】

硫酸庆大霉素（片）效价测定记录

品　　名：________________　　批　　号：________________

规　　格：________________　　检验日期________________

检定依据：《中国药典》2020 年版

检测环境：____________________________

温　　度：________________　　湿　　度：________________

培养箱（Ⅰ）：________________　　培养箱（Ⅱ）：________________

培养基种类：________________　　pH：________________

配制日期：________________

缓冲液：________________　　pH：________________

检定菌：____________________________

菌液制备：____________________________

标准品

标准品效价：________________　　标准品来源：________________

标准品稀释：

供试品稀释：

抑菌圈直径（面积）记录表：

双碟号	k	d_{S_1}	d_{S_2}	d_{T_1}	d_{T_2}	ΣY_m
1						
2						
3						
4						
5						
6						
7						
8						
9						
10						
ΣY_k						
		S_1	S_2	T_1	T_2	ΣY

结论：　　□符合规定　　□不符合规定

检验人：　　复核人：

【注意事项】

1. 试验环境　抗生素效价测定用实验室应注意防止抗生素的污染。实验室要分为用于样品处理的试验间和用于制备双碟的半无菌间。半无菌间要求有紫外灯、温控设备、稳固水平的试验台、隔水式培养箱（36℃ ±1℃）、恒温水浴箱。实验室温度应控制在30℃以下。

2. 仪器用具的要求

（1）试验用容量瓶应标化、校正后方可使用。

（2）双碟的规格应符合《中国药典》规定（直径约90mm，高16～17mm）。

（3）钢管的规格应符合《中国药典》规定（内径6.0mm ±0.1mm；高10.0mm ±0.1mm，外径7.8mm ±0.1mm，每组钢管重量差异不大于 ±0.5mg）。

3. 培养基　目前一般采用商品脱水培养基。注意在配制灭菌后调节培养基的pH。

4. 菌种　试验菌的菌龄对抑菌圈有一定影响。故检定时应保持菌种及菌液的新鲜。

【思考题】

1. 试分析双碟中出现破圈或抑菌圈不完整现象产生的原因？

2. 滴加抗生素溶液为何要按 S_2，T_2，S_1，T_1 的顺序？可否将所有双碟的 S_2 滴加好以后，再滴加 T_2 等其他溶液？

答案解析

目标检测

一、选择题

（一）A 型题

1. 下列关于双碟制备前准备的叙述正确的是（　）
   A. 无菌室开启紫外灯最多 30 分钟
   B. 无须用水平仪校正测定操作台的水平
   C. 将已灭菌的生物检定用培养皿及吸管移至无菌室内
   D. 将熔化好的生物检定用培养基于 70℃保温
   E. 从冰箱中拿出的菌液可直接使用
2. 关于双碟制备的注意事项，下列叙述错误的是（　）
   A. 玻璃双碟一定要干燥，不能有冷凝水
   B. 刻度吸管的尖嘴被割掉一点变成大口易发生堵塞
   C. 用于倒菌层的培养基温度不能高于 48℃，芽孢可至 60℃
   D. 摇匀菌层培养基时，一定注意不能摇出气泡
   E. 无论是倒底层还是菌层动作都要快
3. 抗生素鉴别常用的方法不包括（　）
   A. 官能团显色反应　　B. 光谱法　　C. 色谱法
   D. 物理化学法　　E. 生物学法
4. 二剂量法进行滴碟时，滴加顺序为（　）
   A. SH→TH→SL→TL　　B. SH→SL→TH→TL　　C. TH→SH→TL→SL
   D. TH→TL→SH→SL　　E. SL→TL→SH→TH
5. 抗生素效价测定中，可靠性检验的方法（　）
   A. t 检验　　B. P 检验　　C. F 检验
   D. K 检验　　E. M 检验

（二）X 型题

6. 抗生素效价的表示方法有（　）
   A. 质量单位　　B. 重量单位　　C. 特定单位
   D. 类似质量单位　　E. 体积单位
7.《中国药典》2020 年版收载的抗生素微生物检定法包括（　）
   A. 管碟法　　B. 浊度法　　C. 一剂量法
   D. 二剂量法　　E. 三剂量法
8. 下列关于抗生素标准品的说法正确的是（　）
   A. 标准品指用于生物检定、抗生素或生化药品中含量或效价测定的标准物质
   B. 抗生素国际标准品由各国指定检定机构或药厂协作标定后决定
   C. 我国的标准品以国际标准品的效价单位为基准，与国际标准品比较后而定出效价，以 IU 表示

D. 由中国食品药品检定研究院统一向全国各使用单位分发

E. 每当中国食品药品检定研究院下发新批号标准品后，原有批号的标准品则自行作废

二、计算题

配制含庆大霉素标准品溶液 1000U/ml 的母液 50ml，应称取多少毫克标准品（标准品单位为 636U/mg）？又如何配制成高剂量（20U/ml），低剂量（10U/ml）两种浓度的效价测定液？配制时应注意哪些问题？

三、简答题

依照《中国药典》2020 年版，对规格为 1ml：20mg（2 万单位）的硫酸庆大霉素注射液进行含量测定。测定方法：精密量取本品适量，照硫酸庆大霉素项下的方法测定，即得。本品为硫酸庆大霉素的无菌水溶液，含庆大霉素应为标示量的 90.0% ~110.0%。

请设计试验过程（包括从准备仪器设备、试剂至结果判定的完整过程），并指出在测定过程中的注意事项。

书网融合……

知识回顾　　微课　　习题

（曹葳葳）

PPT

第十二章 氨基酸及蛋白质类药物的分析

学习引导

氨基酸、多肽和蛋白质是人体内的重要组成成分及具有重要生物活性的物质。氨基酸是治疗蛋白质代谢紊乱、蛋白质缺损所引起的一系列疾病的重要生化药物，同时也是具有高度营养价值的蛋白质补充剂，有着广泛的生化和临床功效。多肽和蛋白质是生物体内广泛存在的生化物质，具有多种生理功能，是一大类非常重要的生化药物。随着生物技术和基因工程技术的日新月异，多肽和蛋白质类药物的应用将日渐广泛。

本章将主要介绍氨基酸、蛋白质类药物的鉴别、检查、含量及生物活性测定的原理、方法及操作技术。

学习目标

思政素养目标

通过对氨基酸及蛋白质类分析方法的讲解，树立“药品质量安全第一”岗位责任感；引导学生将理论知识用于药品的实际检验过程，在实践中不断加深认知；激励学生学习新的检测方法和手段，培养探索创新的意识。

知识要求

1. **掌握** 茚三酮反应法、SDS－PAGE法、双缩脲法、福林酚法、凯氏定氮法的原理和技术。

2. **熟悉** 氨基酸及蛋白质类药物的特殊检查项目及检查方法；MTT法和WISH细胞病变抑制法的原理和技术。

3. **了解** 几种氨基酸、多肽和蛋白质类药物的质量标准。

技能要求

1. 熟练掌握茚三酮法、双缩脲法、福林酚法、凯氏定氮法测定氨基酸和蛋白质类药物含量的技术。

2. 学会基因工程类药物检查项目中肽图、分子量、N－末端氨基酸序列、外源DNA、等电点等的检查方法。

第一节 概 述

一、氨基酸的结构与分类

（一）氨基酸的结构

氨基酸是组成蛋白质的基本单位。按照氨基酸中氨基与羧基的位置，可将氨基酸分为α、β、γ、δ－氨基酸。参与蛋白质合成的二十多种氨基酸都是α－氨基酸（脯氨酸除外），其相邻的α碳原子上连接着氨基，因此称为α－氨基酸，其结构通式为：

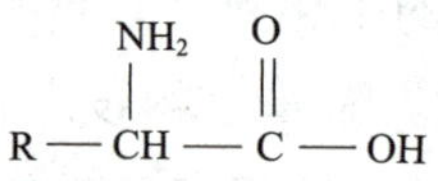

R为脂肪烃基或其他基团残基

图 12－1 氨基酸结构通式

除甘氨酸外，氨基酸有光学异构体，因此具有旋光性。按照旋光性的不同，可将氨基酸分为D－、L－型氨基酸。从蛋白质水解得到的α－氨基酸都是L－型氨基酸，在一些生物体特别是细菌细胞壁和某些抗生素中存在着D－型氨基酸。

（二）氨基酸的分类

α－氨基酸（包括脯氨酸）按照组成蛋白质侧链R基团的性质不同可分为以下四类。

1. 非极性R基氨基酸 丙氨酸、亮氨酸、异亮氨酸、缬氨酸、脯氨酸、苯丙氨酸、色氨酸、甲硫氨酸等八种，其在水中溶解度比极性R基氨基酸小。

2. 不带电荷的极性R基氨基酸 甘氨酸、丝氨酸、苏氨酸、半胱氨酸、酪氨酸、天冬酰胺、谷氨酰胺等七种，因它们的侧链中含有不解离的极性基团，能与水形成氢键，因此比非极性R基氨基酸更易溶于水。

3. 带正电荷的R基氨基酸 即碱性氨基酸，包括赖氨酸、精氨酸和组氨酸，在pH 7.0时，这类氨基酸带正电荷。

4. 带负电荷的R基氨基酸 即酸性氨基酸，包括谷氨酸和天冬氨酸，它们都含有两个羧基，在pH 7.0时，第二个羧基也完全解离，因此带负电荷。

此外，氨基酸还可以按照营养功能分为必需氨基酸、半必需氨基酸和非必需氨基酸；按R基团的化学结构可分为脂肪族、芳香族、杂环族三类；按其在体内代谢途径可分为成酮氨基酸和成糖氨基酸；按其酸碱性质可分为中性、酸性和碱性氨基酸。

二、氨基酸的物理和化学性质

氨基酸为白色晶状体，熔点很高，多在熔融时分解，都能溶解在强酸强碱中，其形成的盐多能溶于水。

（一）旋光性和光吸收

从α－氨基酸的结构通式中可以看出，除了R基为H原子的甘氨酸外，其他氨基酸中的α－碳原子是不对称碳原子，具有立体异构体。比旋光度是 α - 氨基酸的物理常数之一，是鉴别各种氨基酸的重要根据。

光吸收也是氨基酸鉴别的一种根据，参与蛋白质合成的 20 多种氨基酸，在可见光区域都无光吸收，在近紫外区苯丙氨酸、酪氨酸和色氨酸具有吸收，最大吸收波长分别在 259、278、279nm。α - 氨基酸在红外区均有特征吸收图谱。

（二）两性解离

氨基酸是连有羧基和氨基的两性物质。不同 pH 溶液中，氨基酸所带正、负电荷数不同。改变溶液的 pH，使氨基酸呈电中性，即带相等的正负电荷数（或称两性离子或兼性离子状态），此时溶液的 pH 即为该氨基酸的等电点。氨基酸在等电点时溶解度最小，最稳定。

（三）茚三酮反应

当茚三酮在弱酸性条件下和氨基酸反应时，氨基酸被氧化分解生成醛放出氨和二氧化碳，水合茚三酮则变成还原型茚三酮，然后还原型茚三酮与氨，另一分子茚三酮进一步缩合生成蓝紫色化合物，最大吸收值的波长为 570nm。除脯氨酸外，所有的 α - 氨基都能与茚三酮发生颜色反应，生成蓝紫色化合物；脯氨酸与茚三酮生成黄色化合物。

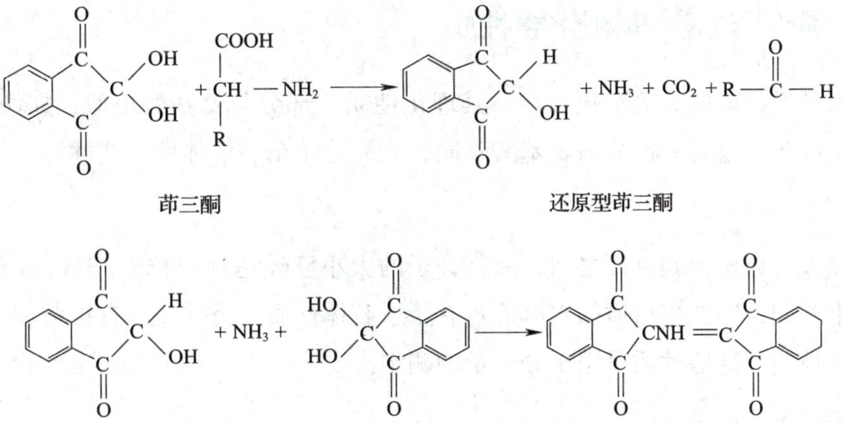

茚三酮　　　　还原型茚三酮

蓝紫色产物

图 12 - 2　氨基酸与茚三酮的反应

> **即学即练 12 - 1**
>
> 下列哪种氨基酸与茚三酮反应生成黄色化合物（　）
>
> A. 甘氨酸　　B. 亮氨酸　　C. 脯氨酸　　D. 赖氨酸　　E. 谷氨酸
>
> 答案解析

（四）Sanger 反应

该反应由 F. Sanger 首先发现，在弱碱性（pH 8 ~ 9）、暗处、室温或 40℃下，氨基酸的 α - 氨基很容易与 2,4 - 二硝基氟苯（FDNB）反应，生成黄色的 2,4 - 二硝基氨基酸（DNP - 氨基酸）。本法可用于鉴定多肽或蛋白质的 N - 末端氨基酸。

（五）Edman 反应

在弱碱性下，氨基酸的 α - 氨基可与苯异硫氰酸（PITG）反应生成相应的苯氨基硫甲酰氨基酸

（PTC－氨基酸）。在酸性条件下，PTC－氨基酸环化形成在酸中稳定的苯乙内酰硫脲氨基酸（PTH）。蛋白质多肽链N－末端氨基酸的α－氨基也可有此反应，生成PTC－肽，在酸性溶液中释放出末端的PTH－氨基酸和比原来少一个氨基酸残基的多肽链。PTH－氨基酸在酸性条件下极稳定并可溶于乙酸乙酯，用乙酸乙酯抽提后，经高效液相色谱鉴定就可以确定肽链N－末端氨基酸的种类。该法的优点是可连续分析出N－端的十几个氨基酸。瑞典科学家P. Edman首先使用该反应测定蛋白质N－末端氨基酸。后人根据此反应原理设计出氨基酸自动分析仪。

三、多肽、蛋白质的化学组成和分子量

蛋白质的基本化学组成是20多种常用的L－型α－氨基酸，平均含氮量为16%，这是蛋白质元素组成的一个特点，也是凯氏定氮法测定蛋白质含量的理论基础。蛋白质是大分子化合物，分子量从几千到几百万。

多肽和蛋白质的区别在于，一方面多肽中氨基酸残基数量较少，一般少于50个，另一方面多肽一般没有严密并相对稳定的空间结构，易变可塑。而蛋白质大多由100个以上氨基酸残基组成，且具有相对严密、比较稳定的空间结构，这也是蛋白质发挥生理功能的基础。

四、多肽、蛋白质的物理和化学性质

蛋白质是由氨基酸组成的大分子化合物，其理化性质一部分与氨基酸相似，如两性电离、等电点、呈色反应、成盐反应等，也有一部分与氨基酸不同，如高分子量、胶体性、变性等。

（一）高分子量

蛋白质分子较大，介于万到百万之间，故其分子的大小已经达到胶粒1～100nm范围之内。球状蛋白质的表面多亲水基团，因此蛋白质的水溶液具有亲水胶体性质。另外还具有扩散和沉降作用、黏度大及不透过半透膜等性质，这些性质可用于分子量的测定。

（二）两性解离与等电点

蛋白质分子中仍然存在游离的氨基和羧基，因此蛋白质与氨基酸一样具有两性解离的性质。不过因蛋白质所含氨基酸种类和数目众多且有支链，解离情况远比氨基酸复杂。蛋白质分子所带正、负电荷相等时溶液的pH成为蛋白质的等电点。由于蛋白质的两性解离性质，可用电泳技术对蛋白质进行分离，通电时，带电荷的蛋白质粒子向相反电荷的电极移动。

（三）呈色反应

1. 茚三酮反应 与氨基酸一样，蛋白质也具有此颜色反应，是蛋白质鉴定的重要依据。

2. 双缩脲反应 蛋白质在碱性溶液中与硫酸铜作用呈紫色，称为双缩脲反应（图12－3）。凡分子中含有两个以上酰胺键（—CO—NH—）的化合物都呈此反应，蛋白质分子中的氨基酸是以肽键相连，因此，所有蛋白质及二肽以上的多肽都能发生此反应。用此法可以鉴定蛋白质的存在或借助分光光度法测定蛋白质含量。

3. 福林酚法 该法是双缩脲法的发展，包括两步反应，首先在碱性条件下，蛋白质与铜作用生成蛋白质－铜络合物。然后此络合物将磷钼酸－磷钨酸（Folin试剂）还原，生成深蓝色混合物（磷钼蓝和磷钨蓝混合物）。该法比双缩脲法灵敏，但费时长，也适用于酪氨酸和色氨酸的定量测定。

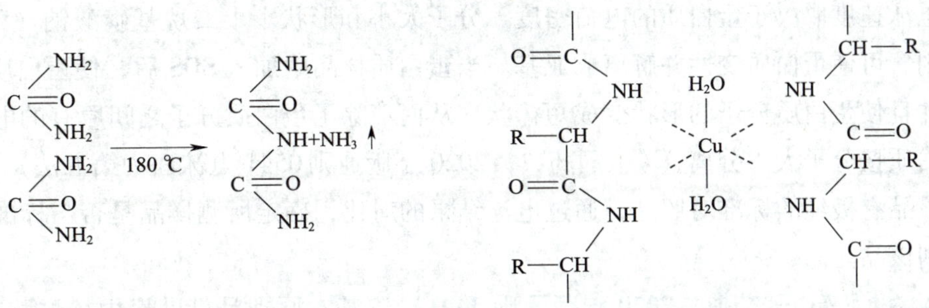

图 12－3　蛋白质的双缩脲反应方程式及产物的结构式

（四）蛋白质的紫外吸收

蛋白质分子中的色氨酸、酪氨酸和苯丙氨酸残基对紫外光有吸收，以色氨酸吸收最强，最大吸收峰为 280nm。

第二节　氨基酸、蛋白质类药物的鉴别与检查

一、鉴别

（一）氨基酸的鉴别

1. 茚三酮反应　茚三酮鉴别最常用的方法是根据所有的氨基酸均能与茚三酮显色来鉴别，详见第一节。如果要对某种氨基酸加以鉴别，可借助于一些特定的显色反应，如精氨酸样品中加入 α－萘酚与次溴酸钠试液，溶液显红色。甲硫氨酸溶液与无水硫酸铜饱和的硫酸液反应显黄色等。

2. 红外光谱　氨基酸在红外区都有特性图谱，可以通过将氨基酸压制成 KBr 片测定其红外吸收光谱与标准氨基酸图谱比较定性。

3. 紫外光谱　酪氨酸、色氨酸和苯丙氨酸在紫外区有最大吸收，根据最大吸收波长和紫外吸收图谱形状可以鉴别这三种氨基酸。

4. 色谱法　通过薄层色谱法或纸色谱法，与标准氨基酸对照而鉴别。

5. 其他　熔点、旋光度、氨基酸自动分析、气相色谱等均可作为氨基酸鉴别的依据。

（二）蛋白质的鉴别

1. 显色反应　茚三酮反应、福林酚反应、双缩脲反应均可用来鉴别蛋白质。具体参见第一节。

2. 紫外吸收　由于组成蛋白质的氨基酸中，酪氨酸、色氨酸和苯丙氨酸在紫外区有光吸收，可用来鉴别蛋白质。

3. 其他方法　一些特殊的蛋白质可利用其各自的理化性质、生理作用加以鉴别。如注射用人生长激素原液的鉴别在《中国药典》2020 年版中收载了以下方法：HPLC 法、胰蛋白酶解结合 HPLC 检测肽图法、分子排阻色谱法、等电聚焦电泳法和 N－末端氨基酸序列分析法，而其成品鉴别只需 HPLC 法及等电聚焦电泳法。

（三）基因重组多肽类药物的鉴别

1. SDS－聚丙烯酰胺凝胶电泳法（SDS－PAGE 法）　蛋白质在普通聚丙烯酰胺凝胶中保持大分子

天然状态，其电泳速度取决于蛋白质的电荷密度、分子大小和形状。十二烷基磺酸钠（SDS）是一种阴离子表面活性剂，可使蛋白质变性并解离成亚基。当蛋白质样品中加入 SDS 后，使蛋白质分子带上大量的强负电荷，并且使蛋白质分子的形状变成短棒状，从而消除了蛋白质分子之间原有的电荷量和分子形状差异，使蛋白质按分子大小分离（《中国药典》2020 年版通则 0541 电泳法中第五法）。用此法鉴别生物药品必须是该品有极纯的标准对照品，通过电泳结果的对比，确定所测样品是否与标准品有相同的迁移率，从而鉴别该品。

2. 免疫印迹法（《中国药典》2020 年版通则 3401） 基本原理是借助聚丙烯酰胺凝胶电泳技术，将生物活性物质高效分离，再与固相免疫学方法相结合。分离后的样品几乎可以原位、定量驱动或吸印在另一种固相载体上，因为能保持原有的生物活性和物质类型，所以可以进行各种生物检测、免疫识别、扫描和保存。基本操作分三个部分：SDS－聚丙烯酰胺电泳法（《中国药典》2020 年版通则 0541 第五法）；转移电泳即将凝胶中的多肽条带转移到硝酸纤维素纸上；检测或鉴定薄膜上的多肽条带。

二、检查

（一）一般检查

一般检查包括物理常数测定如熔点、pH，限量检查如无机盐、水分、炽灼残渣、残留溶剂等，生物检查法如无菌检查、微生物限度检查、热原、细菌内毒素、组胺类、过敏反应等。

（二）特殊杂质检查

氨基酸原料药中所含的特殊杂质一般为其他种类的氨基酸或大分子蛋白质，其他种类的氨基酸可用薄层色谱法进行限量检查，大分子蛋白质可用磺基水杨酸反应产生沉淀来检查是否存在。蛋白质类药物中所含有一些相关蛋白质杂质一般采用 SDS－PAGE 法、液相色谱法、毛细管电泳法、HPLC 法等方法进行检查。

1. 分子量检查 微课

（1）沉降法（超速离心法） 沉降系数（S）是指单位离心场强度溶质的沉降速度。S 也常用于近似地描述生物大分子的大小。蛋白质溶液经高速离心分离时，由于比重关系，蛋白质分子趋于下沉，沉降速度与蛋白质颗粒大小成正比，应用光学方法观察离心过程中蛋白质颗粒的沉降行为，可判断出蛋白质的沉降速度。根据沉降速度可以算出沉降系数，将 S 代入公式，即可计算出蛋白质的分子质量。

（2）SDS－PAGE 法 此法除了可用于蛋白质鉴别外，也可用于蛋白质分子量的测定。此法中，蛋白质电泳的迁移速度只取决于蛋白质分子量的大小，且蛋白质分子在电泳中的相对迁移率和分子质量的对数成直线关系。以标准蛋白质分子质量的对数和其相对迁移率作图，得到标准曲线，根据所测样品的相对迁移率，从标准曲线上便可查出其分子质量。用此法测定蛋白质分子量应注意以下几个问题。

1）如果蛋白质－SDS－复合物不能达到 1.4g/g 蛋白质的比率并且具有相同的构象，就不能得到准确的结果。

2）不同凝胶浓度适用于不同的分子量范围，在 5% 的凝胶中，相对分子质量为 25～200kDa 的蛋白质，其分子量的对数与迁移率成直线关系；在 10% 的凝胶中，相对分子质量为 10～70kDa 的蛋白质，其分子量的对数与迁移率成直线关系；在 15% 的凝胶中，相对分子质量为 10～50kDa 的蛋白质，其分子量的对数与迁移率成直线关系；可根据所测分子量范围选择最适凝胶浓度，并尽量选择分子量范围和性质与待测样品相近的蛋白质为标准蛋白质。标准蛋白质的迁移率（R_f）最好在 0.2～0.8 之间。在用此法测定分子量时，每次测定样品必须同时做标准曲线，而不得利用另一次电泳的标准曲线。

3）许多蛋白质是有亚基或两条以上肽链组成的，他们在SDS和巯基乙醇的作用下，解离成亚基或单条肽链，因此，这类蛋白质在此法中测得的只是它们的亚基或单条肽链的分子量，而不是完整分子的分子质量。

4）不是所有的蛋白质都能用此法测定分子量，一些电荷异常或构象异常的蛋白质、带有较大辅基的蛋白质（如复杂糖蛋白、PEG修饰蛋白）及一些结构蛋白（如胶原蛋白）等用此法测定的分子量结果不可靠。

（3）分子排阻色谱法（《中国药典》2020年版通则0514）　由于凝胶（如葡聚糖凝胶、琼脂糖凝胶）有一定的蛋白质分子量范围，在此范围内，分子量的对数和洗脱体积之间成线性关系。因此用几种已知分子量的蛋白质为标准，进行凝胶层析，以每种蛋白质的洗脱体积对它们的分子量的对数作图，可绘制出标准洗脱曲线。未知蛋白质在同样的条件下进行凝胶层析，根据其所用的洗脱体积可从标准洗脱曲线上求出位置蛋白质对应的分子量。此法误差比SDS－PAGE法大，但因其所测定的分子量是完整蛋白质的分子量，所以可用SDS－PAGE和凝胶过滤测定同一蛋白质的分子量，以便判断样品是否是寡聚蛋白质。根据寡聚度和SDS－PAGE所测的单条肽链或亚基的分子量即可得到准确的蛋白质分子量。

2. 肽图检查　肽图分析可用于准确比较待测蛋白与天然产品或参考品的蛋白质一级结构。肽图检查与氨基酸组成和序列分析合并考察可作为蛋白质一级结构的精确鉴别。肽图检查通过蛋白酶（如胰蛋白酶、糜蛋白酶）或化学物质（常用溴化氰裂解）裂解蛋白质后，再采用适宜的分析方法如SDS－PAGE法、HPLC法或毛细管电泳法（capillary electrophoresis，CE）鉴定蛋白质一级结构的完整性和准确性。《中国药典》2020年版收载的肽图检查方法（通则3405）有胰蛋白酶裂解－反相高效液相色谱法（第一法）和溴化氰裂解法（第二法）。同种产品不同批次的肽图的一致性是工艺稳定性的验证指标。因此，肽图分析在基因工程产品质控中显得尤为重要。

3. 等电点测定　一般采用等电聚焦电泳法（《中国药典》2020年版通则0541第六法）进行等电点的测定。等电聚焦电泳法是两性电解质在电泳场中形成一个pH梯度，由于蛋白质为两性化合物，其所带的电荷与介质的pH有关，带电的蛋白质在电泳中向极性相反的方向迁移，当到达其等电点（此处的pH使相应的蛋白质不再带电荷）时，电流达到最小，蛋白质不再移动，从而检测蛋白质类和肽类供试品等电点的电泳方法。电泳所产生的区带用考马斯亮蓝（G250或R250）染色。在不同研究小组测定蛋白质等电点时发现同一种蛋白质的等电点有所差异，可能是由于蛋白质空间构象不同所引起的。

4. 紫外吸收　对于某种蛋白质或多肽来说，它的最大吸收波长是固定的。紫外吸收光谱是检查蛋白质的一个重要指标。

5. 纯度　蛋白质的纯度一般是指是否含有其他杂蛋白，而不包括盐、缓冲液离子、SDS等小分子在内。较常用的方法是HPLC法、非还原SDS－PAGE电泳法、毛细管电泳法、等电聚焦电泳法、质谱分析法等，还可应用一些化学方法，如观察末端是否均一等。WHO规定，蛋白质必须用HPLC和非还原性SDS－PAGE两种方法测定，其纯度均达95%以上才能合格。

6. N－端和C－端氨基酸序列分析　N－端氨基酸序列分析是重组蛋白质和多肽的重要鉴别指标，一般至少测定15个氨基酸残基。中试头三批产品应当测定C－端1～3个氨基酸残基。目前N－端测序可在氨基酸自动测序仪上进行，其原理为Edman法（详见第一节）。基因工程产品测定N－端15个氨基酸序列的主要目的是为了排除蛋白质混淆的可能，因为两种不同蛋白质N－端15个氨基酸序列完全一致的可能性是很小的。

7. 外源性 DNA 残留量测定（《中国药典》2020 年版通则 3407） 外源性 DNA 残留量测定可用 DNA 探针杂交法、荧光染色法或定量 PCR 法。

8. 鼠 IgG 残留量测定（《中国药典》2020 年版通则 3416） 采用酶联免疫吸附法（ELISA 法）测定经单克隆抗体亲和色谱法纯化的重组制片中鼠 IgG 残留量。

即学即练 12－2

氨基酸和蛋白质类药物有哪些杂质检查项目？

答案解析

（三）生物活性

生化制品或生物制剂因受外界因素影响（温度、湿度、时间、生产过程的各个环节等）而易导致其生物活性降低或全部丧失而失去药理作用，所以除了要测定其含量外，还要测定其生物学活性以确定是否具有体内或体外作用。多肽、蛋白质类药物的效价测定较多地采用生物检定法。《中国药典》2020 年版规定了胰岛素、肝素、人促红细胞生成素、人白介素－2、人表皮生长因子等药品的生物检定法，规定了各种蛋白质类抗生素的微生物效价测定法，还收载了菌苗、疫苗、抗毒素、类毒素等的效力测定法。

蛋白质类激素的效价测定法一般根据药物的药理作用设计动物试验。如胰岛素的生物活性测定采用小鼠血糖法（《中国药典》2020 年版通则 1211），比较胰岛素标准品与供试品引起小鼠血糖下降的作用，照生物检定法（《中国药典》2020 年版通则 1431）中量反应平行线测定双交叉设计法计算效价。绒毛膜促性腺激素的效价测定（《中国药典》2020 年版通则 1209）采用小鼠子宫增重法，即比较标准品与供试品对雌性幼小鼠子宫增重的作用，照生物检定法（《中国药典》2020 年版通则 1431）中量－反应平行线测定法计算效价。生长激素的效价测定采用去垂体大鼠体重法和去垂体大鼠胫骨法（《中国药典》2020 年版通则 1219），前者比较标准品与供试品对幼龄去垂体大鼠体重增加的程度，后者在显微镜下测量胫骨骨骺板宽度，采用量－反应平行线测定法计算效价。降钙素采用大鼠血钙降低法（《中国药典》2020 年版通则 1218），比较标准品与供试品对大鼠血钙降低的程度以测定供试品的效价。

（二）免疫血清及毒素的效价测定法

多数抗毒素及免疫血清可用动物中和试验法，即将供试品与标准品抗毒素分别与试验毒素结合后，通过动物试验进行对比试验，由标准品效价求出其效价。如白喉抗毒素采用家兔皮肤试验法测定效价（《中国药典》2020 年版通则 3507），破伤风抗毒素采用小鼠试验法测定效价（《中国药典》2020 年版通则 3508）。

（三）人免疫球蛋白及凝血因子的效价测定法

乙型肝炎人免疫球蛋白可采用经验证的酶联免疫法或放射免疫测定法进行检测，放射免疫法利用供试品中的乙肝表面抗体与包被球上的乙肝表面抗原结合，再与^{125}I－乙肝表面抗原结合，形成免疫复合物，样品中乙肝表面抗体含量与^{125}I－乙肝表面抗原结合量成正相关函数，在一定浓度范围内，将供试品与标准测定结果相比较，通过回归分析，计算出样品中乙肝表面抗体的含量。

人凝血因子Ⅷ的效价测定多采用凝固时法（《中国药典》2020 年版通则 3521），即将供试品和标准品分别于缺乏凝血因子基质血浆混合，通过激活的部分凝血活酶、钙离子以及凝血因子参与的凝血反应测定基质血浆的凝固时间，根据标准品浓度与相应凝固时间的标准曲线，计算供试品人凝血因子Ⅷ的效价。

（四）细胞因子的效价测定法

1. 网织红细胞法（《中国药典》2020年版通则3522） 根据人促红细胞生成素（EPO）可刺激网织红细胞生成的作用，给小鼠皮下注射EPO后，其网织红细胞数量随EPO注射剂量的增加而升高。利用网织红细胞数对红细胞数的比值变化，通过剂量反应平行线法检测EPO体内生物学活性。

2. 干扰素生物学活性测定法（《中国药典》2020年版通则3523） 第一法细胞病变抑制法：根据干扰素可以保护人羊膜（WISH）细胞免受水泡性口炎病毒（VSV）破坏的作用，用结晶紫对存活的WISH细胞染色，在波长570nm处测定其吸光值，可得到干扰素对WISH细胞的保护效应曲线，以次测定干扰素生物学活性。第二法报告基因法（适用于Ⅰ型干扰素）：将含有干扰素刺激反应元件和荧光素酶基因的质粒转染到HEK293细胞中，构建细胞系HEK293puro ISRELuc，作为生物学活性测定细胞，当Ⅰ型干扰素与细胞膜上的受体结合后，通过信号转导，激活干扰素刺激反应元件，启动荧光素酶的表达，表达量与干扰素的生物学活性成正相关，加入细胞裂解液和荧光素酶底物后，测定其发光强度，以此测定Ⅰ型干扰素生物学活性。

3. CTLL-2细胞/MTT比色法 白介素-2、粒细胞集落刺激因子、碱性成纤维细胞生长因子、表皮生长因子等均可采用微量酶检测（MTT比色法）。即根据不同的该药物的浓度下，其相应的细胞依赖株存活率不同，活细胞的线粒体脱氢酶能将染料四唑蓝（MTT）转变为不溶的紫色甲臜颗粒，后者的产量与细胞数目或细胞活性成正相关，用二甲亚砜（DMSO）溶解所生成的甲臜，通过检测光密度值变化，可间接反映细胞生长及增殖活性，以此来检测该药物的效价。

（五）蛋白质类酶的效价测定法

蛋白质类酶的效价测定详见第十三章。

（六）蛋白质类抗生素的效价测定法

蛋白质类抗生素的效价测定详见第十一章。

除了《中国药典》收载的品种外，有些新药经系统的理化特性和药理学、毒理学研究后，被推荐到临床使用，但一时尚未找到合适的理化检验方法来控制质量，可根据生物检定的原理，从系统的药理作用中选择一种能代表临床疗效或毒性反应的指标，建立能控制质量的生物检定方法。

第三节　氨基酸的含量测定

一、茚三酮反应法

本法是氨基酸定量测定应用最广泛的方法之一，本法可允许的测定范围是0.5～50μg氨基酸。

（一）试剂

0.3mmol/L的氨基酸标准溶液；pH 5.4，2mol/L的醋酸缓冲液；0.2%的茚三酮显色液；60%乙醇；浓度为0.5～50μg/ml的氨基酸样品溶液。

（二）标准曲线的制作

分别准确量取0.3mmol/L的氨基酸标准溶液0、0.2、0.4、0.5、0.6、0.8、1.0ml于具塞刻度管中，并用蒸馏水分别补足至1ml。向试管中各加入1ml pH 5.4，2mol/L的醋酸缓冲液；再加入1ml茚三酮显色液，充分混匀后，盖上塞子，在100℃沸水浴中加热15分钟，用自来水冷却5分钟后，加入3ml 60%乙醇稀释，充分摇匀，用紫外分光光度计测定A_{570nm}。（脯氨酸和羟脯氨酸与茚三酮反应呈黄色，应测定A_{440nm}）。以A_{570nm}为纵坐标，氨基酸含量为横坐标，绘制标准曲线。

（三）氨基酸样品的测定

取样品液1ml，加入1ml pH 5.4、2mol/L的醋酸缓冲液和1ml茚三酮显色液，充分混匀后，盖上塞子，在100℃沸水浴中加热15分钟，用自来水冷却5分钟后，加入3ml 60%乙醇稀释，充分摇匀，用紫外分光光度计测定A_{570nm}（生成的颜色在60分钟内稳定）。将样品测定的A_{570nm}与标准曲线对照，可确定样品中氨基酸含量。

（四）结果计算

$$氨基酸含量（mmol/L）=A_{570nm}对应标准曲线查得值\times 10^{-3}$$

即学即练 12-3

采用茚三酮法测定氨基酸含量时，波长一般怎样选择？

答案解析

二、甲醛滴定法

氨基酸—NH_3^+基的pH通常情况在9.0以上，不能用一般指示剂作酸碱滴定，然而在pH中性及常温下，甲醛可与氨基酸上的氨基（或亚氨基）结合，使—NH_3^+基上的H^+游离出来，可用碱来滴定，每释放一个H^+，相当于一个氨基氮，从而可计算出氨基酸的含量（图12-4）。

若样品中只有单一已知的氨基酸，则可用此法滴定的结果计算出氨基酸的含量。若样品中含有多种氨基酸（如蛋白质水解液），则不能用此法计算出氨基酸的含量。但由于此法简便快捷，常被用于检测蛋白质的水解程度，随着水解程度的增加，滴定值也增加，当滴定值不再增加时，表明水解已完全。

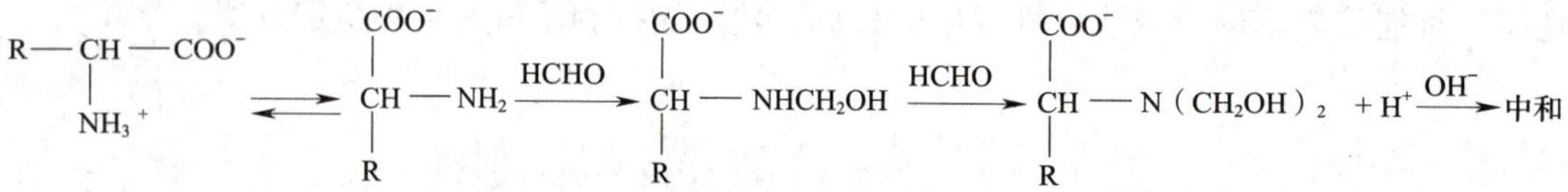

图12-4　氨基酸甲醛滴定反应方程式

三、非水滴定法

酸碱质子理论提出，一切能给出质子的物质为酸，接受质子的物质为碱。本法在非水溶剂中进行滴定。有机弱酸在碱性溶剂中可显著增强其相对酸度，最常用的碱性溶剂为二甲基甲酰胺；有机弱碱在酸性溶剂中可显著增强其相对碱度，最常用的酸性溶剂为冰醋酸。氨基酸具有羧基和氨基，水中呈现中性，若在冰醋酸中则显示出碱性，因此可用高氯酸等强酸标准溶液来进行滴定。

四、高效液相色谱法

氨基酸可用 HPLC 法进行含量测定，由于大多数氨基酸（酪氨酸、色氨酸和苯丙氨酸除外）无紫外吸收，因此利用 HPLC 法测定氨基酸含量时需要进行衍生化反应后再检测。

此外，常用于氨基酸测定的方法还有电泳法、分光光度法等。

第四节　多肽、蛋白质类药物的含量测定及效价测定

组成蛋白质的基本单位是氨基酸，氨基酸通过脱水缩合形成肽链，蛋白质是一条或多条肽链组成的生物大分子。不同品种应针对自身蛋白质特性选择适宜的测定方法并做相应的方法学验证，同时应尽可能选用与待测品种蛋白质结构相同或相近的蛋白质作对照品。多肽及蛋白质含量测定方法中最常用的有以下几种。

一、凯氏定氮法

每种蛋白质都有其恒定的含氮量，一般在 14% ~18%，平均含氮量为 16%（质量分数）。凯氏定氮法测出含氮量后，乘以系数 6.25，即可得出蛋白质含量。凯氏定氮法测定多肽类药物分为样品消化、蒸馏、吸收和滴定四个过程。首先将蛋白质与硫酸和硫酸铜、硫酸钾一同加热消化使蛋白质分解，分解的氨与硫酸结合生成硫酸铵。然后碱化蒸馏使氨游离，用硼酸吸收后以硫酸滴定液滴定，根据酸的消耗量算出含氮量，再将含氮量乘以换算系数，即为蛋白质含量。反应方程式如下：

$$\text{消化：有机氮} + \text{浓}H_2SO_4 \xrightarrow[\text{煮沸}]{\text{催化剂}} (NH_4)_2SO_4 + CO_2 + SO_4 + H_2O$$

$$\text{蒸馏：}(NH_4)_2SO_4 + 2NaOH \longrightarrow 2NH_3\uparrow + Na_2SO_4 + 2H_2O$$

$$\text{吸收：}2NH_3 + 4H_3BO_3 \longrightarrow (NH_4)_2B_4O_7 + 5H_2O$$

$$\text{滴定：}(NH_4)_2B_4O_7 + 5H_2O + 2HCl \longrightarrow 2NH_4Cl + 4H_3BO_3$$

根据酸的消耗量算出含氮量，再将含氮量乘以换算系数，即可得蛋白质含量。在滴定过程中，滴定终点采用甲基红－溴甲酚绿混合指示剂来判定。本法测出的含氮量是总氮量，包括有机氮和无机氮。

凯氏定氮法是目前分析有机化学物含氮量常用的方法，是测定试样中总有机氮最简单准确的方法之一，被国际作为法定的标准检验方法。在氮测定法（《中国药典》2020 年版通则 0704）第二法（半微量法）中，样品的最佳消化条件为 30% 硫酸铜 5 滴，硫酸钾（或无水硫酸钠）0.3g，浓硫酸 2.0ml；硫酸铜的用量为影响消化的主要因素，硫酸钾和浓硫酸用量为第二和第三主要因素，用此条件进行消化，仅需 12 分钟，且试剂用量少、成本低、环境污染小。

凯氏定氮法适用范围广泛，测定结果准确，重现性好，但操作比较复杂，试剂消耗量大。

实例分析 12-1

实例 2008年，多地报告多例婴幼儿泌尿系统结石病例——三聚氰胺事件。经查，患儿多有食用三鹿牌婴幼儿配方奶粉的历史，不法分子将一种叫作“三聚氰胺”的化学品添加到该品牌奶粉中，当采用凯氏定氮法测定蛋白质含量时，会造成蛋白质含量增高的假象。

答案解析

讨论 为什么添加三聚氰胺可以使蛋白质含量测定结果升高？

二、双缩脲法

本法依据蛋白质分子中含有的两个以上的肽键在碱性溶液中与 Cu^{2+} 形成紫红色络合物，在一定范围内其颜色深浅与蛋白质浓度成正比，以蛋白质对照品溶液作标准曲线，采用比色法（540nm）测定供试品中蛋白质含量。本法快速、灵敏度低，测定范围为 1～10mg/ml，常用于需要快速，但不需要十分准确的蛋白质测定。本法受硫酸铵、三羟甲基氨基甲烷缓冲液和某些氨基酸干扰。

（一）试剂配制

1. 双缩脲试剂 准确称取硫酸铜 1.5g、酒石酸钾钠 6.0g，碘化钾 5.0g，加水 500ml 使其溶解，边搅拌边加入 10% 氢氧化钠溶液 300ml，用水稀释至 1000ml，混匀，即制得。储存于塑料瓶中（或内壁涂以石蜡的瓶中）。此试剂可长期保存。若瓶中出现黑色沉淀，则需要重新配制。

2. 对照品溶液的制备 除另有规定外，用标准的结晶牛血清白蛋白（BSA）或蛋白质含量测定国家标准品，加水溶解并制成浓度为 10mg/ml 的溶液。

3. 供试品溶液的制备 按照各品种项下规定的方法制备（蛋白质浓度应与对照品溶液基本一致）。

（二）测定法

取 12 支具塞试管分两组，分别精密量取对照品溶液 0、0.2、0.4、0.6、0.8、1.0ml，各加水至 1.0ml，再分别加入双缩脲试液 4.0ml，立即混匀，室温放置 30 分钟，照紫外－可见分光光度法（《中国药典》2020 年版通则 0401），于 540nm 处测吸光值。检测时以 0 号管作空白对照。取两组测定的平均值，以蛋白质的含量为横坐标、以吸光值为纵坐标绘制标准曲线，获得线性回归方程。

（三）样品的测定

取 2～3 个具塞试管，用上述方法测定供试品的蛋白质浓度，注意样品浓度不要超过 10mg/ml。从线性回归方程计算供试品溶液中的蛋白质浓度，并乘以稀释倍数即得供试品浓度。

三、福林酚法

本法依据蛋白质分子中含有的肽键在碱性溶液中与 Cu^{2+} 螯合形成蛋白质－铜复合物，此复合物使酚试剂的磷钼酸还原，产生蓝色化合物，同时在碱性条件下酚试剂易被蛋白质中的酪氨酸、色氨酸、半胱氨酸还原呈蓝色反应。在一定范围内其颜色深浅与蛋白质浓度成正比，以蛋白质对照品溶液作标准曲线，采用比色法（750nm）测定供试品中蛋白质的含量。

此法操作简便，灵敏度比双缩脲法高 100 倍，测定范围为 20～250μg/ml。本法易受到较多物质的干扰，如还原物质、酚类、枸橼酸、硫酸铵、三羟甲基氨基甲烷缓冲液、甘氨酸、糖类、甘油等均有干扰。测定方法如下。

（一）试剂配制

1. 碱性铜试液　取氢氧化钠 10g，碳酸钠 50g，加水 400ml 使其溶解，作为 A 液；取酒石酸钾 0.5g，加水 50ml 使溶解，另取硫酸铜 0.25g，加水 30ml 使溶解，将两液混合作为 B 液。临用前，合并 A、B 液，并加水至 500ml。

2. 福林酚试液　精密称取钨酸钠 100g、钼酸钠 25g，置于 1500ml 磨口圆底烧瓶中，加入蒸馏水 700ml、85%磷酸 50ml 及浓盐酸 100ml，充分混匀后，接上磨口冷凝管，回流 10 小时。再加入硫酸锂 150g，蒸馏水 50ml 及液溴数滴，于通风橱内开口煮沸 15 分钟，驱除过量的溴。冷却，稀释至 1000ml，过滤，滤液呈微绿色，贮于棕色瓶中。临用前，用标准氢氧化钠溶液滴定，用酚酞作指示剂（由于试剂呈微绿色，影响滴定终点的观察，可将试剂稀释 100 倍再滴定）。根据滴定结果，将试剂稀释至相当于 1mol/L 的酸（稀释 1 倍左右），贮于冰箱中可长期保存。

3. 对照品溶液的制备　除另有规定外，用标准的结晶牛血清白蛋白（BSA）或蛋白质含量测定国家标准品，加水溶解并制成浓度为 0.2mg/ml 的溶液。

4. 供试品溶液的制备　按照各品种项下规定的方法制备（蛋白质浓度应与对照品溶液基本一致）。

（二）测定法

取 12 支具塞试管分两组，分别精密量取对照品溶液 0、0.2、0.4、0.6、0.8、1.0ml，各加水至 1.0ml，再分别加入碱性铜试液 1.0ml，摇匀，室温放置 10 分钟，各加入福林酚试液 4.0ml，立即混匀，室温放置 30 分钟，于 750nm 处测定吸光值；同时以 0 号管作为空白对照。以标准蛋白质浓度为横坐标、两组吸光值平均值为纵坐标绘制标准曲线，获得线性回归方程。将供试品稀释到适宜浓度后按上述方法进行测定，通过标准曲线计算获得供试品溶液中的蛋白质浓度，并乘以稀释倍数，即得。

四、2,2’-联喹啉-4,4’-二羧酸法

本法依据蛋白质分子在碱性溶液中将 Cu^{2+} 还原为 Cu^{+}，2,2’-联喹啉-4,4’-二羧酸法（BCA）与 Cu^{+} 结合形成紫色复合物，在一定范围内其颜色深浅与蛋白质浓度成正比，以蛋白质对照品溶液作标准曲线，采用比色法（562nm）测定供试品中蛋白质的含量。本法灵敏度较高，测定范围为80～400μg/ml。本法受还原剂和铜螯合物干扰。

（一）试剂配制

1. 铜-BCA 试液　取 2,2’-联喹啉-4,4’-二羧酸钠 1g、无水碳酸钠 2g、酒石酸钠 0.16g、氢氧化钠 0.4g 与碳酸氢钠 0.95g，加水使溶解成 100ml，调节 pH 至 11.25，作为 A 液；另取 4%硫酸铜溶液作为 B 液。临用前取 A 液 100ml，加入 B 液 2ml，混匀，即得。

2. 对照品溶液的制备　除另有规定外，用标准的结晶牛血清白蛋白（BSA）或蛋白质含量测定国家标准品，加水溶解并制成浓度为 0.8mg/ml 的溶液。

3. 供试品溶液的制备　按照各品种项下规定的方法制备（蛋白质浓度应与对照品溶液基本一致）。

（二）测定法

取 12 支具塞试管分两组，分别精密量取对照品溶液 0、0.1、0.2、0.3、0.4、0.5ml，各加水至

0.5ml，再分别加入铜－BCA试液10ml，立即混匀，于37℃中水浴30分钟，放冷，立即于562nm处测定吸光值；同时以0号管作为空白对照。以标准蛋白质浓度为横坐标、两组吸光值平均值为纵坐标绘制标准曲线，获得线性回归方程。将供试品稀释到适宜浓度后按上述方法进行测定，从线性回归方程计算供试品溶液中的蛋白质浓度，并乘以稀释倍数，即得。

五、考马斯亮蓝法

考马斯亮蓝法（Bradford法）依据蛋白质分子中的碱性氨基酸（精氨酸）和芳香族氨基酸在酸性溶液中与考马斯亮蓝G250结合形成蓝色复合物，在一定范围内其颜色深浅与蛋白质浓度成正比，以蛋白质对照品溶液作标准曲线，采用比色法（595nm）测定供试品中蛋白质的含量。本法灵敏度高，测定范围为1～200μg/ml。本法受去污剂、Triton X－100、十二烷基磺酸钠（SDS）等物质的干扰。供试品缓冲液呈强碱性时也会影响显色。

（一）试剂配制

1. 酸性染色液 准确称取0.1g考马斯亮蓝G250，加50ml乙醇溶解后，加100ml磷酸，加水稀释至1000ml，混匀。过滤，取滤液，即得。本试剂应置于棕色瓶内，如沉淀产生，使用前需经过滤。

2. 对照品溶液的制备 除另有规定外，用标准的结晶牛血清白蛋白（BSA）或蛋白质含量测定国家标准品，加水溶解并制成浓度为1mg/ml的溶液。

3. 供试品溶液的制备 按照各品种项下规定的方法制备（蛋白质浓度应与对照品溶液基本一致）。

（二）测定法

取14支具塞试管分两组，分别精密量取对照品溶液0、0.01、0.02、0.04、0.06、0.08、0.1ml，各加水至0.1 ml，再分别加入酸性染色液5.0ml，立即混匀，于595nm处测定吸光值；同时以0号管作为空白对照。以标准蛋白质浓度为横坐标、两组吸光值平均值为纵坐标绘制标准曲线，获得线性回归方程。将供试品稀释到适宜浓度后同法进行测定，从线性回归方程计算供试品溶液中的蛋白质浓度，并乘以稀释倍数，即得。

六、紫外－可见分光光度法

本法依据蛋白质分子中含有共轭双键的酪氨酸、色氨酸、苯丙氨酸等芳香族氨基酸，其在280nm波长处具有最大吸收。在一定范围内其吸光值大小与蛋白质浓度成正比。本法操作简便快速，适用于纯化蛋白质的检测，一般供试品浓度为0.2～2mg/ml。本法不需要标准品，但准确度较差。若蛋白质不含上述三种氨基酸则无法检测；若样品中含有碱基等吸收紫外光的物质，会出现较大干扰。

此外，对一些特殊蛋白质的含量测定还可采用ELISA法、HPLC法、点膜结合法等。

第五节 几种氨基酸、多肽、蛋白质类药物的质量分析

一、甘氨酸的质量分析

（一）鉴别

（1）取本品与甘氨酸对照品各适量，分别加水溶解并稀释制成约10mg/ml的溶液，照氨基酸薄层

色谱法（《中国药典》2020 年版通则 0502）试验，供试品主斑点的位置和颜色应与对照品溶液的主斑点相同。

（2）本品的红外光吸收图谱应与对照的图谱（《药品红外光谱集》929 图）一致。

（二）检查

1. 酸度　取本品 1.0g，加水 20ml 溶解后，依法测定，pH 应为 5.6～6.6。

2. 透光率　取本品 1.0g，加水 20ml 溶解后，紫外分光光度法于 430nm 处测定透光率，不得低于 98.0%。

3. 氯化物　取本品 1.0g，依法检查，与标准氯化钠溶液 7.0ml 制成的对照液比较，不得更浓（0.007%）。

4. 硫酸盐　取本品 2.5g，依法检查，与标准硫酸钾溶液 1.5ml 制成的对照液比较，不得更浓（0.006%）。

5. 铵盐　取本品 0.10g，依法检查，与标准氯化铵溶液 2.0ml 制成的对照液比较，不得更深（0.02%）。

6. 其他氨基酸　用薄层色谱法检查。

7. 干燥失重　取本品，在 105℃干燥 3 小时，减失重量不得超过 0.2%。

8. 炽灼残渣　不得超过 0.1%。

9. 铁盐　取本品 1.50g，依法检查，与标准铁溶液 1.5ml 制成的对照液比较，不得更深（0.001%）。

10. 重金属　取本品 2.0g，加水 23ml 溶解，加醋酸盐缓冲液（pH 3.5）2ml，依法检查（第一法），含重金属不得过百万分之十。

11. 砷盐　取本品 2.0g，加水 23ml 溶解，加盐酸 5ml，依法检查（第一法），应符合规定（0.0001%）。

12. 细菌内毒素（供注射用）　取本品，依法检查，每 1g 甘氨酸中含内毒素的量应小于 20EU。

（三）含量测定

取本品约 70mg，精密称定，加无水甲酸 1.5ml 溶解，加冰醋酸 50ml，按照电位滴定法（《中国药典》2020 年版通则 0701），用高氯酸标准溶液（0.1mol/L）滴定，并将滴定的结果用空白试验校正。每 1ml 高氯酸滴定液（0.1mol/L）相当于 7.507mg 的甘氨酸。

二、白细胞介素 -2 的质量分析

白细胞介素 -2（白介素 -2，IL-2）主要由活化的 T 细胞产生，作用于表达 IL-2 受体的淋巴细胞，促进淋巴细胞生长、增殖、分化，为抗肿瘤的生物治疗用药。本品系由高效表达人 IL-2 基因的大肠埃希菌，经发酵、分离和高度纯化后获得的人 IL-2 制成，含适宜稳定剂，不含防腐剂和抗生素。

（一）原液检定

1. 生物学活性　《中国药典》2020 年版四部通则 3524 规定了人白介素 -2 生物学活性的测定方法。该法是在不同白介素 -2 的浓度下，其细胞依赖株 CTLL-2 细胞存活率不同。具体方法如下。

（1）标准品溶液的制备　取人白介素 -2 生物学活性测定用国家标准品，按使用说明书复溶后，用基础培养液稀释至每 1ml 含 200IU。在 96 孔细胞培养板中，做 2 倍系列稀释，共 8 个稀释度，每个稀释度做 2 孔。每孔分别留 50μl 标准品溶液，弃去孔中多余溶液。以上操作在无菌条件下进行。

（2）供试品溶液的制备　将供试品按标示量复溶后，用基础培养液稀释成每 1ml 约含 200IU。在 96 孔细胞培养板中，做 2 倍系列稀释，共 8 个稀释度，每个稀释度做 2 孔。每孔分别留 50μl 供试品溶液，弃去孔中多余溶液。

以上操作在无菌条件下进行。

（3）测定法　CTLL－2 细胞用完全培养液于 37℃、5% 二氧化碳条件下培养至足够量，离心收集 CTLL－2 细胞，用 RPMI 1640 培养液洗涤 3 次，然后重悬于基础培养液中配制成每 1ml 含 6.0×10^5 个细胞的细胞悬液，于 37℃、5% 二氧化碳条件下备用。在加有标准品溶液和供试品溶液的 96 孔细胞培养板中，每孔加入细胞悬液 50μl，于 37℃、5% 二氧化碳条件下培养 18～24 小时；然后每孔加入 MTT 溶液 20μl，于 37℃、5% 二氧化碳条件下培养 4～6 小时后，每孔加入裂解液 150μl，于 37℃、5% 二氧化碳条件下保温 18～24 小时。混匀细胞板中的液体，放入酶标仪，以 630mn 为参比波长，在波长 570mn 处测定吸光度，记录测定结果。

（4）计算　试验数据采用计算机程序或四参数回归计算法进行处理，并按公式 12－1 计算结果：

$$供试品生物学活性(IU/ml) = P_r \times \frac{D_s \times E_s}{D_r \times E_r} \qquad (12-1)$$

式中，P_r为标准品生物学活性，IU/ml；D_s为供试品预稀释倍数；D_r为标准品预稀释倍数；E_s为供试品相当于标准品半效量的稀释倍数；E_r为标准品半效量的稀释倍数。

2. 蛋白质含量　采用福林酚法（《中国药典》2020 年版通则 0731 第二法）测定。

3. 比活性　生物学活性与蛋白质含量之比，不低于 1.0×10^7IU/mg 蛋白质。

4. 纯度

（1）电泳法　用非还原型 SDS－PAGE 法（《中国药典》2020 年版通则 0541 第五法），分离胶浓度为 15%，加样量不低于 10μg（考马斯亮蓝 R250 染色法）或 5μg（银染法）。经扫描仪扫描，纯度不低于 95.0%。

（2）HPLC 法（《中国药典》2020 年版通则 0512）　凝胶色谱柱适合分离分质量为 5～60kDa，流动性为 0.1mol/L 磷酸－氯化钠缓冲液（pH 7.0），上样量≥20μg，检测波长 280nm，理论塔板数不低于 1500，人白介素－2 主峰面积不低于总面积的 95.0%。

5. 分子量　用非还原型 SDS－PAGE 法（《中国药典》2020 年版通则 0541 第五法），分离胶浓度为 15%，加样量不低于 1.0μg，分子量应为 15.5kDa ± 1.6kDa。

6. 外源性 DNA 残留量　每 1 支/瓶不高于 10ng（《中国药典》2020 年版通则 3407）。

7. 宿主菌蛋白质残留量　不高于蛋白质总量的 0.10%（《中国药典》2020 年版通则 3412）。

8. 残余抗生素活性（《中国药典》2020 年版通则 3408）　不应有残余氨苄西林或其他抗生素活性。如制品中含有 SDS，应将 SDS 至少稀释至 0.01% 再进行测定。

9. 细菌内毒素（《中国药典》2020 年版通则 1143）　应小于 10EU/100 万 IU。如制品中含有 SDS，应将 SDS 至少稀释至 0.0025% 再进行测定。

10. 等电点　主区带应为 6.5～7.5，且供试品的等电点图谱应与对照品一致（《中国药典》2020 年版通则 0541 第六法）。

11. 紫外光谱（《中国药典》2020 年版通则 0401）　用水或生理盐水将将供试品稀释至 100～500μg/ml，在光路 1cm，波长 230～360nm 下扫描，最大吸收峰为 277nm ± 3nm。

12. 肽图　依法（《中国药典》2020 年版通则 3405）测定，应与对照品图形一致。

13. N－端氨基酸序列　用氨基酸序列分析仪测定，N－端序列应为：（Met）－Ala－Pro－Thr－Ser

-Ser-Ser-Thr-Lys-Lys-Thr-Gln-Leu-Gln-Leu-Glu。

（二）半成品检定

1. 细菌内毒素（《中国药典》2020 年版通则 1143） 应小于 10EU/100 万 IU。如制品中含有 SDS，应将 SDS 至少稀释至 0.0025% 再进行测定。

2. 无菌检查（《中国药典》2020 年版通则 1101） 应符合规定。

（三）成品检定

除水分测定、装量差异检查外，应按标示量加入灭菌注射用水，复溶后进行其余各项检定。

1. 鉴别实验 按免疫印迹法（《中国药典》2020 年版通则 3401）或免疫斑点法（《中国药典》2020 年版通则 3402）测定，应为阳性。

2. 物理检查

（1）外观　应为白色或微黄色疏松体，按标示量加入灭菌注射用水后应迅速复溶为澄明液体。

（2）可见异物（《中国药典》2020 年版通则 0904）　应符合规定。

（3）装量差异（《中国药典》2020 年版通则 0102）　应符合规定。

3. 化学检定

（1）水分（《中国药典》2020 年版通则 0832）　应不高于 3.0%。

（2）pH（《中国药典》2020 年版通则 0631）　应为 6.5~7.5。如制品中不含 SDS，应为 3.5~7.0。

（3）渗透压摩尔浓度（《中国药典》2020 年版通则 0632）　应符合批准的要求。

4. 生物学活性（《中国药典》2020 年版通则 3524） 应为标示量的 80%~150%。

5. 残余抗生素活性（《中国药典》2020 年版通则 3408） 不应有残余氨苄西林或其他抗生素活性。如制品中含有 SDS，应将 SDS 至少稀释至 0.01% 再进行测定。

6. 无菌检查（《中国药典》2020 年版通则 1101） 应符合规定。

7. 细菌内毒素检查（《中国药典》2020 年版通则 1143） 应小于 10EU/支（瓶）。如制品中含有 SDS，应将 SDS 至少稀释至 0.0025% 再进行测定。

8. 异常毒性检查 依法（《中国药典》2020 年版通则 1141）检查（小鼠试验法），应符合规定。

9. 乙腈残留量 如工艺中采用乙腈，则照气相色谱法（《中国药典》2020 年版通则 0521）进行检查。色谱柱采用石英毛细管柱，柱温 45℃，气化室温度 150℃，检测器温度 300℃，载气为氮气，流速为 4.0ml/分钟，用水稀释乙腈标准溶液使其浓度为 0.0004%，分别吸取 1.0ml 上述标准溶液及供试品溶液顶空进样 400μl，通过比较标准溶液和供试品溶液的峰面积判定供试品溶液乙腈含量。乙腈残留量应不高于 0.0004%。

实践实训

实训项目六　考马斯亮蓝染色法测定人血白蛋白的含量

【实训目的】

1. 掌握考马斯亮蓝染色法测定蛋白质含量的原理；紫外分光光度计的操作方法。
2. 了解结晶人血白蛋白含量的测定法。

【实训原理】

考马斯亮蓝法测定蛋白质浓度，是利用蛋白质－染料结合的原理，定量地测定微量蛋白浓度的快速、灵敏的方法。

考马斯亮蓝 G250 存在着两种不同的颜色形式，红色和蓝色。它和蛋白质通过范德华力结合，在一定蛋白质浓度范围内，蛋白质和染料结合符合比尔定律（Beer's law）。此染料与蛋白质结合后颜色有红色形式和蓝色形式，最大光吸收由465nm 变成595nm，通过测定595nm 处光吸收的增加量可知与其结合蛋白质的量。

蛋白质和染料结合是一个很快的过程，约 2 分钟即可反应完全，呈现最大光吸收，并可稳定 1 小时，之后，蛋白质－染料复合物发生聚合并沉淀出来。蛋白质－染料复合物具有很高的消光系数，使得在测定蛋白质浓度时灵敏度很高，在测定溶液中含蛋白质 5μl/ml 时就有 0.275 光吸收值的变化，比 Lowry 法灵敏 4 倍，测定范围为 10 ~ 100μg 蛋白质；微量测定法测定范围是 1 ~ 10μg 蛋白质。此反应重复性好，精确度高，线性关系好。标准曲线在蛋白质浓度较大时稍有弯曲，这是由于染料本身的两种颜色形式光谱有重叠，试剂背景值随更多染料与蛋白质结合而不断降低，但直线弯曲程度很轻，不影响测定。

此方法干扰物少，研究表明，NaCl、KCl、$MgCl_2$、乙醇、$(NH_4)_2SO_4$无干扰。强碱缓冲液在测定中有一些颜色干扰，这可以用适当的缓冲液对照扣除其影响。Tris、乙酸、2－巯基乙醇、蔗糖、甘油、EDTA 及微量的去污剂如 Triton X－100、SDS、玻璃去污剂有少量颜色干扰，用适当的缓冲液对照很容易除掉。但是，大量去污剂的存在对颜色影响太大而不易消除。

【实训用品】

1. 实验试剂

（1）考马斯亮蓝试剂　准确称取 100mg 考马斯亮蓝 G250 溶于 50ml 95% 乙醇中，加入 85% 磷酸 100ml，用蒸馏水稀释至 1000ml，滤纸过滤。最终试剂中含 0.01%（*W/V*）考马斯亮蓝 G250，4.7%（*W/V*）乙醇。

（2）标准蛋白质溶液　人血白蛋白，预先经凯氏定氮法（第二法微量法）测定蛋白氮含量，根据其纯度用 0.15mol/L 的 NaCl 溶液分别配制成 1mg/ml、0.1mg/ml 蛋白溶液。

（3）样品溶液　人血白蛋白溶液（浓度约 0.5mg/ml）。

2. 实训器材　试管及试管架；50ml 容量瓶 2 只；移液管；紫外分光光度计。

【实训方法】

1. 标准法制定标准曲线　取 14 支试管，分两组按下表 12－1 平行操作。以 A_{595nm}为纵坐标，标准蛋白含量为横坐标，在坐标纸上绘制标准曲线。

表 12－1　标准法标准蛋白溶液的配制

试管编号	0	1	2	3	4	5	6
1mg/ml 标准蛋白溶液（ml）	0	0.01	0.02	0.03	0.04	0.05	0.06
0.15mol/L NaCl（ml）	0.1	0.09	0.08	0.07	0.06	0.05	0.04
考马斯亮蓝试剂（ml）				5			
摇匀，1 小时内以 0 号管为空白对照，在 595nm 处比色							
A_{595nm}							

2. 微量法制定标准曲线　取12支试管，分两组按下表12-2平行操作。以A_{595nm}为纵坐标，标准蛋白含量为横坐标，在坐标纸上绘制标准曲线。

表12-2　微量法标准蛋白溶液的配制

试管编号	0	1	2	3	4	5
0.1mg/ml 标准蛋白溶液（ml）	0	0.01	0.02	0.03	0.04	0.05
0.15mol/L NaCl（ml）	0.1	0.09	0.08	0.07	0.06	0.05
考马斯亮蓝试剂（ml）	5					
摇匀，1小时内以0号管为空白对照，在595nm处比色						
A_{595nm}						

3. 未知样品蛋白质浓度测定　测定方法同上，取合适的未知样品体积，使其测定值在标准曲线的直线范围内。根据所测定的A_{595nm}值，在标准曲线上查出其相当于标准蛋白的量，从而计算出未知样品的蛋白质浓度（mg/ml）。

【实训报告】

人血白蛋白蛋白质含量试验结果记录

品　　名：________________　　批　　号：________________

规　　格：________________　　检验日期：________________

检定依据：《中国药典》2020年版

检测环境：温度：________________　　湿　　度：________________

实验内容及结果

表1　标准法制定标准曲线

试管编号	0	1	2	3	4	5	6
1mg/ml 标准蛋白溶液（ml）	0	0.01	0.02	0.03	0.04	0.05	0.06
0.15mol/L NaCl（ml）	0.1	0.09	0.08	0.07	0.06	0.05	0.04
考马斯亮蓝试剂（ml）	5						
摇匀，1小时内以0号管为空白对照，在595nm处比色							
A_{595nm}							

表2　微量法制定标准曲线

试管编号	0	1	2	3	4	5
0.1mg/ml 标准蛋白溶液（ml）	0	0.01	0.02	0.03	0.04	0.05
0.15mol/L 氯化钠溶液（ml）	0.1	0.09	0.08	0.07	0.06	0.05
考马斯亮蓝试剂（ml）	5					
摇匀，1小时内以0号管为空白对照，在595nm处比色						
A_{595nm}						

表3　未知样品吸光值

试管编号	0	1	2
未知样品溶液（ml）	0	0.05	0.1
0.15mol/L 氯化钠溶液（ml）	0.1	0.05	0.0
考马斯亮蓝试剂（ml）		5	
摇匀，1 小时内以 0 号管为空白对照，在 595nm 处比色			
A_{595nm}			
A_{595nm} 平均值			

根据表 1、表 2 结果绘制标准曲线图并拟合出标准曲线方程。将未知样品的 A_{595nm} 平均值代入方程求得未知样品的浓度。

结论：

检验人：　　　　　　　　　　复核人：

【注意事项】

1. 如果测定要求很严格，可以在试剂加入后的 5～20 分钟内测定光吸收，因为在这段时间内颜色是最稳定的。

2. 测定过程中，蛋白－染料复合物会有少部分吸附于比色杯壁上，实验证明此复合物的吸附量是可以忽略的。测定完后可用乙醇将蓝色的比色杯洗干净。

【思考题】

1. 举例说明哪些生物制剂需要做无菌检验？出现怎样的实验结果可判断该供试品为无菌检验合格的生物制剂？

2. 在上述实训中，为何要设阳性和阴性对照？若阳性对照出现了阴性结果，请分析其产生原因，又该如何处理？

目标检测

答案解析

一、选择题

（一）A 型题

1. 干扰素的效价测定可采用（　）

A. 网织红细胞法　　B. MTT 比色法　　C. WISH 细胞病变抑制法

D. 凝固时法　　E. 管碟法

2. 氨基酸与蛋白质类药物的鉴别中都可用（　）

A. 福林酚反应　　B. 纸层析　　C. 茚三酮反应

D. 双缩脲反应　　E. 考马斯亮蓝染色法

3. N－端氨基酸序列分析的基本原理是（ ）
A. Sanger 反应 B. 茚三酮反应 C. Edman 反应
D. 双缩脲反应 E. 旋光性
4. 下列哪类制品需要检查外源性 DNA 残留量（ ）
A. 维生素 B. 血液制品 C. 重组 DNA 制品
D. 抗生素 E. 真菌多糖
5. 对基因工程类药物的检查项目不包括（ ）
A. 肽图 B. N－末端氨基酸序列 C. 外源 DNA
D. 蛋白质含量 E. 分子量
6. 下列（ ）不是氨基酸所具有的特征反应
A. 茚三酮反应 B. Sanger 反应 C. Edman 反应
D. 双缩脲反应 E. 紫外吸收

（二）X 型题

7. 在下列方法中，可以用于测定蛋白质分子量的有（ ）
A. 分子排阻色谱法 B. 还原型 SDS－PAGE C. 超速离心分析
D. 免疫电泳 E. 紫外吸收法
8. SDS－PAGE 电泳法可用于（ ）
A. 蛋白质类药物的分子量测定 B. 蛋白质类药物的等电点测定
C. 基因重组多肽药物的鉴别 D. 蛋白质类药物的纯度检查
E. 蛋白质类药物的含量测定
9. 氨基酸类药物的鉴别可用（ ）
A. 红外光谱 B. 气相色谱 C. HPLC 氨基酸自动分析
D. 旋光光度法 E. 层析法
10. 对基因重组多肽类药物的鉴别中可采用（ ）
A. SDS－PAGE 法 B. GC C. 免疫斑点或免疫印迹法
D. 甲醛滴定法 E. 紫外光谱法
11. 白介素的检测项目包括（ ）
A. 等电点 B. 外源性 DNA 残留 C. 红外光谱
D. 乙腈残留量 E. 热原

二、填空题

1. 基因工程类蛋白质药物的检查方法主要测定以下主要内容：________、肽图、等电点、紫外吸收、纯度、________、________和残余 IgG 的检查。
2. 目前对宿主细胞（或菌体）残留蛋白质含量的测定主要采用的是________，一般采用________。
3. 胰岛素的效价测定方法是________；绒毛膜促性腺激素的效价测定方法是________；生长激素的效价测定方法是________。

三、简答题

1. 对于基因工程类药物的特殊检查项目主要有哪些？
2. 基因重组多肽药物的鉴别方法有几种？它们的原理和特点是什么？

3. 氨基酸类药物的含量测定方法有哪几种?
4. 常用的蛋白质类药物的含量测定方法有哪几种?
5. SDS - PAGE 法测得的分子量是否是天然蛋白质的完整分子量?其原理是什么?哪些蛋白质不能用此法测定分子量?

书网融合……

知识回顾　　微课　　习题

（朱宏阳）

第十三章　酶类药物的分析

PPT

学习引导

酶类药物是生化药物的重要组成部分，生物化学基础课程中学习过酶的基本概念和特性，那么，什么样的酶才具有药用价值？药用酶的质量如何控制呢？

本章着重讲解药用酶的鉴别、检查、含量（效价）检测方法，旨在让学习者掌握酶类药物规范的质检方法。学习者在学习本章内容时，要紧紧抓住酶的催化活性在药用酶质量检测各环节中的应用，另外要注意比较酶类药物与普通蛋白质药物在质量检测方法上的异同点，提高对知识融会贯通的能力。

学习目标

思政素养目标

通过对酶类药物质量检测方法的讲解，融入酶类药物品质安全观念。教育学生法治思想，要依法进行药品检验，要求严谨细致、实事求是，做到防患于未然，保障药品质量，保证患者用药安全。

知识要求

1. **掌握**　酶的定义和性质；取样测定法与连续监测法进行酶类药物效价的测定方法；酶活力、酶比活力的计算。

2. **熟悉**　酶类药物鉴别、检查方法；尿激酶、胰蛋白酶、门冬酰胺酶等药用酶的生物学特性及鉴别、检查、效价测定方法。

3. **了解**　酶活力测定中需控制的反应条件。

技能要求

1. 熟练掌握酶类药物质量检测技能。

2. 学会使用紫外-可见分光光度计测定酶活力。

第一节　概　述

一、酶的基本概念

酶是一种由生物体活细胞产生的生物催化剂。它的化学本质是蛋白质（少数为 RNA）。酶参与生物体内的物质代谢和能量代谢，具有高效、高度专一、反应条件温和、可调控等催化特性。

二、酶类药物的特性及分类

（一）药用酶的基本条件

酶类药物已经应用在消化系统疾病、血栓、烧伤、炎症、肿瘤等多种疾病的临床治疗上，但是药用酶的数量相对目前已知的1000多种酶来说，仍然非常少，大多数天然酶作为药物来说，仍然具有很多缺点，如在生理pH条件下不稳定，分子量大，注入人体内很难达到靶点等。酶应具备以下条件，才具有药用价值。

（1）在生理pH条件下，具有最高活性和稳定性。如大肠埃希菌谷氨酰胺酶最适pH为5.0，在生理pH下基本无活性，故不能作为药用酶应用于临床。

（2）对基质具有较高亲和力。酶的K_m值较低时，只需少量的酶制剂就能催化血液或组织中较低浓度的基质发生化学反应，从而高效发挥治疗作用。

（3）血清中半衰期较长。即要求药用酶从血液中清除率较慢，以利于充分发挥治疗作用。

（4）纯度要求高，特别注射类的纯度要求更高。

（5）具有较低的免疫原性或无免疫原性。由于酶的化学本质是蛋白质，酶类药物都不同程度地存在免疫原性的问题，这是很多酶的天然缺点。近年来，为了改善酶类药物疗效，对酶进行化学修饰以期降低免疫原性，获得了比较理想的效果。也可以寻求制备免疫原性较低的酶。

（6）最好不需要外源辅助因子。有些酶需要辅酶或ATP和金属离子，方能进行酶反应，在应用治疗中常受到限制。

（二）酶类药物的分类及应用

酶类药物包括下列几类。

1. 治疗胃肠道疾病有关的酶类 如胰酶、胃蛋白酶、淀粉酶、脂肪酶、纤维素酶、乳糖酶、β-半乳糖苷酶、胰蛋白酶等。

2. 抗炎抑菌酶类 如溶菌酶（主要用于五官科）、胰蛋白酶、菠萝蛋白酶、无花果蛋白酶等，用于抗炎、消肿、清疮、排脓和促进伤口愈合。胶原酶用于治疗压疮和溃疡，木瓜凝乳蛋白酶用于抗炎消肿和治疗椎间盘病。胰蛋白酶还用于治疗毒蛇咬伤；糜蛋白酶可稀释痰液便于咳出，对脓性和非脓性痰液均有效，也可用于创伤或手术后伤口愈合、抗炎及防止局部水肿、血肿等。

3. 心血管疾病治疗酶 链激酶、尿激酶和纤溶酶等，这些酶制剂对溶解血栓有独特的效果；弹性蛋白酶能降低血脂，防治动脉粥样硬化。激肽释放酶能扩张血管、降低血压。凝血酶可用于止血。

4. 抗肿瘤酶类 天冬酰胺具有促进血癌生长的作用，天冬酰胺酶能分解天冬酰胺，因此可以抑制血癌细胞的生长；神经氨酸苷酶是一种良好的肿瘤免疫治疗剂。此外，尿激酶可用于加强抗癌药物如丝裂霉素C的药效，米曲溶栓酶也能治疗白血病和部分肿瘤。谷氨酰胺酶、蛋白氨酸酶、组氨酸酶、酪氨酸氧化酶也有不同程度的抗癌作用。

5. 其他酶类 超氧化物歧化酶（SOD）用于治疗类风湿关节炎和放射病；DNA酶与RNA酶可用于降低痰液黏度，用于治疗慢性气管炎；玻璃酸酶用于分解黏多糖；葡聚糖酶可预防龋齿；透明质酸酶用于药物扩散剂；青霉素酶可治疗青霉素过敏。

《中国药典》2020年版收录的酶类药物有胰酶、胰蛋白酶、胰激肽原酶、胃蛋白酶、门冬酰胺酶（埃希）、门冬酰胺酶（欧文）、抑肽酶、尿激酶、糜蛋白酶、玻璃酸酶、凝血酶及其制剂等。另有一些药用酶如菠萝蛋白酶、纤溶酶、弹性酶、溶菌酶等收载在《国家药品标准》其他分册及卫生部药品标准中。

第二节　酶类药物的鉴别、检查和含量测定

一、酶类药物的鉴别

酶分子都是有特异性生物活性的蛋白质，在鉴别中依据酶的活性、纯度，遵循特异、专属的原则选择鉴别方法，主要有以下几种。

（一）酶活性试验

依据酶原有生物活性进行鉴别是药用酶鉴别中最常用的方法。可以利用酶的体外活力或体内活力进行酶的鉴别。

1. 体外酶活力　如《中国药典》2020年版收载的糜蛋白酶的鉴别，底物 *N*－乙酰－L－酪氨酸乙酯在糜蛋白酶作用下水解为 *N*－乙酰－L－酪氨酸和乙醇，反应体系 pH 降低，使底物试液中所含的甲基红－亚甲蓝混合指示剂显紫红色。另外，胰蛋白酶、抑肽酶、尿激酶等酶的鉴别方法也属于体外酶活力试验。

2. 体内酶活力实验　如玻璃酸酶的鉴别。玻璃酸酶是一种重要的药物扩散与黏液水解剂，在动物皮内注射玻璃酸酶，通过对黏多糖玻璃酸的解聚作用来加速染色剂亚甲蓝的扩散和吸收，使皮内注射含玻璃酸酶的亚甲蓝的蓝色圈大于单独注射亚甲蓝的蓝色圈，从而证明玻璃酸酶的扩散作用。

（二）呈色反应

药用酶本身即为蛋白质，故蛋白质常用的显色法如在碱性条件下的双缩脲反应、茚三酮反应等也同样适用于酶类药物。如《中国药典》2020年版中收载的门冬酰胺酶的双缩脲鉴别反应，此反应快速灵敏，常用作蛋白质的快速鉴别方法，但该法专属性较差，常配合其他方法进行药品的鉴别。

（三）沉淀试验

蛋白质与生物碱试剂或重金属盐反应，即发生沉淀现象。作为化学本质为蛋白质的大多酶类药物，也具有这个理化性质。如《中国药典》2020年版中收载的胃蛋白酶的鉴别，胃蛋白酶水溶液加生物碱试剂鞣酸及金属盐氯化钡溶液，即生成沉淀。

（四）高效液相色谱法

利用高效液相色谱法来进行酶的鉴别也是常用的方法，如《中国药典》2020年版收载的品种门冬酰胺酶的鉴别。高效液相色谱法较分子排阻色谱法（SEC）的分离度更高，大肠埃希菌与欧文菌两种来源的门冬酰胺酶用该法可达到良好的分离效果，为该品种的专属性鉴别方法，胰激肽原酶、抑肽酶等也采用高效液相色谱法进行鉴别。

此外，也可利用酶是蛋白的性质来选择其他技术进行酶的鉴别，如 SDS－PAGE、等电聚焦电泳、毛细管电泳等电泳技术；免疫扩散法、免疫电泳、免疫印迹术和酶联免疫技术等免疫学技术。

二、酶类药物的检查

酶类药物的一般杂质检查项目中有多项与其他一般生化药物的检测项目及检测方法相同，其中干燥

失重绝大多数品种要求在60℃以下减压干燥至恒重，从微生物和海洋生物中提取的酶，还应进行重金属的检查。生物检查项目中多进行细菌内毒素、无菌或微生物限度检查及异常毒性、降压物质、过敏反应等检查。

目前酶类药物大多是生化产品或微生物发酵产品，在生成提取的过程中可能带入其他的大分子杂质，如脂肪、其他酶、大分子蛋白、核酸等杂质，因会影响酶的质量，故需进行含量限度检查。其检测方法依据不同的杂质而异，下面介绍几种常见的大分子杂质的检查。

（一）脂肪

从动物内脏中提取的酶类，大多含有脂肪成分，《中国药典》2020年版收载的胰酶、胰激肽原酶等均需进行脂肪限度的检测，其测定方法为用乙醚提取后挥散乙醚，残渣经干燥后称重并计算，不得超过规定的杂质限量。

（二）高分子蛋白质（高聚物）

酶类药物在提取纯化的过程中也常存在蛋白质大分子不能排除的问题，同样会影响酶类药物的纯度与质量，常用的检测方法有分子排阻色谱法（SEC）、SDS－PAGE法、HPLC法等。如抑肽酶中高分子蛋白质的检查，采用SEC法测定，高分子蛋白质的限度控制在1.0%。胰激肽原酶可采用HPLC法或SDS－PAGE法检查纯度，门冬酰胺酶使用SEC－HPLC法进行测定，主要是因为门冬酰胺酶为注射级原料药，且临床使用中有过敏等不良反应，应严格控制高分子物质，《中国药典》2020年版规定其纯度限度不得低于97.0%。

在没有找到有效方法的情况下，也可采用控制吸光度的方法来控制纯度，如《中国药典》2020年版收载的玻璃酸酶的检查。玻璃酸酶来源于动物睾丸或由微生物发酵制得，所含的杂蛋白量比较多，通过检测280nm吸光值并要求在一定限值以下，来检查玻璃酸酶的纯度。同法也可检查核酸杂质的量。

（三）其他酶含量

同种来源的酶，如胰蛋白酶、糜蛋白酶、胰激肽原酶，都来源于动物胰脏，在提取一种酶时极易混入别的蛋白酶，故要进行含量限度检测。

《中国药典》2020年版收载的糜蛋白酶中需进行胰蛋白酶的检查。胰蛋白酶能专一地作用于赖氨酸、精氨酸等碱性氨基酸的羧基组成的肽键、酰胺键和酯键，胰蛋白酶水解底物对甲苯磺酰基－L－精氨酸甲酯生成酸，可使甲基红－亚甲蓝试液变成紫红色。因该法的呈色速度与胰蛋白酶的量和试剂纯度有关，故需与胰蛋白酶对照品进行比较。

又如检测混杂在胰激肽原酶中的其他蛋白酶时，以酪蛋白为底物，是因胰脏中的大多数蛋白酶均能水解酪蛋白，而胰激肽原酶则对酪蛋白几乎不起作用。酪蛋白经水解生成肽和氨基酸，可在280nm处测吸光度增大，故用紫外分光光度法测定。在规定的条件下，测得的吸光度越高，表明其他蛋白酶的量越大，药典规定吸光度不得超过0.2。

（四）大分子活性物质含量

如尿激酶中的凝血质样活性物质检查，尿激酶是由新鲜人尿经分离提纯后制得的一种碱性蛋白水解酶，人尿中含有凝血质样物质，提取制备时可能有残留。必须控制其最低安全限量，否则会使血中暂时复钙时间缩短，使血液呈短暂高凝状态，不利于血栓病患者，并且容易并发脑血栓。当酶制品比活达到35000IU/mg蛋白以上，尿激酶血浓度在80～320IU/ml时，临床上才不会发生血浆复钙时间缩短。《中国药典》2020 年版采用兔血浆法来测定尿激酶中的凝血质样活性物质。

实例分析 13 - 1

案例　2015 年 11 月某食品药品监督检验研究院在中国药品质量安全年会上报告，注射用门冬酰胺酶检测方法的准确性差异导致部分问题产品流入市场。A、B 两家药企同生产门冬酰胺酶原料药，但在纯化、浓缩等关键环节分别采取了不同的工艺，用药典现有方法检测发现，两家企业的产品所含杂质均在药典规定的限度以下，即符合规定。但若采用药典暂未收载的双向电泳法、超高效液相色谱法（UPLC）等来检查、分析，则发现 A 企业产品检查结果变化不大，而 B 企业产品纯度不符合规定。

讨论　如何理解检测方法的专属性、灵敏性对药品质量控制的意义？

答案解析

三、酶类药物含量测定的原理及方法

微课

酶的效价测定项下一般包括酶活力、酶含量和比活力的测定。

（一）酶含量测定

除了少数核酶外，酶化学本质都是蛋白质，一般酶含量的测定实际就是测定酶中蛋白质含量，酶含量测定主要是用于酶比活力计算和酶制剂成品规格的控制。可根据它们的物理化学性质选择采用凯式定氮法、双缩脲法、Folin - 酚试剂法（Lowry 法）、考马斯亮蓝 G250 染色法（Bradford 法）、紫外吸收、HPLC 法等。其中，凯式定氮法是经典的标准方法，Lowry 法和 Bradford 法是在蛋白质质量检定中常用方法。具体测定的原理及方法见第十二章。

（二）酶活力的检测方法

酶活力（enzyme activity）也称酶活性，是指酶催化一定化学反应的能力。要测定酶的含量，不能直接用重量或体积来衡量，通常是用催化某一化学反应的能力来表示，即用酶活力大小来表示。酶活力的高低是研究酶的特性、生产及应用酶制剂的一项不可缺少的指标。

1. 酶活力与酶反应速度　酶活力的大小可以用在一定条件下它所催化的某一化学反应的反应速度来表示，即酶催化的反应速度越快，酶的活力就越高；速度越慢，酶的活力就越低。所以测定酶活力就是测定酶促反应的速度（用 V 表示）。酶促反应速度可用单位时间内、单位体积中底物的减少量或产物的增加量来表示，在一般的酶促反应体系中，底物往往是过量的，测定初速度时，底物减少量占总量的极少部分，不易准确检测，而产物则是从无到有，只要测定方法灵敏，就可准确测定。因此，一般以测定产物的增加量来表示酶促反应速度较为合适。将产物浓度对反应时间作图，反应速度即如图 13 - 1 中曲线的斜率。

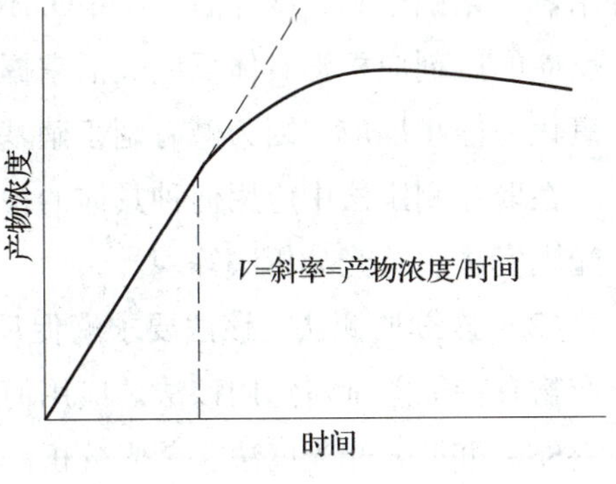

图 13 - 1　酶反应时间与产物浓度关系

从图 13 - 1 中可知，反应速度只在最初一段时间内保持恒定，随着反应时间的延长，酶反应速度发生下降。引起下降的原因很多，如底物浓度的降低、酶在一定的 pH 及温度下部分失活、产物对酶的抑制、产物浓度增加而加速了逆反应的进行等。因此，研究酶反应速度应以酶促反应的初速度为准，这时上述各种干扰因素尚未起作用，速度基本保持恒定。

2. 酶活力单位和酶比活力 酶的活力大小即酶量的大小，用酶的活力单位（IU，又称 U）来度量。酶的测定条件由各个实验室自己决定，故由于酶在不同的实验室因为规定的条件不同，酶单位值不同。为此国际生化学会推荐的国际单位，即在特定条件下，1 分钟内能使 1μmol 底物转化或产生 1μmol 的产物的酶量作为一个酶国际单位。特定条件是指：温度选定为25℃，其他条件（如 pH 及底物浓度）均采用最适条件。1979 年国际生化学会为使酶的活力单位与国际单位制的反应速率（mol/s）相一致，推荐用催量（简称 Kat）来表示酶活力。1 催量定义为：在特定的测定系统中，催化底物每秒钟转变 1mol 的酶量。Kat 和 IU 的换算关系：$1\ Kat = 6 \times 10^7 IU$。

但人们表示酶活力大小的方法常沿用习惯用法，如 α－淀粉酶的活力，可用每小时催化 1g 可溶性淀粉液化所需要的酶量来表示，也可以用每小时催化 1ml 2% 可溶性淀粉液化所需要的酶量作为 1 个酶单位。有时甚至可直接用测得的物理量表示，例如，以吸收度的变化值（$\Delta A/\Delta t$）表示酶活力单位。

酶的比活力（specific activity）代表酶的纯度，根据国际酶学委员会的规定比活力用每毫克蛋白质所含的酶活力单位数表示，有时用每克酶制剂或每毫升酶制剂含有多少活力单位来表示（U/g 或 U/ml）。它是酶学研究及生产中经常使用的数据，可以用来比较每单位重量酶蛋白的催化能力。对同一种酶来说，比活力愈高，酶愈纯。

3. 酶活力的测定方法 常见的方法有取样测定法和连续测定法。

（1）取样测定法 即在酶促反应开始后一定的时间，采用添加酶的变性剂或加热的方法使反应终止，然后测底物的减少量或产物的增加量，与对照品比较计算蛋白酶效价。当底物具某种特殊性质（如具特征吸收光谱）时，可通过直接测定底物的减少量而定量测定催化该反应的酶的活力，如溶菌酶活性测定时以 450nm 处每分钟引起底物溶酶小球菌体溶液吸光度下降 0.001 所需要的酶量为一个酶活性单位 U。当产物具有可以进行定量测定的特殊性质，可通过测定产物增加量而定量测定催化该反应的酶的活力，如胃蛋白效价测定中，通过测定酪氨酸的生成量来衡量酶的活力。

取样测定法中酶的常用变性剂如 5% 的三氯醋酸、3% 的高氯酸或其他酸、碱、醇类。三氯醋酸是一种高效、专一的大分子蛋白变性剂和沉淀剂，其缺点是在紫外光区有吸收，而高氯酸没有此缺点，并且用氢氧化钠中和、冷却后，$NaClO_4$还可沉淀除去，但它不适于对酸和氧化剂敏感的测定对象。用于停止反应的试剂应根据具体反应灵活掌握，例如，以对硝基酚的衍生物作底物的酶促反应可用氢氧化钠或氢氧化钾停止反应，因为碱有利于硝基酚发色。

在取样测定法中应用何种具体的检测方法要根据具体的酶反应而定。常用的检测方法有紫外－可见分光光度法、荧光分析法等。

（2）连续监测法 该法要求酶促反应持续进行，间隔恒定时间测定产物或底物的含量，通常底物与产物有特征差别时选用该法。应用何种具体的检测方法也要根据具体的酶反应而定，常用的检测方法有紫外－可见分光光度法、荧光分析法、旋光度法、酶耦联测定法等。

1）紫外－可见分光光度法 这是根据产物和底物在某一波长或波段上，有明显的特征吸收差别而建立起来的连续检测方法。吸收度测定应用的范围很广，几乎所有氧化还原酶都可用该法测定。吸收度测定法的特点是灵敏度高（可检测到 10^{-9}mol 水平的变化）、耗时短、简便易行。

2）荧光分析法 如果酶促反应的底物与产物之一具有荧光，那么荧光变化的速率可代表酶反应速率。应用此法测定的酶促反应有两类：一是脱氢酶等反应，它们的底物本身在酶促反应过程中有荧光变化，例如 NADPH 的中性溶液发强的蓝白色荧光（460nm），而 $NADP^+$ 则无；另一类是利用荧光源底物的酶反应，例如可用二丁酰荧光素测定脂肪酶，二丁酰荧光素不发荧光，但水解后释放荧光素。

荧光分析法灵敏度高，它比光吸收测定法还要高 2～3 个数量级，因此特别适于酶量或底物量极低时的快速分析。但荧光读数与浓度间没有确切的比例关系，而且常因测定温度、散射、仪器等不同而不同，测定时要先制备校正曲线，根据曲线再进行定量分析。

3）旋光度法　某些酶促反应常伴随着旋光的变化，在没有其他更好的方法可用时，可考虑用旋光度测定法。

4）酶耦联测定法　所谓酶耦联测定法是应用过量、高度专一的“耦联工具酶”使被测酶促反应能继续进行到某一可直接、连续、简便、准确测定阶段的方法。当耦联酶的反应速度与待测酶反应速度达平衡时，可用耦联酶的反应速度来代表待测酶的活性。应用酶耦联测定法最重要的是加入的耦联工具酶应该高度纯净、专一而且过量，使检测的反应速度和酶浓度间有线性关系，至于耦联指示酶的用量一般应为被测酶的 100 倍左右。

4. 酶活力测定中需控制的反应条件　在选择合适方法测定酶活力时，要满足酶促反应最佳条件，其基本要求如下：所有待测定的酶分子都应该能够正常发挥它的作用。即反应系统中除了待测定的酶浓度是影响速度的唯一因素外，其他条件都处于最适于酶发挥催化作用的水平。酶活力测定中需控制的反应条件如下。

（1）底物　酶可以同时作用多个底物。以 K_m（K_m称为米氏常数，是重要的酶反应动力学常数）小的作为此酶的测定底物；为便于测定，从底物性质来看，选用底物最好在物理化学性质上和产物不同。有些酶的底物和产物本身就有这个特点，有的则需要用色源或荧光源底物。为了不使酶反应速度受它限制，反应系统应该使用足够高的底物浓度，判别标准是底物浓度［S］与 K_m的关系，底物浓度可从米氏方程中算出，不同底物浓度时酶反应速度与最大反应速度的比值不同，理论上选用底物浓度［S］= $100K_m$，这种情况下反应速度可达到最大速度的 99%。当反应系统中底物的浓度足够大，即酶浓度远小于底物浓度时，酶促反应速度与酶浓度成正比，这是测定酶活力的依据。

（2）pH　同一种酶在不同 pH 下测得的反应速度不同，氢离子浓度能对酶反应产生多种影响，它可能改变酶活性中心的解离情况，升高或降低酶的活性；也可能破坏酶的结构与构象导致酶失效，还可能作用反应系统的其他组分影响酶反应，甚至改变酶可逆反应进行的方向。因此，酶促反应通常借助缓冲系统来控制 pH。最适 pH 能保证酶本身的稳定性及催化活性。但酶的最适 pH 不是一个特征常数，它因不同的酶、底物、反应类型及缓冲液成分而不同。

（3）温度　酶促反应对温度十分敏感，因为温度能直接影响化学反应速度本身，也能影响酶的稳定性，还可能影响酶的构象和酶的催化机制。一般而言，温度变化 1℃，酶促反应速度可能相差 5% 左右，大多数酶在大于 60℃ 失活变性。酶促反应的温度通常选用 25℃、30℃ 或 37℃。

（4）反应时间　要求测定反应的初速度，测定酶活力要求时间越短越好，一般反应恰当的程度是指底物浓度消耗不超过 5%，以保证酶活力与速度成正比的直线关系。这是因为随时间的延长产物积累，加速了逆反应，酶活性与稳定性下降，底物浓度降低。

（5）辅助因子　有些酶需要金属离子或相应辅酶物质，在反应系统中应满足酶对这些辅助因子的需要。有时为了提高酶在反应系统中的稳定性，还可加入某些相应物质，例如对巯基酶可加入二巯基乙醇等。

另外在测定每个酶促反应通常都应该设适当的空白和对照。空白是指杂质反应和自发反应引发的变化量，它提供的是未知因素的影响。空白值可通过不加酶的“底物空白”，或不加底物的“酶空白”，或二者都加（但酶需预先经过失效处理）。对照是指用纯酶或标准酶制剂测得的结果，主要作为比较或标定的标准，同时可消除或减少因各种条件改变对酶活力测定的影响。

即学即练 13－1

酶活力测定中需控制的反应条件包括哪些？

答案解析

5. 药用酶的活力测定 酶类药物的效价测定一般以其生物学作用为基础，选用特定的底物，在一定条件下比较供试品和对照品所产生的特定反应，通过等反应剂量间比例的运算，测得供试品中活性成分的效价。目前较多地以分光光度计作为辅助测定手段。

《中国药典》2020 年版收载的胃蛋白酶、胰蛋白酶、糜蛋白酶等均采用此方法测得效价。如：胃蛋白酶能催化血红蛋白水解成酪氨酸、色氨酸等，酪氨酸、色氨酸在紫外光区有特征吸收，故可采用大分子蛋白变性剂三氯醋酸来终止酶反应，利用紫外分光光度计取样测定法直接测定并计算效价。

又如胰蛋白酶能专一地作用于赖氨酸、精氨酸等碱性氨基酸的羧基组成的肽键、酰胺键及酯键，也可水解间位羟基苯酸酯及脂肪酸酯，以及变性蛋白如酪蛋白、血红蛋白等。因此可选用酪氨基或含有碱性氨基酸的酰胺、酯等为底物测定酶活力。因酪蛋白可作为多种蛋白水解酶的底物，缺乏专一性，故目前采用专属性较高的合成底物。《中国药典》2020 年版二部以 *N*－苯甲酰－L－精氨酸乙酯盐酸盐为底物，在胰蛋白酶作用下，酯键被水解生成 *N*－苯甲酰－L－精氨酸，在 253nm 波长处的吸光度随酶促反应增强，根据吸光度的变化率计算胰蛋白酶的活力单位数。

知识链接

米氏常数 K_m 的意义

K_m 等于酶促反应速度为最大反应速度一半时的底物浓度，即当 $V=V_m/2$ 时，$[S]=K_m$，K_m 是酶极为重要的动力学参数，它可以表示酶和底物之间的亲和能力，K_m 值越大，亲和能力越弱，反之亦然。代谢途径中，K_m 值最大的那一步就是限速步骤，该酶也叫这条途径的关键酶。某些酶可以催化几种不同的生化反应，叫多功能酶，其中 K_m 值最小的那个反应的底物就是酶的最适底物。K_m 是一种酶的特征常数，只与酶的种类有关而与酶的浓度无关，与底物的浓度也无关，这一点与 V_m 不同，因此，我们可以通过 K_m 值来鉴别酶的种类。但是它会随着反应条件（T、pH）的改变而改变。

第三节　几种常见药用酶的质量分析

一、尿激酶

本品是从新鲜尿液中提取的一种碱性蛋白水解酶，为白色或类白色粉末。它是由高分子量 54000 和低分子量 33000 的尿激酶组成的混合物，高分子量尿激酶含量不得少于 90%，每毫克蛋白中尿激酶活力不得少于 12 万单位。保存需遮光、密封，在 10℃以下保存。

（一）鉴别

采用生物酶法进行鉴别，原理是尿激酶激活人体内纤维蛋白溶酶原使其成为有活性的纤维蛋白溶酶，纤维蛋白原在凝血酶的作用下，转变成纤维蛋白凝块，此凝块在纤维蛋白溶酶作用下，水解为可溶性小分子多肽，从而解聚血纤维蛋白，溶解血栓。

方法：取效价测定项下的供试品溶液，用巴比妥－氯化钠缓冲液（pH 7.8）稀释成每1ml中含20单位的溶液，吸取1ml，加牛纤维蛋白原溶液0.3ml，再依次加入牛纤维蛋白溶酶原溶液0.2ml，牛凝血酶溶液0.2ml，迅速摇匀，立即置37℃±0.5℃恒温水浴中保温，计时，反应系统应在30～45秒内凝结，且凝块在15分钟内重新溶解。以0.9％氯化钠溶液作空白，同法操作，凝块在2小时内不溶（上述试剂的配制同效价测定）。

（二）检查

1. 溶液的澄清度与颜色 取本品，加0.9％氯化钠溶液溶解并制成每毫升中含3000单位的溶液，依法检查（《中国药典》2020年版通则0901第一法与通则0902第一法），应澄清无色。

2. 分子组分比 取本品，加水制成2mg/ml的溶液后，加入等体积的缓冲液（取浓缩胶缓冲液2.5ml，20%十二烷基磺酸钠溶液2.5ml，20%十二烷基磺酸钠溶液的10ml），置水浴中3分钟，放冷，作为供试品溶液；取供试品溶液10μl，加至样品孔，采用SDS－聚丙烯酰胺凝胶电泳法（《中国药典》2020年版通则0541第五法）测定，按公式（13－1）计算高分子量尿激酶相对含量（％）：

$$\text{高分子量尿激酶相对含量}(\%)=\frac{\text{高分子量尿激酶的峰面积}}{\text{高、低分子量尿激酶的峰面积之和}}\times 100\% \qquad (13-1)$$

3. 干燥失重 取本品，以五氧化二磷为干燥剂，在60℃减压干燥至恒重，减失重量不得过5.0%（《中国药典》2020年版通则0831）。

4. 异常毒性 取本品，加氯化钠注射液制成每1ml中含5000U的溶液，依法检查（《中国药典》2020年版四部通则1141），应符合规定。

5. 细菌内毒素 取本品，依法检查（《中国药典》2020年版通则1143），每1万单位尿激酶中含内毒素的量应小于1.0EU。

6. 凝血质样活性物质

（1）血浆的制备 取新鲜兔血，加3.8%枸橼酸钠溶液（每9ml兔血加3.8%枸橼酸钠溶1ml），混匀，在2～8℃条件下，5000r/min离心20分钟。取上清液在－20℃速冻保存备用，用前在25℃融化。

（2）测定法 取本品，加巴比妥缓冲液（pH 7.4）溶解并稀释制成每毫升中各含5000、2500、1250、625与312单位的供试品溶液。若供试品中含乙二胺四醋酸盐或磷酸盐，必须先经巴比妥缓冲液（pH 7.4）在2℃透析除去，再配成上述浓度的溶液。

取小试管（12mm×75mm）7支，在第1、7管各加巴比妥缓冲液（pH 7.4）0.1ml作空白对照，其余5管分别加入上述倍比稀释的供试品溶液各0.1ml，再依次加入6－氨基己酸溶液与血浆各0.1ml，轻轻摇匀，于25℃水浴中静置3分钟，加入已预温至25℃的氯化钙溶液0.1ml，混匀，置水浴中，立即计时。观察血浆凝固，观察时轻轻倾斜试管置水平状，终点时溶液应呈斜面但不流动，记录凝固时间（秒），每个浓度测定3次，求平均值（3次测定中最大值与最小值的差不得超过平均值10%）。

以空白管的凝固时间减去供试品管的凝固时间为复钙缩短时间。以供试品溶液浓度的对数为纵坐标，复钙缩短时间（秒）为横坐标绘图。连接不同稀释度的供试品各点，应成一直线，延伸直线与纵坐标轴的交点为供试品浓度，即凝血质样活性为零值时的供试品酶活力，按每毫升供试品溶液的单位表示，每毫升应不得少于150单位。

7. 乙肝表面抗原 取本品，加0.9%氯化钠溶液溶解并稀释制成10mg/ml的溶液，按试剂盒说明书项下测定，应为阴性。

即学即练13－2

答案解析

《中国药典》规定尿激酶要做哪些检查项目？

（三）效价测定

1. 酶活力测定 尿激酶活力测定方法为“气泡上升法”，在纤维蛋白溶酶原过量的情况下，尿激酶量与纤维蛋白凝块的溶解时间的对数成直线关系。

（1）试剂

1）牛纤维蛋白原溶液 取牛纤维蛋白原，加巴比妥－氯化钠缓冲液（pH 7.8）溶解并制成6.67mg/ml可凝结蛋白的溶液。

2）牛凝血酶溶液 取牛凝血酶，加巴比妥－氯化钠缓冲液（pH 7.8）溶解并制成每1ml中含6.0单位的溶液。

3）牛纤维蛋白溶酶原溶液 取牛纤维蛋白溶酶原，加三羟甲基氨基甲烷缓冲液（pH 9.0）溶解并稀释制成每1ml中含1～1.4酪蛋白单位的溶液（如溶液浑浊，离心，取上清液备用）。

4）混合溶液 临用前取等体积的牛凝血酶溶液和牛纤维蛋白溶酶原溶液，混匀。

（2）标准品溶液的制备 取尿激酶标准品，加巴比妥－氯化钠缓冲液（pH 7.8）溶解并定量稀释制成每1ml中含60单位的溶液。

（3）供试品溶液的制备 取本品适量，精密称定，加巴比妥－氯化钠缓冲液（pH 7.8）溶解，并定量稀释制成与标准品溶液相同浓度的溶液，摇匀。

（4）测定法 取试管4支，各加牛纤维蛋白原溶液0.3ml，置37℃±0.5℃水浴中，分别加巴比妥－氯化钠缓冲液（pH 7.8）0.9、0.8、0.7、0.6ml，依次加标准品溶液0.1、0.2、0.3、0.4ml，再分别加混合溶液0.4ml，立即摇匀，分别计时。反应系统应在30～40秒内凝结，当凝块内小气泡上升到反应系统体积一半时作为反应终点，立即计时。每个浓度测3次，计算平均值（3次测定中最大值与最小值的差不得超过平均值的10%）。

以尿激酶浓度的对数为横坐标，以反应终点时间的对数为纵坐标，进行线性回归。供试品按上法测定，用线性回归方程求得供试品溶液浓度，计算每毫克供试品的效价。

2. 蛋白质含量 取本品约10mg，精密称定，照凯氏定氮法（《中国药典》2020年版通则0731第一法）测定蛋白含量，即得。

3. 比活计算 按照公式（13－2）计算比活：

$$\text{比活}=\frac{\text{每毫克供试品中效价单位(U)}}{\text{每毫克供试品中蛋白质质量(mg)}} \tag{13-2}$$

二、胰蛋白酶

本品系自猪、羊或牛胰中提取的蛋白分解酶，为白色或类白色结晶性粉末。按干燥品计算，每毫克中胰蛋白酶的活力不得少于2500单位。本品需遮光，密封，在阴凉干燥处保存。

（一）鉴别

取本品约2mg，置白色点滴板上，加对甲苯磺酰－L－精氨酸甲酯盐酸盐试液0.2ml，摇匀，即显紫色。

（二）检查

1. 酸度　取本品，加水溶解制成2mg/ml的溶液，依法测定（《中国药典》2020年版通则0631），pH应为5.0～7.0。

2. 溶液的澄清度　取本品，加0.9%氯化钠溶液溶解并制成10mg/ml的溶液，依法检查（《中国药典》2020年版通则0902第一法），溶液应澄清。

3. 糜蛋白酶　又称“胰凝乳蛋白酶”，为胰腺分泌，作为胰蛋白酶的一种特殊杂质需要检测。以*N*－乙酰－L－酪氨酸乙酯为底物，利用紫外－可见分光光度计连续监测法进行测定并计算，《中国药典》2020年版规定每2500单位胰蛋白酶中不得多于50单位的糜蛋白酶。

4. 干燥失重　取本品适量，以五氧化二磷为干燥剂，在60℃减压干燥4小时，减失重量不得过5.0%（《中国药典》2020年版通则0831）。

（三）效价测定

效价测定原理为胰蛋白酶专一作用于赖氨酸、精氨酸等碱性氨基酸的羧基组成的肽键、酰胺键及酯键，苯甲酰－L－精氨酸乙酯（BAEE）在胰蛋白酶的作用下，酯键被水解生成苯甲酰－L－精氨酸，在253nm波长处的吸收度随酶促反应递增，根据活力单位定义计算酶活力。

1. 底物溶液的制备　取*N*－苯甲酰－L－精氨酸乙酯盐酸盐85.7mg，加水溶解使成100ml，作为底物原液；取10ml，用磷酸盐缓冲液（pH 7.6）稀释成100ml，恒温于25℃±0.5℃，照紫外－可见分光光度法，以水作空白，在253nm的波长处测定吸光度，必要时可用上述底物原液或磷酸盐缓冲液调节，使吸光度在0.575～0.585之间，作为底物溶液。制成后应在2小时内使用。

2. 供试品溶液的制备　精密称取本品适量，加0.001mol/L盐酸溶液溶解并制成每毫升含50～60胰蛋白酶单位的溶液。

3. 测定法　取底物溶液3.0ml，加0.001mol/L盐酸溶液200μl，混匀，作为空白。另精密量取供试品溶液200μl，加底物溶液（恒温于25℃±0.5℃）3.0ml，立即计时，混匀，使比色池内的温度保持在25℃±0.5℃，照紫外－可见分光光度法，于253nm的波长处，每隔30秒读取吸光度，共5分钟。以吸光度为纵坐标、时间为横坐标作图；每30秒吸光度的改变应恒定在0.015～0.018之间，呈线性关系的时间不得少于3分钟。若不符合上述要求，应调整供试品溶液的浓度，再作测定。在上述吸光度对时间的关系图中，取成直线部分的吸光度，按公式（13－3）计算：

$$P = \frac{A_1 - A_2}{0.003TW} \qquad (13-3)$$

式中，P为每mg供试品中含胰蛋白酶的量，U；A_1为直线上终止的吸收度；A_2为直线上开始的吸收度；T为A_1至A_2读数的时间，分钟；W为测定液中供试品的量，mg；0.003为在上述条件下，吸收度每分钟改变0.003，即相当于1个胰蛋白酶单位。

三、门冬酰胺酶

门冬酰胺酶是一种自大肠埃希菌或欧文菌中提取制备的具有酰胺基水解作用的酶，含四个相同亚基，分子量约140KDa。1966年本品首次应用于临床，作为治疗儿童急性淋巴细胞白血病和淋巴肉瘤的有效药物，常与长春碱、阿糖胞苷、巯基嘌呤、甲氨蝶呤等药物合用，以提高疗效及减少耐药性的发生。本品为白色结晶性粉末，无臭，在水中易溶，在乙醇和乙醚中不溶。《中国药典》2020年版规定本品中每毫克蛋白含门冬酰胺酶的活力不得低于250单位。门冬酰胺酶需遮光，密封，冷处保存。

（一）鉴别

1. 双缩脲反应 取本品5mg，加水1ml使溶解，加20%氢氧化钠溶液5ml，摇匀，再加1%硫酸铜溶液1滴，摇匀，溶液应呈蓝紫色。

2. HPLC 取本品适量，加流动相A溶解并稀释制成约1mg/ml的溶液，作为供试品溶液；另取门冬酰胺酶对照品适量，同法制成约1mg/ml的溶液，作为对照品溶液。照高效液相色谱法测定，用辛基硅烷键合硅胶为填充剂（4.6mm×250mm）；以0.05%三氟醋酸溶液为流动相A，以三氟醋酸-40%乙腈溶液（0.5∶1000）为流动相B；柱温为40℃；流速为1ml/分钟；检测波长为220 nm；按表13-1进行梯度洗脱。取供试品溶液与对照品溶液各20μl，分别注入液相色谱仪，记录色谱图，供试品溶液色谱图中主峰的保留时间应与对照品溶液主峰的保留时间一致。

表13-1 门冬酰胺酶HPLC梯度洗脱方法

时间（min）	流动相A（%）	流动相B（%）
0	25	75
60	0	100
70	0	100
72	25	75
82	25	75

（二）检查

1. 酸碱度 取本品，加水溶解并稀释制成10mg/ml的溶液，依法测定（《中国药典》2020年版通则0631），pH应为6.5~7.5。

2. 溶液的澄清度与颜色 取本品，加水制成5mg/ml的溶液，溶液应澄清无色。

3. 纯度 取本品适量，加流动相溶解并稀释制成约2mg/ml的溶液，作为供试液。照分子排阻色谱法（《中国药典》2020年版通则0514）测定，用适合分离分子量为10000~500000球状蛋白的色谱用亲水改性硅胶为填充剂；以0.1mol/L磷酸盐缓冲液（pH 6.7）为流动相；流速为0.6ml/min；检测波长为280nm。取20μl注入液相色谱仪，记录色谱图，按峰面积归一化法计算主峰相对百分含量，应不得低于97.0%。

4. 干燥失重 取本品0.1g，置105℃干燥3小时，减失重量不得过5.0%（《中国药典》2020年版通则0831）。

5. 重金属 取本品0.5g，依法检查（《中国药典》2020年版通则0821第二法），含重金属不得过百万分之二十。

6. 异常毒性 取本品，加氯化钠注射液溶解并制成每1ml中含10000单位的溶液，依法检查（《中国药典》2020年版通则1141），应符合规定。

7. 细菌内毒素 取本品，依法检查（《中国药典》2020年版通则1143），每单位门冬酰胺酶中含内毒素的量应小于0.015EU。

8. 降压物质　取本品，依法检查（《中国药典》2020年版通则1145），剂量按猫体重每1kg注射1万单位，应符合规定。

（三）效价测定

1. 酶活力　底物门冬酰胺在门冬酰胺酶的作用下水解生成门冬氨酸和氨，氨可与碘化汞钾反应生成有色化合物，其吸光度与氨氮含量成正比。在下述效价测定条件下，一个门冬酰胺酶单位相当于每分钟分解门冬酰胺产生1μmol氨所需的酶量。

（1）对照品溶液的制备　精密称定经105℃干燥至恒重的硫酸铵适量，加水制成0.0015mol/L的溶液。

（2）供试品溶液的制备　取本品约0.1g，精密称定，加磷酸盐缓冲液（pH 8.0）溶解并制成每毫升约含5单位的溶液。

（3）测定法　取试管3支（14cm×1.2cm），各加入用上述磷酸盐缓冲液配制的0.33%门冬酰胺溶液1.9ml，于37℃水浴中预热3分钟，分别于第一管（t_0）中加入25%三氯醋酸溶液0.5ml，第2、3管（t）中各精密加入供试品溶液0.1ml，置37℃水浴中，准确反应15分钟，立即于第一管（t_0）中精密加入供试品溶液0.1ml，第2、3管（t）中各加入25%三氯醋酸溶液0.5ml，摇匀，分别作为空白反应液（t_0）和反应液（t）。精密量取t_0、t和对照品溶液各0.5ml，置试管中，各加水7.0ml与碘化汞钾溶液（取碘化汞23g、碘化钾16g，加水至100ml，临用前与20%氢氧化钠溶液等体积混合）1.0ml，混匀，另取试管一支，加水7.5ml与碘化汞钾溶液1.0ml作为空白对照，室温放置15分钟，照紫外-可见分光光度法，在450nm波长处分别测定t_0的吸光度A_0、t的吸光度A_t和对照品溶液吸光度A_s，以A_t的平均值，按公式（13-4）计算：

$$效价(单位/mg)=\frac{(A_t-A_0)\times 5\times 稀释倍数\times F}{A_s\times 称样量(mg)} \tag{13-4}$$

式中，5为反应常数；F为对照品溶液浓度的校正值。

2. 蛋白质含量　取本品约20mg，精密称定，照凯氏定氮法测定，即得。

3. 比活　由测得的效价和蛋白质含量计算每毫克蛋白中含门冬酰胺酶活力的单位数。

实践实训

实训项目七　胃蛋白酶的效价测定

【实训目的】

1. 学习蛋白酶活力测定的方法之一——取样测定法。
2. 掌握紫外-可见分光光度计的原理和使用方法。

【实训原理】

在规定条件下，胃蛋白酶能催化血红蛋白水解成不被三氯醋酸所沉淀的酪氨酸、色氨酸等，其在紫外区有特征吸收，测定波长为275nm，可用紫外分光光度计直接测定并计算效价。《中国药典》2020年版规定每1g中含胃蛋白酶活力不得少于3800单位。

【实训用品】

1. 试剂

（1）盐酸溶液　取1mol/L的盐酸65ml，加水至1000ml，即得。

（2）血红蛋白溶液　取血红蛋白1g，加上述盐酸溶液使溶解成100ml，即得，本液置冰箱中保存，2天内使用。

（3）5%三氯醋酸溶液。

2. 实训器材　试管及试管架、移液管、移液器、紫外分光光度计、万分之一天平、漏斗、滤纸、恒温水浴、秒表。

【实训方法】

1. 对照品溶液的制备　精密称取经105℃干燥至恒重的酪氨酸适量，加盐酸溶液制成每1ml中含0.5mg的溶液。

2. 供试品溶液的制备　取本品适量，精密称定，用上述盐酸溶液制成每1ml中含0.2～0.4U的溶液。

3. 测定法　取试管6支，其中3支各精密加入对照品溶液1ml，另3支各精密加入供试品溶液1ml，置37℃±0.5℃水浴中，保温5分钟，精密加入预热至37℃±0.5℃的血红蛋白试液5ml，摇匀，并准确计时，在37℃±0.5℃水浴中反应10分钟。立即精密加入5%三氯醋酸溶液5ml，摇匀，滤过，取续滤液备用。另取试管2支，各精密加入血红蛋白试液5ml，置37℃±0.5℃水浴中保温10分钟，再精密加入5%三氯醋酸溶液5ml，其中1支加供试品溶液1ml，另1支加上述盐酸溶液1ml。以上操作如表13－2所示。

表13－2　胃蛋白酶效价测定步骤

项目	1号、2号、3号 对照品平行管	4号、5号、6号 供试品平行管	7号对照品 空白对照	8号供试品 空白对照
对照品溶液或供试品溶液（精密）（ml）	各1ml	各1ml	—	—
	37℃水浴保温5分钟		—	
预热血红蛋白试液（精密）（ml）	各5ml	各5ml	5ml	5ml
	摇匀，37℃水浴反应10分钟		37℃水浴保温10分钟	
5%三氯醋酸溶液（精密）（ml）	各5ml	各5ml	5ml 5%三氯醋酸＋1ml盐酸溶液	5ml 5%三氯醋酸＋1ml供试品溶液

摇匀，滤过，取续滤液，分别以7#、8#作为对照品和供试品的空白对照，在275nm的波长处测定1#～6#的吸收度。算出平均值$\bar{A}$和$\bar{A}_s$，按下式计算计算胃蛋白酶效价。

$$\text{每1g含胃蛋白酶活力(单位)}=\frac{\bar{A}\times W_s\times n}{\bar{A}_s\times W\times 10\times 181.19}$$

式中，$\bar{A}_s$为对照品的平均吸收度；$\bar{A}$为供试品的平均吸收度；W_s为对照品溶液每1ml中含酪氨酸的量，μg；W为供试品取样量，g；n为供试品稀释倍数。

上述条件下，每分钟能催化水解血红蛋白生成1μmol酪氨酸的酶量，为一个蛋白酶活力单位。

【实训报告】

胃蛋白酶效价测定结果记录

品　　名：________________　　　　批　　号：________________

规　　格：________________　　　　检验日期：________________

依　　据：《中国药典》2020 年版

温　　度：________________　　　　湿　　度：________________

测定结果：

供试品称重（g）：____________　　　　对照品称重（g）：____________

	对照品平行管			供试品平行管		
	1 号	2 号	3 号	4 号	5 号	6 号
吸光度						
吸光度平均值	$\bar{A}_S$ =			$\bar{A}$ =		

计算：

结论：

检验人：　　　　　　　　　　复核人：

【注意事项】

1. 测定时，滤液须澄清，否则将影响结果的准确度及精密度。
2. 必须将反应时间精确控制好，用秒表计时，如时间不精确会造成极大的误差。

【思考题】

1. 什么是续滤液？
2. 试验中为什么既要设对照又要设空白？
3. 对照溶液制备中酪氨酸对照品干燥至恒重的意义是什么？
4. 本试验中可否不加三氯醋酸终止酶促反应，而采用连续监测法进行胃蛋白酶效价的测定？

答案解析

目标检测

一、选择题

A 型题

1. 酶的基本组成单位是（　）

A. 氨基酸　　B. 核苷酸　　C. 氨基酸或核苷酸

D. 单糖　　E. 甘油和脂肪酸

2. 酶促反应的初速度不受哪一因素影响（　）

A. 底物浓度　　B. 酶浓度　　C. pH

D. 时间　　E. 温度

3. 下列有关酶活性测定与酶活性单位的描述，错误的是（　）

A. 测定酶活性大小可用单位时间内底物的减少量来表示

B. 测定酶活性大小可用单位时间内产物的生成量来表示

C. “单位”越大，表示酶的活性越大或酶含量越高

D. 同一种酶来说，比活力越高，酶的纯度越高

E. 酶活性测定时，酶促反应的初速度与酶浓度成正比

4. 下列说法正确是（　）

A. 在酶已被饱和的情况下，底物浓度的增加能使酶促反应初速度增加

B. 当酶与底物复合物的量增加时，酶促反应速度也增加

C. 酶促反应的米氏常数与所用的底物无关

D. 在极低底物浓度时，酶促反应初速度与底物浓度成反比

E. 酶影响它所催化反应的平衡

5. 下列关于酶的国际单位的论述，正确的是（　）

A. 一个 IU 单位是指在最适条件下，每分钟催化 1μmol 底物转化所需的酶量

B. 一个 IU 单位是指在最适条件下，每秒钟催化 1mol 产物生成所需的酶量

C. 一个 IU 单位是指在最适条件下，每分钟催化 1mol 底物转化所需的酶量

D. 一个 IU 单位是指在最适条件下，每秒钟催化 1μmol 底物转化所需的酶量

E. 一个 IU 单位是指在最适条件下，每分钟催化 1mol 产物生成所需的酶量

6. 酶的比活力是指（　）

A. 以某种酶的活力作为 1 来表示其他酶的相对活力

B. 每毫克蛋白的酶活力单位数

C. 任何纯酶的活力与其他粗酶的活力比值

D. 每毫升反应混合液的活力单位

E. 每微升酶制剂所含的酶活力单位数

7. 酶耦联测定法测定酶活力时，对耦联工具酶的要求以下不符合的是（　）

A. 纯度好

B. 底物专一性

C. 使酶促反应速度与酶浓度间有线性关系

D. 用量与被测的酶用量相当

E. 当耦联酶的反应速度与待测酶反应速度达平衡时，可用耦联酶的反应速度来代表待测酶的活性

8. 2020 年版《中国药典》中对尿激酶蛋白含量测定的方法是（　）

A. 双缩脲法　　B. 紫外吸收检测法　　C. Folin－酚试剂法

D. 考马斯亮蓝 G250 染色法　　E. 凯氏定氮法

9. 下列对酶活力测定的描述，不正确的是（　）

A. 酶的反应速度可通过测定底物的减少量来完成

B. 需在最适 pH 条件下完成

C. 要求 $[S] << [E]$

D. 底物浓度足够大

E. 酶活力测定常见的方法有取样测定法和连续测定法

二、简答题

1. 酶活力测定的方法有哪些？结合《中国药典》2020 年版中酶活力测定方法举例。
2. 尿激酶如何依据其酶活性来进行鉴别及含量测定？
3. 胰蛋白酶中为什么要进行糜蛋白酶的检查？其限量是如何规定的？
4. 酶活力测定中要控制哪些条件？为什么？

书网融合……

知识回顾　微课　习题

（蔡晶晶）

第十四章　核酸类药物的分析

PPT

学习引导

核酸不仅与正常生命活动如生长繁殖、遗传变异、细胞分化等有着密切关系，是遗传信息的传递者，而且与疾病的发生息息相关，如肿瘤、遗传病变、代谢病、病毒感染等。核酸类药物多由核酸类物质通过半合成方式制备，具有多种药理作用，如抗病毒、抗肿瘤等。

本章主要介绍核酸类药物的概念、分类、性质以及常见核酸类药物的检测。

学习目标

思政素养目标

通过对核酸类药物的讲解，培养学生具有一定的探索创新意识，具备较强的药品质量观念。

知识要求

1. **掌握**　核酸的结构和分类；嘌呤类药物和嘧啶类药物鉴别、检查、含量测定的原理。
2. **熟悉**　核酸的理化性质。
3. **了解**　反义寡核苷酸药物鉴别、检查、含量测定的原理。

技能要求

熟练进行嘌呤类和嘧啶类药物的鉴别、检查、含量测定操作。

第一节　概　述

微课

一、核酸的结构和分类

核酸是一种线形多聚核苷酸，它的基本结构单位是核苷酸。核苷酸由核苷和磷酸组成，而核苷分解生成碱基和戊糖。所以核酸是由核苷酸组成的，而核苷酸又由磷酸、戊糖和碱基组成。

核酸中的戊糖有两类：D-核糖和D-2-脱氧核糖。根据核酸中所含戊糖种类不同而分为核糖核酸RNA和脱氧核糖核酸DNA。RNA中的嘌呤碱主要有四种：腺嘌呤、鸟嘌呤、胞嘧啶、尿嘧啶；DNA中的碱基主要也是四种，三种与RNA中的相同，只是胸腺嘧啶代替了尿嘧啶。

二、核酸的理化性质

（一）两性性质

核酸中既有磷酸基又有碱基，所以是两性电解质。在一定的 pH 条件下，可以解离带电荷，因此都有一定的等电点。核酸的磷酸基酸性强，因此核酸通常表现为酸性。核酸的等电点较低，在 pH 近中性的条件下，核酸以阴离子状态存在。

在核酸中，碱基对间氢键的性质与其解离状态有关，而碱基的解离状态又与 pH 有关，所以核酸溶液的 pH 直接影响核酸双螺旋中碱基间氢键的稳定。对 DNA 来说，pH 在 4.0～11.0 之间，双螺旋结构最稳定。

（二）紫外吸收性质

嘌呤环与嘧啶环具有共轭双键，使碱基、核苷、核苷酸和核酸均具有紫外吸收性质，最大吸收峰在 260nm 波长附近。不同核苷酸有不同的吸收特性，可以用紫外分光光度计加以定量及定性测定。对待测样品是否纯品可用紫外分光光度法测定计算 A_{260}/A_{280} 比值，纯 DNA 应大于 1.8，纯 RNA 应达到 2.0，若样品混有杂蛋白，比值相对降低。

（三）变性和复性

1. 变性　在某些理化因素（如强酸、强碱、尿素、温度等）的影响下，DNA 双螺旋区的氢键断裂，碱基堆积力被破坏，有规律的双螺旋结构变成单链无规律的“线团”，但不发生共价键的断裂，这种变化过程称为核酸的变性。

DNA 在加热变性时，双螺旋结构失去一半时的温度称为该 DNA 的变性温度，也称熔点或溶解温度，用 T_m 表示。DNA 的 T_m 值一般在 82～95℃之间，每种 DNA 都有一个特征性的 T_m 值。

2. 复性　指变性因素消除后，变性 DNA 的两条链通过碱基配对重新形成双螺旋的过程。热变性 DNA 缓慢冷却可以复性，此过程称为退火。

（四）颜色反应

核酸中含有磷酸和戊糖，它们在一定的条件下与某些试剂作用而呈色。利用这些显色反应，可以对核酸进行定性或定量测定。

1. 苔黑酚反应　RNA 中的核糖与浓盐酸或浓硫酸共热脱水生成糠醛，糠醛在有 Fe^{3+} 存在时，能与苔黑酚试剂反应生成鲜绿色化合物。

2. 二苯胺反应　DNA 中的脱氧核糖在酸性条件下加热降解产生 ω－羟基－γ－酮基戊酸，ω－羟基－γ－酮基戊酸与二苯胺反应生成蓝色化合物。

3. DNA 和 RNA 水解后可生成磷酸　磷酸与钼酸反应生成磷钼酸，磷钼酸可被维生素 C、氯化亚锡等还原剂还原成蓝色化合物，称为钼蓝。钼蓝在 660nm 波长处有最大吸收峰。

即学即练 14－1

核酸具有哪些物理化学性质?

答案解析

第二节　嘌呤类核苷酸药物分析

嘌呤类核苷酸是由嘌呤碱（腺嘌呤、鸟嘌呤）、戊糖和磷酸组成，因此嘌呤类核苷酸的性质就由其基本组成单位来决定。

一、鉴别

（一）戊糖的鉴别

1. 苔黑酚反应　又称地衣酚反应，当 RNA 与浓盐酸在沸水浴中共热时，即发生降解，形成的核糖继而转变成糠醛，后者与苔黑酚试剂（3,5－二羟甲苯）反应，在 Fe^{3+} 或 Cu^{2+} 催化下，生成鲜绿色化合物。该化合物于 670nm 波长处有最大吸收。RNA 溶液的浓度在 20～250μg/ml 时吸收度与浓度成线性关系，因此可用分光光度法进行定性和定量测定。凡戊糖均有此反应。

操作方法是取适宜浓度（每毫升溶液含 RNA 干燥制品 50～100μg）的被测样品 2ml，加入等体积的苔黑酚试剂（先配制 0.1% 的三氯化铁浓盐酸溶液，使用以上述溶液为溶剂配制成 0.1% 的 3,5－二羟基甲苯溶液），混匀于沸水浴中加热 10 分钟，溶液即呈鲜绿色。

2. 二苯胺反应　DNA 被酸或碱水解后，脱氧核糖可以与二苯胺反应，生成的蓝色化合物在 595nm 波长处有最大吸收，在 20～200μgDNA/ml 范围内，吸收度与浓度成正比，因此可以用来进行定性和定量测定。

操作方法是取适宜浓度的被测样品 2ml，加入 4ml 二苯胺试剂（1.0g 二苯胺，溶于 100ml 冰醋酸中，再加入 10ml 高氯酸，混匀。临用时加入 1ml 1.6% 乙醛溶液，混匀），于 60℃ 恒温水浴中保温 1 小时，溶液呈蓝色。

3. 与间苯三酚的反应　核苷酸中的戊糖在水溶液中加间苯三酚，在水浴上加热，即显玫瑰红色。

（二）嘌呤的鉴别

嘌呤碱基的水溶液与氨制硝酸银溶液反应，生成的银化物为白色沉淀，遇光变为红棕色。该反应是嘌呤碱基的特殊鉴别反应。

（三）磷酸的鉴别

用强酸（浓硫酸、高氯酸）将核酸样品分子中的有机磷转变为无机磷酸，无机磷酸与钼酸作用生成磷钼酸，磷钼酸在还原剂存在时，立即转变成蓝色的化合物钼蓝。

操作方法是取待测样品适量，加适量浓硫酸，置高温恒温箱中于 140～160℃ 消化 1～2 小时。取出，冷却后，加入 1 滴 30% 过氧化氢溶液继续消化 1 小时。取出冷却，加入 0.5ml 4mol/L 氢氧化钠溶液于沸水浴中加热 10 分钟。再加定磷试剂（6mol/L 磷酸：水：21.5% 钼酸铵：10% 维生素 C＝1：2：1：1）3～5ml，溶液呈蓝色。

（四）特征吸收光谱

1. 紫外吸收　核苷酸及其衍生物都含有嘌呤环和嘧啶环，而这些环中均有共轭双键，因此无论 DNA 或 RNA 都具有吸收紫外光的性质。最大吸收峰在 260nm 波长处。

2. 红外光谱　是利用物质对红外光区电磁辐射的选择性吸收的特性来进行定性和定量的分析方法，

最突出的特点是具有高度的特征性，除光学异构体外，凡是结构不同的化合物，一定不会有相同的红外光谱，所以，每种物质均有其特征红外光谱图，可以通过与对照品的红外光谱图比较鉴别被测物。

（五）熔点测定

各种不同的核酸类药物都有其特定的熔点，可用熔点作为鉴别的一项指标。

二、检查

（一）一般检查

检查方法与其他药品的检查方法相同。包括酸度、水分（或干燥失重）、无机盐、有机物、溶液的颜色和澄清度等。

（二）蛋白质检查

有些核苷酸类药物是由动植物细胞提取而得到的；有些是由菌体发酵后经分离提取而得到的。因此，检查是否存在蛋白质残留是非常重要的。方法是利用蛋白质和磺基水杨酸溶液反应产生沉淀来检查蛋白质是否存在。

操作方法是取适宜浓度的样品溶液，加等体积的20%磺基水杨酸溶液，溶液不发生浑浊则判定无蛋白质。

（三）有关物质检查

有关物质是指在生产过程中带入的或纯化不完全的以及贮藏过程中分解而产生的其他物质。常用的检查方法有纸色谱、薄层色谱、电泳法、荧光检查法等。荧光检查法是将通过层析或电泳法分离后的纸或板放在紫外灯（254nm）下检测，看是否有蓝色荧光斑点。

三、含量测定

（一）紫外-可见分光光度法

现在国家已经批准的嘌呤类核苷酸药物一般都用紫外分光光度法测定含量。被测物的百分吸收系数一般都已经确定，利用公式即可计算样品的含量。

如果样品不纯（如三磷酸腺苷二钠、肌苷等），需先经过前处理（如层析或电泳得到样品斑点，然后剪下），再测定含量。

（二）高效液相色谱法

高效液相色谱法分离效能高，灵敏度强，结果准确，应用范围广。该法不仅可以分离，而且可以准确地测定各组分的峰面积和峰高，特别是使用本法测定含量的药物，可同时进行杂质检查。

四、典型药物的质量分析

（一）肌苷的质量分析

1. 结构　为9β-D-核糖次黄嘌呤（图14-1），按干燥品计算，含$C_{10}H_{12}N_4O_5$应为98.0%～102.0%。本品为细胞代谢改善药。

2. 性状 本品为白色结晶性粉末；无臭。在水中略溶，在乙醇中不溶，在稀盐酸和氢氧化钠溶液中易溶。

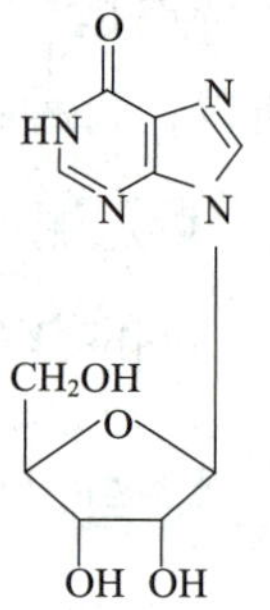

图 14－1 肌苷的化学结构

3. 鉴别

（1）取 0.01% 供试品溶液适量，加等体积的 3,5－二羟基甲苯溶液（取 3,5－二羟基甲苯与三氯化铁各 0.1g，加盐酸使成 100ml），混匀，在水浴中加热 10 分钟，即显绿色。这是核糖鉴别的一般反应。

（2）在含量测定项下记录的色谱图中，供试品溶液主峰的保留时间应与对照品溶液主峰的保留时间一致。

（3）本品的红外光吸收图谱应与对照的图谱（光谱集 605 图）一致。

4. 检查

（1）溶液的透光率　取本品 0.5g，加水 50ml 使溶解，照紫外－可见分光光度法，在 430nm 波长处测定透光率，不得低于 98.0%（供注射用）。

（2）有关物质　取本品，加水溶解并稀释制成每 1ml 含 0.5mg 的溶液，作为供试品溶液；精密量取 1ml，置 100ml 量瓶中，加水稀释至刻度，摇匀，作为对照溶液。照含量测定项下的色谱条件，精密量取供试品溶液与对照溶液各 20μl，分别注入液相色谱仪，记录色谱图至主峰保留时间的 2 倍。供试品溶液色谱图中如有杂质峰，各杂质峰面积的和不得大于对照溶液的主峰面积（1.0%）。

（3）干燥失重　取本品，在 105℃干燥至恒重，减失重量不得过 1.0%。

（3）炽灼残渣　不得过 0.1%（供注射用）或不得过 0.2%（供口服用）。

（4）重金属　取本品 1.0g，依法检查（第二法），含重金属不得过百万分之十。

（5）异常毒性　取本品（供注射用），加氯化钠注射液溶解并稀释制成每 1ml 中含肌苷 10mg 的溶液，依法检查，应符合规定。

5. 含量测定 按照高效液相色谱法测定。

（1）色谱条件与系统适用性试验　用十八烷基键合硅胶为填充剂；以甲醇－水（10∶90）为流动相；检测波长为 248nm。取肌苷对照品约 10mg，加 1mol/L 盐酸溶液 1ml，80℃水浴加热 10 分钟，放冷，加 1mol/L 氢氧化钠 1ml，加水至 50ml，取 20μl 注入液相色谱仪，调整色谱系统，肌苷峰与相邻杂质峰的分离度应符合要求，理论塔板数按肌苷峰计算不低于 2000。

（2）测定法　取本品适量，精密称定，加水溶解并定量稀释成每 1ml 中约含 20μg 的溶液，摇匀，作为供试品溶液，精密量取 20μl 注入液相色谱仪，记录色谱图；另精密称取肌苷对照品适量，同法测定，按外标法以峰面积计算含量。

$$含量(c_X) = c_R \frac{A_X}{A_R}$$

式中，A_X 为供试品的峰面积或峰高；A_R 为对照品的峰面积或峰高；c_X 为供试品的浓度；c_R 为对照品的浓度。

即学即练 14－2

答案解析

精密称定肌苷样品为 0.5047g，置 25ml 容量瓶中，加水溶解并稀释至刻度，摇匀，作为供试品溶液，精密量取 20μl 注入液相色谱仪，峰面积为 21465；肌苷对照品溶液浓度 20.19μg/ml，同法测定，峰面积为 20937，计算供试品中肌苷的含量是多少？

（二）三磷酸腺苷二钠（ATP）的质量分析

1. 结构　腺嘌呤核苷-5′-三磷酸酯二钠盐三水合物（图14-2）。按无水物计算，含 $C_{10}H_{14}N_5Na_2O_{13}P_3$ 不得少于95.0%。本品为细胞代谢改善药。

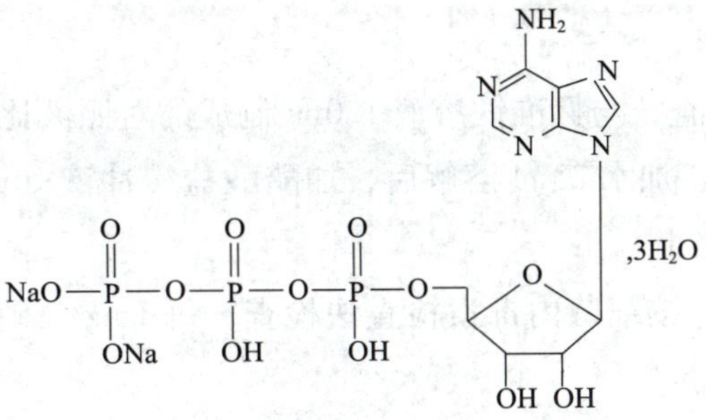

图14-2　三磷酸腺苷二钠的化学结构

2. 性状　白色或类白色粉末或结晶状物；无臭；有引湿性（指在一定温度及湿度条件下该物质吸收水分多少的特性）。在水中易溶，在乙醇或乙醚中几乎不溶。

3. 鉴别

（1）取本品约20mg，加稀硝酸2ml溶解后，加钼酸铵试液1ml，水浴加热，放冷，即析出黄色沉淀。这是磷酸盐的鉴别反应。

（2）取本品水溶液（3→10000）3ml，加3,5-二羟基甲苯乙醇溶液（1→10）0.2ml，加硫酸亚铁铵盐酸溶液（1→1000）3ml，置水浴中加热10分钟，即显绿色。这是核糖鉴别的一般反应。

（3）本品的红外吸收图谱应与对照的图谱（光谱集903图）一致。

（4）本品的水溶液显钠盐的鉴别反应。

1）火焰显色　取铂丝，用盐酸浸润后，蘸取供试品，在无色火焰中燃烧，火焰即显鲜黄色。

2）取供试品约100mg，置10ml试管中，加水2ml溶解，加15%碳酸钾溶液2ml，加热至沸，应不得有沉淀产生；加焦锑酸钾试液4ml，加热至沸；置冰水中冷却，必要时，用玻棒摩擦试管内壁，应有致密的沉淀生产。

4. 检查

（1）酸度　取本品0.5g，加水10ml溶解后，测定pH应为2.5~3.5。

（2）溶液的澄清度与颜色　本品0.15g溶于10ml水中，溶液应澄清无色；如显色，与黄色1号标准比色液比较，不得更深。

（3）有关物质　照含量测定项下三磷酸腺苷二钠的重量比的方法测定，按公式（14-1）计算，除一磷酸腺苷钠和二磷酸腺苷二钠的其他杂质不得过1.0%，按公式（14-2）计算，杂质总量不得过5.0%。

$$\text{其他杂质}(\%)=\frac{T_X}{0.671T_1+0.855T_2+T_{ATP}+T_X}\times100\% \qquad (14-1)$$

$$\text{杂质总量}(\%)=\frac{0.671T_1+0.855T_2+T_X}{0.671T_1+0.855T_2+T_{ATP}+T_X}\times100\% \qquad (14-2)$$

式中，T_1为一磷酸腺苷的峰面积，T_2为二磷酸腺苷的峰面积，T_3为三磷酸腺苷的峰面积，T_{ATP}为三磷酸腺苷的峰面积，T_X为其他杂质的峰面积，0.671为一磷酸腺苷钠与三磷酸腺苷二钠分子量的比值，

0.855 为二磷酸腺苷钠与三磷酸腺苷二钠分子量的比值。

（4）水分　取本品适量，精密称定，以乙二醇－无水甲醇（60∶40）为溶剂，使供试品溶解完全，照水分测定法测定，含水分应为6.0%～12.0%。

（5）氯化物　取本品0.10g检查，与标准氯化钠溶液5.0ml制成的对照液比较，不得更浓（0.05%）。

（6）铁盐　取本品1.0g检查，与标准铁溶液1.0ml制成的对照液比较，不得更深（0.001%）。

（7）重金属　取本品1.0g，加水23ml溶解后，加醋酸盐缓冲液（pH 3.5）2ml，按重金属检查法检查，含重金属不得过百万分之十。

（8）细菌内毒素　取本品，按细菌内毒素检查法检查，每1mg三磷酸腺苷二钠中含内毒素的量应小于2.0EU。

5. 含量测定

（1）总核苷酸　取本品适量，精密称定，加0.1mol/L磷酸盐缓冲液使溶解制成20μg/ml的溶液，照紫外－可见分光光度法测定，在259nm的波长处测定吸光度，按$C_{10}H_{14}N_5Na_2O_{13}P_3$的吸收系数（$E_{1cm}^{1\%}$）为279计算。

（2）三磷酸腺苷二钠的重量比　按照高效液相色谱法测定。

1）色谱条件与系统适用性试验　用十八烷基硅烷键合硅胶为填充剂，以0.2mol/L磷酸盐缓冲液－甲醇（95∶5）为流动相；柱温为35℃，检测波长为259nm。取供试品溶液2ml，水浴加热1小时，作为定位溶液，精密量取10μl，注入液相色谱仪，与供试品溶液色谱图相比，出峰次序依次为一磷酸腺苷与二磷酸腺苷。理论板数按三磷酸腺苷峰计算不低于1500，各色谱峰的分离度应符合要求。

2）测定法　取本品适量，精密称定，加流动相溶解并稀释制成每1ml中含0.4mg的溶液，取10μl注入液相色谱仪，记录色谱图，按公式（14－3）计算三磷酸腺苷二钠（T_{ATP}）在总核苷酸中的重量比。

$$\text{三磷酸腺苷二钠重量比}=\frac{T_{ATP}}{0.671T_1+0.855T_2+T_{ATP}+T_X} \qquad (14-3)$$

式中符号含义同公式14－1和14－2。

三磷酸腺苷二钠含量按公式14－4计算。

$$\text{三磷酸腺苷二钠含量(\%)}=\text{总核苷酸}\times\text{三磷酸腺苷二钠的重量比}\times 100\% \qquad (14-4)$$

第三节　嘧啶类核苷酸药物分析

一、鉴别

该类药物的化学组成和性质基本与嘌呤类相似，唯一区别在于碱基的不同。在嘧啶的结构中存在着两个杂原子与环的相互影响，还有杂原子之间的相互影响。如果环上还有其他取代基，则情况更为复杂。只有全面综合地考虑才能合理的推测和理解它们的性质。总的来说，两个氮原子显著地降低了环上碳原子的电子云密度，使其对氧化剂比较稳定，同时也不与亲电试剂反应。所以，除非环上带有给电子基团，芳香取代是很难进行的。此外，环上虽有两个未共用电子对的氮原子，但却表现为一元碱。这是由于当第一个氮原子与酸成盐后，将大大降低第二个氮原子上的电子云密度，使之不再显碱性。环上取代基在此时受到两个氮原子的吸电作用，其影响也必然更大一些。

二、检查

无机物、有机物、干燥失重、残渣、重金属等常规检查按《中国药典》2020年版操作。其他核苷酸主要指由于生产过程中带入的其他物质，一般采用薄层色谱法加以分离。

三、含量测定

（一）紫外分光光度法

嘧啶环具有特征紫外光吸收，所以含量测定一般可采用紫外分光光度法。

（二）电位滴定法

选用两支不同的电极：一支为指示电极，其电极电动势随溶液中被分析组分离子浓度的变化而变化；另一支为参比电极，其电极电势固定不变。在到达终点时，因被分析成分的离子浓度急剧变化而引起指示电极的电势突变，此转折点为突跃点。

将盛有供试品试液的烧杯置电磁搅拌器上，进入电极，搅拌，并自滴定管中分次滴加滴定液；开始时可每次加入较多的量，搅拌，记录电位，接近终点时，则应每次加入少量，搅拌，记录电位，至突跃点已过，仍应继续滴加几滴滴定液，并记录电位。

滴定终点的确定：用坐标纸以电位（E）为横坐标，以滴定液体积（V）为横坐标，绘制 $E-V$ 曲线，以此曲线的陡然上升或下降部分的中心为滴定终点。

四、典型药物的质量分析

以氟尿嘧啶为例，介绍嘧啶类核苷酸药物的质量分析。

1. 结构　为5-氟-2,4-嘧啶二酮（图14-3）。按干燥品计算，含 $C_4H_3FN_2O_2$ 应为97.0%～103.0%。

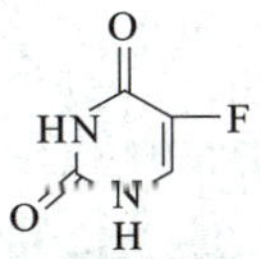

图14-3　氟尿嘧啶的化学结构

2. 性状　白色或类白色结晶或结晶性粉末。在水中略溶，在乙醇中微溶，在三氯甲烷中几乎不溶；在稀盐酸或氢氧化钠溶液中溶解。

吸收系数：取本品，精密称定，加0.1mol/L盐酸溶液溶解并定量稀释制成每1ml中约含12μg的溶液，照紫外-可见分光光度法，在265nm波长处测定吸光度，吸收系数为535～568。

3. 鉴别

（1）取本品水溶液（1→100）5ml，加溴试液1ml，振摇，溴液的颜色消失；加氢氧化钡试液2ml，生成紫色沉淀。

（2）取三氧化铬的饱和硫酸溶液约1ml，置小试管中，转动试管，溶液应能均匀涂于管壁；加本品的细粉约2mg，微热，转动试管，溶液应不能再均匀涂于管壁，而类似油垢存在于管壁。

（3）本品在 265nm 波长处有最大吸收；在 232nm 波长处有最小吸收。

（4）本品的红外光吸收图谱应与对照的图谱（光谱集 280 图）一致。

4. 检查

（1）含氟量　取本品约 15mg，精密称定，照氟检查法测定，含氟量应为 13.1% ~14.6%。

（2）溶液的澄清度　取本品 0.10g，加水 10ml 溶解后，溶液应澄清；如显浑浊，与 1 号浊度标准液比较，不得更浓。

（3）氯化物　取本品 2.0g，加水 100ml，加热使溶解，放冷，滤过；分取滤液 25ml，依法检查，与标准氯化钠溶液 7.0ml 制成的对照液比较，不得更浓（0.014%）。

（4）硫酸盐　取上述氯化物项下剩余的滤液 50ml，依法检查，与标准硫酸钾溶液 2.0ml 制成的对照液比较，不得更浓（0.02%）。

（5）有关物质　取本品，加流动相溶解并稀释制成每 1ml 中约含 0.1mg 的溶液，作为供试品溶液；精密量取适量，用流动相定量稀释制成每 1ml 中约含 0.25μg 的溶液，作为对照溶液。照高效液相色谱法试验。用十八烷基硅烷键合硅胶为填充剂，以水（用 0.05mol/L 磷酸溶液调节 pH 至 3.5）- 甲醇（95∶5）为流动相，检测波长为 265nm。理论塔板数按氟尿嘧啶计算不低于 2500，氟尿嘧啶峰与相邻杂质峰的分离度应符合要求。精密量取供试品溶液与对照溶液各 20μl，分别注入液相色谱仪，记录色谱图至主成分峰保留时间的 5 倍。供试品溶液色谱图中如杂质峰，单个杂质峰面积不得大于对照溶液主峰面积的 2 倍（0.5%），各杂质峰面积的和不得大于对照液主峰面积的 3 倍（0.75%）。

（4）干燥失重　取本品，在 105℃ 干燥至恒重，减失重量不得过 0.5%。

（5）重金属　取本品 0.50g，依法检查，含重金属不得超过百万分之二十。

5. 含量测定　用 0.1mol/L 盐酸溶液将本品精制成 10μg/ml 的溶液，按分光光度法，在 265nm 波长处测定吸收度，按 $C_4H_3FN_2O_2$ 的吸收系数（$E_{1cm}^{1\%}$）为 552 计算，计算公式（14-5）：

$$含量(\%) = \frac{\frac{A}{E_{1cm}^{1\%}} \times \frac{1}{100} \times V \times D}{m} \times 100\% \qquad (14-5)$$

即学即练 14-3

精密称定氟尿嘧啶样品为 0.4972g，置 50ml 容量瓶中，加水溶解并稀释至刻度，摇匀，作为供试品溶液，在 265nm 波长处测定吸光度为 0.561，已知吸收系数是 552，计算供试品中氟尿嘧啶百分含量是多少？

答案解析

第四节　反义寡核苷酸药物分析

一、概述

1. 定义　反义寡核苷酸药物是人工合成并经化学修饰的寡核苷酸片段，可与靶 mRNA 或靶 DNA 互补，在基因水平上干扰致病蛋白的产生。具有高度的选择性和较低的副作用。

福米韦生是 FDA 第一个批准上市的反义寡核苷酸药物，由 21 个硫代磷酸酯寡聚脱氧核苷酸组成，核苷酸序列为 5′-GCGTTTGCTCTTCTTCTTGCG-3′，通过对人类巨细胞病毒 mRNA 的反义抑制发挥特异而强大的抗病毒作用。

实例分析 14-1

案例 《*Nature*》杂志上报道了一个反义寡核苷酸物质，能特异性地对基因进行下调，成功逆转了强直性肌营养不良症的症状。强直性肌营养不良症的基因突变产生了一种在细胞核中累积的异常信使 RNA，科学家开发的这种反义寡核苷酸是带有化学修饰的短片段 DNA，它能与异常 RNA 结合。

答案解析

讨论 反义寡核苷酸药物的作用机制是什么？

2. 反义寡核苷酸的化学修饰 不经修饰的反义寡核苷酸，不论在体液内还是细胞中都极易被降解，不能发挥其反义作用。因此采用经化学修饰的反义寡核苷酸，以减少核酸酶对反义寡核苷酸的降解。对寡核苷酸化学修饰的方法主要针对三方面，即碱基修饰、核糖修饰和磷酸二酯键修饰。碱基修饰主要为杂环修饰、5-甲基胞嘧啶和二氨基嘌呤。核糖修饰主要为 $2'-O-$甲基取代核糖、$\alpha-$构象核糖。磷酸二酯键修饰主要为硫代和甲基代修饰。

二、反义寡核苷酸的序列分析

1. 改进的 Maxam-Gilbert 化学测序法 肼、硫酸二甲酯或甲酸专一性地修饰 DNA 分子中的碱基构成了化学测序法的基础，加入哌啶可催化 DNA 链在这些被修饰核苷酸处断裂，但必须对 DNA 链的一端进行标记，一般为同位素标记，便于电泳后显影。此法适用于修饰后的反义寡核苷酸（如非天然碱基、骨架改构），不影响测定结果，但不能反映修饰基团的信息。缺点是繁琐费时。

2. 质谱法 测定寡核苷酸的序列及准确相对分子质量的常用方法之一为质谱法（MS），它是确定药物的组分结构的一种十分有效的手段。质谱法是在高真空状态下，将被测物质离子化按离子的质荷比大小分离而实现物质的成分和结构分析的方法。

质谱对寡核苷酸测序目前使用最多的是磷酸二酯酶梯带测序法。该法测序的原理是将被测寡核苷酸样品先用外切酶从3′或5′端进行部分降解，在不同时间内分别取样进行质谱分析，取得寡核苷酸部分降解的分子离子峰信号，通过对相邻两个碎片相对分子质量进行比较，可以计算出被切割的核苷酸单体相对分子质量，与四个脱氧核苷酸的标准分子质量进行对照，就可以按顺序读出寡核苷酸的完整序列。硫代寡核苷酸由于分子骨架上每个磷酸基上的一个氧为硫取代，增加了对核酸酶降解的阻力，不能直接通过外切酶降解由质谱测序。测序时必须通过氧化使之转化成磷酸二酯寡核苷酸，再用3′和5′外切酶降解后由质谱测序。

三、与靶基因的杂交性质

反义寡核苷酸药物是通过与靶基因的杂交来发挥治疗功效的，所以在质量控制中需考察其杂交性质。反义寡核苷酸药物与靶基因的杂交性质主要通过测量二者结合后的杂交分子的解链温度 T_m 来衡量。T_m 值的测定主要是确保寡核苷酸以正确的序列合成并可与靶基因发生杂交。如果测不到 T_m 值，寡核苷酸将不可能发挥预期的疗效。对于反义寡核苷酸，T_m 值应在 50~70℃之间。若杂交分子的 T_m 值低于 50℃，在细胞内将不具有活性，因为杂交分子在进入细胞前便发生了解链。若杂交分子的 T_m 值高于

70℃，在细胞内也不具有活性，因为杂交分子在进入细胞后可能无法解链。

四、理化特性分析

反义寡核苷酸是针对相应的基因产生作用，因此需要对寡核苷酸的长度、序列、均一性、修饰基团等理化特性进行全面的分析，便于药物安全有效地应用。

1. 鉴别

（1）高效液相色谱法　目前，多数反义寡核苷酸药物都是通过 DNA 序列合成仪制备的。HPLC 法对合成寡核苷酸的分析具有重现性好且易于操作等特点，故采用 HPLC 法分别测定并比较样品和对照品的相对保留时间，可达到定性鉴别的目的。分析工作中通常使用反相 HPLC 和阴离子交换 HPLC。

反相 HPLC 是按照寡核苷酸的疏水性大小进行选择性分离的。反义寡核苷酸的保留时间与疏水性成正比。反义寡核苷酸在经反相 HPLC 纯化前需要键合疏水性保护基团，而失败序列由于结构的原因一般不能键合这些基团，从而使带保护基团的目标产物疏水性较强，保留时间较长。对于采用化学合成法制备的寡核苷酸，长度相差 1 ~ 2 个核苷酸的寡核苷酸杂质采用此法较难获得分离。

阴离子交换 HPLC 是按照不同长度磷酸骨架上所带负电荷差异进行分离的，长链寡核苷酸有较多的负电荷，被柱保留时间长。由于对硫代寡核苷酸骨架上的差异非常敏感，阴离子交换色谱可很好的分离长度相同的硫代和未完全硫代类似物，随着硫代磷酸基团数目的增加，保留时间依次缩短。保留时间与序列的长度相关，与碱基序列无关，长度相同的序列同一时间被洗脱。

（2）毛细管电泳法　毛细管电泳（CE）是以高电压和高电场为驱动力，以毛细管为分离通道，依据样品中各成分之间淌度和分配行为上的差异，而实现分离的液相分离技术。通常用于反义寡核苷酸分析的分离模式包括毛细管凝胶电泳（CGE）和毛细管区带电泳（CZE）。

CGE 基于分子大小的差别进行分离。通过采用 CGE 法分别测定并比较样品和对照品的相对迁移时间进行定性鉴别。使用内标或峰面积进行测定，CGE 还可作为寡核苷酸定量分析的方法，选择合适的内标消除因 CGE 的电迁移进样造成的进样误差和随毛细管老化引起的保留时间变化所带来的误差，使此法成为纯度和含量测定方法。

CGE 分辨率优于 HPLC，可很好地分离长度相差一个碱基的磷酸二酯寡核苷酸和硫代寡核苷酸，但对硫代寡核苷酸分子骨架上磷酸基的差异不敏感。

CZE 是根据被分离物质的荷质比的差异进行分离的 CE 系统。

（3）聚丙烯酰胺凝胶电泳法（PAGE）　对反义寡核苷酸的分离是根据其分子长度不同导致迁移速度的差异而实现的，较长的寡核苷酸由于分子质量较大因而迁移速度慢。PAGE 的相对保留时间可以作为定性鉴别的一个参数。该法因分辨率高而被用做纯度分析，是一种有效的分离技术，可高分辨分离多个样品。

2. 均一性　反义寡核苷酸作为药物，为保证它能安全有效地用于临床，对杂质的控制是其质量控制中不可缺少的一部分。常规的杂质分类方法将杂质分为特殊杂质和一般杂质。

（1）特殊杂质的检测　在硫代寡核苷酸合成中，有两类特殊杂质。一类是失败序列，比全长产品少若干个核苷酸，最主要的是少一个核苷酸的 n－1 序列。另一类是在硫代寡核苷酸的合成中硫代不充分造成的。

这两类杂质是反义寡核苷酸药物中应予以控制的主要杂质。CE 和 HPLC 在分离失败序列和截短序列等相关杂质方面具有许多独到之处，尤其是 CE 对此类杂质具有较高的分离度，可以很好地分离相差一个碱基的反义寡核苷酸。

此外，MS 也可作为杂质检测的方法。

（2）杂质限量检查项目　水分、pH 及一般杂质如重金属、砷盐等检查需按照相应的方法进行检测。

五、生物学活性测定

由于反义寡核苷酸药物是作用于特定的基因，从而阻止相应的蛋白产生以达到特定的药物效应，因此对它进行生物学活性测定是质量控制中不可缺少的一部分。生物学活性往往需要进行动物体内实验或通过细胞培养进行体外效价测定。这些方法的变异性较大，因此，在试验中要采用标准品进行校正。只有这样才能确保检测结果的可靠性和可比性。

答案解析

目标检测

一、选择题

A 型题

1. DNA 分子中含的戊糖是（　）

A. 核糖　　B. 脱氧核糖　　C. 葡萄糖

D. 甘露糖　　E. 多糖

2. 反义寡核苷酸的化学修饰中，应用最为广泛的是（　）

A. 硫代　　B. 甲基代　　C. 碱基修饰

D. 核糖修饰　　E. 杂环修饰

3. 核苷酸的最大吸收峰在（　）

A. 240nm　　B. 260nm　　C. 280nm

D. 320nm　　E. 570nm

4. 下列哪个反应属于嘌呤碱基的特殊鉴别反应（　）

A. 苔黑酚反应　　B. 与氨制硝酸银溶液反应　　C. 与钼酸反应

D. 与二苯胺反应　　E. 与浓硫酸反应

5. 通过与（　）溶液反应产生沉淀可以检查核苷酸中是否有蛋白质

A. 苔黑酚　　B. 二苯胺　　C. 磺基水杨酸

D. 钼酸　　E. 氨制硝酸银

6. 核糖与浓盐酸共热后，与苔黑酚试剂反应，溶液呈（　）

A. 鲜绿色　　B. 蓝色　　C. 红色

D. 黄色　　E. 白色

7. 脱氧核糖可与二苯胺反应，溶液呈（　）

A. 鲜绿色　　B. 蓝色　　C. 红色

D. 黄色　　E. 白色

8. 核苷酸中的戊糖在水溶液中加间苯三酚，在水浴上共热，溶液呈（　）

A. 鲜绿色　　B. 蓝色　　C. 玫瑰红色

D. 黄色　　E. 白色

9. 在 DNA 和 RNA 中不相同的碱基有（　）

A. U 和 T　　B. A 和 T　　C. A 和 G

D. C 和 G　　E. T 和 G

10. 可以对反义寡核苷酸进行序列测定、分子量测定及杂质检测的方法是（　）

A. 质谱法　　B. HPLC 法　　C. 毛细管电泳法

D. 紫外分光光度法　　E. 聚丙烯酰氨凝胶电泳法

二、简答题

1. 简述嘌呤类药物的鉴别方法。
2. 简述嘌呤类核苷酸药物和嘧啶类核苷酸药物含量测定的方法。

书网融合……

知识回顾　　微课　　习题

（王丽娟）

第十五章　多糖类药物的分析

PPT

学习引导

随着人们对多糖类物质的深入研究，发现了多糖类物质更多复杂的结构和功能，这其中包含着许多重要的生物信息，多糖类物质的作用也被发现越来越重要，它被称为人体内的第三大链。多糖类药物具备许多重要的生理活性，其对疾病尤其是复杂慢性病的治疗具有良好效果，如硫酸软骨素可治疗关节炎、肝素可用于心脑血管疾病的防治、玻尿酸可用于美容等，不同来源的多糖类药物，用途有所区别。那么多糖类药物到底有哪些来源？这些多肽类药物都有什么作用，我们如何检测这些多糖类药物的质量是否符合要求呢?

本章主要介绍多糖类药物的基本概念、种类和用途以及常见的多糖类药物的检测技术等。

学习目标

思政素养目标

通过对多糖类药物检测技术的学习，培养学生具有较强的求实探索精神，勤于思考，善于观察，善于学习，具备较强的药品质量观念。

知识要求

1. **掌握**　多糖类药物的概念；硫酸软骨素的鉴别、检查及含量测定方法。
2. **熟悉**　肝素效价测定的方法；细菌多糖、真菌多糖的鉴别、检查和含量测定方法。
3. **了解**　多糖类药物的分类及生物活性。

技能要求

1. 熟练掌握右旋糖酐20含量测定的操作。
2. 学会运用多糖类药物的鉴别方法鉴别多糖类药物。

第一节　概　述

一、多糖的概念及种类

糖类广泛分布于自然界生物体内，按其聚合程度可分为单糖、寡糖和多糖。目前已发现许多糖类及其衍生物具有很高的药用价值，特别是多糖类，在抗凝、降血脂、提高机体免疫力和抗肿瘤、抗辐射方面具有显著的药理作用与疗效。

多糖是由 10 个以上的单糖以糖苷键相连而成的聚合物。由同一种单糖构成的多糖称为同多糖或均一多糖，如淀粉、糖原、纤维素等；由两种以上的单糖构成的多糖称为杂多糖或不均一多糖，如肝素、透明质酸等。

多糖是构成生命的四大基本物质之一，广泛存在于高等植物、动物、微生物和海洋生物中，如植物的种子、茎和叶组织，动物黏液，昆虫及甲壳动物的壳，真菌、细菌的胞内胞外等。多糖按其来源可分为以下几类。

1. 植物来源的多糖 是指从植物，尤其是从中药材中提取的水溶性多糖，如黄芪多糖、人参多糖、当归多糖、枸杞多糖、艾叶多糖、大黄多糖等。这类多糖大多数都没有细胞毒性，而且质量通过化学手段容易控制，目前已成为新药研究的发展方向之一。

2. 动物来源的多糖 是指从动物的组织、器官及体液中分离、纯化得到的多糖，这类多糖大多数是水溶性黏多糖，而且也是最早用作药物的多糖，如肝素、硫酸软骨素、透明质酸、猪胎盘脂多糖等。

3. 微生物来源的多糖 是指来源于微生物的多糖，按照微生物的种类又可分为细菌多糖和真菌多糖，如右旋糖酐是由细菌发酵生产的一种葡聚糖，而香菇多糖、茯苓多糖、猪苓多糖、云芝多糖等则均来源于真菌。

4. 海洋生物来源的多糖 是指从海洋、湖泊生物体内分离、纯化得到的多糖，如几丁质（壳多糖、甲壳素）、螺旋藻多糖等。这类多糖具有广泛的生物学效应。

本章重点介绍几种动物来源和微生物来源的多糖药物的分析。目前国内已上市的部分多糖类药物见表 15－1。

表 15－1 目前国内已上市的部分多糖类药物

分类	多糖名称	国内上市药物
植物多糖	黄芪多糖	注射用黄芪多糖
	人参多糖	注射用人参多糖
动物多糖	肝素	肝素钠乳膏、肝素钠含片、低分子肝素钠凝胶、肝素（钠、钙）注射液、低分子量肝素（钠、钙）注射液
	硫酸软骨素	硫酸软骨素片、硫酸软骨素（硫酸软骨素 A 钠）胶囊/注射液、硫酸软骨素滴眼液
	透明质酸	玻璃酸钠注射液、玻璃酸钠滴眼液
细菌多糖	右旋糖酐	右旋糖酐（20、40、70）葡萄糖/氯化钠注射液、右旋糖酐 70（甘油）滴眼液
	荚膜多糖	伤寒 Vi 多糖疫苗、23 价肺炎球菌多糖疫苗、脑膜炎球菌多糖疫苗
真菌多糖	香菇多糖	香菇多糖注射液/胶囊
	云芝多糖	云芝多糖胶囊
	茯苓多糖	茯苓多糖口服液
	猪苓多糖	猪苓多糖注射液/胶囊
	灵孢多糖	灵孢多糖注射液

二、多糖类药品的生理活性

多糖类药品是目前研究最多的糖类药物，具有以下多种生理活性。

1. 调节机体免疫功能 猪苓多糖、香菇多糖等能提高机体的免疫功能，主要表现为影响补体活性，促进淋巴细胞增生，激活或提高吞噬细胞的功能，增强机体的抗炎、抗氧化和抗衰老能力。

2. 抗感染作用 甲壳素等可提高机体组织细胞对细菌、病毒、真菌及原虫感染的抵抗能力，对皮下肿胀有治疗作用，可促进皮肤伤口的愈合。

3. 抗辐射损伤作用 紫菜多糖、茯苓多糖、透明质酸等可以对抗$^{60}Co-\gamma$射线，有抗辐射损伤的作用。

4. 抗凝血作用 肝素为天然抗凝剂，可用于防治血栓栓塞性疾病、心绞痛、充血性心力衰竭等，也可用于肿瘤的辅助治疗。甲壳素、黑木耳多糖、芦荟多糖等也具有类似的抗凝作用。

5. 降血脂、抗动脉粥样硬化作用 硫酸软骨素、小分子肝素、冠心舒等具有降血脂、降胆固醇的作用，可用于动脉粥样硬化的防治。

6. 其他作用 多糖类药物很多，除上述活性作用外，还具有其他多方面的活性作用，如右旋糖酐、海藻酸钠等能增加血容量，维持血压，抗休克；有些多糖还能促进细胞DNA、蛋白质的合成，可促进细胞的增殖和生长。

知识链接

多糖类药物的研究概况

人类对多糖的研究与蛋白质和核酸同步，然而由于多糖结构复杂等原因，其研究远远落后于蛋白质与核酸。多糖作为药物研究始于20世纪50年代，截至目前，已发现数百种多糖具有生物活性。多糖链是生命科学中除肽链、核苷酸链之外具有重大意义的第三链，它比肽链和核苷酸链含有更多的生物信息，被认为是生命奥秘中的第三座里程碑。多糖链研究作为后基因组时代异军突起的课题已经纳入前沿研究，用以开发新药和再生医疗工程，并开始进入应用产业拓展阶段，已经形成研究网络，积极推进。世界多国已开始这一领域的探索，力争在生命科学领域抢立新功。

第二节 黏多糖

黏多糖是广泛存在于动物体内的一种杂多糖，其化学组成为糖醛酸和氨基己糖交替出现，有时含硫键，也称为糖胺聚糖。另外，因其结构中含有较多的羧基，并多含硫酸基，具有较强酸性，故也称为酸性黏多糖。

黏多糖基本上由特定的重复双糖结构构成，在双糖单位中，包含一个氨基己糖（常是*N*－乙酰化的）。黏多糖的糖残基，中性糖有D－半乳糖、D－甘露糖、L－岩藻糖；糖醛酸有D－葡萄糖醛酸、D－半乳糖醛酸、L－艾杜糖醛酸等；氨基己糖有氨基半乳糖、氨基葡萄糖。

黏多糖的代表药物主要有硫酸软骨素、肝素、透明质酸等。

一、硫酸软骨素

硫酸软骨素广泛存在于人和动物的软骨组织中，现多从猪的鼻软骨或鲸鱼和鲨鱼的软骨中提取。软骨素由D－葡萄糖醛酸和*N*－乙酰－D－半乳糖胺组成的黏多糖，硫酸软骨素是软骨素的硫酸酯，硫酸软骨素有三种构型，即硫酸软骨素A、B、C，每种分子构型，依下列所示的双糖为单元结构而重复不断地排列，其分子结构如图15－1所示。

从图15－1中可看出，硫酸软骨素A、C结构非常相似，差别只是氨基己糖的残基上硫酸酯的位置

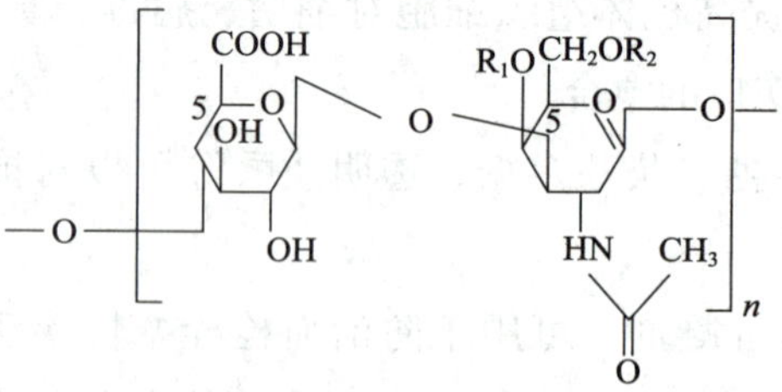

图 15-1 硫酸软骨素的分子结构

$R_1=SO_3H$，$R_2=H$ 为硫酸软骨素 A；$R_1=H$，$R_2=SO_3H$ 为硫酸软骨素 C；

$R_1=SO_3H$，$R_2=H$，C_5 异构化为硫酸软骨素 B

不同。其药用制剂主要含有硫酸软骨素 A 和硫酸软骨素 C，可防止由脂蛋白酯酶激活引起的脂质沉积和抑制血栓形成，用于防治冠心病和动脉粥样硬化；也可用于偏头痛和由链霉素引起的听觉障碍及肝炎的辅助治疗；还可作为改善关节病的补充品，作为健康食品应用，在美国已经风行多年。经过多年的应用，已经证明硫酸软骨素对改善老年退行性关节炎、风湿性关节炎有一定的效果。

硫酸软骨素为白色粉末，无臭，无味，易吸湿，易溶于水，不溶于乙醇和丙酮等有机溶剂．遇水即膨胀或成黏浆，对热不稳定。需避光密封保存。硫酸软骨素分子中含有—SO_3H、—COOH，易与 Na^+、K^+、Ca^{2+} 等阳离子结合而成盐，盐类对热稳定。

硫酸软骨素常以其钠盐形式存在，因此《中国药典》2020 年版收载的是硫酸软骨素钠，其主要是由 *N*-乙酰半乳糖胺（2-乙酰胺-2-脱氧-β-D-吡喃半乳糖）和 D-葡萄糖醛酸的共聚物的硫酸酯钠盐，共聚物内己糖通过 β-1,3 及 β-1,4 糖苷键交替连接。本节以硫酸软骨素钠为例详细介绍质量标准。

（一）性状

本品为白色或类白色粉末，无臭，有引湿性。本品水溶液具有黏稠性，加热不凝结。在水中易溶，在乙醇、丙酮或冰醋酸中不溶。取本品，精密称定，加水溶解并定量稀释制成每 1ml 中含有 40mg 的溶液，依照《中国药典》2020 年版四部通则 0621 旋光度测定法测定比旋度，应为 -25°至 -32°。

（二）鉴别

1. 高效液相色谱法 供试品溶液中三个主峰的保留时间应与对照品溶液中硫酸软骨素 B、硫酸软骨素 C 和硫酸软骨素 A 的保留时间一致。

2. 红外分光光度法 本品的红外光吸收图谱应与硫酸软骨素钠对照品的图谱一致。

3. 钠盐的鉴别 本品水溶液显钠盐的鉴别反应。

（三）检查

1. 含氮量 取本品，照氮测定法（《中国药典》2020 年版通则 0704 第二法半微量法）测定，按干燥品计算，含氮量应为 2.5% ~3.5%。

2. 酸度 取本品 0.5g，加水 10ml 溶解后，依法测定，pH 应为 6.0 ~7.0。

3. 氯化物 取本品约 0.01g，依法检查，与标准氯化钠溶液 5ml 制成的对照液比较，不得更浓（0.5%）。

4. 硫酸盐 取本品 0.1g，依法检查，与标准硫酸钾溶液 2.4ml 制成的对照液比较，不得更浓（0.24%）。

5. 残留溶剂 取本品约 0.2g，精密称定，置顶空瓶中，精密加水 1ml 使溶解，密封，作为供试品溶液；另取乙醇适量，精密称定，用水定量稀释制成每1ml中含乙醇1.0mg的溶液，精密量取1ml，置顶空瓶中，密封，作为对照品溶液。照残留溶剂测定法试验，以聚乙二醇20M（或极性相近）为固定液的毛细管柱为色谱柱；柱温为60℃；进样口温度为200℃；检测器温度为250℃；顶空瓶平衡温度为85℃，平衡时间为45分钟。取供试品溶液与对照品溶液分别顶空进样，记录色谱图。按外标法以峰面积计算，乙醇的残留量应符合规定。

6. 干燥失重　取本品，在105℃干燥4小时，减失重量不得过10.0%。

7. 炽灼残渣　取本品1.0g，依法检查，按干燥品计算，遗留残渣应为20.0%～30.0%。

8. 重金属　取炽灼残渣项下遗留的残渣，依法检查，含重金属不得过百万分之二十。

（四）含量测定

《中国药典》2020年版收载的方法为HPLC法。

1. 色谱条件与系统适用性试验　用强阴离子交换硅胶为填充剂（Hypersil SAX柱，4.6mm×250mm，5μm或效能相当的色谱柱）；以水（用稀盐酸调节pH至3.5）为流动相A，以2mol/L氯化钠溶液（用稀盐酸调节pH至3.5）为流动相B；检测波长为232nm。按表15－2进行线性梯度洗脱。取对照品溶液注入液相色谱仪，出峰顺序为硫酸软骨素B、硫酸软骨素C和硫酸软骨素A，硫酸软骨素B、硫酸软骨素C和硫酸软骨素A的分离度均应符合要求。

表15－2　硫酸软骨素梯度洗脱表

时间（min）	流动相A/%	流动相B/%
0	100	0
4	100	0
45	50	50

2. 测定法　取本品约0.1g，精密称定，置10ml量瓶中，加水溶解并定量稀释至刻度，摇匀，用0.45μm滤膜过滤，精密量取100μl，置具塞试管中，加三羟甲基氨基甲烷缓冲液（取三羟甲基氨基甲烷6.06g与醋酸钠8.17g，加水900ml使溶解，用稀盐酸调节pH至8.0，用水稀释至1000ml）800μl，充分混匀，再加入硫酸软骨素ABC酶液（取硫酸软骨素ABC酶适量，按标示单位用上述缓冲液稀释制成每100μl中含0.1单位的溶液）100μl，摇匀，置37℃水浴中反应1小时，取出，在100℃加热5分钟，用冷水冷却至室温。以每分钟10000转离心20分钟，取上清液，用0.45μm滤膜滤过，作为供试品溶液。精密量取20μl注入液相色谱仪，记录色谱图。另取硫酸软骨素钠对照品适量，精密称定，同法测定。按外标法以硫酸软骨素B、硫酸软骨素C和硫酸软骨素A的峰面积之和计算，即得。

二、肝素

本品系自猪肠黏膜中提取的硫酸氨基葡聚糖的钠盐，是由不同分子量的糖链组成的混合物。肝素因最初从肝脏发现而得名，是最重要的生化药物之一，也是我国主要的出口药物之一。肝素广泛分布于哺乳动物的肝、肺、肾、胸腺、肠黏膜、肌肉和血液中，现主要从牛肺、猪肺或猪小肠黏膜中提取。它是一种由α－D－氨基葡萄糖和*O*－硫酸化糖醛酸（α－L－艾杜糖醛酸或β－D－葡萄糖醛酸）交替组成的黏多糖硫酸脂，其分子结构如图15－2所示。

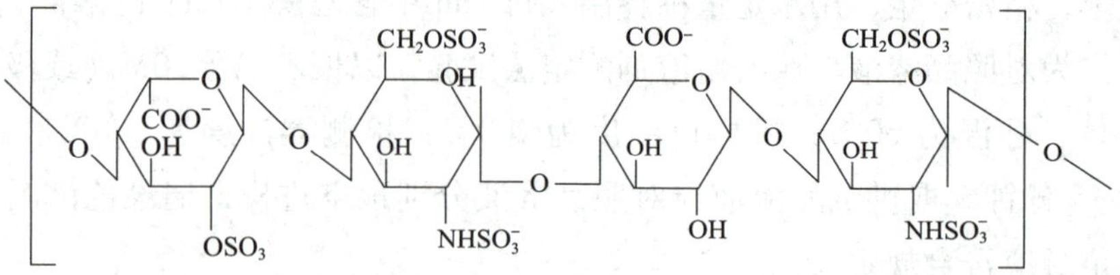

图 15－2　肝素的分子结构

肝素具有强酸性，并高度带负电荷，它具有延长血凝时间的作用，还可特异地同毛细血管壁上的脂蛋白脂酶结合，是预防手术后血栓形成和治疗急性静脉血栓的首选药物。除此之外，肝素或者衍生物还具有降血脂、抗炎、抗过敏及免疫调节等方面的作用。

肝素为白色或类白色粉末，有吸湿性，在水中易溶解。未分级肝素的分子量范围在 3000～30000，重均分子量 12000～15000。20 世纪末开发出低分子肝素并已广泛应用于临床，低分子肝素的重均分子量为 3000～8000，不同方法得到的产品不仅重均分子量不同，分子结构也不尽相同。

肝素也常以其盐的形式存在，以肝素钠为例介绍其质量标准。肝素钠系自猪肠黏膜中提取的硫酸氨基葡聚糖的钠盐，是由不同分子量的糖链组成的混合物，具有延长血凝时间的作用，其分子量越大，活性越强。

（一）性状

本品为白色或类白色粉末，极具引湿性，在水中易溶。取本品，精密称定，加水溶解并定量稀释制成每 1ml 中含 40mg 的溶液，依照《中国药典》2020 年版四部通则 0621 旋光度测定法测定比旋度，应不小于 +50°。

（二）鉴别

（1）肝素钠抗Ⅹa 因子效价与抗Ⅱa 因子效价比应为 0.9～1.1。

（2）取本品适量，加水溶解并稀释制成每 1ml 中约含 10mg 的溶液，作为供试品溶液。采用高效液相色谱法测定，对照品溶液色谱图中，硫酸皮肤素峰高与肝素和硫酸皮肤素峰之间谷高之比不得少于 1.3，供试品溶液色谱图中，供试品溶液主峰的保留时间应与对照品溶液主峰的保留时间一致，保留时间相对偏差不得过 5.0%。

（3）本品的水溶液显钠盐鉴别（1）［《中国药典》2020 年版四部通则 0301 钠盐（1）］的反应。

（三）检查

1. 分子量与分子量分布　照分子排阻色谱法（《中国药典》2020 年版四部通则 0514）测定，以亲水改性键合硅胶为填充剂；以 0.1mol/L 醋酸铵溶液为流动相；流速为每分钟 0.6ml；柱温为 30℃；示差折光检测器。取系统适用性溶液 25μl，注入液相色谱仪，调整色谱系统，使主峰与溶剂峰能够彻底洗脱，重均分子量应在标示值 ±500 范围内。取本品适量，加流动相溶解并稀释制成每 1ml 中约含 5mg 的溶液。取肝素分子对照品适量，加流动相溶解制成每 1ml 中约含 5mg 的溶液。取对照品溶液注入色谱仪，记录色谱图。准确计算对照品溶液色谱图中肝素峰的总面积（不包括盐峰）及每个点的累积峰面积百分比，确定与肝素分子量对照品附带的宽分布标样表中累积峰面积百分比最接近点的保留时间及对应的分子量，以保留时间为横坐标，分子量的对数值为纵坐标，使用 GPC 软件，拟合三次方程，建立校正曲线，相关系数应不小于 0.990。另取供试品溶液，同法测定，按下式计算本品的重均分子量。

$$M_W = \sum(RI_iM_i)/\sum RI_i$$

式中，RI_i为洗脱的 i 级分的物质量，即示差色谱图的峰高，M_i为由校正曲线计算得出的 i 级分的分子量，M_W为重均分子量。

M_W应为 15000 ~ 19000，分子量大于 24000 的级分不得大于 20%，分子量 8000 ~ 16000 的级分与分子量 16000 ~ 24000 的级分比值不小于 1.0。

2. 总氮量　取本品，照氮测定法测定，按干燥品计算，本品总氮（N）含量应为 1.3% ~ 2.5%。

3. 酸碱度　取本品 0.10g，加水 10ml 溶解后，依法测定，pH 应为 5.0 ~ 8.0。

4. 溶液的澄清度与颜色　取本品 0.50g，加水 10ml 溶解后，溶液应澄清无色；如显浑浊，照紫外 - 可见分光光度法，在 640nm 的波长处测定吸光度，不得过 0.018；如显色，与黄色 1 号标准比色液比较，不得更深。

5. 核酸　取本品，精密称定，加水溶解并定量稀释制成每 1ml 中含 4mg 的溶液，照紫外 - 可见分光光度法，在 260nm 的波长处测定吸光度，不得过 0.10。

6. 蛋白质　按照《中国药典》2020 年版通则 0731 第二法福林酚法，取本品适量，精密称定，加水溶解并定量稀释制成每 1ml 中约含 30mg 的溶液，作为供试品溶液；另取牛血清白蛋白对照品适量，精密称定，分别加水溶解并定量稀释制成每 1ml 中各含 0、10、20、30、40 与 50μg 的溶液，作为对照品溶液，照蛋白质含量测定法测定。按干燥品计算，本品含蛋白质不得过 0.5%。

7. 相关物质　取本品适量，精密称定，加水溶解并定量稀释制成每 1ml 中含 100mg 的溶液。精密量取 0.5ml 加 1mol/L 盐酸溶液 0.25ml 与 25% 亚硝酸钠溶液 0.05ml，摇匀，反应 40 分钟，加 1mol/L NaOH 溶液 0.2ml 终止反应。精密量取供试品溶液 20μl，注入液相色谱仪，记录色谱图。供试品溶液色谱图中硫酸皮肤素的峰面积不得大于对照品溶液中硫酸皮肤素的峰面积（2.0%）；除硫酸皮肤素峰外，不得出现其他色谱峰。

8. 钠　照原子吸收分光光度法（《中国药典》2020 年版通则 0406 第一法），在 330.0nm 的波长处分别测定对照品溶液和供试品溶液的吸光度。按干燥品计算，本品中含钠（Na）应为 10.5% ~ 13.5% 。

此外，还有残留溶剂、干燥失重、炽灼残渣、重金属、细菌内毒素等的检查项目，与前文方法相同，在此不再赘述。

> **即学即练 15 - 1**
>
> 肝素钠的检查项目有哪些?
>
> 答案解析

（三）效价测定

1. 抗 Xa 因子法

（1）溶液的制备

1）三羟甲基氨基甲烷 - 聚乙二醇 6000 缓冲液（pH 8.4）　取三羟甲基氨基甲烷 6.06g，氯化钠 10.23g，乙二胺四醋酸二钠 2.8g，聚乙二醇 6000 1.0g，加水 800ml 使溶解，用盐酸调节 pH 至 8.4，用水稀释至 1000ml。

2）标准品溶液与供试品溶液的制备　取标准品（S）和供试品（T）各适量，加 1）溶解并分别稀释制成4个不同浓度的溶液。该浓度应在 log 剂量 – 反应的线性范围内，一般为每 1ml 中含 0.01 ~ 0.1IU。

3）抗凝血酶溶液　取抗凝血酶（ATⅢ），加 1）溶解并稀释制成每 1ml 中含抗凝血酶 1IU 的溶液。

4）Ⅹa 因子溶液　取Ⅹa 因子（FⅩa），加 1）溶解并稀释制成每 1ml 中约含 0.4IU（或 7.1nkat）的溶液，调整浓度，使其在以 1）代替肝素作为空白溶液（B_1、B_2）的抗Ⅹa 因子试验中，在 405nm 波长处的吸光度值在 0.8 ~ 1.0。

5）发色底物溶液　取发色底物 S – 2765（或其他 FⅩa 特异性发色底物），加水制成 0.003mol/L 的溶液，临用前用水稀释至 1mmol/L。

（2）测定法　取不同浓度的标准品（S）系列溶液或供试品（T）系列溶液及上述缓冲液（B），按 B_1、S_1、S_2、S_3、S_4、T_1、T_2、T_3、T_4、T_1、T_2、T_3、T_4、S_1、S_2、S_3、S_4、B_2 的顺序依次向各小管中分别精密加入 20 ~ 50μl 相同体积（V）的上述缓冲液（B）、标准品（S）系列溶液或供试品（T）系列溶液，再精密加入相同体积（V）的抗凝血酶溶液，混匀，37℃平衡 2 分钟，每管精密加入Ⅹa 因子溶液适量（2V），混匀，37℃平衡 2 分钟，再精密加入发色底物溶液适量（2V），混匀，37℃准确保温 2 分钟后，再各精密加入 50% 醋酸溶液适量（2V）终止反应。用适宜设备在 405nm 的波长处测定各管吸光度。B_1、B_2 两管的吸光度不得有显著性差异。以吸光度为纵坐标，标准品系列溶液（或供试品系列溶液）浓度的对数值为横坐标分别作线性回归，按生物检定统计法（《中国药典》2020 年版通则 1431）中的量 – 反应平行线原理 4 × 4 法试验设计，计算效价及试验误差。平均可信限率（FL%）不得大于 10%。

2. 抗Ⅱa 因子法

（1）溶液的制备

1）三羟甲基氨基甲烷 – 聚乙二醇 6000 缓冲液（pH 8.4）　同上。

2）标准品溶液与供试品溶液的制备　取标准品（S）和供试品（T）各适量，加 1）溶解并分别稀释制成4个不同浓度的溶液。该浓度应在 log 剂量 – 反应的线性范围内，一般为每 1ml 中含 0.005 ~ 0.05IU。

3）抗凝血酶溶液　取抗凝血酶（ATⅢ），加 1）溶解并稀释制成每 1ml 中含抗凝血酶 0.25IU 的溶液。

4）凝血酶溶液　取凝血酶（FⅡa），加 1）溶解并稀释制成每 1ml 中约含 5IU 的溶液，调整浓度，使其在以三羟甲基氨基甲烷 – 聚乙二醇 6000 缓冲液（pH 8.4）溶液代替肝素作为空白溶液（B_1、B_2）的抗Ⅱa 因子试验中，在 405nm 波长处的吸光度值在 0.8 ~ 1.0。

5）发色底物溶液　取发色底物 S – 2238（或其他 FⅡa 特异性发色底物），加水制成 0.003mol/L 的溶液，临用前用水稀释至 0.625mmol/L。

（2）测定法　取不同浓度的标准品（S）系列溶液或供试品（T）系列溶液及上述缓冲液（B），按 B_1、S_1、S_2、S_3、S_4、T_1、T_2、T_3、T_4、T_1、T_2、T_3、T_4、S_1、S_2、S_3、S_4、B_2 的顺序依次向各小管中分别精密加入 20 ~ 50μl 相同体积（V）的上述缓冲液（B）、标准品（S）系列溶液或供试品（T）系列溶液，再精密加入相同体积（V）的抗凝血酶溶液，混匀，37℃平衡 2 分钟，每管精密加入凝血酶 FⅡa 溶液适量（2V），混匀，37℃平衡 2 分钟，再精密加入发色底物溶液适量（2V），混匀，37℃准确保温 2 分钟后，再各精密加入 50% 醋酸溶液适量（2V）终止反应。用适宜设备在 405nm 的波长处测定各管吸光度。B_1、B_2 两管的吸光度不得有显著性差异。以吸光度为纵坐标，标准品系列溶液（或供试品系列溶液）浓度的对数值为横坐标分别作线性回归，按生物检定统计法（《中国药典》2020 年版通则 1431）中的量 – 反应平行线原理 4 × 4 法试验设计，计算效价及试验误差。平均可信限率（FL%）不得大于10%。

实例分析 15－1

案例　近年研究表明，产科疾病，如习惯性流产、胎儿宫内生长受限（FGR）、妊娠期胆汁淤积症（ICP）、子痫前期等，其发病机制均与胎盘内或母亲重要脏器内血栓前状态和血栓形成有关。多糖类药物低分子肝素（low molecular weight heparin，LMWH）是20世纪70年代发展起来的新型抗凝药物，目前，LMWH已广泛用于临床预防和治疗肾静脉血栓、血液透析、肺栓塞、不稳定型心绞痛和弥散性血管内凝血（DIC）等。其在产科领域的应用也在增加，已有LMWH治疗重度子痫前期、习惯性流产、FGR和ICP的报道，提高了临床疗效。DIC是产科大出血、胎盘早剥、羊水栓塞等严重产科并发症的最危重结局，合理应用LMWH是抢救DIC成功与否的关键。

讨论　1. 低分子肝素的分子量范围是多少？

2. 肝素的活性大小与分子量有何关系？

答案解析

第三节　细菌多糖

细菌在生长过程中可以产生一些多糖类物质。典型的代表药物为右旋糖酐，又称为葡聚糖，系蔗糖经肠膜状明串珠菌发酵后生成的一种高分子葡萄糖聚合物。由于聚合的葡萄糖分子数目不同，而产生不同分子量的产品。有高分子右旋糖酐（重均分子量10万～20万）、中分子右旋糖酐（重均分子量6万～8万）、低分子右旋糖酐（重均分子量2万～4万）、小分子右旋糖酐（重均分子量1万～2万）。临床上使用的是重均分子量为16000～24000、32000～42000和64000～76000的右旋糖酐20、右旋糖酐40和右旋糖酐70，主要用作血浆代用品，用于出血性休克、创伤性休克及烧伤性休克等。

右旋糖酐的结构如图15－3所示，它主要由葡萄糖（1→6）α－糖苷键连接而成，同时含有（1→3）α－和（1→4）α－糖苷键连接形成的分支结构。

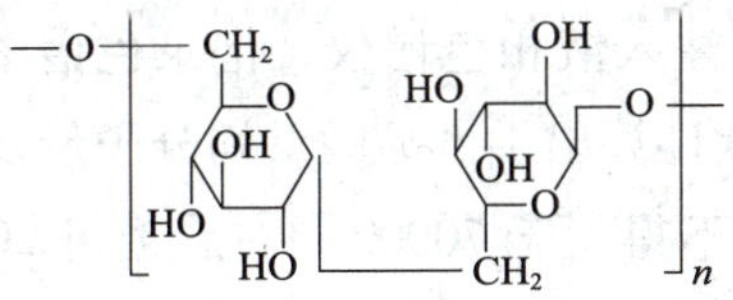

图15－3　（1→6）α－糖苷键的右旋糖酐分子结构

右旋糖酐为白色或类白色无定形粉末；无臭无味。易溶于热水，不溶于乙醇。其水溶液为无色或微带乳光的澄明液体。常温稳定，加热变色或分解，用酸缓和水解可得到部分解聚产物，长时间水解，得到葡萄糖。

一、鉴别

右旋糖酐经碱水解后产生葡萄糖，葡萄糖可使Cu^{2+}还原成红色氧化亚铜沉淀。具体操作方法为：取本品0.2g，加水5ml溶解后，加氢氧化钠试液2ml与硫酸铜试液数滴，即生成淡蓝色沉淀；加热后变成红棕色沉淀。

二、检查

右旋糖酐的检查项目较多，除氯化物、重金属、干燥失重、炽灼残渣外，还有氮、分子量与分子量分布的检查。

（一）氮

右旋糖酐的发酵生产中混入的微量杂质蛋白采用检查氮的含量来控制。

取本品0.2g，置50ml凯氏烧瓶中，加硫酸1ml，加热消化至供试品成黑色油状物，放冷，加30%过氧化氢溶液2ml，加热消化至溶液澄清（如不澄清，可再加过氧化氢溶液0.5～1.0ml，继续加热），冷却至20℃以下，加水10ml，滴加5%氢氧化钠溶液使成碱性，移至50ml比色管中，用水洗涤烧瓶，洗液并入比色管中，再用水稀释至刻度，缓缓加碱性碘化汞钾试液2ml，随加随摇匀（溶液温度保持在20℃以下）；如显色，与标准硫酸铵溶液（精密称取105℃干燥至恒重的硫酸铵0.4715g，置100ml量瓶中，加水溶解并稀释至刻度，混匀，作为贮备液。临用时精密量取贮备液1.0ml，置100ml量瓶中，加水稀释至刻度，摇匀。每毫升相当于10μg的氮）1.4ml加硫酸0.5ml用同一方法处理后的颜色比较，不得更深（0.007%）。

（二）分子量与分子量分布

发酵得到的产物分子量很大，需经水解才能得到右旋糖酐20、右旋糖酐40、右旋糖酐70，如果水解不完全，就会引入大分子量的糖酐。

取本品适量，加流动相制成每毫升约含10mg的溶液，振摇，室温放置过夜，作为供试品溶液。另取4～5个已知分子量的右旋糖酐对照品，同法制成每毫升各含10mg的溶液作为对照品溶液。照分子排阻色谱法，用多糖测定用凝胶柱，以0.71%硫酸钠溶液（内含0.02%叠氮化钠）为流动相，柱温35℃，流速每分钟0.5ml，示差折光检测器。

称取葡萄糖和蓝色葡聚糖2000适量，分别用流动相制成每毫升约含10mg的溶液，取20μl注入液相色谱仪，测得保留时间t_T和t_0；供试品溶液和对照品溶液色谱图中的保留时间t_R均应在t_T和t_0之间。理论塔板数按葡萄糖峰计算不小于5000。

取上述各对照品溶液20μl，分别注入液相色谱仪，记录色谱图，由GPC软件计算回归方程。取供试品溶液20μl，同法测定，用GPC软件算出供试品的重均分子量及分子量分布。

10%大分子部分重均分子量分别不得大于70000（右旋糖酐20）、120000（右旋糖酐40）、185000（右旋糖酐70），10%小分子部分重均分子量分别不得小于3500（右旋糖酐20）、5000（右旋糖酐40）、15000（右旋糖酐70）。

三、含量测定 微课

右旋糖酐的含量测定为旋光光度法。此法是根据右旋糖酐水溶液的旋光度在一定范围内与浓度成正比来测定含量的。以右旋糖酐20氯化钠注射液的含量测定为例。

精密量取本品110ml，置25ml（6%规格）或50ml（10%规格）量瓶中，加水稀释至刻度，摇匀，照旋光度测定法测定，按下式计算右旋糖酐的含量。

$$C = 0.5128\alpha$$

式中，C 为每 100ml 注射液中含有右旋糖酐的重量，g；α 为测得的旋光度×稀释倍数 2.5（6% 规格）或 5.0（10% 规格）。

氯化钠的含量测定方法采用银量法，具体方法为精密量取本品 10ml，置锥形瓶中，加铬酸钾指示液数滴，用硝酸银滴定液（0.1mol/L）滴定。每 1ml 硝酸银滴定液（0.1mol/L）相当于 5.844mg 的 NaCl。

答案解析

即学即练 15-2

多糖药物右旋糖酐的含量测定方法是什么？如果是右旋糖酐葡萄糖注射液应该怎样进行含量测定？

第四节　真菌多糖

研究表明，真菌多糖是食用菌中所含的最重要的药效成分，具有显著提高免疫力、抗肿瘤的药理活性。灵芝、冬虫夏草、灰树花、木耳、银耳、香菇、猴头菇、白灵菇、竹黄、云芝、鸡腿蘑、松茸、桑黄等食用菌，都含有真菌多糖。本节以云芝多糖和香菇多糖为例说明真菌多糖的分析方法。

云芝多糖最早是从彩绒革盖菌的菌丝体中提取分离得到。是一种分子量在 10 万以上，富含 β-1,4、β-1,3 或 β-1,4、β-1,6 糖苷键的葡聚糖，另有甘露糖、木糖、半乳糖、鼠李糖和阿拉伯糖。同时，多糖链上结合着小分子蛋白质（多肽）组成蛋白多糖。云芝多糖分为胞内、胞外多糖，两者的组成不同，生理活性各异，前者具有抑制肉瘤 S_{180} 的作用，而且有免疫激活作用，后者无抑瘤作用，只有免疫激活作用。实际应用的是胞内、胞外多糖的混合物。

香菇多糖是从香菇菌子实体中提取、纯化的多糖肽类高分子物质，其基本结构为每 5 个 β-（1→3）结合的葡萄糖直链上有 2 个 β-（1→3）结合侧链的高分子葡聚糖。其多糖部分主要是甘露糖和葡聚糖、少量的岩藻糖、半乳糖、木糖及阿拉伯糖等；肽链则以天门冬氨酸、赖氨酸、组氨酸、谷氨酸、甘氨酸及丝氨酸等 18 种氨基酸组成。是一种具有免疫调节作用的抗肿瘤辅助药物，能促进 T、B 淋巴细胞增殖，提高自然杀伤细胞活性。适用于慢性病毒性肝炎、肝中毒、肝硬化、肿瘤及其他免疫功能低下症。

一、鉴别

（一）葡萄糖的鉴别反应

真菌多糖经酸性水解产生葡萄糖，经浓硫酸脱水后，生成糠醛衍生物，再与两分子的 α-萘酚缩合成醌型化合物而呈紫红色。

取 2% 的云芝多糖溶液 1ml 加 5% α-萘酚乙醇液 2 滴，摇匀，沿管壁缓缓加入硫酸 0.5ml，在两液层界面应显紫色。

（二）蛋白质的鉴别反应

云芝多糖经强酸水解后，蛋白质与多糖连接的键断裂，蛋白质被水解为小分子多肽、氨基酸，可与茚三酮丙酮试液反应而呈蓝紫色。多肽、氨基酸还可以在碱性条件下与 Cu^{2+} 发生双缩脲反应而呈粉红色。

操作方法：取本品约0.2g，置于试管中，加10mol/L盐酸4ml，在沸水浴中加热40分钟，移至蒸发皿内蒸干，残渣加水约2ml使溶解，滤过，取滤液1滴滴于层析滤纸上，风干后滴加茚三酮丙酮溶液2滴，晾干后呈紫色，剪取此色斑部分置试管中，加硫酸铜溶液2ml，振摇，溶液逐渐显粉红色。

二、检查

除干燥失重、重金属、炽灼残渣等杂质外，真菌多糖的有关杂质主要为来自提取所用的真菌的杂质。如部分水解的低聚糖以及混入的核酸、蛋白质等。

1. 单糖 香菇多糖产品中有部分单糖，规定单糖的含量以无水葡萄糖计不得超过10%。

具体方法为：取本品约0.5g，精密称定，加蒸馏水60ml，加热使溶解，放冷，加氢氧化钠试液至中性，精密加入碘滴定液（0.1mol/L）25ml，摇匀，逐滴加入氢氧化钠试液4ml，剧烈振摇，密塞，暗处放置10分钟，加稀硫酸4ml，立即用硫代硫酸钠滴定液（0.1mol/L）滴定，至近终点时，加淀粉指示液2ml，继续滴定至蓝色消失，并将滴定结果用空白试验校正，即得。每毫升碘滴定液（0.1mol/L）相当于9.008mg的无水葡萄糖。

2. 蛋白质 对真菌多糖中混入的杂蛋白的量进行控制。取香菇多糖溶于蒸馏水中，使含量为100mg/ml，加入30%磺基水杨酸，不得混浊。

另外，一般多糖类在200nm或小于200nm波长处有最大吸收峰，用紫外分光光度法于200~400nm处进行扫描，在260nm和280nm处应无最大吸收峰，如有吸收峰则表示可能混入核酸或蛋白质。

三、含量测定

酸水解真菌多糖产生葡萄糖，利用葡萄糖的还原性采用斐－林试剂或碘量法进行测定。云芝多糖的含量测定方法如下。

1. 总糖 取本品粗粉约5g，精密称定，置锥形瓶中，精密加水120ml，称定重量，加热回流1小时，放冷，再称定重量，用水补足减失的重量，摇匀，用脱脂棉滤过，精密量取滤液40ml，加酚酞指示液1~2滴，用氢氧化钠试液调节pH至中性，加稀硫酸25ml，加热回流4小时，放冷，用氢氧化钠试液调节pH至中性，精密加入碘滴定液（0.1mol/L）25ml，逐滴加氢氧化钠试液4ml，边加边剧烈振荡，密塞，置暗处放置10分钟，加稀硫酸4ml，立即用硫代硫酸钠滴定液（0.1mol/L）滴定，至近终点时，加淀粉指示液2ml，继续滴定至蓝色消失，并将滴定结果用空白试验校正，即得。每毫升碘滴定液（0.1mol/L）相当于9.008mg的无水葡萄糖。

2. 单糖 精密称取总糖项下的滤液40ml，按总糖项下方法，自“加酚酞指示液1~2滴”起，同法操作，每毫升碘滴定（0.1mol/L）相当于9.008mg的无水葡萄糖。

3. 云芝多糖 总糖含量减去单糖的含量，即为云芝多糖的含量。按干燥品计算，含云芝多糖以无水葡萄糖计，不得少于3.2%。

实践实训

实训项目八　右旋糖酐20氯化钠注射液中右旋糖酐20含量的测定

【实训目的】

1. 掌握右旋糖酐20含量测定方法。

2. 熟悉旋光计的操作方法。

3. 了解旋光计的测定原理。

【实训原理】

平面偏振光通过含有某些光学活性化合物的液体或溶液时，能引起旋光现象，使偏振光的平面向左或向右旋转。旋转的度数，称为旋光度。在一定波长与温度下，偏振光透过每 1 ml 含有 1g 旋光性物质的溶液且光路为长 1dm 时，测得的旋光度称为比旋度。比旋度（或旋光度）可以用于鉴别或检查光学活性药品的纯杂程度，亦可用于测定光学活性药品的含量。

本品为右旋糖酐 20 与氯化钠的灭菌水溶液。含右旋糖酐 20 应为标示量的 95.0% ~105.0%。

【实训用品】

1. 试剂　右旋糖酐 20 氯化钠注射液（10% 规格）。

2. 实训器材　刻度吸管、50ml 容量瓶、旋光计。

【实训方法】

1. 操作　精密量取本品 10ml，置 50ml 容量瓶中，用水稀释至刻度，摇匀，将测定管用供试溶液冲洗数次后，缓缓注入供试液体，置于旋光计内检测读数，用同法读取旋光度 3 次，取 3 次的平均数，即得供试液的旋光度。

2. 结果计算　将测得的旋光度带入下列公式，即得供试品溶液的含量。

$$C = 0.5128\alpha$$

式中，C 为每 100ml 注射液中含右旋糖酐 20 的重量，g；α 为测得的旋光度 × 稀释倍数 5.0（10% 规格）。

【实训报告】

右旋糖酐 20 氯化钠注射液右旋糖酐 20 含量测定

品　　名：＿＿＿＿＿＿＿＿　　　批　　号：＿＿＿＿＿＿＿＿

规　　格：＿＿＿＿＿＿＿＿　　　检验日期：＿＿＿＿＿＿＿＿

检定依据：2020 年版《中国药典》

检测环境：温度：＿＿＿＿＿＿＿＿　　　湿　　度：＿＿＿＿＿＿＿＿

取样量：

旋光度测定结果：　第一次 α =

　　　　　　　　　第二次 α =

　　　　　　　　　第三次 α =

计算：

结论：　　□符合规定　　□不符合规定

检验人：＿＿＿＿＿＿＿＿　　　复核人：＿＿＿＿＿＿＿＿

【注意事项】

1. 旋光度测定一般应在溶液配制后 30 分钟内进行测定。

2. 在将供试品注入测定管中时，注意勿使发生气泡。

答案解析

目标检测

一、选择题

（一）A 型题

1. 下列不属于多糖类药物的是（ ）

A. 肝素　　B. 硫酸软骨素　　C. 透明质酸

D. 胆酸　　E. 香菇多糖

2. 下列多糖类药物的含量测定可用氨基已糖比色法测定的是（ ）

A. 肝素钠　　B. 硫酸软骨素 A　　C. 右旋糖酐

D. 云芝多糖　　E. 香菇多糖

3. 下列说法错误的是（ ）

A. 大多数葡聚糖水中溶解度小，不溶于有机溶剂，酸性黏多糖则易溶于水

B. 黏多糖类药物常见的杂质有核酸、蛋白质、硫、重金属等

C. 肝素钠不需要检查分子量及分子量分布

D. 各种多糖类药物均有一定的比旋度

E. 硫酸软骨素除了可以用氨基已糖法测定含量以外，还可以用紫外分光光度法来定量

4. 关于氨基已糖比色法测定硫酸软骨素的含量，下列方法错误的是（ ）

A. 氨基已糖是硫酸软骨素在酸性条件下水解后释放出的，它在碱性条件下可与乙酰丙酮反应

B. 该方法中所用的对照品为盐酸氨基葡萄糖

C. 加入乙酰丙酮后，为防止其挥发，反应试管应立即加塞

D. 测定中必须用无醛乙醇，否则影响测定结果

E. 氨基已糖的含量除以 39% 即为硫酸软骨素的含量

（二）X 型题

5. 下列多糖类药物的检查项目中需测定分子量和分子量分布的是（ ）

A. 透明质酸　　B. 肝素钠　　C. 右旋糖酐 40

D. 硫酸软骨素　　E. 香菇多糖

6. 肝素的效价测定可采用（ ）

A. 氨基已糖比色法　　B. 碘量法　　C. 色原底物法

D. 茚三酮反应法　　E. 凝固时法

7. 云芝多糖可用下列哪些方法鉴别（ ）

A. a－萘酚反应法　　B. 碘量法　　C. 茚三酮反应法

D. 色原底物法　　E. 沉淀法

8. 下列说法正确的是（ ）

A. 临床使用的硫酸软骨素多为硫酸软骨素 A 和 C 的盐的混合物

B. 黏多糖类药物的含量可通过测定硫的含量来测定

C. 云芝多糖为多糖肽类高分子化合物，可通过茚三酮反应鉴别

D. 香菇多糖本身是多糖肽类物质，因此不需要对其中的杂蛋白量进行控制

E. 右旋糖酐的生产中混入的杂蛋白可采用检查氮的含量来控制

二、简答题

1. 硫酸软骨素的检查项目有哪些?
2. 右旋糖酐的检查项目中为何要测定其分子量分布?

书网融合……

知识回顾　　微课　　习题

（姜　源）

第十六章　维生素及辅酶类药物的分析

PPT

学习引导

维生素是一类小分子物质，对人体起到调节和整合作用，如果缺乏会出现特殊类型的疾病。辅酶类药物是人体中酶蛋白的辅助因子，参与人体的代谢。近年来，随着人们健康意识的增强，对于维生素和辅酶类药物的需求显著增加，市场上不断出现各种类型的该类保健品，因此凸显对该类药品进行质量控制的重要性。

基于维生素和辅酶类药物安全性控制方面的重要作用，本章主要介绍该类药物的检验方法和结果判断，旨在让学习者掌握《中国药典》规定的检查方法，树立药品安全、有效的意识。

学习目标

思政素养目标

通过对维生素及辅酶类药物分析的学习，使学生理解维生素类药物的分析方法和规范要求，树立“药品质量安全第一”岗位责任感。

知识要求

1. **掌握**　常见维生素类药物（维生素 A、B_1、C、D）及其制剂的鉴别、检查和含量测定方法。

2. **熟悉**　其他维生素类药物的鉴别、检查和含量测定方法。

3. **了解**　辅酶类药物的质量分析内容。

技能要求

1. 能熟练进行维生素 A、B_1、C、D 的含量测定和计算。

2. 学会常用维生素类药物的质量分析内容。

第一节　概　述

一、维生素类药物的分类与作用

维生素是维持生物正常生命过程所必需的一类微量小分子有机物。它们不是构成机体组织的基础物质，也不能为机体提供能量，绝大多数维生素以辅酶或辅基的形式参与各种酶促反应。目前已经发现的维生素有 60 多种，通常人们根据发现的先后顺序，命名为维生素 A、维生素 B、维生素 C、维生素 D、维生素 E、维生素 K 等，后来发现有些维生素实际上是几种成分的混合物，如维生素 B 可以分出维生素

B_1、维生素 B_2等。人和动物缺乏维生素时不能正常生长，并发生特异性病变，即所谓维生素缺乏症。

维生素结构上基本没有相似性，来源也各异，按溶解性分为脂溶性和水溶性两类。常用的脂溶性维生素包括维生素 A、D、E、K 等。水溶性维生素包括 B 族维生素（B_1、B_2、B_6、B_{12}），维生素 C 等。

《中国药典》2020 年版收载的维生素类原料和制剂共有三十多种。本章仅对常用维生素 A、维生素 B_1、维生素 C、维生素 D 的化学结构、理化性质及分析方法和含量测定等进行讲解。

二、辅酶类药物

（一）辅酶 A

辅酶 A 主要起传递酰基的作用，是各种酰化反应的辅酶，—SH 携带酰基，故通常以 CoASH 表示。CoA 在糖、脂、氨基酸代谢以及体内重要物质如乙酰胆碱、卟啉和肝糖原等的合成中起重要作用。酰基载体蛋白与脂肪酸的合成关系密切。CoA 是广泛用于各种疾病的重要辅助药物。目前 CoA 被收载至《卫生部药品标准》中。

（二）辅酶 Q

辅酶 Q 又称泛醌，广泛存在于动物和细菌的线粒体中，其活性部分是它的醌环结构，主要功能是作为线粒体呼吸链氧化－还原酶的辅酶，在酶与底物分子之间传递电子。

思政案例

2016 年 3 月 9 日山东省食药局公布了近期的抽检信息通告。229 批次样品中合格 221 批次，不合格 8 批次。不合格品种包括维生素 D、维生素 D_3、维生素 B_6等。其中济宁市恒康生物科技有限公司生产的钙 D 咀嚼片（批号 20140806）被检不合格。其产品维生素 D 含量不足 29μg/100g，而标准规定规定含量应为 200～325μg/100g。洛阳维尔健生物工程有限公司产品含量维生素 D 含量仅为标准值最低量的七分之一左右。对该事件的后续调查发现，这两个企业为了追求更高利益，擅自降低了维生素 D 的添加量，影响了产品的含量，企业也受到了相应的处罚。事件的发生告诉我们：君子爱财，取之有道，绝不能仅仅为了追求利益而降低质量甚至生产伪劣产品，诚信经营才是企业生存之道。

第二节　维生素类药物的分析

一、维生素 A 的分析

维生素 A 在自然界中主要来自鱼肝油，目前多用人工合成方法制取。《中国药典》2020 年版收载的维生素 A 是指人工合成的维生素 A 醋酸酯结晶加精制植物油制成的油溶液，其制剂有维生素 A 软胶囊、维生素 AD 软胶囊和维生素 AD 滴剂三个品种。

（一）结构与性质

1. 化学结构　维生素 A 的结构为具有一个共轭多烯侧链的环已烯（图 16－1），因而具有多种立体异构体。天然维生素 A 主要是全反式维生素 A，全反式维生素 A 醇或醋酸酯的生物活性最高。另外还有多种其他异构体，它们具有相似的化学性质，但具有不同的光谱特征。

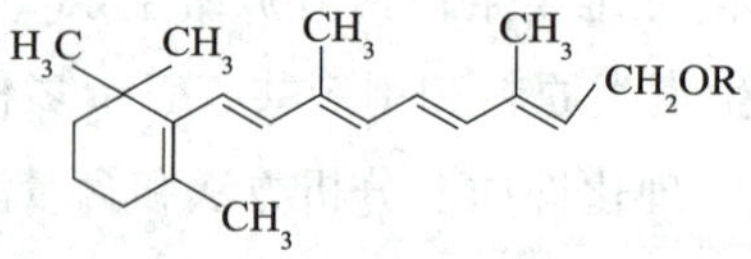

R = H，维生素 A 醇；R = $COCH_3$，维生素 A 醋酸酯

图 16 -1　维生素 A 的结构

2. 理化性质　维生素 A 一般为淡黄色黏性油状物（加热至 60℃，应为澄清透明溶液），无腐败油臭，在空气中易氧化，遇光易变色；可以与三氯甲烷、乙醚、环已烷、石油醚按照任意比例混溶，易溶于异丙醇，微溶于乙醇，不溶于水；分子中含有多个共轭多烯醇侧链，性质不稳定，易被空气中氧或氧化剂氧化，易被紫外光裂解，遇光易变质；在受热或有金属粒子存在时更易被氧化变质，生成无活性的环氧化物如维生素 A 醛、维生素 A 酸等；在氯仿中能与三氯化锑试剂作用，产生不稳定的蓝色；在环已烷或乙醇溶液中，最大的吸收峰在 325 ~328nm。其无水乙醇溶液在盐酸催化下加热，可发生脱水反应生成脱水维生素 A，脱水维生素 A 在 348、367 和 389nm 波长处有最大光吸收。

（二）鉴别试验——三氯化锑反应

维生素 A 在无水、无醇氯仿中与三氯化锑试剂反应，形成不稳定的碳正离子，显示蓝色，渐变成紫红色。其机制为维生素 A 和三氯化锑中存在的亲电试剂氯化高锑作用形成不稳定的蓝色碳正离子。鉴别方法为：取供试品（维生素 A 油）1 滴，加三氯甲烷 10ml 振荡使溶解；取 2 滴加三氯甲烷 2ml 与 25% 三氯化锑的三氯甲烷溶液 0. 5ml，即显蓝色，渐变成紫红色。注意本反应需要在无水、无醇条件下进行，因为水可以使三氯化锑水解成氯化氧锑，而乙醇可以和碳正离子作用使正电荷消失。

（三）检查

1. 酸值　通过检查游离酸的含量来检测酸值。具体检查方法为：取乙醇与乙醚各 15ml，置锥形瓶中，加酚酞指示剂 5 滴，滴加氢氧化钠滴定液（0. 1mol/L）至微显粉红色，再加本品 2. 0g，振荡使溶解，用氢氧化钠滴定液（0. 1mol/L）滴定，酸值小于等于 2. 0（《中国药典》2020 年版通则 0713）。

2. 过氧化值　维生素 A 分子中含有共轭双键，易生成过氧化杂质。该杂质在酸性溶液中可与碘化钾饱和溶液生成碘单质，单质碘遇淀粉反应溶液显蓝色。具体检查方法为：取本品 1. 0g 加冰醋酸 - 三氯甲烷（6∶4）30ml，振荡使溶解，加饱和碘化钾溶液 1ml，振摇 1 分钟，加水 100ml，加淀粉指示液 1ml，用硫代硫酸钠溶液（0. 01mol/L）滴定至紫蓝色消失，并用空白试验校正滴定结果。消耗硫代硫酸钠溶液（0. 01mol/L）不得过 1. 5ml。

（四）含量测定

维生素 A 含量测定《中国药典》2020 年版采用紫外 - 可见分光光度法。

维生素 A 在 325 ~328nm 波长之间有最大吸收峰，可用以含量测定。由于维生素 A 制剂中含有稀释用油和维生素 A 原料药，而原料药中含有多种异构体、氧化降解物、合成中间体、副产物等杂质干扰测定。为了排除这些干扰，目前各国药典均采用紫外分光光度法（三点校正法）测定维生素 A 的生物效价。《中国药典》2020 年版规定，根据供试品的纯度采用不同的测定方法及数据处理对维生素 A 原料及其制剂的效价进行测定。

表 16-1 维生素 A 在不同溶剂中的紫外吸收数据

溶剂	维生素 A 醇			维生素 A 醋酸酯		
	λ (nm)	$E_{1cm}^{1\%}$	换算因数 (F)	λ (nm)	$E_{1cm}^{1\%}$	换算因数 (F)
环己烷	326.5	1755	1900	327.5	1530	1900
异丙醇	325	1820	1830	325	1600	1830

1. 生物效价和换算因数 维生素 A 含量采用生物效价（国际单位，IU）表示，维生素 A 制剂不同，其换算单位也不一样。《中国药典》2020 年版对维生素 A 国际单位换算的规定如下：1 个维生素 A 的单位 =0.300μg 的全反式维生素 A 醇 =0.344μg 的全反式维生素 A 醋酸酯。在计算生物效价时需要乘以换算系数。计算方法如下：已知 0.300μg 的全反式维生素 A 醇相当于一个单位的维生素 A，则

$$1g\text{ 维生素 A 醇相当于维生素 A 的单位数} = \frac{1000000}{0.300} = 3333333(IU/g)$$

已知异丙醇中维生素 A 醇的吸收系数$E_{1cm}^{1\%}$为 1820，则

$$\frac{(E_{1cm}^{1\%})\text{样品}}{(E_{1cm}^{1\%})\text{纯品}} = \frac{(IU/g)\text{样品}}{(IU/g)\text{纯品}}$$

$$(IU/g)\text{样品} = (E_{1cm}^{1\%})\text{样品} \times \frac{(IU/g)\text{纯品}}{(IU/g)\text{纯品}} = (E_{1cm}^{1\%})\text{样品} \times \frac{3333333}{1820} = (E_{1cm}^{1\%})\text{样品} \times 1830$$

$$\text{换算因数 } F = \frac{\text{效价/（IU/g）纯品}}{\text{吸收系数}(E_{1cm}^{1\%})\text{纯品}} = 1830$$

用同样的方法可以计算出其他的换算因数 F。

2. 原理 本法是在三个波长处测得吸收度，根据校正公式计算吸收度 A 校正值后，再计算含量，故本法称为“三点校正法”。该原理主要基于：杂质的无关吸收在 310～340nm 的波长范围内几乎呈一条直线，且随波长的增长吸收度下降。物质对光吸收呈加和性，即在某一样品的吸收曲线上，各波长处的吸收度是维生素 A 与杂质吸收度的代数和，因而吸收曲线也是二者的叠加。

3. 测定方法 维生素 A 测定方法项下有第一法和第二法，如果供试样品对测定产生干扰的杂质含量符合测定要求，不影响结果测定则采用第一法，否则按照第二法高效液相色谱法测定。

（1）第一法（直接测定法） 适用于维生素 A 醋酸酯。测定方法为精密称取适量供试品，用环己烷溶解并定量稀释成每毫升含 9～15 个单位的溶液，按照分光光度法测定其最大吸收波长，如果吸收峰波长在 326～329nm 之间，分别测定样品在 300、316、328、340、360nm 处的吸光度。计算各吸光度与 328nm 处吸光度比值，如果不超过表 16-2 中规定值的 ±0.02，按照公式（16-1）、（16-2）计算含量。

表 16-2 各测定波长处吸光度与 328nm 波长处吸光度比值理论值

波长 (nm)	吸光度比值 (A_i/A_{328})	波长 (nm)	吸光度比值 (A_i/A_{328})
300	0.555	340	0.811
316	0.907	360	0.299
328	1.000		

$$1g\text{ 供试样品中维生素 A 的含量}(IU/g) = E_{1cm}^{1\%} \times 1900 = \frac{A_{328\text{实测}}}{cL} \times 1900 \quad (16-1)$$

$$\text{制剂标示量百分数} = \frac{E_{1cm}^{1\%} \times 1900 \times \overline{W}}{\text{标示量}} \times 100\% = \frac{A_{328\text{实测}} \times D \times 1900 \times \overline{W}}{W \times 100 \times L \times \text{标示量}} \times 100\% \quad (16-2)$$

式中，$A_{328实测}$为供试品在328 nm处吸光度；D为供试溶液的稀释倍数；$\overline{W}$为用于供试品的平均重量，g；W为取样量，g；L为比色皿的厚度，cm；c为供试品浓度，g/100ml。

如果供试品吸收峰波长在326～329nm之间，但是所测定的吸光度与328nm处吸光度比值超过表16－2中规定的±0.02，首先按照公式（16－3）计算校正吸光度，然后根据公式（16－4）计算校正吸光度与实际吸光度差值与实际吸光度的百分比（d）。

$$A_{328校正}=3.52\times(2A_{328}-A_{326}-A_{340}) \tag{16-3}$$

$$d=\frac{A_{328校正}-A_{328实测}}{A_{328(实测)}}\times100\% \tag{16-4}$$

如果d≤±3%，仍然按公式（16－1）、（16－2）进行含量计算；如果d在－15%～－3%之间，用$A_{328校正}$代替$A_{328实测}$按公式（16－3）、（16－4）进行含量计算；如果d超出－15%或－3%或者吸收峰波长不在326～329nm之间，则供试品须按下述方法测定。

另精密称取供试品适量（约相当于维生素A总量500单位以上，重量不多于2g），置皂化瓶中，加乙醇30ml与50%氢氧化钾溶液3ml，置水浴中煮沸回流30分钟，冷却后，自冷凝管顶端加水10ml冲洗冷凝管内部管壁，将皂化液移至分液漏斗中（分液漏斗活塞涂以甘油淀粉润滑剂），皂化瓶用水60～100ml分数次洗涤，洗液并入分液漏斗中，用不含过氧化物的乙醚振摇提取4次，每次振摇约5分钟，第一次60ml，以后各次40ml，合并乙醚液，用水洗涤数次，每次约100ml，洗涤应缓缓旋动，避免乳化，直至水层遇酚酞指示液不再显红色，乙醚液用铺有脱脂棉与无水硫酸钠的滤器滤过，滤器用乙醚洗涤，洗液与乙醚液合并，置250ml量瓶中，用乙醚稀释至刻度，摇匀；精密量取适量，置蒸发皿内，微温挥去乙醚，迅速加异丙醇溶解并定量稀释制成每1ml中含维生素A 9～15单位，照紫外－可见分光光度法（《中国药典》2020年版通则0401），在300nm、310nm、325nm与334nm四个波长处测定吸光度，并测定吸收峰的波长。

如果吸收峰波长在323～327nm之间并且$A_{300}/A_{325}\leq0.73$，或按公式（16－5）、（16－6）计算，f在±3%以内，则按公式（16－7）或（16－8）进行含量计算。

$$A_{325校正}=6.815\times A_{325}-2.555\times A_{310}-4.260\times A_{334} \tag{16-5}$$

$$f=\frac{A_{325校正}-A_{325实测}}{A_{325实测}} \tag{16-6}$$

$$1\text{g供试样品中维生素A含量(IU/g)}=E_{1\text{cm}}^{1\%}\times1830=\frac{A_{325实测}}{cL}\times1830 \tag{16-7}$$

$$\text{制剂标示量百分数}=\frac{E_{1\text{cm}}^{1\%}\times1830\times\overline{W}}{\text{标示量}}\times100\%=\frac{A_{328实测}\times D\times1830\times\overline{W}}{W\times100\times L\times\text{标示量}}\times100\% \tag{16-8}$$

式中，符号含义同16－3和16－4。

如果f在±3%以外，以$A_{325校正}$代替$A_{325实测}$按式（16－7）或（16－8）进行含量计算。如果最大吸收波长不在323～327nm之间并且$A_{300}/A_{325}>0.73$时，表示供试样品中杂质含量过高应采用色谱法将未皂化部分纯化后再进行测定。

（2）第二法（高效液相色谱法）　本法适用于维生素A醋酸酯原料及其制剂中维生素A的含量测定。

1）色谱条件与系统适用性试验　用硅胶为填充剂；以正己烷－异丙醇（997∶3）为流动相；检测波长为325nm。取系统适用性试验溶液10μl，注入液相色谱仪，调整色谱系统，维A醋酸酯峰与其顺式异构体峰的分离度应大于3.0。精密量取对照品溶液10μl，注入液相色谱仪，连续进样5次，主成分峰面积的相对标准偏差不得过3.0%。

2）系统适用性试验溶液的制备　取维生素A对照品适量（约相当于维生素A醋酸酯300mg），置烧杯中，加入碘试液0.2ml，混匀，放置约10分钟，定量转移至200ml量瓶中，用正己烷稀释至刻度，摇匀，精密量取1ml，置100ml量瓶中，用正己烷稀释至刻度，摇匀。

3）测定法　精密称取供试品适量（约相当于15mg维生素A醋酸酯）置100ml量瓶中，用正己烷稀释至刻度，摇匀，密量取5ml，置50ml量瓶中，用正己烷稀释至刻度，摇匀，作为供试品溶液。另精密称取维生素A对照品适量，同法制成对照品溶液。精密量取供试品溶液与对照品溶液各10μl，分别注入液相色谱仪，记录色谱图，按外标法以峰面积计算，即得。

（3）注意事项　对维生素A的测定有影响的杂质主要包括维生素A_2和维生素A_3、维生素A的氧化产物、维生素A在光照下产生的无生物活性的聚合物鲸醇、维生素A的异构体以及合成时产生的中间体。中国药典采用“三点校正法”消除杂质吸收的影响。《中国药典》2020年版规定维生素的生物效价用“单位/克（IU/g）”表示，每个“单位”相当于全反式维生素A醋酸酯0.344μg或全反式维生素A醇0.300μg，即F=效价（IU/g）/$E_{1cm}^{1\%}$。

二、维生素B_1的分析

维生素B_1是最早被人们提纯的维生素，《中国药典》2020年版收载的B族维生素药物有维生素B_1、维生素B_2、维生素B_6和维生素B_{12}。

（一）理化性质

1. 化学结构　维生素B_1又名盐酸硫胺，是由氨基嘧啶环和噻唑环通过亚甲基连接而成的季胺化合物的盐酸盐。

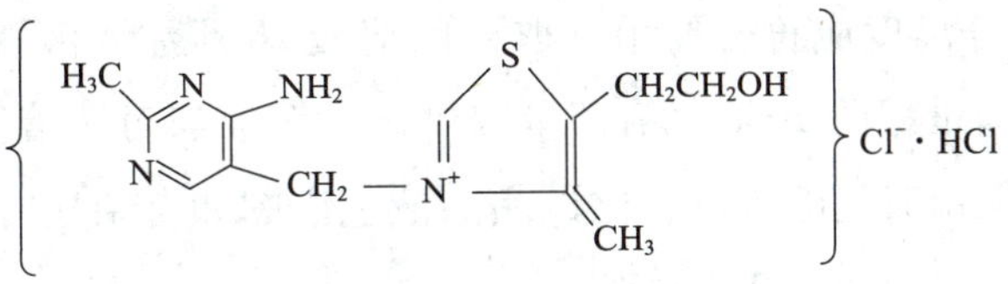

图16-2　维生素B_1的结构

2. 理化性质　维生素B_1为白色结晶或结晶性粉末，有微弱的特殊臭，味苦，干燥品在空气中迅即吸收约4%的水分；易溶于水，在乙醇中微溶，在乙醚中不溶；水溶液显酸性，且在酸性溶液中较稳定；维生素B_1中的噻唑环在碱性介质中可开环，再与嘧啶环上的氨基缩合，经铁氰化钾等氧化剂氧化生成具有荧光的硫色素；维生素B_1分子结构中的杂环，可与硅钨酸等生物碱沉淀试剂反应生成沉淀；维生素B_1分子结构中具有共轭双键，对紫外光有吸收。

（二）鉴别试验

1. 硫色素反应　维生素B_1在碱性溶液中，可被铁氰化钾氧化生成硫色素。硫色素溶于正丁醇（或异丁醇）中，显蓝色荧光。鉴别方法为取本品约5mg，加氢氧化钠试液2.5ml溶解后，加铁氰化钾试液0.5ml与正丁醇5ml，强力振摇2分钟，放置使分层，上面的醇层显强烈的蓝色荧光；加酸使成酸性，荧光即消失；再加碱使成碱性，荧光又显出。

2. 红外光谱 取本品适量，加水溶解，水浴蒸干，在105℃干燥2小时测定。本品的红外光吸收图谱应与对照的图谱（光谱集1205图）一致。

3. 氯化物反应 维生素 B_1 是一种盐酸盐，故本品的水溶液显氯化物的鉴别反应。

（三）检查

1. 酸度 取本品0.50g，加水20ml溶解后，依法测定（《中国药典》2020年版通则0631），pH应为2.8～3.3。

2. 溶液的澄清度与颜色 取本品1.0g，加水10ml溶解后，溶液应澄清无色；如显色，与对照液（取比色用重铬酸钾液0.1ml，加水适量使成10ml）比较，不得更深。

3. 硫酸盐 取本品2.0g，依法检查（《中国药典》2020年版通则0802），与标准硫酸钾溶液2.0ml制成的对照液比较，不得更浓（0.01%）。

4. 硝酸盐 取本品1.0g，加水溶解使成100ml，取1.0ml，加水4.0ml与10%氯化钠溶液0.5ml，摇匀，精密加入稀靛胭脂试液（取靛胭脂试液，加等量的水稀释。临用前，量取本液1.0ml，用水稀释至50ml，照紫外－可见分光光度法，在610nm的波长处测定，吸光度应为0.3～0.4）1ml，摇匀，沿管壁缓缓加硫酸5.0ml，立即缓缓振摇1分钟，放置10分钟，与标准硝酸钾溶液（精密称取在105℃干燥至恒重的硝酸钾81.5mg，置50ml量瓶中，加水溶解并稀释至刻度，摇匀，精密量取5ml，置100ml量瓶中，加水稀释至刻度，摇匀。每1ml相当于50μg的 NO_3^-）0.50ml用同一方法制成的对照液比较，不得更浅（0.25%）。

5. 有关物质 精密称取本品约10mg，加流动相稀释制成每1ml中含维生素 B_1 1mg的溶液，作为供试品溶液，精密量取1ml，置100ml量瓶中，加流动相稀释至刻度，摇匀，作为对照溶液。照高效液相色谱法测定，用十八烷基硅烷键合硅胶为填充剂；以甲醇－乙腈－0.02mol/L庚烷磺酸钠溶液（含1%三乙胺，用磷酸调pH至5.5）（9∶9∶82）为流动相，检测波长为254nm，理论板数按维生素 B_1 计算不低于2000，主峰与前后峰的分离度应符合要求。取对照溶液20μl注入液相色谱仪，调节检测灵敏度，使主成分色谱峰的峰高约为满量程的20%。精密量取供试品溶液与对照溶液各20μl，分别注入液相色谱仪，记录色谱图至主成分保留时间的3倍，供试品溶液色谱图如有杂质峰（扣除溶剂峰），各杂质峰面积的和不得大于对照溶液主峰面积1/2（0.5%）。

6. 干燥失重 取本品，在105℃干燥至恒重，减失重量不得过5.0%。

7. 炽灼残渣 不得过0.1%。

8. 铁盐 取本品1.0g，加水25ml溶解后，依法检查，与标准铁溶液2.0 ml制成的对照液比较，不得更深（0.002%）。

9. 重金属 取本品1.0g，加水25ml溶解后，依法检查，含重金属不得过百万分之十。

10. 总氯量 取本品约0.2g，精密称定，加水20ml溶解后，加稀醋酸2ml与溴酚蓝指示液8～10滴，用硝酸银滴定液（0.1mol/L）滴定至显蓝紫色。每1ml硝酸银滴定液（0.1mol/L）相当于3.54mg的氯（Cl）。按干燥品计算，含总氯量应为20.6%～21.2%。

（四）含量测定

维生素 B_1 及其制剂常用的含量测定方法包括非水溶液滴定法、紫外分光光度法等。《中国药典》2020年版维生素 B_1 原料药采用电位滴定法，制剂采用紫外－可见分光光度法测定含量。

1. 非水溶液滴定　主要用来测定有机碱及其氢卤酸盐、磷酸盐、硫酸盐或有机酸盐以及有机酸的碱金属盐类药物的含量，维生素 B_1 分子结构中含有两个碱性基团，即已成盐的氨基和季铵基团，在非水溶液中均可被高氯酸滴定。《中国药典》2020 年版维生素 B_1 原料药采用电位滴定法指示终点。

（1）电位滴定法原理　电位滴定的终点可由两点法确定：

$$V_e = [(10^{\Delta E/S} - 1)/(V_1 \times 10^{\Delta E/S} - V_2)] \times V_1 V_2$$

当 $V_2/V_1 \leq 1.04$ 时，公式可简化为：

$$V_e = (V_2 \times 10^{\Delta E/S} - V_1)/(10^{\Delta E/S} - 1)$$

V_e 是终点时的标准溶液体积，V_1、V_2 是滴定终点前附近两点分别消耗标准溶液的体积。ΔE 是相应两次电极电位差，S 是电位响应斜率。本法是测定维生素 B_1 的简便方法，适用于原料药含量的测定。

（2）测定方法　取本品约 0.12g，精密称定，加冰醋酸 20ml 微热溶解后，放冷，加醋酐 30ml，照电位滴定法，用高氯酸滴定液（0.1mol/L）滴定，并将滴定的结果用空白试验校正。每 1ml 高氯酸滴定液（0.1mol/L）相当于 16.86mg 的 $C_{12}H_{17}ClN_4OS \cdot HCl$。按干燥品计算，含 $C_{12}H_{17}ClN_4OS \cdot HCl$ 不得少于 99.0%。

2. 紫外 - 可见分光光度法

（1）原理　维生素 B_1 分子结构中具有共轭双键，在紫外有吸收，可在 246nm 波长处测定吸收度，进行含量测定。

（2）测定方法　取维生素 B_1 片 20 片，精密称定，研细，精密称取适量（约相当于维生素 B_1 25mg），置 100ml 容量瓶中，加盐酸溶液（9ml→1000ml）约 70ml，振摇 15 分钟使维生素 B_1 溶解，加盐酸溶液（9ml→1000ml）稀释至刻度，摇匀，用干燥滤纸过滤，精密量取滤液 5ml，置另一个 100ml 容量瓶中，再加盐酸溶液（9ml→1000ml）稀释至刻度，照紫外 - 可见分光光度法，在 246nm 波长处测定吸收度，按吸收系数（$E_{1cm}^{1\%}$）为 421 计算，即得。计算公式为公式 16 - 9。

$$\text{标示量}\% = \frac{\frac{A}{E_{1cm}^{1\%}} \times \frac{1}{100} \times V \times D \times \overline{W}}{W \times \text{标示量}} \times 100\% \qquad (16-9)$$

式中，A 为吸收度；D 为供试品的稀释倍数；W 为称取维生素 B_1 片粉重量，mg；$\overline{W}$ 为平均片重，mg；V 为起始溶液体积，100ml。

（3）偏差控制　两份平行样结果相对偏差应在 1.0% 之内。

即学即练 16 - 1

维生素 B_1 注射液（规格 2ml∶100mg）的含量测定：用移液管精密量取本品 1ml，置 200ml 量瓶中，用水定量稀释至刻度，摇匀，精密量取稀释液 5ml，置 100ml 量瓶中，用盐酸溶液（9→1000ml）稀释至刻度，摇匀，照紫外 - 可见分光光度法（《中国药典》2020 年版通则 0401），在 246nm 测定吸光度为 0.536，吸收系数为 $E_{1cm}^{1\%}$ = 421，药典规定本品含维生素 B_1 应为标示量的 93.0% ~ 107.0%。试计算本品含量并判断是否符合药典规定。

答案解析

三、维生素C的分析

维生素C又名抗坏血酸，是胶原蛋白形成所必需的物质，有助于保持间质的完整，如结缔组织、骨样组织及牙本质。

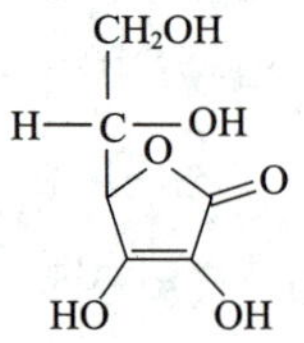

图 16-3 维生素C的结构

（一）结构及理化性质

1. 化学结构 维生素C具有与羰基共轭的烯二醇结构（图 16-3），与糖类十分相似。

2. 理化性质 本品为白色结晶或结晶性粉末，无臭，味酸，久置渐变微黄；在水中易溶，在乙醇中略溶，在氯仿或乙醚中不溶；分子中有两个手性碳原子，因而具有旋光性，含本品为0.10g/ml的水溶液，比旋度为+20.5°~+21.5°；与糖的结构相似，具有糖类性质的反应；结构中的烯二醇具有极强的还原性，易被氧化为去氢维生素C。氢化又可还原为维生素C。去氢维生素C在碱性溶液或强酸性溶液中，可进一步水解生成二酮古洛糖酸而失去活性（图 16-4）。烯二醇结构中的C_2-OH由于受共轭效应影响酸性极弱（pK_2=11.5），C_3-OH酸性较强（pK_1=4.17），故维生素C水溶液显酸性，能与碳酸氢钠作用生成钠盐；结构中具有共轭双键，在稀盐酸溶液中，在243nm波长处有最大吸收；若在中性或碱性条件下，则波长红移至265nm。

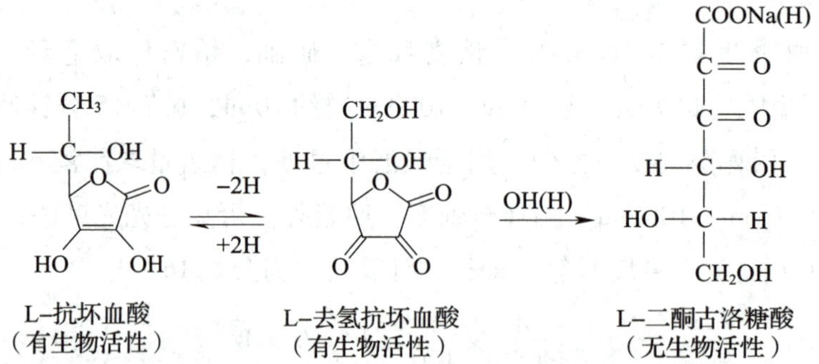

图 16-4 维生素C中的烯二醇结构被氧化

（二）鉴别试验

1. 还原性 维生素C分子中有烯二醇的结构，具有极强的还原性，可被硝酸银氧化为去氢维生素C，同时产生黑色银沉淀（图 16-5）。鉴别方法为：取本品0.2g加水10ml溶解后，分成两等份，在一份中加硝酸银试液0.5ml，即生成银的黑色沉淀；在另一份中加二氯靛酚钠试液1~2滴，试液的颜色即消失。

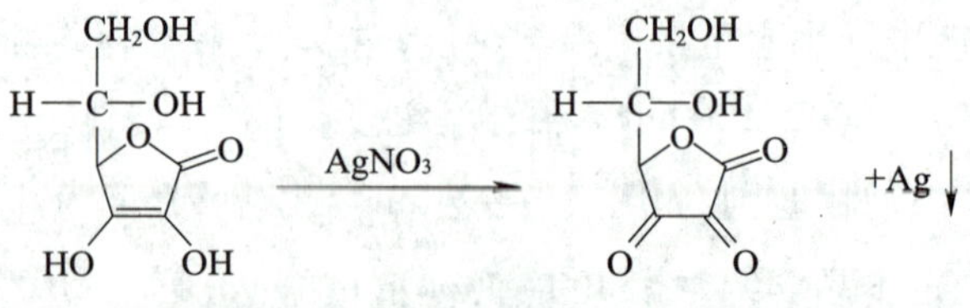

图 16-5 维生素C与硝酸银反应

2. 红外光谱 利用维生素C分子在红外光区的特征吸收进行鉴定。本品的红外光吸收图谱应与对照的图谱一致。

（三）检查 微课

1. 溶液澄清度与颜色　维生素C及其制剂在贮存期间易变色，且颜色随贮存时间的延长而逐渐加深。这是因为维生素C的水溶液在高于或低于pH 5～6时，受空气、光线和温度的影响，分子中的内酯环可发生水解，并进一步发生脱羧反应生成糠醛聚合物呈色。检查方法为：取供试品3.0g，加水15ml，振摇使溶解，经4号垂熔玻璃漏斗滤过，取滤液，以水为参比，在420nm的波长处测定，吸收度不得超过0.03。

2. 铁　取本品5.0g两份，分别置25ml量瓶中，一份中加0.1mol/L硝酸溶液溶解并稀释至刻度，摇匀，作为供试品溶液；另一份中加标准铁溶液1.0ml，加0.1mol/L硝酸溶液溶解并稀释至刻度，摇匀，作为对照溶液。照原子吸收分光光度法，在248.3nm的波长处分别测定，供试溶液测得吸光度为b，对照溶液测得吸光度为a，则（$a-b$）为标准铁的吸收。对照品溶液和供试品溶液测得吸光度应符合规定要求$b<(a-b)$。

3. 铜　取本品2.0g两份，分别置25ml量瓶中，一份中加0.1mol/L硝酸溶液溶解并稀释至刻度，摇匀，作为供试品溶液；另一份中加标准铜溶液（精密称取硫酸铜393mg，置1000ml量瓶中，加水稀释至刻度，摇匀，精密量取10ml，置100ml量瓶中，加水稀释至刻度，摇匀）1.0ml，加0.1mol/L硝酸溶液溶解并稀释至刻度，摇匀，作为对照溶液，照原子吸收分光光度法，在324.8nm的波长处分别测定，应符合规定。

4. 炽灼残渣　按炽灼残渣检查法检查不得过0.1%。

5. 重金属　取本品1.0g，加水溶解成25ml，依法检查，含重金属不得过百万分之十。

6. 细菌内毒素　取本品，加碳酸钠（170℃加热4小时以上）适量，使混合，依法检查，每1mg维生素C中含内毒素的量应小于0.02EU（供注射用）。

（四）含量测定——碘量法

碘量法是滴定分析中常用的分析方法之一，利用I_2/I^-中等强度的氧化还原能力，能与多种氧化剂或还原剂发生定量反应，进而测定含量，常用有直接碘量法和间接碘量法。

（1）原理　维生素C具有强的还原性，在稀醋酸溶液中，可被碘定量氧化，以淀粉为指示剂，终点溶液显蓝色（图16－6）。根据碘滴定液消耗的体积，可计算出维生素C的含量。

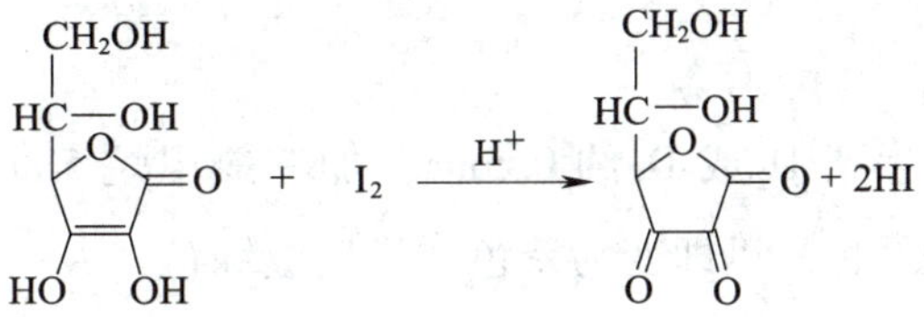

图16－6　维生素C与碘反应

（2）测定方法　取本品约0.2g，精密称定，加新煮沸并冷却的蒸馏水100ml与稀醋酸10ml使溶解，加淀粉指示液1ml，立即用碘滴定液（0.1mol/L）滴定，至溶液显蓝色并在30秒内不褪色。每1ml碘滴定液（0.1mol/L）相当于8.806mg的$C_6H_8O_6$。按公式（16－10）计算，含$C_6H_8O_6$不得少于99.0%。

$$百分含量=\frac{V\times T\times F\times 10^{-3}}{W_{样}}\times 100\% \qquad (16-10)$$

式中，V为消耗滴定液的体积，ml；T为滴定度，mg；F为校正系数；$W_{样}$为样品的取样量，g。

答案解析

即学即练 16-2

简述碘量法测定维生素C的原理？为什么要采用酸性介质和新煮沸的蒸馏水？如何消除维生素C注射液中稳定剂的影响？

四、维生素D的分析

维生素D是甾醇的衍生物，是一类抗佝偻病维生素的总称，可以防止佝偻病。目前已知的维生素D类物质有10多种。《中国药典》2020年版主要收载了维生素D_2和D_3原料药，维生素D_2软胶囊和注射液，维生素D_3注射液。

（一）结构和理化性质

1. 化学结构 维生素D_2为9,10开环的骨化醇或麦角骨化醇，维生素D_3为9,10开环的胆骨化醇，两者的差异是维生素D_3少一个双键和一个甲基。

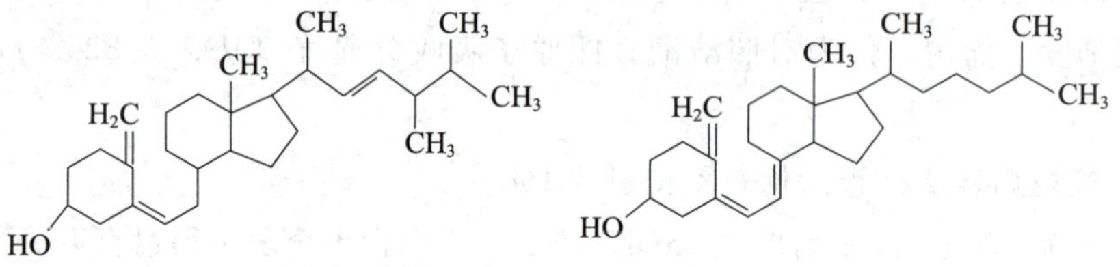

图16-7 维生素D_2和D_3的化学结构

2. 理化性质 无色针状晶体或白色结晶粉末；遇光与空气易变质；水中不溶，易溶于有机溶剂，微溶于植物油；含有烯键，极不稳定，遇光及氧化剂易被氧化变质，效价降低，毒性增强；含有手性碳原子因此具有旋光性；能与酸发生显色反应，其氯仿溶液，加醋酸与硫酸，有黄-红-紫-绿的颜色变化；具有特定的紫外吸收（取本品，加无水乙醇溶解，定量稀释成10μg/ml的溶液，在265nm波长处测定），D_2吸收系数为460~490，D_3为465~495。

（二）鉴别试验

1. 醋酐-浓硫酸法 取维生素D_2或D_3约0.5mg，加三氯甲烷5ml溶解后，加醋酐0.3ml与硫酸0.1ml，振摇，初显黄色，渐变红色，迅即变为紫色，最后成绿色。

2. 高效液相色谱法 在含量测定项下记录的色谱图中，维生素D_2或D_3供试品溶液主峰的保留时间应与对照品溶液主峰的保留时间一致。

3. 红外光谱法 维生素D_2或D_3红外光吸收图谱应与对照的图谱一致。

（三）检查

1. 麦角甾醇的检查 《中国药典》2020年版规定维生素D_2要检查麦角甾醇。方法为：取10mg加90%乙醇2 ml，加洋地黄皂苷溶液（取洋地黄皂苷20mg加90%乙醇2ml，加热溶解制成）2ml。混合，放置18小时，不得浑浊和沉淀。

2. 有关物质 取本品约25mg，置100ml棕色量瓶中，加异辛烷80ml，避免加热，超声使完全溶解，放冷，用异辛烷稀释至刻度，摇匀，作为供试品溶液；精密量取1ml，置100ml棕色量瓶中，用异辛烷稀释至刻度，摇匀，作为对照溶液。照含量测定项下的色谱条件，精密量取供试品溶液与对照溶液各100μl，分别注入液相色谱仪，记录色谱图至维生素 D_2 或 D_3 峰保留时间的2倍。供试品溶液的色谱图中如有杂质峰，除前维生素 D_2 或 D_3 峰外，单个杂质峰面积不得大于对照溶液主峰面积的0.5倍（0.5%），各杂质峰面积的和不得大于对照溶液主峰面积（1.0%）。

（四）含量测定

采用正相液相色谱法。本法系用高效液相色谱法测定维生素D（包括维生素 D_2 和 D_3）及其制剂，维生素AD制剂或鱼肝油中所含维生素D及前维生素D经折算成维生素D的总量，以单位表示，每单位相当于维生素D 0.025μg。测定应在半暗室中及避免氧化的情况下进行。

无维生素A醇及其他杂质干扰的供试品可用第一法测定，否则应按第二法处理后测定；如果按第二法处理后，前维生素D峰仍受杂质干扰，仅有维生素D峰可以分离时，则应按第三法测定。

1. 第一法

（1）对照品贮备溶液的制备　根据各制剂中所含维生素D的成分，精密称取相应的维生素 D_2 或 D_3 对照品25mg，置100ml棕色量瓶中，加异辛烷80ml，避免加热，用超声处理助溶1分钟使完全溶解，加异辛烷至刻度，摇匀，充氮密塞，避光，0℃以下保存。测定维生素 D_2 时，应另取维生素 D_3 对照品25mg，同法制成维生素 D_3 对照品贮备溶液，供系统适用性试验用。

（2）内标溶液的制备　称取邻苯二甲酸二甲酯25mg，置25ml量瓶中，加正己烷至刻度，摇匀。

（3）色谱条件与系统适用性试验　用硅胶为填充剂，正己烷-正戊醇（997∶3）为流动相，检测波长为254nm。精密量取维生素 D_3 对照品贮备溶液5ml，置具塞玻璃容器中，通氮后密塞，置90℃水浴中加热1小时，取出迅速冷却，加正己烷5ml，摇匀，置1cm具塞石英吸收池中，在2支8W主波长分别为254nm和365nm的紫外光灯下，将石英吸收池斜放成45°，并距灯管5～6cm，照射5分钟，使溶液中含有前维生素 D_3、反式维生素 D_3、维生素 D_3 和速甾醇 D_3；取此溶液注入液相色谱仪，测定维生素 D_3 的峰值，先后进样5次，相对标准偏差应不大于2.0%；前维生素 D_3（与维生素 D_3 的比保留时间约为0.5）与反式维生素 D_3（与维生素 D_3 的比保留时间约为0.6）以及维生素 D_3 与速甾醇 D_3（与维生素 D_3 的比保留时间约为1.1）的峰分离度均应大于1.0。

（4）校正因子测定　精密量取对照品贮备溶液和内标溶液各5ml，置50ml量瓶中，加正己烷至刻度，摇匀；取一定量注入液相色谱仪，计算维生素D的校正因子 f_1。另精密量取对照品贮备溶液5ml置50ml量瓶中，加入2,6-二叔丁基对甲酚结晶1粒，通氮气排出空气后，密塞，放置90℃水浴中加热1.5小时，取出迅速冷却至室温，精密加内标溶液5ml，加正己烷至刻度，摇匀；取一定量注入液相色谱仪，按公式（16-11）计算前维生素D折算成维生素D的校正因子 f_2。

$$f_2=(A_s m_r-f_1 m_s A_{r1})/A_{r2} m_s \qquad (16-11)$$

式中，A_s 为内标的峰值；m_r 为加入对照品的量；f_1 为维生素D的校正因子；m_s 为加入内标物质的量；A_{r1} 为维生素D的峰值；A_{r2} 为前维生素D的峰值。

（5）含量测定　取各制剂项下制备的供试品溶液进行测定，按公式（16-12）计算维生素D及前维生素D折算成维生素D的总量（m_i）。

$$m_i=(f_1 A_{i1}+f_2 A_{i2})\ m_s/A_s \qquad (16-12)$$

式中，A_{i1} 为维生素D的峰值；A_{i2} 为前维生素D的峰值；m_s 为加入内标物质的量；A_s 为内标的峰值。

2. 第二法　精密称取供试品适量（相当于维生素D总量600单位以上，重量不超过2.0g），置皂化瓶中，加乙醇30ml、抗坏血酸0.2g与50%（g/g）氢氧化钾溶液3ml［若供试量为3g，则加50%（g/g）氢氧化钾溶液4ml］，置水浴上加热回流30分钟，冷却后，自冷凝管顶端加水10ml冲洗冷凝管内壁，将皂化液移至分液漏斗中，皂化瓶用水60～100ml分数次洗涤，洗液并入分液漏斗中，用不含过氧化物的乙醚振摇提取3次，第一次60ml，以后每次40ml，合并乙醚液，用水洗涤数次，每次约100ml，洗涤时应缓缓旋动，避免乳化，直至水层遇酚酞指示液变为无色，静置，分取乙醚提取液，加入干燥滤纸条少许振摇除去乙醚提取液中残留的水分，分液漏斗及滤纸条再用少量乙醚洗涤，洗液与提取液合并，置具塞圆底烧瓶中，在水浴上低温蒸发至约5ml，再用氮气流吹干，迅速精密加入甲醇3ml，密塞，超声处理助溶后，移入离心管中，离心，取上清液作为供试品溶液A。

净化用色谱柱系统分离维生素D：精密量取上述供试品溶液A 500μl，注入以十八烷基硅烷键合硅胶为填充剂的液相色谱柱，以甲醇－乙腈－水（50：50：2）为流动相进行分离，检测波长为254nm，从记录仪上观察色谱图，要求维生素D与前维生素D为叠峰，并能与维生素A及其他干扰含量测定的杂质分开；准确收集含有维生素D及前维生素D混合物的全部流出液，置具塞圆底烧瓶中，用氮气流迅速吹干，精密加入已知内标浓度的正己烷溶液适量（不少于2ml，并使每1ml中含维生素D为50～140单位，内标物质与维生素D的重量比约为4：1），密塞，超声处理助溶，即为供试品溶液B。

取供试品溶液B，按第一法进行含量测定，进样量为100～200μl。

3. 第三法

（1）供试品溶液的制备　取各该制剂项下制备的供试品溶液A，按上述第二法净化用色谱柱系统分离维生素D项下的方法处理，至“用氮气流迅速吹干”后，加入异辛烷2ml溶解，通氮气排除空气后，密塞，置90℃水浴中，加热1.5小时后，立即通氮气在2分钟内吹干，迅速精密加入正己烷2ml，溶解后，即为供试品溶液C。

（2）对照品溶液的制备　精密量取对照品贮备溶液适量，加异辛烷定量稀释制成每1ml中约含维生素D 50单位，精密量取2ml置具塞圆底烧瓶中，照供试品溶液制备项下的方法，自“通氮排除空气后”起，依法操作，得对照品溶液。

（3）含量测定　在上述第一法的色谱条件下，取对照品溶液与供试品溶液C，交替精密进样200μl，量取维生素D的峰值，按外标法计算含量。

第三节　辅酶类药物的分析

本节以辅酶Q_{10}为例，介绍辅酶类药物的分析。辅酶Q_{10}是一种存在于自然界的脂溶性醌类化合物，其结构与维生素K、维生素E与质体醌相似。在人类身体细胞内参与能量制造及活化，泛醌分子中含有一个由多个异戊二烯单位组成的、与对苯醌母核相连的侧链，该侧链的长度根据泛醌的来源而有不同，一般含有n（$n=6\sim10$）个异戊二烯单位。对于哺乳动物，$n=10$，因此又称辅酶Q_{10}。

分子中的醌式结构使泛醌具有氧化型与还原型两种形式，在细胞内这两种形式可以相互转变，这是泛醌作为电子传递体的基础。

辅酶Q_{10}存在于多数真核细胞中，尤其是线粒体。它是呼吸链组分之一；其在线粒体内膜上的含量远远高于呼吸链其他组分的含量，而且脂溶性使它在内膜上具有高度的流动性，特别适合作为一种流动的电子传递体。

一、物理性质

1. 性状　辅酶 Q_{10}为黄色或橙黄色结晶性粉末，无臭无味，遇光易分解。

2. 溶解性　辅酶 Q_{10}在正己烷中易溶，在丙酮中溶解，在乙醇中极微溶解，在水中不溶。

3. 熔点　辅酶 Q_{10}的熔点为 48 ~52℃。

二、鉴别试验

（1）取含量测定项下的溶液，加硼氢化钠 50mg，摇匀，溶液黄色消失。

（2）在含量测定项下记录的色谱图中，供试品溶液主峰的保留时间应与对照品溶液主峰的保留时间一致。

（3）本品的红外光吸收图谱应与辅酶 Q_{10}对照品的图谱一致。

三、检查

1. 有关物质

（1）供试品溶液：称取本品 20mg，精密称定，加无水乙醇约 40ml，在 50℃水浴中振摇溶解，放冷后移至 100ml 量瓶中，用无水乙醇稀释至刻度，摇匀。

（2）对照溶液　精密量取供试品溶液 1ml，置 100ml 量瓶中，加无水乙醇稀释至刻度，摇匀。

（3）系统适用性溶液　取辅酶 Q_{10}对照品和辅酶 Q_9对照品适量，用无水乙醇溶解并稀释成每 1ml 中各约含 0.2mg 的混合溶液。

（4）灵敏度溶液　精密量取对照溶液 1ml，置 20ml 量瓶中，用无水乙醇稀释至刻度，摇匀。

（5）色谱条件　用十八烷基硅烷键合硅胶为填充剂；以甲醇 – 无水乙醇（1∶1）为流动相；柱温 35℃；检测波长 275nm；进样体积 20μl。

（6）系统适用性要求　系统适用性溶液色谱图中，辅酶 Q_9峰与辅酶 Q_{10}峰之间的分离度应大于 6.5，理论板数按辅酶 Q_{10}峰计算不低于 3000；灵敏度溶液色谱图中，主成分色谱峰高的信噪比不小于 10。

（7）测定法　精密量取供试品溶液与对照品溶液，分别注入液相色谱仪，记录色谱图至主成分保留时间的 2 倍。

（8）限度　供试品溶液色谱图中如有杂质峰，单个杂质峰面积不得大于对照溶液的主峰面积的 0.5 倍（0.5%），各杂质峰面积的和不得大于对照溶液的主峰面积（1.0%），小于灵敏度溶液主峰面积的峰忽略不计。

2. 顺式异构体　本操作应避光进行，临用新制。

（1）供试品溶液　取本品，加正己烷溶解并稀释制成每 1ml 中含 1mg 的溶液。

（2）对照溶液　精密量取 1ml，置 200ml 量瓶中，用正己烷稀释至刻度，摇匀。

（3）色谱条件及系统适用性溶液　用硅胶为填充剂（4.6mm ×250mm，5μm）；以正己烷 – 乙酸乙酯（97∶3）为流动相，流速为每分钟 2.0ml；检测波长为 275nm；进样量 20ul。取辅酶 Q_{10}约 10mg，加正己烷溶解并稀释制成每 1ml 中含 1mg 的溶液，加入 30% 过氧化氢溶液 2μl，置光照箱（温度 30℃，1 ×2000）下放置 4 小时。系统适用性溶液色谱图中，辅酶 Q_{10}峰的保留时间约为 10 分钟，色谱图中相对保留时间约为 0.9 的色谱峰为顺式异构体峰，顺式异构体峰与辅酶 Q_{10}峰的分离度应符合要求。理论板

数按辅酶 Q_{10} 峰计算不低于3000。

（4）测定法　精密量取供试品溶液与对照溶液，分别注入液相色谱仪，记录色谱图。供试品溶液中如有与顺式异构体保留时间一致的色谱峰，其峰面积不得大于对照溶液的主峰面积（0.5%）。

3. 炽灼残渣　取本品1.0g，依法检查，残渣不得过0.1%。

4. 重金属　取炽灼残渣项下遗留的残渣，依法检查，含重金属不得过百万分之二十。

四、含量测定

照高效液相色谱法测定，避光操作。

1. 供试品溶液　与有关物质项下相同。

2. 对照品溶液　取辅酶 Q_{10} 对照品20mg，精密称定，加无水乙醇约40ml，置50℃水浴中振荡溶解，放冷后，定量转移至100ml量瓶中，加无水乙醇稀释至刻度，摇匀。

3. 系统适用性溶液、色谱条件与适用性要求　除灵敏度要求外，其他与有关物质项下相同。

4. 测定法　精密量取供试品溶液与对照品溶液，分别注入液相色谱仪，记录色谱图。按外标法以峰面积计算。

实例分析16-1

案例　2021年3月22日，国家公布10批次药品不合格，其中包括吉林恒星科技制药有限公司生产的维生素C片（生产批号20190204），不合格项目包括溶液的颜色。药品监督管理部门已要求相关企业和单位采取暂停销售使用、召回等风险控制措施，同时对生产企业和被抽样单位生产销售假劣药品的违法行为进行查处。

答案解析

讨论　出现哪种情况可以判定溶液的颜色检查不符合规定？

实践实训

实训项目九　维生素C片的含量测定

【实训目的】

1. 掌握维生素C的结构特点和理化性质。
2. 熟悉C原料药及其制剂的质量分析方法和结果计算。
3. 了解其他维生素的常用分析方法。

【实训原理】

维生素C具有强的还原性，在稀醋酸溶液中，可被碘定量氧化，以淀粉为指示剂，终点溶液显蓝色。根据碘滴定液消耗的体积，可计算出维生素C的含量。

【实训用品】

1. 试剂　I_2 滴定液、5 g/L淀粉指示剂。

2. 实训仪器　碘量瓶（250ml）。

【实训方法】

1. 实训步骤　取本品20片，精密称定，研细，精密称取适量（约相当于维生素C 0.2g），置100ml量瓶中，加新煮沸过的冷水100ml与稀醋酸10ml的混合液适量，振摇使维生素C溶解并稀释至刻度，摇匀，经干燥滤纸迅速滤过，精密量取滤液50ml，加淀粉指示液1ml，用碘滴定液（0.05mol/L）滴定，至溶液显蓝色并持续30秒钟不褪。每1ml碘滴定液（0.05mol/L）相当于8.806mg的$C_6H_8C_6$。

2. 计算

$$标示量(\%) = \frac{V \times T \times F \times \overline{W} \times 10^{-3}}{W_{样} \times 标示量} \times 100\%$$

式中，V为消耗滴定液的体积，ml；T为滴定度；F为校正系数；$W_{样}$为样品取样量，g；$\overline{W}$为平均片重，g。

【实训报告】

维生素C片试验结果记录

品　　名：________	批　　号：________
规　　格：________	检验日期：________
检定依据：《中国药典》2020年版	
检测环境：温度：________	湿　　度：________
精密称定20片质量：	
平均片重：	
消耗滴定液的体积：第一份 $V=$　　ml； 第二份 $V=$　　ml； 第三份 $V=$　　ml；	
计算：	
结论：　　□符合规定	□不符合规定
检验人：	复核人：

【注意事项】

1. 试验中所用指示剂为淀粉溶液。I_2与淀粉形成蓝色的包合物，灵敏度很高。温度升高，灵敏度反而下降。淀粉指示剂要在接近终点时加入。

2. 用新煮沸并冷却的蒸馏水配置碘试剂，否则碘因氧气和二氧化碳的作用而分解，使滴定时消耗碘溶液的体积偏大。

【思考题】

1. 那些因素会影响试验的精确度？

2. 为什么维生素C含量可以用碘量法测定？

3. 维生素C本身就是酸，为什么测定时还要加入醋酸？

答案解析

目标检测

一、选择题

(一) A 型题

1. 检查维生素 B_1 中重金属时，如果取样量为 1.0g，要求含重金属不得超过百万分之五，应吸取标准铅溶液（每毫升相当于 0.001mg 铅）（　）

A. 0.2ml　　B. 0.4ml　　C. 0.5ml　　D. 1.0ml　　E. 2.0ml

2. 碘量法测定维生素 C 含量时，每 1ml 碘滴定液（0.05mol/L）相当于维生素 C 的质量为（　）

A. 17.613mg　　B. 8.806mg　　C. 5.871mg　　D. 4.403mg　　E. 5.834 mg

3.《中国药典》2020 年版规定紫外 - 可见分光光度法测定中，溶液的吸收度应控制在（　）

A. 0.00 ~ 2.00　　B. 0.3 ~ 1.0　　C. 0.2 ~ 0.8　　D. 0.1 ~ 1.0　　E. 0.3 ~ 0.7

4. 维生素 B_1 在碱性溶液中与铁氰化钾作用，产生（　）

A. 荧光素钠　　B. 荧光素　　C. 硫色素　　D. 有色络合物　　E. 盐酸硫胺

(二) X 型题

5. 维生素 D 常采用的鉴别试验有（　）

A. 醋酐 - 浓硫酸反应　　B. 三氯化锑反应　　C. 比旋度法　　D. 红外光谱法　　E. 紫外 - 可见分光光度法

6. 下列药物性质属于物理常数的有（　）

A. 吸收系数　　B. 旋光度　　C. 折光率　　D. 熔点　　E. 馏程

二、简答题

1. 维生素 A 进行鉴别实验时，为何需要在无水、无醇条件下进行？
2. 鉴定维生素 A 时，如何根据制剂的纯度选择相应的检测方法？
3. 维生素 B_1 含量测定方法有哪些？
4. 测定维生素 C 含量时要用煮沸后冷却的水，为什么？加入稀醋酸的作用是什么？

三、设计题

查阅药典及相关标准，设计维生素 A 的检验方法，详细说明检验过程。

书网融合……

知识回顾　　微课　　习题

（崔润丽）

第十七章　甾体激素类药物的分析

PPT

学习引导

甾体激素类药物是临床上一类常用药物，包括肾上腺皮质激素、性激素（雄性激素及蛋白同化激素、孕激素、雌激素）。这些药物在与免疫有关的过敏性疾病、炎性疾病，内分泌调节中发挥重要作用。

如何确保甾体激素类药物的质量？本章主要介绍该类药物的结构特点、鉴别、检查、含量测定方法，旨在让学生掌握规范的该类药物的检测方法，学习者在学习中务必注意各类药物的典型特征基团与分析方法之间的联系，总结内在规律，可提高学习效果。

学习目标

思政素养目标

通过各类药物的结构特征与分析方法的关系，启发学生从事物本质分析问题，总结内在规律，注重科学思维方法的训练，培养学生探索未知、追求科学真理的责任感和使命感。

知识要求

1. **理解**　各类甾体激素类药物的结构特点与分析方法之间的关系；常用的鉴别方法及原理；高效液相色谱法在甾体激素类药物质量分析中的应用。

2. **熟悉**　甾体类药物中有关物质的杂质检查方法；紫外分光光度法、四氮唑比色法测定含量的原理和方法。

3. **了解**　游离磷酸盐、残留溶剂、硒等特殊杂质的检查方法；异烟肼比色法、Kober 比色法等测定药物含量。

技能要求

1. 能熟练进行甾体激素类药物的质量分析。
2. 学会高效液相色谱法、薄层色谱法等操作技术。
3. 能够熟练使用高效液相色谱仪等相关仪器设备。

第一节　概　述

微课

一、甾体激素类药物的分类

甾体激素类药物是指分子结构中含有甾体结构的激素类药物，一部分为天然物，一部分为人工合成，无论哪种来源，结构中均具有环戊烷并多氢菲母核，包含3个六元环与1个五元环，基本骨架如图17－1。

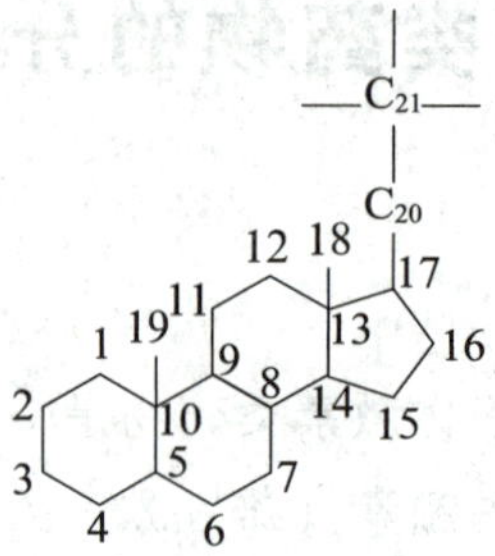

图17－1　甾体激素类结构骨架

甾体激素类药物是临床上一类重要的药物，主要包括肾上腺皮质激素和性激素两大类。性激素又分为雄性激素及蛋白同化激素、孕激素、雌激素四类。2020年版《中国药典》收载的肾上腺皮质激素类药物主要有醋酸可的松、氢化可的松、醋酸地塞米松、醋酸氟轻松、曲安西龙等。雄性激素和蛋白同化激素有甲睾酮、丙酸睾酮、苯丙酸诺龙等；孕激素有黄体酮、醋酸甲地孕酮等；雌激素有雌二醇、炔雌醇等药物。此外，还有在性激素基础上改造成的口服避孕药，代表药物如炔诺酮、炔诺孕酮等。

知识拓展

从20世纪30年代开始，科学家就陆续从动物卵巢、睾丸或尿液中分离得到睾酮、睾丸素、雌酮、雌二醇等，又经过制备纯品结晶，确认化学结构，再到多方探寻合成方法，开创了甾体化学药物治疗的新领域。到20世纪50年代，发明半合成方法生产甾体药物，合成如泼尼松、地塞米松、倍他米松、曲安西龙等药物，使生产规模扩大，成本降低，并陆续发现这些药物的重要临床应用价值，使甾体化合物成为临床中不可或缺的药物。激素的发展历史表明，科学发展不是一蹴而就的，新的科学发现问世时，往往会遭遇到怀疑、否定，而科学研究者需要依靠科学观察、缜密推理、严谨的实验设计、客观的实验结论、反复的论证和复核来面对。

二、甾体激素类药物的结构特点

各类甾体激素类药物结构特点如表17－1所示。

表17－1　甾体激素类药物分类及结构特点

药物分类	结构特点
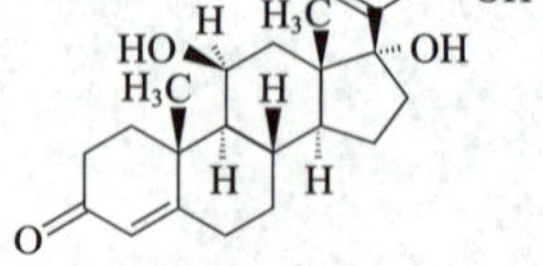 肾上腺皮质激素	（1）具有21个碳原子 （2）A环具有Δ^4-3-酮基 （3）C_{17}具有$\alpha-$醇酮基并多数有$\alpha-$羟基 （4）C_{10}、C_{13}具有角甲基；C_{11}具有羟基或酮基 （5）有些皮质激素具有C_1、C_2之间双键，6α、$9\alpha-$卤素，$16\alpha-$羟基等
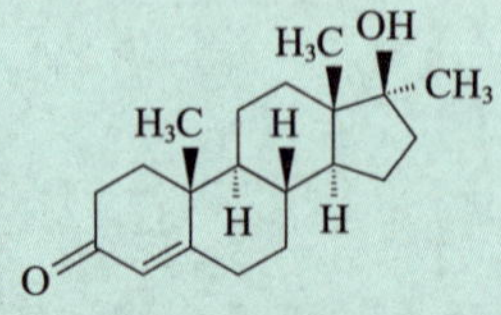 雄性激素及蛋白同化激素	（1）具有19个碳原子 （2）蛋白质同化激素具18个碳原子（C_{10}上无角甲基） （3）A环具有Δ^4-3-酮基 （4）C_{17}上无侧链，多数是一个$\beta-$羟基或酯，有些具有$\alpha-$甲基

续表

药物分类	结构特点
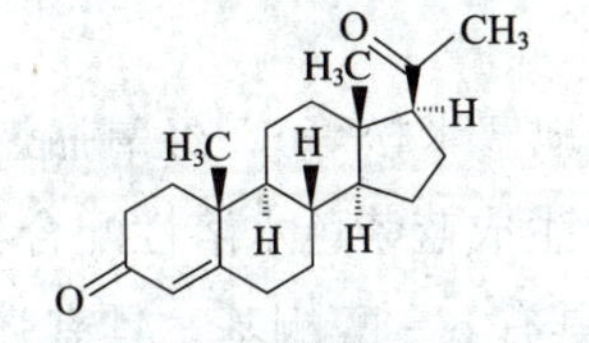 孕激素	（1）具有21个碳原子 （2）A环具有Δ^4-3-酮基 （3）C_{17}上甲酮基，有些具有$\alpha-$羟基，或与醋酸、己酸等形成酯
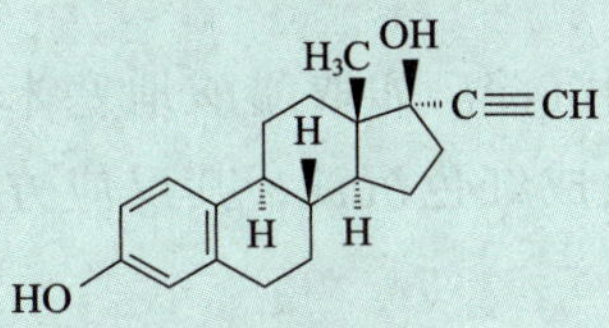 雌性激素	（1）具有18个碳原子 （2）A环为苯环 （3）C_3上具有酚羟基且有些形成了酯或醚 （4）C_{10}上无角甲基 （5）C_{17}具有$\beta-$羟基或酮基，有些羟基形成酯，有些具乙炔基

第二节　甾体激素类药物的鉴别、检查和含量测定

一、鉴别试验

（一）化学鉴别法

1. 与强酸呈色反应　多数甾体激素能与硫酸、磷酸、高氯酸、盐酸等呈色，其中以与硫酸的呈色反应应用较广。甾体激素与硫酸的呈色反应操作简便，反应灵敏，目前为各国药典所用。不同的甾体激素药物遇硫酸后的变化见下表所示。

表17－2　不同甾体激素类药物遇硫酸后的呈色反应

药物名称	颜色	荧光	加水稀释
氢化可的松	棕黄色至红色	绿色	黄色至橙黄色，微带绿色荧光，有少量絮状沉淀
醋酸可的松	黄色或微带橙色	无	颜色消失，溶液澄清
十一酸睾酮	黄色	黄绿色	—
己酸羟孕酮	微黄色	无	由绿色经红色至带蓝色荧光的红紫色
炔雌醇	橙红色	黄绿色	玫瑰红色絮状沉淀
炔雌醚	橙红色	黄绿色	红色沉淀

2. 官能团的反应

（1）酮基的呈色反应　大多甾体激素分子的C_3和C_{20}位上含有酮基，能与羰基试剂肼发生呈色反应，产生黄色物质腙，可用于鉴别。常用的试剂有2,4－二硝基苯肼、异烟肼、硫酸苯肼等。

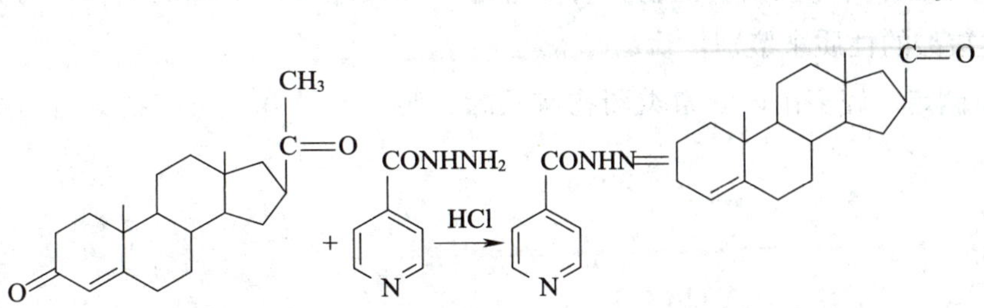

黄体酮　　异烟肼　　异烟腙

（2）甲酮基的呈色反应　甾体激素分子中含有甲酮基以及活泼的亚甲基时，能与亚硝基铁氰化钠、间二硝基酚、芳香醛类发生呈色反应，例如在碳酸钠与醋酸铵存在的条件下，黄体酮的甲醇溶液与亚硝基铁氰化钠反应显蓝紫色，这是黄体酮灵敏、专属的鉴别方法。

（3）有机氟的呈色反应　含氟的甾体激素药物（如醋酸氟轻松、醋酸地塞米松等），经氧瓶燃烧后生成无机氟化物，可在 pH 4.3 的条件下与茜素氟蓝及硝酸亚铈发生反应，生成蓝紫色水溶性配合物。

（4）C_{17}位 α－醇酮基的呈色反应　肾上腺皮质激素类药物的 C_{17}位上具有 α－醇酮基，具有强还原性，可与以下物质发生氧化还原反应。

1）与碱性酒石酸铜试液（斐－林试剂）反应生成橙红色氧化亚铜沉淀。如取醋酸地塞米松约 10mg，加甲醇 1ml 微温溶解后，加入热的碱性酒石酸铜试液 1ml，即生成红色沉淀，其反应方程式如下：

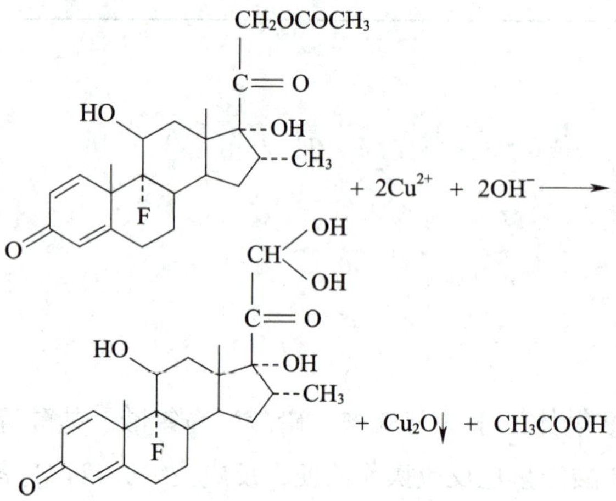

2）与氨制硝酸银反应生成黑色银沉淀。如醋酸去氧皮质酮的鉴别方法：取本品约 5mg，加乙醇 0.5ml 溶解后，加氨制硝酸银试液 0.5ml，即生成黑色沉淀。

3）与氧化剂四氮唑盐发生呈色反应，产物的颜色随所用试剂条件不同而定，多为红色或蓝色。如醋酸泼尼松的鉴别：取本品约 1mg，加乙醇 2ml 使溶解，加 10% 氢氧化钠溶液 2 滴与氯化三苯四氮唑试液 1ml，即显红色。

（5）酚羟基的呈色反应　雌激素 C_3上有酚羟基，可与重氮苯磺酸反应生成红色偶氮染料，另外酚羟基还可与 Fe^{3+}反应，生成紫色配合物。

（6）炔基的沉淀反应　含炔基的甾体激素如炔雌醇、炔诺酮、炔诺孕酮等，遇到硝酸银生成白色的炔银盐沉淀，可用于鉴别。

$$R—C\equiv CH + AgNO_3 \longrightarrow R—C\equiv CAg\downarrow + HNO_3$$

（7）酯的反应　部分甾体激素类药物具有醋酸酯、戊酸酯及己酸酯的结构，可先行水解，生成相应的羧酸，再根据羧酸的性质来鉴别。

3. 衍生物熔点测定　许多甾体激素类药物或其酯、肟、缩氨脲的衍生物具有特征性强的熔点，可用作鉴别。

即学即练 17-1

答案解析

（多选题）下列哪些结构特征可用作皮质激素类药物的鉴别（　）

A. C_{17}-α-醇酮基　B. C3-酮基　C. 酚羟基

D. 活泼亚甲基　E. 甲酮基

（二）仪器分析法

1. 薄层色谱法　具有简便、快速、分离效能高等优点，适用于甾体激素类药物，特别是甾体激素类制剂的鉴别。如《中国药典》2020年版收载的醋酸泼尼松眼膏、倍他米松磷酸钠、炔诺孕酮炔雌醚片、十一酸睾酮注射液、复方炔诺孕酮片、醋酸甲羟孕酮片等均采用了薄层色谱法进行鉴别。

2. 高效液相色谱法　在甾体激素类药物的鉴别中广泛使用，《中国药典》2020年版收载的醋酸地塞米松、醋酸曲安奈德、丙酸睾酮、苯丙酸诺龙、黄体酮、炔诺孕酮、炔雌醇、炔雌醚等多种原料及制剂均采用高效液相色谱法进行鉴别，鉴别方法为在含量测定项下记录的色谱图中，供试品溶液主峰的保留时间应与对照品溶液主峰的保留时间一致。

3. 紫外分光光度法　甾体激素类药物的分子中存在Δ^4-3-酮基、苯环或其他的共轭系统，具有紫外吸收。可用规定吸收波长和吸光度比值法进行鉴别。如丙酸倍氯米松的乙醇溶液（20μg/ml）在239nm处具有最大吸收，吸光度为0.57～0.60，在239nm与263nm波长处的吸光度比值应为2.25～2.45。

4. 红外吸收光谱法　具有很强的特征性，是鉴别甾体激素类药物有效、可靠的方法，广泛为各国药典所用。《中国药典》2020年版收载的甾体激素类原料大多采用该法鉴别。鉴别方法是按要求制作的供试品的红外吸收图谱与对照图谱一致。标准红外图谱收载于《药品红外光谱集》中。

二、杂质检查

甾体激素类药物多由甾体激素及结构类似的其他甾体激素经结构改造而来，生产过程中会引入原料、中间体、副产物、异构体、降解物等杂质，有些杂质与该甾体激素药物具有相似的结构，故甾体激素类药物在进行纯度检查时，除一般杂质外，还检查其特殊杂质——其他甾体，即药物的"有关物质"的检查，并作限度规定。此外，有些甾体激素还有其他检查项目，如地塞米松磷酸钠、氢化可的松磷酸钠中需进行游离磷酸盐的检查，地塞米松磷酸钠中要进行甲醇、乙醇、丙酮的残留量检查，醋酸地塞米松、醋酸氟轻松、曲安奈德需进行硒的检查等。

（一）有关物质

《中国药典》2020年版主要采用薄层色谱法和高效液相色谱法进行有关物质的检查，各国药典也广泛采用这两种方法作为本类药物的纯度检查方法。

1. 薄层色谱法　甾体激素类药物中多数杂质未知，且一般都具有甾体母核结构，和药物结构相似，所以各国药典大多采用主成分自身对照法检查，即制备一定浓度的供试品溶液，取供试品溶液一定量，按限度规定稀释制成另一低浓度溶液作为对照液，点样、展开、检测比较，杂质斑点数目及每个杂质斑点不得超过的限量。《中国药典》2020年版收载的部分该类药物的色谱条件见表17-3。

表 17-3　部分甾体类药物的薄层色谱条件

药物	薄层板	展开剂	显色与检视方法	结果判定
醋酸氟氢可的松	硅胶 G	二氯甲烷-乙醚-甲醇-水（385∶75∶40∶6）	在105℃干燥10分钟，放冷，喷以碱性四氮唑蓝试液，立即检视	供试品溶液如显杂质斑点，不得多于2个，其颜色与对照溶液的主斑点比较，不得更深（2.0%）
丙酸倍氯米松	硅胶 G	二氯乙烷-甲醇-水（95∶5∶0.2）	105℃干燥10分钟，放冷，喷以碱性四氮唑蓝试液，立即检视	供试品溶液如显杂质斑点，不得多于2个，其颜色与对照溶液的主斑点比较，不得更深
醋酸去氧皮质酮	硅胶 GF_{254}	二氯甲烷-乙醚-甲醇-水（77∶15∶8∶1.2）	在紫外光灯（254nm）下检视	供试品溶液如显杂质斑点，与对照溶液（1）所显的主斑点比较，不得更深，如有1个杂质斑点深于对照溶液（1）的主斑点，与对照溶液（2）所显的主斑点比较，不得更深［对照溶液（1）和（2）浓度分别为0.1mg/ml和0.2mg/ml］
炔孕酮	硅胶 G	三氯甲烷-甲醇（95∶5）	喷以硫酸-乙醇（2∶8），在120℃加热5分钟，置紫外光灯（365nm）下检视	供试品溶液如显杂质斑点，其荧光强度与对照溶液的主斑点比较，不得更深（0.5%）
左炔诺孕酮炔雌醚片	硅胶 G	三氯甲烷甲醇（96∶4）	喷以临用新制的10%磷钼酸乙醇溶液，在105℃干燥10分钟，放冷，立即检视	供试品溶液如显杂质斑点，与对照品溶液所显的主斑点比较，不得更深

2. 高效液相色谱法　此法是《中国药典》中甾体激素类药物有关物质的检查中应用最广泛的方法，检查方法多采用主成分自身对照法，药典正文中对供试品规定了杂质峰的个数，各杂质峰的面积及其总和的限量。多数甾体激素所采用的高效液相色谱条件具有共通性，如下表 17-4 所示。

表 17-4　甾体药物有关物质检查所采用的高效液相色谱条件

色谱柱填充剂	流动相	检测器	供试液、对照液制备	结果判定
十八烷基硅烷键合硅胶	各种不同比例的甲醇-水或乙腈-水混合溶剂	紫外吸收检测器（检测波长因品种而异）	将供试品配制成高、低两种浓度的溶液，高浓度者为供试液；低浓度者为对照液	供试液色谱图中的杂质峰不得超过1个或规定的个数；各杂质峰面积或其总和不得大于对照液主峰面积的一定分数

知识链接

主成分自身对照法

甾体激素类药物的“有关物质”检查中，因杂质与药物主成分结构相似，常采用不加校正因子的主成分自身对照法。操作时稀释样品溶液至一定倍数，使主成分的浓度与样品中杂质的浓度尽可能接近，通常稀释供试品溶液100倍作为对照溶液进行杂质检测。该法无需杂质对照品，非常适合杂质未知或不易得到杂质对照品时使用。但要考虑样品的稳定性，若检测时间延长，样品主成分有降解，杂质增加，则采用这种方法会使杂质的检测结果偏高。还有一种是加校正因子的主成分自身对照法，该法需要用到杂质对照品，计算校正因子后，依法计算杂质含量。

（二）游离磷酸盐

地塞米松磷酸钠为地塞米松与磷酸形成的磷酸酯二钠盐，所以在其生产和贮存过程中可能引入磷酸盐，因此《中国药典》2020年版规定地塞米松磷酸钠需进行游离磷酸盐的检查。检查方法为钼蓝比色法，利用在酸性溶液中磷酸盐与钼酸铵$[(NH4)_2MoO_4]$反应，生成磷钼酸铵$(NH_4)_3[P(Mo_3O_{10})_4]$，再经还原形成磷钼酸蓝（钼蓝），在740nm处有最大吸收，通过比较供试品溶液与对照品溶液的吸光度来控制药物中游离磷酸盐的量。

（三）残留溶剂

甲醇和丙酮为地塞米松磷酸钠生产过程中所使用的溶剂，如产品中含有大量此类溶剂，对人体危害极大，为控制产物中甲醇与丙酮的量，《中国药典》2020年版采用气相色谱法检查残留的甲醇与丙酮。

（四）硒

部分甾体激素需进行硒的检查，因其合成线路中要使用二氧化硒脱氢工艺。硒检查的基本原理是：用氧瓶燃烧法将药物进行有机破坏，使硒转化为高价硒（Se^{6+}），以硝酸溶液为吸收液；再加盐酸羟胺溶液将Se^{6+}还原为Se^{4+}；在pH 2.0±0.2的条件下与2,3－二氨基萘试液反应，生成4,5－苯并苯硒二唑，用环己烷提取后，照紫外－可见分光光度法，在378nm的波长处分别测定吸光度。供试品溶液的吸光度不得大于硒对照溶液的吸光度。

实例分析17－1

案例　甾体化合物广泛存在于动、植物和微生物中，以往大多从天然物质中提取原料，再经过化学方法改造而得，现在采用微生物转化技术，利用微生物的酶对甾体底物的某一部位进行特定的化学反应来获得。微生物转化甾体化合物的反应类型有羟化、脱氢、侧链切断及A环芳香化反应等。如孕酮的转化中，利用黑根霉实现$C_{11}-\alpha-$羟基化反应生成$11\alpha-$羟基化孕酮，可的松可在微生物转化下发生脱氢生成去氢可的松；莱氏化合物S在犁头霉菌的作用下生成氢化可的松，但在产物中，除所需的β体氢化可的松外，还产生表氢可的松（α体）、少量的其他位置的羟基化合物及未转化的化合物，这些需在后期的分离纯化中去除。这些与该甾体激素药物具有相似结构的杂质是该类药物的主要特殊杂质。

答案解析

讨论　甾体激素药物的质量控制包含哪些特殊杂质检查项目？

三、含量测定

甾体激素类药物，可根据其不同类别所具有的官能团和整个分子结构特征的性质，采用比色法、紫外分光光度法、色谱法、滴定分析法等测定其含量，以下主要讨论高效液相色谱法、紫外分光光度法、比色法等药典常用的方法。

（一）高效液相色谱法

高效液相色谱法具有样品用量少、分离效能好、灵敏度高、速度快等特点，为各国药典广泛采用。《中国药典》2020年版收载的甾体激素类原料及制剂中，大多采用高效液相色谱法测定含量，居各种分析方法之首，一般采用内标法，测定时以不同的甾体激素药物作为内标。

甾体激素类药物含量测定的色谱系统多采用反相高效液相色谱法，固定相多为十八烷基硅烷键合硅胶，流动相大多是甲醇和水，或乙腈和水组成的混合液，为提高分离效果，有时在流动相中加入醋酸或者磷酸缓冲液来调节流动相的 pH。因为大多甾体激素都具有 Δ^4 -3-酮基及苯环等共轭结构，故采用紫外检测器于 240nm 或 280nm 波长检测。

（二）紫外分光光度法

甾体激素类药物分子中存在 Δ^4 -3-酮基及苯环等共轭系统，在紫外光区有特征吸收。具有 Δ^4 -3-酮基的肾上腺皮质激素、雄性激素和蛋白同化激素、孕激素及许多口服避孕药在 240nm 波长附近有最大吸收，具苯环结构的雌激素在 280nm 波长附近有最大吸收。紫外分光光度法准确、简便，广泛应用于甾体激素类药物原料及制剂含量的测定。

（三）比色法

当供试品本身在紫外-可见区没有强吸收，或虽有吸收，但为避免干扰或提高灵敏度，而加入适当的显色剂显色后测定的方法，即为比色法。用比色法测定时，由于显色时影响显色深浅的因素较多，应取供试品与对照品同时操作。

1. 四氮唑比色法

（1）四氮唑盐的种类　四氮唑盐有两种，一种是红四氮唑（RT），又称 2,3,5 三苯基氯化四氮唑（TTC），其还原产物为不溶于水的深红色三苯甲臜，λ_{max} 在 480～490nm,；另一种是蓝四氮唑（BT），即 3,3′-二甲氧苯基-双-4,4′-(3,5-二苯基)氯化四氮唑，其还原产物为暗蓝色的双甲臜，λ_{max} 在 525nm 左右。RT 与 BT 的结构式如图 17-2。

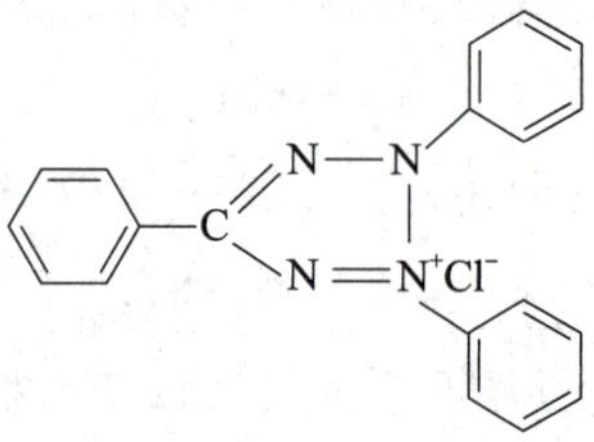

RT

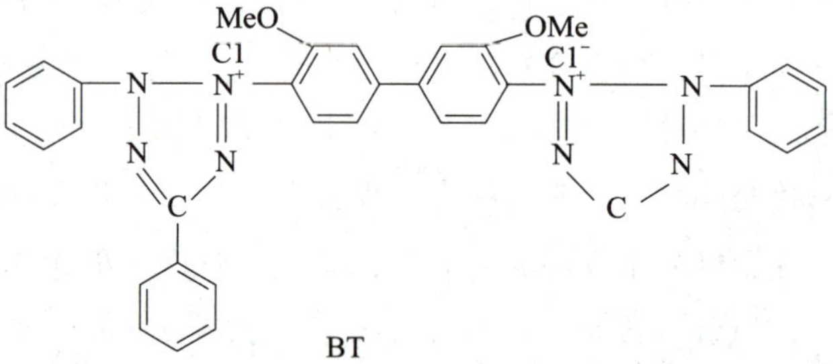

BT

图 17-2　RT 与 BT 的结构

（2）反应原理　肾上腺皮质激素的 C_{17}-α-醇酮基具还原性，在强碱性溶液中能将四氮唑盐定量地还原生成有色的甲臜，其反应机制为 α-醇酮基失去 2 个电子被氧化成 20-酮-21-醛基，而四氮唑得到两个电子，开环形成甲臜而呈色。生成的产物颜色随所用试剂和条件而定，多为红色或蓝色。有色甲臜在可见光区有最大吸收，且具有一定的稳定性，可用比色法测定肾上腺皮质激素类药物的含量。

以 RT 为例，反应式如下：

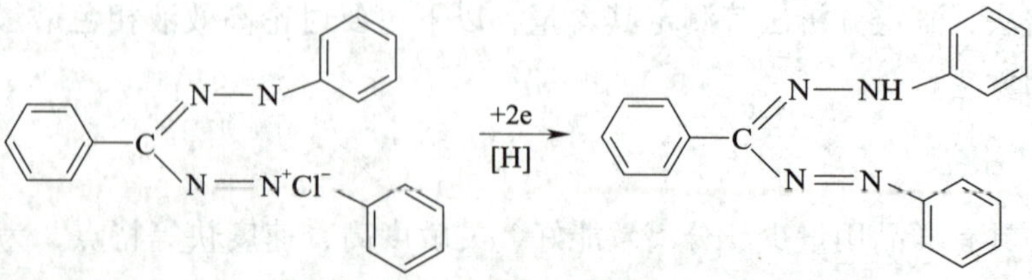

（3）测定方法及影响因素　以《中国药典》2020 年版收载的醋酸地塞米松注射液的含量测定方法为例。取本品，摇匀，精密量取 5ml（约相当于醋酸地塞米松 25mg），置 100ml 量瓶中，加无水乙醇适量，振摇使醋酸地塞米松溶解并稀释至刻度，摇匀，滤过，取续滤液作为供试品溶液；另取醋酸地塞米

松对照品 25mg，精密称定，置 100ml 量瓶中，加无水乙醇溶解并稀释至刻度，摇匀，作为对照品溶液。精密量取供试品溶液与对照品溶液各 1ml，分别置干燥具塞试管中，各精密加无水乙醇 9ml 与氯化三苯四氮唑试液 1ml，摇匀，再各精密加氢氧化四甲基铵试液 1ml，摇匀，在 25℃ 的暗处放置 40 ~ 50 分钟，照紫外 - 可见分光光度法，在 485nm 的波长处分别测定吸光度，计算，即得。

四氮唑比色法用于皮质激素类药物部分制剂的含量测定，但测定结果受多种因素的影响，因此操作时要严格控制试验条件。一般影响测定结果准确性的因素有以下几种。

1）基团影响　C_{11} - 酮基的反应速率快于 C_{11} - 羟基取代的甾体；C_{21} - 羟基酯化后较其母体羟基的反应速率减慢。

2）溶剂和水分的影响　含水量大时会使呈色速率减慢，但含水量不超过 5% 时，对结果几乎无影响，故多数采用 95% 乙醇，必要时也采用无水乙醇，另外醛有还原性，会使吸光值增高，故一般采用无醛乙醇作溶剂。

3）碱的种类及加入顺序的影响　氢氧化四甲基铵是常用的最理想的碱，皮质激素与氢氧化四甲基铵长时间接触后，会有部分分解，故先加四氮唑盐溶液，再加碱液为宜。

4）温度与时间的影响　一般说来，呈色速度随温度升高而加快。通常以室温或 30℃ 恒温条件下显色，易得重现性较好的结果。《中国药典》2020 年版采用的显色条件为 25℃ 暗处反应 40 ~ 45 分钟。

5）空气中氧及光线的影响　反应产物对光和空气中的氧敏感，因此需用避光容器并在暗处显色。同时应在达到最大呈色时间后，立即测定吸光度。

2. 异烟肼比色法　甾体激素类药物的 C_3 - 酮基与其他某些位置上的酮基都能在酸性条件下与羰基试剂异烟肼缩合，形成黄色的异烟腙，在一定波长下具有最大吸收。其反应方程式为：

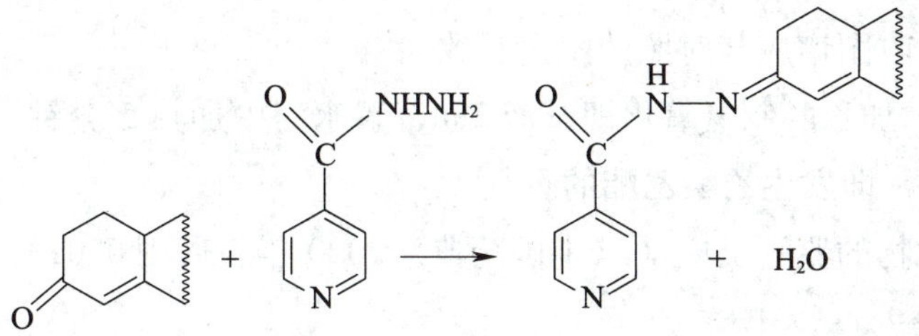

某些具有两个酮基的甾体激素可形成双腙，如氢化可的松、黄体酮等。异烟肼比色法测定甾体激素类药物的含量，同样受到多种因素的影响，如溶剂、水分、酸的种类和浓度、温度、光线和氧、反应专属性等，操作中应严格控制条件，才能获得准确的结果。

3. 柯柏（Kober）反应比色法　Kober 反应是指雌激素与硫酸 - 乙醇共热被氧化生成黄色产物，用水或稀硫酸稀释后，重新加热发生颜色改变，最终生成红色产物，并在 515nm 附近有最大吸收的反应。此反应用于雌激素类药物制剂的含量测定。在比色测定前采用分离提取，测定中严格控制反应条件，并消除背景干扰可获得满意的结果。《中国药典》2020 年版采用本法测定复方炔诺孕酮滴丸中的炔雌醇的含量。

即学即练 17 - 2

答案解析

用四氮唑比色法测定药物含量时，以下叙述错误的是（　）

A. 反应需要在碱性条件下进行　　B. 溶剂含水量大时会使呈色速率减慢

C. 呈色速度随温度升高而加快　　D. 反应产物为异烟腙

E. 反应产物对光和空气中的氧敏感

第三节　常见甾体激素类药物的质量分析

一、醋酸地塞米松的质量分析

醋酸地塞米松为肾上腺皮质激素类药物，其结构如图 17－3。

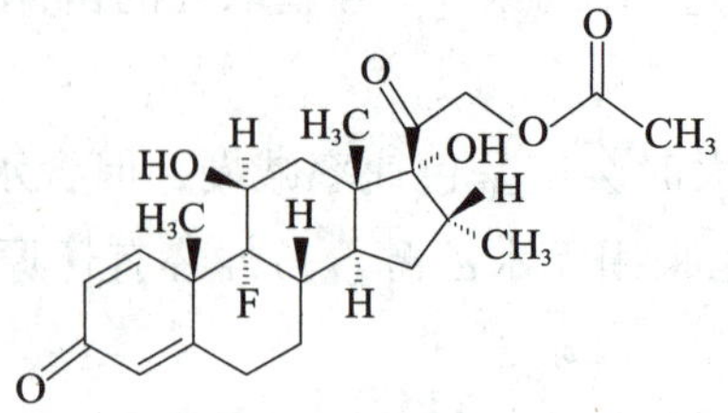

图 17－3　醋酸地塞米松结构

醋酸地塞米松为白色或类白色的结晶或结晶性粉末；无臭。在丙酮中易溶，在甲醇或无水乙醇中溶解，在乙醇或三氯甲烷中略溶，在乙醚中极微溶解，在水中不溶。

（一）鉴别试验

（1）取本品约 10mg，加甲醇 1ml，微温溶解后，加热的碱性酒石酸铜试液 1ml，即生成红色沉淀。

（2）在含量测定项下记录的色谱图中，供试品溶液主峰的保留时间应与对照品溶液主峰的保留时间一致。

（3）本品的红外光吸收图谱应与对照的图谱一致。

（4）取本品约 50mg，加乙醇制氢氧化钾试液 2ml，置水浴中加热 5 分钟，放冷，加硫酸溶液（1→2）2ml，缓缓煮沸 1 分钟，即发生乙酸乙酯的香气。

（5）本品显有机氟化物的鉴别反应（《中国药典》2020 年版通则 0301）。

（二）检查

1. 有关物质　照高效液相色谱法（《中国药典》2020 年版通则 0512）测定，具体方法如下。

（1）供试品溶液　取本品适量，精密称定，加流动相溶解并制成 0.5mg/ml 的溶液，作为供试品溶液（临用新制）。

（2）对照品溶液　另取地塞米松对照品适量，精密称定，加流动相溶解并制成 0.5mg/ml 的溶液，精密量取 1ml 与供试品溶液 1ml 置同一 100ml 的量瓶中，用流动相稀释至刻度，摇匀。

（3）色谱条件　用十八烷基硅烷键合硅胶为填充剂；以乙腈－水（40：60）为流动相；检测波长为 240nm，进样品体积为 20μl。

（4）系统适用性要求　对照溶液色谱图中，出峰顺序依次为地塞米松与醋酸地塞米松，地塞米松峰与醋酸地塞米松峰的分离度应大于 20.0。

（5）测定法　精密量取供试品溶液与对照溶液，分别注入液相色谱仪，记录色谱图至供试品溶液主成分峰保留时间的 2 倍。

（6）限度　供试品溶液的色谱图中如有与对照溶液中地塞米松峰保留时间一致的杂质峰，按外标法以峰面积计算，不得过 0.5%；其他单个杂质峰面积不得大于对照溶液中醋酸地塞米松峰面积的 0.5

倍（0.5%），各杂质峰面积（与地塞米松峰保留时间一致的杂质峰面积乘以1.13）的和不得大于对照溶液中醋酸地塞米松峰面积（1.0%）。供试品溶液色谱图中小于对照溶液中醋酸地塞米松峰面积0.01倍（0.01%）的峰忽略不计。

2. 干燥失重　取本品在105℃干燥至恒重，减失重量不得过0.5%（《中国药典》2020年版通则0831）。

3. 炽灼残渣　不得过0.1%（《中国药典》2020年版通则0841）。

4. 硒　取本品0.10g，用二氨基萘比色法（《中国药典》2020年版通则0804）检查，应符合规定（0.005%）。

（三）含量测定

照高效液相色谱法（《中国药典》2020年版通则0512）测定，具体方法如下：

（1）供试品溶液　取本品适量，精密称定，加甲醇溶解并定量稀释制成50μg/ml的溶液，作为供试品溶液。

（2）对照品溶液　取醋酸地塞米松对照品适量，精密称定，加甲醇溶解并定量稀释制成50μg/ml的溶液。

（3）系统适应性溶液、色谱条件与系统适用性要求　见有关物质项下。

（4）测定法　精密量取对照品溶液与供试品溶液20μl注入液相色谱仪，记录色谱图，按外标法以峰面积计算。

《中国药典》2020年版中，除醋酸地塞米松注射液采用四氮唑法测定含量外，其原料药及其片剂、乳膏均采用高效液相色谱法测定含量。

二、黄体酮的质量分析

黄体酮为孕激素类药物，其结构如图17-4。

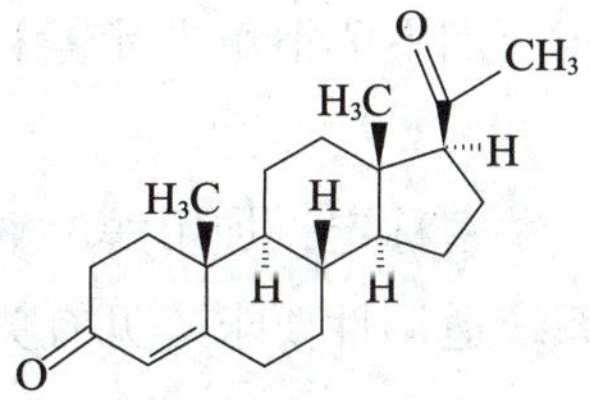

图17-4　黄体酮结构

黄体酮为白色或类白色的结晶性粉末，无臭，在三氯甲烷中极易溶解，在乙醇、乙醚或植物油中溶解，在水中不溶。

（一）鉴别试验

（1）取本品约5mg，加甲醇0.2ml溶解后，加亚硝基铁氰化钠的细粉约3mg、碳酸钠与醋酸铵各约50mg，摇匀，放置10~30分钟，应显蓝紫色。

（2）取本品约0.5mg，加异烟肼约1mg与甲醇1ml溶解后，加稀盐酸1滴，即显黄色。

（3）在含量测定项下记录的色谱图中，供试品溶液主峰的保留时间应与对照品溶液主峰的保留时间一致。

（4）本品的红外光吸收图谱应与对照的图谱（光谱集434图）一致。

（二）检查

1. 有关物质　《中国药典》2020年版采用高效液相色谱法（通则0512）检查，用不加校正因子的主成分自身对照法测定，具体方法如下。

（1）供试品溶液　取本品，加甲醇溶解并稀释制成约1mg/ml的溶液，作为供试品溶液。

（2）对照溶液　精密量取供试品溶液1ml，置100ml量瓶中，用甲醇稀释至刻度，摇匀，作为对照溶液。

（3）系统适用性溶液　取本品25mg，置25ml量瓶中，加0.1mol/L氢氧化钠甲醇溶液10ml使溶解，置60℃水浴中保温4小时，放冷，用1mol/L盐酸溶液调节至中性，用甲醇稀释至刻度，摇匀。

（4）色谱条件　用辛基硅烷键合硅胶为填充剂；以甲醇－乙腈－水（25∶35∶40）为流动相；检测波长为241nm，进样体积10μl。

（5）系统适用性要求　系统适用性溶液色谱图中，黄体酮峰的保留时间约为12分钟，黄体酮峰与相对保留时间约为1.1的降解产物峰的分离度应大于4.0。

（6）测定法　精密量取供试品溶液与对照溶液，分别注入液相色谱仪，记录色谱图至主成分峰保留时间的2倍。

（7）限度　供试品溶液色谱图中如有杂质峰，单个杂质峰面积不得大于对照溶液主峰面积的0.5倍（0.5%），各杂质峰面积的和不得大于对照溶液主峰面积（1.0%）。供试品溶液色谱图中小于对照溶液主峰面积0.05倍的色谱峰忽略不计。

2. 干燥失重　取本品在105℃干燥至恒重，减失重量不得过0.5%（《中国药典》2020年版通则0831）。

（三）含量测定

照高效液相色谱法（《中国药典》2020年版通则0512）测定，具体方法如下。

（1）供试品溶液　取本品，精密称定，加甲醇溶解并定量稀释制成约0.2mg/ml的溶液，作为供试品溶液；

（2）对照品溶液　取黄体酮对照品，精密称定，加甲醇溶解并定量稀释制成约0.2mg/ml的溶液。

（3）系统适用性溶液、色谱条件与系统适用性要求　见有关物质项下。

（4）测定法　精密量取供试品溶液与对照品溶液，分别注入液相色谱仪，记录色谱图；按外标法以峰面积计算，即得。

三、雌二醇的质量分析

雌二醇为雌激素类药物，其结构如图17－5。

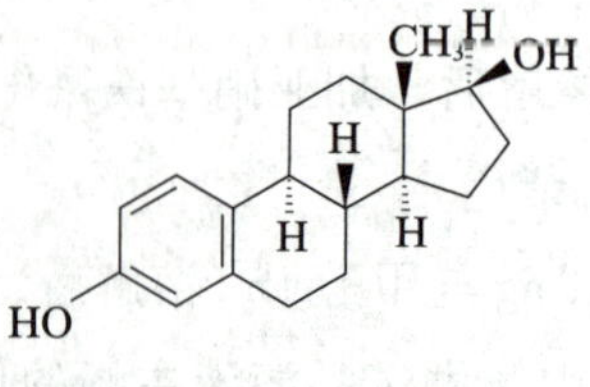

图17－5　雌二醇结构

雌二醇为白色或类白色结晶性粉末；无臭。在丙酮中溶解，在乙醇中略溶，在水中不溶。

（一）鉴别试验

（1）取本品约2mg，加硫酸2ml溶解，溶液显黄绿色荧光，加三氯化铁试液2滴，即显草绿色，再加水稀释，溶液变为红色。

（2）取含量测定项下的供试品溶液，照紫外－可见分光光度法测定，在280nm的波长处有最大吸收。

（3）本品的红外光吸收图谱应与对照的图谱（光谱集681图）一致。

（二）检查

1. 有关物质 《中国药典》2020年版采用高效液相色谱法（通则0512）检查，具体方法如下。

（1）供试品溶液 取本品，加流动相溶解并制成约1mg/ml的溶液，作为供试品溶液。

（2）对照溶液 精密量取供试品溶液1ml置100ml量瓶中，用流动相稀释至刻度，摇匀作为对照溶液。

（3）系统适用性溶液 取雌二醇与雌酮各适量，加流动相溶解并稀释制成每1ml中各约含0.1mg的溶液。

（4）色谱条件 用十八烷基硅烷键合硅胶为填充剂；以乙腈－水（55∶45）为流动相；检测波长为220nm，进样体积10μl。

（5）系统适用性要求 系统适用性溶液的色谱图中，雌二醇峰与雌酮峰的分离度应大于2.0。

（6）测定法 精密量取供试品溶液与对照溶液各10μl分别注入液相色谱仪，记录色谱图至主成分峰保留时间的2倍。

（7）限度 供试品溶液的色谱图中如有杂质峰，单个杂质峰面积不得大于对照溶液主峰面积的0.5倍（0.5%），各杂质峰面积的和不得大于对照溶液主峰面积（1.0%）。

2. 水分 取本品约80mg，照费休氏法中的容量滴定法（《中国药典》2020年版通则0832第一法1）测定，含水分不得超过3.5%。

3. 炽灼残渣 不得过0.1%（《中国药典》2020年版通则0841）。

（三）含量测定

照高效液相色谱法（《中国药典》2020年版通则0512）测定。色谱条件：见有关物质项下，检测波长为205nm，进样体积为20μl。系统适应性要求：理论板数按雌二醇峰计算不低于3000。

取本品适量，精密称定，加甲醇溶解并定量稀释制成约0.50mg/ml的溶液，精密量取10ml置200ml量瓶中，用流动相稀释至刻度，摇匀，作为供试品溶液。取雌二醇对照品适量，精密称定，加甲醇溶解并定量稀释制成约0.50mg/ml的溶液，精密量取10ml置200ml量瓶中，用流动相稀释至刻度，摇匀作为对照品溶液。精密量取供试品溶液与对照品溶液，分别注入液相色谱仪，记录色谱图；按外标法以峰面积计算，即得。《中国药典》2020年版中，雌二醇及其缓释贴片均采用高效液相色谱法测定含量。

答案解析

目标检测

一、选择题

（一）A 型题

1. 甾体激素类药物的分子结构特点是（　）

A. 分子结构中有酚羟基　　B. 分子结构中有炔基

C. 分子结构中有 $C_{17}-\alpha$ 酮醇基　　D. 分子结构中具环戊烷多氢菲核

E. 分子结构中有甲酮基

2. 甾体激素中的分子结构中 A 环为苯环的是（　）

A. 雄性激素　　B. 蛋白同化激素　　C. 雌激素

D. 孕激素　　E. 肾上腺皮质激素

3. 黄体酮的灵敏、专属的鉴别的鉴别为（　）

A. 甲酮基的呈色反应　　B. 有机氟的呈色反应　　C. 酮基的呈色反应

D. $C_{17}-\alpha-$醇酮基的还原性　　E. 乙炔基的呈色反应

4. 四氮唑比色法可用于下列哪个药物的含量测定（　）

A. 可的松　　B. 睾丸素　　C. 雌二醇

D. 炔雌醇　　E. 黄体酮

5. 与斐－林反应试剂呈阳性的是（　）

A. 黄体酮　　B. 雌二醇　　C. 丙酸睾酮

D. 炔雌醇　　E. 醋酸地塞米松

6. 能与硝酸银反应，生成白色沉淀的甾体激素类药物分子结构特点在于含有（　）

A. 酯基　　B. 卤素元素　　C. 炔基

D. 亚甲基　　E. 苯环

（二）X 型题

7. 下列药物与类别对应正确的是（　）

A. 氢化可的松－皮质激素　　B. 雌二醇－雌激素

C. 醋酸地塞米松－孕激素　　D. 睾酮－雄性激素

E. 黄体酮－蛋白同化激素

8.《中国药典》2020 年版规定甾体激素类药物检查有关物质，主要采用的方法有（　）

A. 高效液相色谱法　　B. 紫外－可见分光光度法

C. 红外光谱法　　D. 薄层色谱法

E. 气相色谱法

9. 醋酸地塞米松的鉴别方法有（　）

A. 硫酸显色法　　B. 四氮唑比色法

C. 异烟肼比色法　　D. 与斐－林试剂反应生成橙红色沉淀

E. 与硝酸银生成白色银盐沉淀

10. 在酸性溶液中能与异烟肼试剂反应产生黄色化合物的甾体激素有（ ）

A. 黄体酮　　B. 睾丸素　　C. 炔雌醇

D. 可的松　　E. 地塞米松

11. 甾体激素类药物可用紫外法测定含量，它们的 λ_{max} 在（ ）

A. 325nm 左右　　B. $3400cm^{-1}$ 左右　　C. $1680cm^{-1}$ 左右

D. 240nm 左右　　E. 280nm 左右

二、计算题

1. 检查醋酸氟氢松中的有关物质，取供试品制成每 1ml 中含 3.0mg 的溶液，作为供试品溶液；精密量取 1ml，置 50ml 量瓶中，加氯仿－甲醇（9∶1）稀释至刻度，制成对照品溶液。吸取上述两种溶液各 5μl，分别点于同一硅胶 G 薄层板上，展开后，晾干，显色，供试品溶液如显杂质斑点，不得多于 2 个，其颜色与对照溶液的主斑点比较，不得更深。计算有关物质的含量限度为多少？

2. 醋酸可的松片（规格 5mg）含量测定方法如下：取本品 20 片，精密称重为 1.1563g，研细，精密称取细粉 0.2297g，置 100ml 量瓶中，加无水乙醇 75ml，振摇 1 小时，使醋酸可的松溶解，加无水乙醇稀释至刻度，摇匀，滤过，精密量取续滤液 5ml，置另一 100ml 量瓶中，加无水乙醇稀释至刻度，摇匀，照分光光度法，在 238nm 的波长处测定吸收度为 0.388。已知 $C_{23}H_{30}O_6$ 的吸收系数（$E_{1cm}^{1\%}$）为 390。试计算占标示量的百分率。

书网融合……

知识回顾　　微课　　习题

（蔡晶晶）

PPT

第十八章 基因工程类药物的分析

学习引导

本章是药学类、药品生产技术类、药品质量与安全类等各类制药专业学生必须掌握的内容，为成为合格的药物、药品生产、检测人员打下坚实基础。

本章对应的岗位包括生化药品制造工、发酵工程制药工、疫苗制品工、血液制品工、基因工程产品工、药物制剂工、药物检验工等各种药品生产、质量相关岗位的职业工种。要求从业人员掌握《中国药典》2020 年版基因工程药物的特点、常规理化分析和效价测定方法及对基因工程药物分析的要求，并能熟练进行基因工程药物的分析检验。

学习目标

思政素养目标

通过对基因工程类药物分析的讲解，使学生理解基因工程药物的分析检验的重要性和规范要求，树立“药品质量安全第一”的岗位责任感。

知识要求

1. **掌握** 基因工程和基因工程药物的概念、特点；基因工程药物鉴别、检查、含量测定的一般方法；常见基因工程药物的分析项目和流程。

2. **熟悉** 基因工程药物生产的一般过程和质量控制特点；基因工程药物分析方法的技术原理。

3. **了解** 基因工程药物及其药品分析的发展现状。

技能要求

1. 熟练掌握基因工程药物常用检查及含量测定操作方法。

2. 学会电泳技术及其他纯度检查技术，以及基因工程药物含量测定的基本技术。

随着现代生物技术的飞速发展，越来越多的利用基因工程原理研发、制造的药物应运而生。这些基因工程药物大多数应用在诸如癌症、自身免疫疾病等疾病的治疗中，多有化学药、中药无法匹敌的疗效，成为未来攻克这些严重危害人类健康疾病的希望。同时，因工程药物的分析检验和质量控制也越来越受到重视。

第一节　概　述 微课

一、基因工程药物的概念

（一）基因工程

基因工程（gene - engineering）是 20 世纪 70 年代以后兴起的一门新技术，它的核心是 DNA 重组技术（recombinant DNA technique），是指按照人类的需要，从分子水平上改造生物的遗传特性，继而改变生物的表型，最终产生出为人类服务的各种产品。

1973 年，美国加利福尼亚大学旧金山分校的 Herber Boyer 教授和斯坦福大学的 Stanley Cohen 教授共同完成了一项著名的实验。他们选用了一个仅含有单一 *Eco*R Ⅰ位点的质粒载体 pSC101，并用 *Eco*R Ⅰ将其切为线性分子，然后将该线性分子与同样具有 *Eco*R Ⅰ黏性末端的另一质粒 DNA 片断和 DNA 连接酶混合，从而获得了具有两个复制起始位点的新的 DNA 组合（图 18 - 1）。

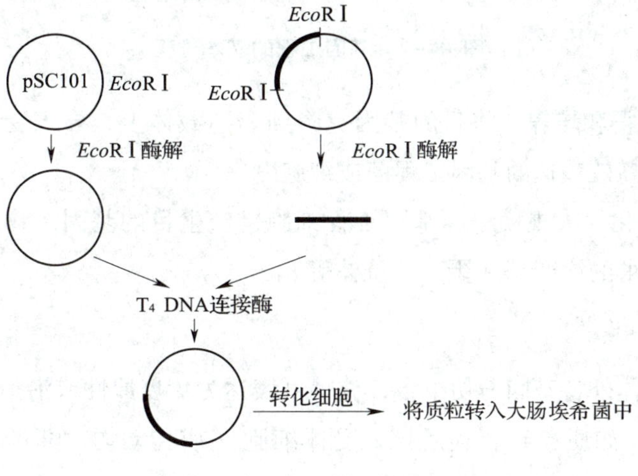

图 18 - 1　第一例 DNA 重组分子的诞生

第一个 DNA 重组分子的出现，证明人类可以利用基因工程技术打破不同物种之间的天然屏障，将不同物种的基因组合在一起。基因工程技术自诞生之日起，就引起了广泛关注和飞速发展。直至今天，已在医疗健康、药物开发生产、农业育种、食品工业等领域产生了巨大影响，并取得了巨大社会和经济效益。

具体来讲，基因工程实际运用的基本步骤分六步，如图 18 - 2 所示。

1. 获得外源目的基因　从生物细胞中分离出基因组 DNA，利用酶切、PCR 技术、反转录或者人工合成获得带有外源目的基因的 DNA 片段。

2. 形成重组 DNA 分子　利用限制性内切酶酶切，获得末端匹配的目的基因和载体 DNA。然后用 DNA 连接酶将含有外源基因的 DNA 片断接到载体上，形成 DNA 重组分子。

3. 重组 DNA 分子导入受体细胞　指借助于人工手段（转化或转导）将 DNA 重组分子导入受体细胞中。短时间培养转化细胞，进行自体增殖，以扩增产生大量目的基因。

4. 对转化细胞进行筛选、鉴定和分析　筛选带有目的基因的重组工程细胞，并设法鉴定。然后分离扩增得到的目的基因，进行基因测序分析。

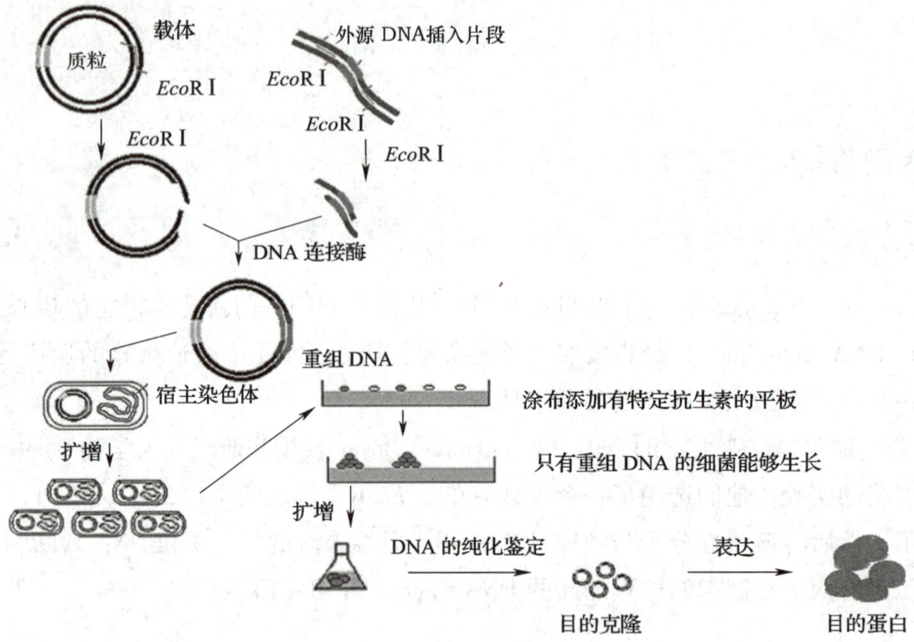

图 18－2　基因工程的基本过程

5. 基因工程细胞的获得和培养　将目的基因克隆到表达载体上，导入受体细胞，进行反复筛选鉴定分析，获得使外源基因高效表达的基因工程菌或细胞。

6. 基因产物的分离纯化　大规模培养基因工程细胞，产生目的基因产物，运用适当的方法进行下游分离纯化，得到符合要求的终产品（蛋白、抗体等）。

（二）基因工程药物

基因工程药物系指在体外将基因剪切组合，获得可表达为免疫原性或治疗性物质的目的基因（DNA 片段），将之与适宜载体（如质粒）相连后导入受体细胞（哺乳动物、酵母、大肠埃希菌或昆虫的细胞）中进行增殖，从培养物或细胞破碎物中提取得到的基因产物，制成用于预防、治疗或诊断的生物制品。

自 1982 年美国诞生第一个成功上市的基因工程重组人胰岛素以来，基因工程药物的发展经历了传统药物研究开发无法想象的速度和效果，基因工程药物时代的到来，使得人类正式进入了生物药物的新纪元。

由于基因工程药物的研制开发和生产制造与传统药物相比有着更为精准有效、原料更易获取的特点，其产生的基因工程药物也拥有传统药物无法匹敌的疗效。总体来讲，基因工程药物有以下三个突出特点。

（1）基因工程药物利用重组 DNA 技术，使之前从天然来源的材料中难以获取的药用蛋白质大规模生产成为可能。许多具有治疗作用的蛋白质，例如细胞因子、干扰素、白介素和集落刺激因子在自然状态下体内的产生量非常少，难以满足临床开发和应用。而基因工程药物生产操作的对象主要为工程菌或者工程细胞，具有无限繁殖的生命力，可大规模生产重组蛋白，很好地解决了这一难题。

（2）基因工程药物常用于癌症、自身免疫疾病的治疗，其疗效更为精准有效。由于基因工程药物的研发设计是从分子水平上改造受体细胞的遗传特性，故可从根本上针对癌症、免疫系统疾病等进行分子设计，使之产生具有精准治疗作用的重组蛋白质或者基因工程抗体物质，提高这些以往难以治疗的疾病的治疗水平。

（3）基因工程药物相对于天然生物来源直接提取的产品更安全。以往，某些天然来源生产的疫苗会有潜在的免疫病理作用，有可能无形中导致一些疾病的传播。最为典型的例子就是血源性乙肝疫苗，可能导致乙型肝炎病毒的传播。

（三）主要的基因工程药物简介

基因工程药物主要包括基因工程蛋白类药物和基因工程疫苗以及近年飞速发展的基因工程抗体药物。

1. 基因工程蛋白类药物　是一种人用重组 DNA 蛋白制品，是采用重组 DNA 技术，对编码所需蛋白质的基因进行遗传修饰，利用质粒或病毒载体将目的基因导入适当的宿主细胞，表达并翻译成蛋白质，经过提取和纯化等步骤制备而成的具有生物学活性的蛋白质制品，用于疾病的预防和治疗。

（1）基因工程重组人胰岛素　胰岛素是一种多肽类激素，是一种由哺乳动物胰岛 B 细胞分泌的由 2 个二硫键、2 个肽链连接的 51 个氨基酸的小分子蛋白。胰岛素对于碳水化合物、蛋白质、脂肪的代谢和储存有着多方面的作用，具有维持血糖稳定、调控细胞内多种代谢途径的重要功能。总体来讲，胰岛素使血糖的来源减少，去路增加，因而注射外源性胰岛素可在一定程度上纠正血糖过高的代谢紊乱，并可延缓、防止糖尿病及其并发症的发展进程。

知识链接

胰岛素的发展

1921 年人类首次从牛胰腺中分离出牛胰岛素，1922 年应用于临床。1965 年，我国科学家首次人工合成牛胰岛素结晶。在基因工程重组人胰岛素出现之前，人们从动物胰脏中提取动物胰岛素。但是，动物胰岛素与人胰岛素在氨基酸的组成上存在差异，会产生免疫反应，影响疗效。而且胰岛素的天然提取效率较低，价格昂贵。

1982 年 10 月，FDA 批准重组人胰岛素上市，改变了人类糖尿病的治疗历史。如今，基因工程重组人胰岛素的生产实现了原核细胞表达（大肠埃希菌）和真核细胞表达（酵母）。近年来，突变体技术的应用，促进了基因工程重组胰岛素的更新换代。

（2）基因工程重组人干扰素　干扰素是一类具有广谱抗病毒活性的小分子蛋白物质。这种抗病毒活性源自被病毒感染细胞分泌的对其他病毒的攻击性。这种生物学效应是通过与敏感细胞膜表面的特异性受体结合而启动的。

根据氨基酸结构、抗原性和细胞来源，可将干扰素分为三类：干扰素 -α、干扰素 -β 和干扰素 -γ。其中，干扰素 -α 由白细胞产生，干扰素 -β 由成纤维细胞产生，干扰素 -γ 由 T 细胞和 NK 细胞产生。干扰素 -α 与干扰素 -β 称为Ⅰ型干扰素，这是由于它们具有相同的细胞表面受体，拥有相似的生物学作用。其中，干扰素 -α 由 165 个或 166 个氨基酸组成，主要用于治疗毛细胞白血病、T 细胞白血病、黑色素瘤、乙型肝炎等疾病。干扰素 -β 是含 166 个氨基酸的糖蛋白，主要治疗与免疫应答有关的神经系统疾病。干扰素 -γ 是Ⅱ型干扰素，由 143 个氨基酸组成，主要用于治疗类风湿关节炎、HPV 病毒感染治疗、宫颈癌、生殖器疣及某些肿瘤。

基因工程技术生产的重组人干扰素上市之前，人们从白细胞中天然提取干扰素，但存在纯度较低（只有约1%）、含有各种干扰素-α的混合物、含量不等以及潜在病毒感染等问题。目前，在市场上销售的干扰素制品，主要是基因工程药物，主要有重组人干扰素-α1b、重组人干扰素-α2a、重组人干扰素-α2b、重组人干扰素-β、重组人干扰素-γ等产品，剂型涵盖了粉针剂、喷雾剂等。

（3）基因工程重组白介素与肿瘤坏死因子　白介素是一类介导白细胞间相互作用的一类细胞因子。其中，白介素-2为133个氨基酸组成的单肽链的糖蛋白，用于激活免疫效应细胞和产生协同效应因子是以清除肿瘤细胞或细菌感染细胞。肿瘤坏死因子是一类能直接造成肿瘤死亡的细胞因子，可直接诱导肿瘤细胞的凋亡。

目前，利用基因工程技术生产的重组细胞因子作为生物应答调节剂用于治疗肿瘤、造血障碍、病毒感染等疾病，取得了很好的治疗效果。这类药物的突出优点在于作为人体自身成分，可调节机体的新陈代谢和提高免疫功能，副作用小，且很低剂量就能发挥显著疗效，较传统化学药物有着无法比拟的优势。

2. 基因工程重组单克隆抗体类药物　是指采用各种单克隆抗体筛选技术、重组DNA技术及细胞培养技术制备的单克隆抗体治疗药物，包括完整免疫球蛋白、具有特异性靶点的免疫球蛋白片段、基于抗体结构的融合蛋白、抗体耦联药物等。其作用机制是通过与相应抗原的特异性结合，从而直接发挥中和或阻断作用，或者间接通过Fc效应分子发挥包括抗体依赖和补体依赖细胞毒作用等生物学功能。

随着抗体技术的日新月异以及动物细胞大规模培养技术的成熟，涌现了非常多的特异性基因工程重组单克隆抗体药物，临床上广泛应用于诱导被动免疫、影像诊断、肿瘤、器官移植和心血管疾病的治疗。

3. 基因工程疫苗类药物　是指采用基因重组技术将编码病原微生物保护性抗原的基因重组到细菌（如大肠埃希菌）、酵母或细胞，经培养、增殖后，提取、纯化所表达的保护性抗原制成的疫苗。包括基因工程亚单位疫苗、基因工程载体疫苗、核酸疫苗、蛋白质工程疫苗等。

（1）基因工程亚单位疫苗　这类疫苗是由基因工程表达的蛋白抗原纯化后制成的。这类疫苗产量大、免疫原性好、纯度高，是传统血源性亚单位疫苗的很好的替代药物。

重组乙型肝炎疫苗作为第一个被批准应用于临床的基因工程亚单位疫苗，已经得到了广泛的研究及大规模生产和临床应用。在此之前，乙肝疫苗都是血源性的，即直接从乙型肝炎患者的血液中纯化而来。这种生产的方式有三大弊端：第一，生产不能无限量供应，最终的供应量取决于乙肝感染者血浆来源的量；第二，容易被存活的完整乙肝病毒颗粒污染，如无严格的纯化流程，终产品极易造成被接种者感染埃希乙肝病毒；第三，血浆产品存在的未预期的副作用。重组DNA技术出现以后，通过HBsAg基因的克隆和在大肠埃希菌、酿酒酵母和哺乳动物细胞系中的表达，实现了乙肝疫苗安全的无限量供应。

（2）基因工程载体疫苗　这类疫苗的开发原理是将病原体抗原相关的基因插入非病原体载体基因组中，使插入基因在载体表面表达，以预防病原体的入侵。基因工程载体疫苗多为活疫苗，抗原无需纯化，载体本身就是一种很好的佐剂，能发挥较好的免疫增强作用。疫苗载体大部分是病毒来源的，常用的有牛痘病毒和腺病毒，其选择时要注意增强安全性。

思政案例

陈薇："最艰难的成功，不是超越别人，而是超越自己。"

陈薇院士从抗击非典，到援非抗埃，再到新冠疫情武汉抗疫，在生物安全领域这个没有硝烟的战场上，全国政协委员、中国工程院院士、军事科学院军事医学研究院研究员陈薇一直在努力超越自己。

2020 年 1 月 26 日，陈薇受命率军事医学专家组紧急赶赴武汉，率领团队围绕新型冠状病毒的病原传播变异、快速检测技术、疫苗抗体研制等，与军地有关单位迅速建立起联防、联控、联治、联研工作机制。在武汉，陈薇率领团队与后方科研基地联合作战，集中力量展开应急科研攻关，争分夺秒开展腺病毒载体重组新冠病毒疫苗的研究。

2020 年 3 月 16 日，陈薇带领科研团队研制的新冠病毒疫苗，成为国内第一个获批正式进入临床试验的疫苗。2020 年 4 月 12 日，该疫苗开展二期临床试验，成为当时全球唯一进入二期临床试验的新冠病毒疫苗。2021 年 2 月 25 日，国家药品监督管理局附条件批准康希诺生物股份公司和陈薇院士团队研发的重组新型冠状病毒疫苗（5 型腺病毒载体）注册申请。该疫苗成为首家获批的国产腺病毒载体新冠病毒疫苗，用于预防由新型冠状病毒感染引起的疾病（COVID－19）。谈及疫苗研发，陈薇说："拥有自主知识产权的疫苗成功进入临床试验，是我国科技进步的体现，也是大国形象、大国担当的体现，更是对人类的贡献。"

作为一名军人，她闻令而动、敢打敢拼，展现了钢铁战士的血性本色；作为一名党员，她关键时刻冲得上去、危难关头豁得出来，发挥了党员的先锋模范作用；作为一名院士，她领衔研发全球第一个进入二期临床试验的新冠病毒疫苗，彰显了我国的科技实力，用实际行动谱写了绚丽的奋斗篇章。

摘录自《解放军报》

二、基因工程药物的生产和质量控制

（一）基因工程药物的生产

基因工程药物作为微生物或动物细胞培养的生物制品，其生产制造遵循 GMP 中的生物制品制造规范，具体来讲，有以下几点特殊性。

（1）生物制品的生产涉及生物过程和生物材料，如细胞培养、活生物体材料提取等。这些生产过程存在固有的可变性，因而其副产物的范围和特性也存在可变性，甚至培养过程中所用的物料也是污染微生物生长的良好培养基。

（2）生物制品质量控制所使用的生物学分析技术通常比理化测定具有更大的可变性。

（3）为提高产品效价（免疫原性）或维持生物活性，常需在成品中加入佐剂或保护剂，致使部分检验项目不能在制成成品后进行。

（4）从产品的化学成分来看，基因工程药物主要为蛋白质和核酸等生物大分子，其生物活性容易受酸、碱、高温的影响，因此生产、检定、保存、运输条件要求较高。

（5）从应用上来看，基因工程药物不仅有治疗性药物，而且还有预防性的疫苗等药物，由于这些药物大多数用于健康人群，特别是健康的儿童，故而在安全性方面的要求更加重要。

生产操作应当在符合表18－1中规定的相应级别的洁净区内进行，未列出的操作可参照表18－1在适当级别的洁净区内进行。

表18－1 不同洁净级别中的生产操作

洁净度级别	生物制品生产操作示例
B级背景下的局部A级	无菌药品中非最终灭菌产品规定的各工序 灌装前不经除菌过滤的制品其配制、合并等
C级	体外免疫诊断试剂的阳性血清的分装、抗原与抗体的分装
D级	原料血浆的合并、组分分离、分装前的巴氏消毒 口服制剂其发酵培养密闭系统环境（暴露部分需无菌操作） 酶联免疫吸附试剂等体外免疫试剂的配液、分装、干燥、内包装

一般来讲，基因工程药物的生产分为上游大规模细胞培养（微生物细胞或者动物细胞）和下游产品的分离纯化、制剂以及包装过程。工程细胞的来源、管理及检定应符合“生物制品生产检定用菌毒种管理规程”和“生物制品生产检定用动物细胞基质制备及检定规程”的相关要求。生产过程中使用的原材料和辅料应符合相关要求。应采用经过验证的生产工艺进行生产，并对生产工艺全过程进行控制。

1. 大规模细胞培养 首先，重组细胞在实验室进行逐级扩大培养，以制造出大规模培养所需的发酵种子（起始培养物）。然后，起始培养物接种于工业级别的生物反应器，进行高度自动化的、封闭环境下的大规模微生物或动物细胞培养。培养规模可以从几十升到几万升不等。环境洁净级别根据培养系统的不同会有所区别，一般为D级或局部C级。

2. 产品的下游分离纯化 基因工程药物的分离纯化技术是提升药品质量和产量的工艺的关键点。一般包括粗分离和精细纯化两个阶段。在粗分离阶段，一般采取离心、匀浆、裂解、沉淀、超滤等手段将尽可能多的活性蛋白从基因工程细胞中提取出来。在精细纯化阶段，一般采取不同色谱技术的串联使用，进一步去除杂质，提高终产品的纯度，并进行浓缩，以期纯度和含量达到药用级别。

进行分离纯化的场所要求洁净级别要高于上游的大规模培养，一般为C级或局部B级。某些最终环节，如无菌过滤等，需在A级洁净区完成。

（二）基因工程药物生产的质量控制

药物的生产讲求过程控制，不能靠最终的检验来控制药品的质量。基因工程药物亦是如此，基因工程药物质量控制的关键是保证其安全性和有效性。基因工程药物与传统药物最大的不同在于，一是它来源于活细胞，目标产品有其固定的易变性；二是生产原材料涉及基因的操作，需要在生产过程中对其可能产生的遗传诱变进行质量控制。

1. 原材料的质量控制 包括目的基因、表达载体、宿主细胞的检查。

对于目的基因，应采用分子生物学或其他适合的技术对表达载体基因拷贝数、基因插入或缺失、整合位点数量等情况进行分析。核苷酸序列应与表达载体一致，并与所预期的表达蛋白质的序列吻合。应描述宿主细胞和表达载体的起源、来源、遗传背景，包括克隆基因的来源和特性、构建和鉴别情况，以及表达载体遗传特性和结构等详细资料，同时应说明表达载体来源和各部分的功能。应详细描述表达载体的详细资料，包括表达载体的扩增、对宿主细胞的转化方法、生产用细胞克隆的筛选标准及其在宿主细胞中的位置、物理状态和遗传稳定性资料。应明确克隆基因、表达载体控制区及其两侧、与表达或产品质量相关的核苷酸序列，以及在生产过程中控制、提高表达水平的各种措施。

2. 大规模培养的质量控制 基因工程药物质控的关键在于保证基因的稳定、一致和不被污染。

如要做到这点，在大规模培养的质量控制中，必须要保证细胞库的稳定一致。细胞库通常包括主细胞库和工作细胞库。主细胞库是由含目的基因表达载体转化的细胞种子经传代扩增制成的均一悬液，分装于单独容器中用于贮存。工作细胞库是由主细胞库经有限传代扩增制成的均一悬液，并分装于单独容器中用于贮存。所有的贮藏容器应在相同条件下妥善保管，一旦取出使用，不得再返回库内保存。应详细记录细胞库类型、容量、预期使用频率下的寿命、保存容器、冻存剂、培养基、冷冻保存步骤和贮存条件等信息，并提供库存细胞稳定性的证据。

细胞库需进行支原体、外源病毒因子等相关微生物污染的检测，并确认细胞基质没有被污染。已知携带内源反转录病毒的啮齿类细胞株，如 CHO 细胞等，已广泛用于生产时，应采取风险控制策略，在工艺中采用物理、化学等手段对其进行去除或灭活。

在有限代次培养中，需要限定生产过程中表达载体细菌或细胞传代（或细胞群体倍增）的最高次数，最高限定代次的确定应基于细胞表型、基因型特性及其所表达基因的分子完整性、一致性，以及生产末期宿主细胞/载体的一致性研究，在连续培养生产中，需要根据系统特点和稳定性以及培养期间产品一致性的研究资料，确定连续培养的最长周期以及培养周期全过程的监测要求，包括生产过程中制品变异体或其他培养参数未超过标准限度的数据。应对收获阶段的微生物污染进行常规检测，收获物后续加工中批次的确定应清晰并易于追溯。

3. 下游纯化的质量控制　下游工艺质量控制的目标是保证去除糖类、核酸、杂蛋白及其他杂质。这要求对纯化工艺中可能残存的有害物质进行严格检测，这些组分包括固定相或者流动相中的化学试剂、各类亲和色谱柱的脱落抗体或配基以及可能对目标制品关键质量属性造成影响的各种物质等。纯化工艺应保证对制品中的一些特定工艺杂质，包括来自表达载体的核酸、宿主细胞蛋白质、病毒等外源因子污染，细菌内毒素以及源自培养液的各种其他残留物，必要时可采用特定的工艺将其去除或降低至可接受的水平。对于人和动物源的细胞基质，病毒去除（灭活）工艺均应充分考虑到能去除（灭活）任何可能污染的病毒，确保原液的安全性。灭活工艺应经验证并符合要求。

三、基因工程药物分析的特点

由于基因工程药物的生产过程有别于传统化学药物，其生产过程更易受到污染。因此，基因工程药物分析的最大特点在于其药物分析的复杂性和分析手段的多样性。

（一）基因工程药物分析的复杂性

基因工程药物大多是大分子物质，如大分子糖蛋白、大分子免疫球蛋白等，结构复杂。这些药物拥有复杂的一级结构的同时，也拥有由一级结构决定的高级结构。而高级结构往往是决定其生物学活性的关键。所以，在最终产品的分析上，往往是以一级结构的分析检验为重点，包括蛋白质含量、蛋白质纯度、等电点、分子量、氨基酸组成分析、氨基酸序列测定、质谱测定、肽图分析等，兼顾高级结构的分析。

基因工程药物均是利用活细胞（微生物细胞或哺乳动物细胞）的大规模培养来制备，其生产过程涉及很多生物材料和生命过程。因此需要对原材料、种子细胞、纯化工艺过程、最终产品的全面质量控制。

（二）基因工程药物分析的手段多样性

近年来高效液相技术、高效毛细管电泳、肽图分析等方法广泛应用，理化测定对于基因工程设计生产的成分清楚、结构明确的重组蛋白类药物的分析越来越起到举足轻重的作用，大有替代生物测定的趋势。《中国药典》2020 年版规定，应尽可能采用准确的理化分析方法或体外生物学方法取代动物试验进行基因工程类药物的质量检定。除了先进的生物学理化测定手段外，免疫学检测技术的发展也使基因工程药物的免疫学检测成为常规分析手段。

第二节　基因工程类药物的鉴别、检查、含量和活性测定

一、基因工程药物的鉴别

基因工程药物成品的鉴别试验应高度特异，并应基于分子结构和（或）其他特有的专属性进行分析（如肽图、抗独特型免疫或其他适宜的方法）。根据制品特性，选择理化、生物和（或）免疫化学中的一种或一种以上的检测方法进行鉴别试验。由于基因工程药物的种类较多，其鉴别方法也有很大差别。以下简单介绍基因工程药物鉴别常用的方法和技术手段。

（一）高效液相色谱技术

高效液相色谱技术常用于重组多肽类激素及亚单位疫苗的鉴别检查，对于生物活性物质的分离分析有着非常好的效果。因基因工程药物是在体外用活细胞培养生产而来，大部分拥有复杂的构象和生理活性，其分析要求温和的溶液环境和良好的生物兼容性。高效液相色谱大都在室温进行，其 pH 和含盐缓冲液等条件可以满足这些要求。高效液相色谱还具有速度快、灵敏度高、样品可回收等优点。除了鉴别外，其在成品的纯度分析、含量测定中也有广泛应用。

（二）免疫印迹法

免疫印迹法又称为转移印迹法，是将分析 DNA 的 Southern 印迹技术拓展到蛋白质领域，与免疫分析技术相结合后诞生的方法，也称为蛋白质印迹法或 Western 印迹法。这种方法是将聚丙烯酰胺凝胶电泳技术与固相免疫测定技术相结合而建立起来的一种免疫生化电泳技术。该法灵敏度高、操作简便、试剂用量少，广泛应用于各种蛋白质分析。该法被《中国药典》2020 年版中收录，常用于重组细胞因子类、重组多肽类激素的鉴别检查。该技术也被广泛应用于检测蛋白的表达水平。

1. 基本原理　以供试品与特异性抗体结合后，抗体再与酶标抗体特异性结合，通过酶学反应的显色，对供试品的抗原特异性进行检查。

具体来讲，将经过 PAGE 分离的蛋白质样品转移到固相载体（例如硝酸纤维素薄膜）上，固相载体以非共价键形式吸附蛋白质，且能保持电泳分离的多肽类型及其生物学活性不变。以固相载体上的蛋白质或多肽作为抗原，与对应的抗体发生免疫反应，再与酶或同位素标记的第二抗体发生反应，经过底物显色或放射自显影，以检测电泳分离的特异性目的基因表达的蛋白成分。

2. 试剂配制

（1）TG 缓冲液　称取三羟甲基氨基甲烷 15.12g 与甘氨酸 72g，加水溶解并稀释至 500ml。4℃保存。

（2）EBM 缓冲液量　量取 TG 缓冲液 20ml、甲醇 40ml，加水稀释至 200ml。4℃保存。

（3）TTBS 缓冲液　称取三羟甲基氨基甲烷 6.05g 与氯化钠 4.5g，量取聚山梨酯 80 0.55ml，加适量水溶解，用盐酸调 pH 至 7.5，加水稀释至 500ml。4℃保存。

（4）底物缓冲液　称取3,3′-二氨基联苯胺盐酸盐15mg，加甲醇5ml与30%过氧化氢15μl，加TTBS缓冲液25ml使溶解，即得。临用现配。

3. 具体操作

（1）SDS-聚丙烯酰胺凝胶电泳，供试品与阳性对照品上样量应大于100ng。

（2）转膜　SDS-PAGE后，取出凝胶，切去凝胶边缘，浸于EBM缓冲液中30分钟。另取与凝胶同样大小的厚滤纸6张、硝酸纤维素膜1张，用EBM缓冲液浸透。用半干胶转移仪进行转移：在电极板上依次放上湿滤纸3张、硝酸纤维素膜1张、电泳凝胶、湿滤纸3张，盖上电极板，按0.8mA/cm^2硝酸纤维素膜恒电流转移45分钟。

（3）封闭　取出硝酸纤维素膜浸入封闭液（10%新生牛血清的TTBS缓冲液或其他适宜封闭液），封闭60分钟。

（4）一抗杂交　弃去液体，加入TTBS缓冲液10ml，摇动加入适量的供试品抗体（参考抗体使用说明书的稀释度稀释），室温过夜。

（5）二抗杂交　硝酸纤维素膜用TTBS缓冲液淋洗1次，再用TTBS缓冲液浸洗3次，每次8分钟。弃去液体，再加入TTBS缓冲液10ml，摇动加入适量的生物素标记的第二抗体，室温放置40分钟。

（6）底物显色　硝酸纤维素膜用TTBS缓冲液淋洗1次，再用TTBS缓冲液浸洗3次，每次8分钟。弃去液体，更换TTBS缓冲液10ml，摇动，加入适量的亲和素溶液和生物素标记的辣根过氧化物酶溶液，室温放置60分钟。硝酸纤维素膜用TTBS缓冲液淋洗1次，再用TTBS缓冲液浸洗4次，每次8分钟。弃去液体，加入适量底物缓冲液，置于室温避光条件下显色，显色程度适当时水洗终止反应。

4. 结果判定　阳性结果应呈现明显色带。阴性结果不显色。

5. 注意事项

（1）操作中戴手套，不要用手触摸，因手上的油脂和分泌物会阻止蛋白质的转移。

（2）如检测小于20kDa的蛋白，应用0.2μm的膜，并可省略转移时的平衡步骤。

（3）要避免气泡，以保证电流均匀通过凝胶。

（4）各层均需用转移缓冲液浸湿。从转膜完毕后所有的步骤，一定要注意膜的保湿，避免膜的干燥，否则极易产生较高的背景。

（三）酶联免疫吸附法

酶联免疫吸附法（enzyme linked immunosorbent assay，ELISA）是一类常用的免疫酶技术。酶联免疫吸附法是将固相载体上抗原-抗体的特异性反应与酶催化底物相结合而对供试品中待测物进行定性或定量分析的方法。

根据检测目的和操作步骤不同，ELISA一般可分为直接法、间接法、竞争法和夹心法，其中夹心法又可分为直接夹心法、间接夹心法和桥式法。本法主要适用于生物原料药或制剂的鉴别试验、纯度与杂质分析、含量或生物活性/效价测定等。

实际分析工作中，最常用的测抗原的方法是双抗体夹心法。该法属于非竞争结合测定，适用于检测分子中具有至少两个抗原决定簇的多价抗原。

1. 工作原理　利用连接于固相载体上的抗体和酶标抗体分别与样品中被检测抗原分子上两个抗原决定簇结合，形成固相抗体-抗原-酶标抗体免疫复合物（图18-3）。复合物的形成量与待测抗原的含量成正比。测定复合物中的酶作用于加入的底物后生成的有色物质量（*OD*值），即可确定待测抗原含量。

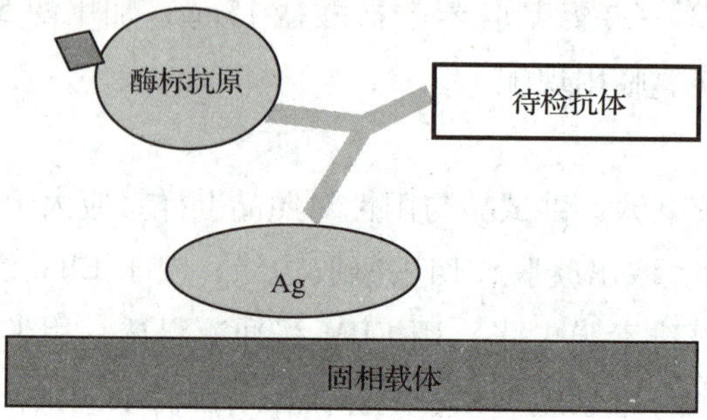

图 18－3　双抗体夹心法原理示意图

2. 试剂药品

（1）固相载体　在 ELISA 测定过程中作为吸附剂和容器。最常用的是聚苯乙烯和聚氯乙烯。它们有较强的蛋白质吸附性能，抗体或蛋白质抗原吸附其上后仍保留原来的免疫学活性。

（2）微量滴定板　常用微量滴定板为 8×12 的 96 孔式。ELISA 板的特点是可以同时进行大量标本的检测，并可在特制的比色计上迅速读出结果。聚苯乙烯经射线照射后，其吸附性增加。

（3）酶结合物　酶与抗体或抗原联结的产物。具有酶促反应，显示出生物放大作用。在 ELISA 中，常用的酶为辣根过氧化物酶和碱性磷酸酶。

4. 具体操作

（1）加样　加一定稀释的待检样品 0.1ml 于已包被的反应孔中，置 37℃孵育 1 小时，然后洗涤；同时制备空白孔、阴性对照孔及阳性对照孔。

（2）加酶标抗体　于各反应孔中加入新鲜稀释的酶标抗体（经滴定后的稀释度）0.1ml，37℃孵育 0.5～1 小时，洗涤。

（3）加底物液显色　于各反应孔中加入临时配制的底物溶液 0.1ml，37℃ 10～30 分钟。

（4）终止反应　于各反应孔中加入 2M 硫酸 0.05ml。

5. 结果判定　于白色背景上，直接用肉眼观察结果，反应孔内颜色越深，阳性程度越强，阴性反应为无色或极浅。也可测 *OD* 值，即在 ELISA 检测仪上，以空白对照孔调零后测各孔 *OD* 值，若大于规定的阴性对照 *OD* 值的 2.1 倍，即为阳性。

二、基因工程药物的检查方法

基因工程药物的检查包括产品的纯度、活性、安全性、稳定性和一致性等项目。一般来讲，基因工程药物的检定分为原液检定、半成品检定和成品检定。原液检定的检查项包括蛋白质含量、纯度、生物学活性等。半成品检定中的检查项包括细菌内毒素检查、无菌检查或微生物限度检查等。成品检定中，检查项包括物理检查、化学检定、无菌检查、微生物限度检查、菌体蛋白残留量检查、异常毒性检查、生物学活性检查等。

（一）SDS－聚丙烯酰胺凝胶电泳法

SDS－聚丙烯酰胺凝胶电泳，即十二烷基磺酸钠－聚丙烯酰胺凝胶电泳，简称 SDS－PAGE，是一种广泛应用于基因工程药物终产品纯度检测的常用方法。终产品中的蛋白质类杂质和重组药用蛋白质均可以通过染色和其后的激光扫描密度分析清晰的显示出来，并且定量。这项技术成熟、操作简便、误差小，试剂易得，且非常灵敏。

聚丙烯酰胺凝胶电泳是一种以聚丙烯酰胺凝胶为介质的电泳方法，其分离效果与所带电荷、分子大小与形状有关系。聚丙烯酰胺凝胶是由单体丙烯酰胺（简称 Acr）和交联剂 N，N－甲叉双丙烯酰胺（简称 Bis）在加速剂和催化剂的作用下聚合并联成三维网状结构的凝胶，以此凝胶为支持物的电泳称为聚丙烯酰胺凝胶电泳（简称 PAGE）。

SDS－聚丙烯酰胺凝胶电泳是在聚丙烯酰胺电泳过程加入 SDS，大多数蛋白都能与 SDS 结合后，并且所有蛋白质由于 SDS 的加入，消除了不同蛋白质分子的电荷效应，使其均带有大量负电荷。其电泳迁移率仅取决于蛋白质分子量的大小。蛋白质在电场中仅按照蛋白质分子的大小进行分离，并且可用常规染色法，也可用紫外扫描法进行分子量测定，一次实验可以获得多种定量数据。

重组蛋白质需用至少用两种方法来测定未知样品的分子量，互相验证。如电荷异常或构象异常的蛋白质，带有较大辅基的蛋白质（如某些糖蛋白）以及一些结构蛋白如胶原蛋白等不能用 SDS－凝胶电泳法测定其分子量。这些蛋白本身带有大量正电荷，因此，尽管结合了正常比例的 SDS，仍不能完全掩盖其原有正电荷的影响。

另外，两条以上肽链组成的蛋白质，在 SDS 和巯基乙醇的作用下，解离成亚基或单条肽链。电泳条带会有两条。SDS－凝胶电泳测定的只是它们的亚基或单条肽链的分子量，而不是完整分子的分子量。为了得到更全面的资料，还必须用其他方法测定其分子量及分子中肽链的数目等，与 SDS－凝胶电泳的结果互相参照。

（二）肽图分析

肽图分析是进行基因工程一致性分析的重要技术手段。此法是根据蛋白质分子量大小以及氨基酸组成特点，使用专一性较强的蛋白水解酶作用于特殊的肽链位点，将蛋白质裂解成较小的片段，通过一定的分离检测手段，可以是一维电泳、二维电泳、反相高压液相色谱。利用这种处理程序，一个标准的蛋白质可以形成特征性的指纹图谱，不同批次的产品肽指纹图谱可与之比较。这样就可以检测出单一的或者多种氨基酸的替换、删除、插入或者修饰。故而，此技术对于监控不同批次产品的一致性方面有着重要意义。

1. 技术原理　本法系通过蛋白酶或化学物质裂解蛋白质后，采用适宜的分析方法鉴定蛋白质一级结构的完整性和准确性。最常用的化学裂解物是溴化氰（用来切断甲硫氨酸残基碳端的肽键）。最常用的酶裂解试剂是胰蛋白酶和 V8 蛋白酶，胰蛋白酶作用于精氨酸和赖氨酸的羧基端，V8 蛋白酶作用于负电性氨基酸的羧基端，在某些条件下（pH＝4.0），只专一作用于谷氨酸的羧基端。在分离手段方面，高效液相色谱技术和高效毛细管电泳技术成为肽图分析的主要方法。《中国药典》2020 年版中收录了胰蛋白酶裂解－反相高效液相色谱法、溴化氰裂解－SDS 聚丙烯酰胺电泳法。

2. 具体方法

（1）胰蛋白酶裂解－反相高效液相色谱法

1）色谱条件　以蛋白质与多肽分析用辛烷基硅烷键合硅胶或十八烷基硅烷键合硅胶为填充剂；柱温 30℃ ±5℃，对照品与供试品保存温度为 2～8℃；以 0.1% 三氟乙酸的水溶液为流动相 A 液，以 0.1% 三氟乙酸的乙腈溶液为流动相 B 液，流速为每分钟 1ml，梯度洗脱 70 分钟（A 液从 100%～30%，B 液从 0～70%），检测波长为 214nm。

2）检查法　取供试品溶液及对照品溶液（均为每 1ml 中含 1mg 的溶液，如供试品和对照品浓度不够，则应浓缩至相应的浓度），分别用 1% 碳酸氢铵溶液充分透析，按 1∶50（mg/mg）加入胰蛋白酶溶液到供试品溶液与对照品溶液中，于 37℃保温 16～24 小时后，按 1∶10 加入 50% 醋酸溶液，以 10000r/min

离心 5 分钟（或用 0.45μm 滤膜滤过），精密量取上清液 100μl，分别注入液相色谱仪，梯度洗脱，记录色谱图。将供试品溶液的图谱与对照品溶液的图谱进行比较，即得。

（2）溴化氰裂解法　取供试品与对照品适量（约相当于蛋白质 50μg），用水透析 16 小时，冷冻干燥，加溴化氰裂解液［称取溴化氰 0.3g，加甲酸（70→100）1ml 使溶解］20μl 溶解，室温放置 24 小时，裂解物加水 180μl，再冷冻干燥。冻干的裂解物用水复溶至适当浓度。照 SDS - 聚丙烯酰胺凝胶电泳法（胶浓度 20%）进行电泳，用银染法染色。将供试品图谱与对照品图谱进行比较，即得。

（三）等电聚焦

等电聚焦电泳法（IEF）是一项广泛应用的蛋白质分析和制备技术。它的原理是两性电解质在电泳场中沿凝胶方向，形成一个 pH 梯度，由于蛋白质为两性化合物，其所带的电荷与介质的 pH 有关，带电的上样蛋白质在电泳中向极性相反的方向迁移，当到达其等电点（p*I*，此处的 pH 使相应的蛋白质静电荷为零，只有带静电荷的蛋白质才能在电场中迁移）时，电流达到最小，不再移动，从而达到检测蛋白质类和肽类供试品等电点的电泳方法。

在基因工程药物的分析中，等点聚焦常用于确定产物的均一性和不同批次产品的一致性，也用于分析货架期产品的稳定性。《中国药典》2020 版四部通则中收录了等点聚焦法，分为垂直板的等电聚焦和水平板的等电聚焦。

（四）毛细管电泳法

毛细管电泳法（HPCE）的出现为基因工程药物的分析、质量控制开辟了新的篇章，其在质控中发挥的作用也越来越重要。该法是指蛋白质的分离是在一个毛细管中进行的，而分离的原理与其他电泳方法一样，也是基于蛋白质在电场中的迁移率的差异。毛细管电泳在高电压下进行，拥有电泳和色谱的双重优点，高分辨率、高灵敏度、高分析速度以及操作简便。而且，毛细管电泳不使用有机溶剂，毒性小，分离模式也多种多样。

（五）质谱分析

质谱技术近年来广泛用于基因工程药物的纯度分析、分子量测定、序列测定、二硫键测定等检查项目中。若蛋白质变异体仅缺失一个氨基酸残基，用质谱技术也能非常方便地使其与天然蛋白质区分开来。其高分辨率还表现在，质谱与 HPLC 和 HPCE 联用，可以对诸如糖肽结构和糖肽的不均一性进行分析。

答案解析

即学即练 18－1

基因工程药物的检查项目一般包括哪些？

三、基因工程药物的含量测定

基因工程药物的主要成分为各种复杂结构的蛋白质，且有效性取决于其生物学活性。因此，蛋白质含量测定作为基因工程药物含量测定的重要指标。

对于基因工程蛋白多肽类药物来讲，对终产物中总蛋白的定量分析是质控中非常重要的一环。蛋白质含量测定有很多方法，《中国药典》2020 年版收载了凯氏定氮法、双缩脲法、Folin－酚试剂法（Lowry 法)、考马斯亮蓝法、2,2′－联喹啉－4,4′－二羧酸法（BCA 法）、紫外吸收法 6 种，其原理、特点各不相同，但都是基于不同蛋白质的不同理化特性而来。具体操作详见第十二章，现将这六种方法列表比较如下（表 8－2）。

表 18－2　《中国药典》2020 年版收载的蛋白质含量测定方法的比较

方法	原理	灵敏度
凯氏定氮法	依据蛋白质为含氮的有机化合物，当与硫酸和硫酸铜、硫酸钾一同加热消化时，使蛋白质分解，分解的氨与硫酸结合生成硫酸铵。然后碱化蒸馏使氨游离，用硼酸液吸收后以硫酸滴定液滴定，根据酸的消耗量算出含氮量，再将含氮量乘以换算系数，即为蛋白质的含量	灵敏度较低，适用于 0.2～2.0mg 氮的测定
双缩脲法（Biuret 法）	依据蛋白质分子中含有的两个以上肽键在碱性溶液中与 Cu^{2+} 形成紫红色络合物，在一定范围内其颜色深浅与蛋白质浓度成正比，以蛋白质对照品溶液作标准曲线，采用比色法在 540nm 处测定供试品中蛋白质的含量	灵敏度低，测定范围通常可达 1～10mg
BCA 法	依据蛋白质分子在碱性溶液中将 Cu^{2+} 还原为 Cu^{+}，2,2′－联喹啉－4,4′－二羧酸（BCA）与 Cu^{+} 结合形成紫色复合物，在一定范围内其颜色深浅与蛋白质浓度成正比，以蛋白质对照品溶液作标准曲线，采用比色法在 562nm 处测定供试品中蛋白质的含量	灵敏度较高，测定范围可达 80～400μg
Folin－酚试剂法（Lowry 法）	依据蛋白质分子中含有的肽键在碱性溶液中与 Cu^{2+} 螯合形成蛋白质－铜复合物，此复合物使酚试剂的磷钼酸还原，产生蓝色化合物，同时在碱性条件下酚试剂易被蛋白质中酪氨酸、色氨酸、半胱氨酸还原呈蓝色反应。在一定范围内其颜色深浅与蛋白质浓度成正比，以蛋白质对照品溶液作标准曲线，采用比色法在 750nm 处测定供试品中蛋白质的含量	灵敏度高，测定范围为 20～250μg
考马斯亮蓝法（Bradford 法）	依据在酸性溶液中考马斯亮蓝 G250 与蛋白质分子中的碱性氨基酸（精氨酸）和芳香族氨基酸结合形成蓝色复合物，在一定范围内其颜色深浅与蛋白质浓度成正比，以蛋白质对照品溶液作标准曲线，采用比色法测定供试品中蛋白质的含量	1～200μg，灵敏度较高
紫外吸收法	依据蛋白质分子中含有共轭双键的酪氨酸、色氨酸等芳香族氨基酸，其在 280nm 波长处具最大吸光度，在一定范围内其吸光度大小与蛋白质浓度成正比	灵敏度较差

由于组成蛋白质的基本单位是氨基酸，氨基酸通过脱水缩合形成肽链，蛋白质是由一条或多条多肽链组成的生物大分子。《中国药典》中明确指出，不同品种应针对自身蛋白质特性选择适宜的测定方法并做相应方法学验证，同时应尽可能选用与待测定品种蛋白质结构相同或相近的蛋白质作对照品。

除了以上基于紫外分光光度检测技术的理化分析方法外，《中国药典》2020 年版中还收录了 HPLC 的含量测定方法，例如，重组人粒细胞刺激因子蛋白质含量测定法。采用的是高效液相色谱法测定供试品中重组人粒细胞刺激因子蛋白质含量。

四、基因工程药物的生物学活性测定

根据生物制品性质、药效学特点，活性测定可分为体外测定法、体内测定法、酶促反应测定法、免疫学活性测定法和相对结合活性测定法等。

1. 体外细胞培养测定法

（1）促进细胞生长作用　大多数细胞因子都是能促进某种细胞生长或为某种细胞株生长依赖因子，利用其不同特点进行活性测定的产品有：重组人粒细胞刺激因子（NFS－60 细胞/MTT 比色法）、重组人粒细胞－巨噬细胞刺激因子（TF－1 细胞/MTT 比色法）、重组人白介素－2（CTLL－2 细胞/MTT 比色法）、重组牛碱性成纤维细胞生长因子（细胞增殖法/MTT 比色法）、重组人表皮生长因子（细胞增殖法/MTT 比色法）等。

（2）细胞增殖抑制法　利用制品能抑制某种细胞增殖的特点进行活性测定，如尼妥珠单抗注射液的生物学活性测定法（《中国药典》2020 年版通则 3531 第一法）。该法系依据人肺癌淋巴结转移细胞（H292）在不同浓度尼妥珠单抗注射液作用下生长情况不同，检测其生物学活性。

（3）细胞病变抑制法　本法系依据干扰素（IFN）可以保护人羊膜细胞（WISH）免受水泡性口炎病毒（VSV）破坏的作用，用结晶紫对存活的 WISH 细胞染色，在波长 570nm 处测定其吸光度，可得到 IFN 对 WISH 细胞的保护效应曲线，以此测定 IFN 生物学活性（《中国药典》2020 年版通则 3523）。

2. 体内测定法　利用动物体内某些指标的变化，测定生物制品的活性。如重组人促红素注射液（CHO 细胞）活性测定（《中国药典》2020 年版通则 3522），系依据人促红细胞生成素（EPO）可刺激网织红细胞生成的作用，给小鼠皮下注射 EPO 后，其网织红细胞数量随 EPO 注射剂量的增加而升高。利用网织红细胞数对红细胞数的比值变化，通过剂量反应平行线法检测 EPO 体内生物学活。

3. 生化酶促反应测定法　如注射用重组链激酶生物学活性测定法（《中国药典》2020 年版通则 3529），系依据链激酶和纤溶酶原形成的复合物能激活游离的纤溶酶原为有生物学活性的纤溶酶，纤溶酶能降解人纤维蛋白为可溶性的纤维蛋白片段，在纤维蛋白平板上出现透明的溶解圈，以此定量测定重组链激酶的生物学活性。

4. 免疫学活性测定法　基因工程产品化学本质是蛋白质，对于异种蛋白有相应的免疫原性，利用此特点将不同的制品制成相应的单克隆抗体或多克隆抗体，采取 ELISA 法测定其含量。

5. 相对结合活性测定法　如尼妥珠单抗注射液的生物学活性测定法（第二法），该法系依据不同浓度尼妥珠单抗注射液与人肺癌 H125 细胞结合情况不同，用流式细胞术（flow cytometry，FCM）检测尼妥珠单抗注射液相对结合活性。FCM 是一种对液流中排成单列的细胞或其他生物微粒（如微球、细菌、小型模式生物等）逐个进行快速定量分析和分选的技术。它通过测定单个细胞或细胞器的生物学性质，如线粒体电位、细胞膜上磷脂酰丝氨酸（PS）的改变等，并把特定的细胞或细胞器从群体中加以分类收集。

第三节　几种常见基因工程药物的分析

一、基因工程重组胰岛素

基因工程重组胰岛素为一种广泛应用的降血糖药，为白色或类白色的结晶性粉末。本品在水、乙醇和乙醚中几乎不溶，在稀盐酸和稀氢氧化钠溶液中易溶。贮藏时需要遮光，密闭，在 -15℃以下保存。

（一）鉴别

1. 高效液相色谱法　在含量测定项下记录的色谱图中，供试品溶液主峰的保留时间应与对照品溶液主峰的保留时间一致。

2. 肽图分析　取本品适量，加 0.1% 三氟醋酸溶液溶解并稀释制成每 1ml 中含 10mg 的溶液，取 20μl，加 0.2mol/L 三羟甲基氨基甲烷 - 盐酸缓冲液（pH 7.3）20μl、0.1% V8 酶溶液 20μl 与水 140μl，混匀，置 37℃水浴中 2 小时后，加磷酸 3μl，作为供试品溶液；另取重组人胰岛素对照品适量，同法制备，作为对照品溶液。照含量测定项下的色谱条件，以 0.2mol/L 硫酸盐缓冲液（pH 2.3）- 乙腈（90∶10）为流动相 A，以乙腈 - 水（50∶50）为流动相 B，进行梯度洗脱。取对照品溶液和供试品溶液各 25μl，分别注入液相色谱仪，记录色谱图，供试品溶液的肽图谱应与对照品溶液的肽图谱一致。

（二）检查

1. 有关物质　取本品适量，加0.01mol/L盐酸溶液溶解并稀释制成每1ml中含3.5mg的溶液，作为供试品溶液。照含量测定项下的色谱条件，以0.2mol/L硫酸盐缓冲液（pH 2.3）－乙腈（82：18）为流动相A，以乙腈－水（50：50）为流动相B，按下表进行梯度洗脱。调节流动相比例使重组人胰岛素主峰的保留时间约为25分钟，系统适用性试验应符合含量测定项下的规定。取供试品溶液20μl注入液相色谱仪，记录色谱图，按峰面积归一化法计算，含A21脱氨人胰岛素不得大于1.5%，其他杂质峰面积之和不得大于2.0%。

2. 高分子蛋白质　取本品适量，加0.01mol/L盐酸溶液溶解并稀释制成每1ml中约含4mg的溶液，作为供试品溶液。照分子排阻色谱法试验。以亲水改性硅胶为填充剂（5～10μm）；以冰醋酸－乙腈－0.1%精氨酸溶液（15：20：65）为流动相；流速为每分钟0.5ml；检测波长为276nm。取重组人胰岛素单体－二聚体对照品，加0.01mol/L盐酸溶液溶解并稀释制成每1ml中约含4mg的溶液，取100μl注入液相色谱仪，重组人胰岛素单体峰与二聚体峰的分离度应符合要求。取供试品溶液100μl注入液相色谱仪，记录色谱图，扣除保留时间大于重组人胰岛素主峰的其他峰面积，按峰面积归一化法计算，保留时间小于重组人胰岛素主峰的所有峰面积之和不得大于1.0%。

3. 干燥失重　取本品0.2g，在105℃干燥至恒重，减失重量不得过10.0%。

4. 炽灼残渣　取本品约0.2g，依法检查，遗留残渣不得过2.0%。

5. 锌　精密称取本品适量，加0.01mol/L盐酸溶液溶解并定量稀释制成每1ml中约含0.1mg的溶液。另精密量取锌单元素标准溶液（每1ml中含Zn 1000μg）适量，用0.01mol/L盐酸溶液分别定量稀释成每1ml中含锌0.2μg、0.4μg、0.6μg、0.8μg、1.0μg与1.2μg的梓标准溶液。照原子吸收分光光度法，在213.9nm的波长处测定吸光度，按干燥品计，含锌（Zn）量不得大于1.0%。

6. 微生物限度检查　取本品0.3g，照微生物计数法检查，1g供试品中需氧菌总数不得过300CFU。

7. 细菌内毒素检查　取本品，依法检查，每1mg重组人胰岛素中含内毒素的量应小于10EU。

8. 菌体蛋白残留量　取本品适量，依法检查，每1mg重组人胰岛素中菌体蛋白残留量不得过10ng。

9. 外源性DNA残留量　取本品适量，依法检查，每1剂量重组人胰岛素中宿主DNA不得过10ng。

10. 生物活性　取本品适量，照胰岛素生物测定法，每组的实验动物数可减半，实验采用随机设计，照生物检定统计法中量－反应平行线测定随机设计法计算效价，每1mg的效价不得少于15单位。

（三）含量测定

照高效液相色谱法测定。取本品适量，精密称定，加0.01mol/L盐酸溶液溶解并定量稀释制成每1ml中含0.35mg（约10单位）的溶液（临用新配）。精密量取20μl注入液相色谱仪，记录色谱图；另取重组人胰岛素对照品适量，同法测定。按外标法以重组人胰岛素峰与A21脱氨人胰岛素峰面积之和计算，即得。

实例分析18－1

案例　《中国药典》2020年版收载的胰岛素生物测定法规定，胰岛素生物活性检定法为小鼠血糖法。本法的基本原理是通过比较胰岛素标准品和供试品对小鼠血糖的降低作用来计算胰岛素供试品的效价。

问题　胰岛素的生物检定方法和含量测定方法（HPLC法）的本质区别在哪里？

答案解析

二、基因工程重组干扰素

基因工程重组干扰素可以多种表达体系生产，包大肠埃希菌、真菌、酵母和某些哺乳动物细胞系如中国仓鼠卵巢细胞系和猴肾细胞系。《中国药典》2020 年版收录的干扰素达 19 种，包括重组人干扰素 - α1b、重组人干扰素 - α2a、重组人干扰素 - α2b、干扰素 - γ。现以重组人干扰素 - α2b 注射液（假单胞菌）为例，介绍此类药物的分析检验方法。

重组人干扰素 - α2b 注射液（假单胞菌）是由高效表达人干扰素 - α2b 基因的腐生型假单胞菌，经发酵、分离和高度纯化后获得的重组人干扰素 - α2b 制成。在生产过程中需要对原液、半成品、成品进行分析检验。

（一）鉴别

按免疫印迹法或免疫斑点法测定，应为阳性。

（二）检查

1. 外观 应为无色或微黄色、略带黏稠的液体。

2. 装量 依法检查，应符合规定。

3. pH 应为 5.0 ~ 7.5。

4. 分子量 用还原型 SDS - 聚丙烯酰胺凝胶电泳法，分离胶胶浓度为 15%，加样量应不低于 1.0μg，制品的分子质量应为 19.2kDa ± 1.9kDa。

5. 等电点 用等电聚焦电泳法进行测定。主区带应为 5.7 ~ 6.7，且供试品的等电点图谱应与对照品的一致。

6. 紫外光谱 依紫外 - 可见分光光度法进行测定。用水或生理氯化钠溶液将供试品稀释至 100 ~ 500μg/ml，在光路 1cm、波长 230nm ~ 360nm 下进行扫描，最大吸收峰波长应为 278nm ± 3nm。

7. 肽图 依肽图检查法测定，应与对照品图形一致。

8. N - 端氨基酸序列 至少每年测定 1 次，用氨基酸序列分析仪测定，N - 端序列应为 Cys - Asp - Leu - Pro - Gln - Thr - His - Ser - Leu - Gly - Ser - Arg - Arg - Thr - Leu。

（三）检查

1. 纯度检查 两种方法测定的纯度应一致，且均符合不低于于 95.0% 的要求。

（1）电泳法 采用非还原型 SDS - 聚丙烯酰胺凝胶电泳法，分离胶胶浓度为 15%，加样量应不低于 10μg（考马斯亮蓝 R250 染色法）或 5μg（银染法）。经扫描仪扫描，纯度应不低于 95.0%。

（2）高效液相色谱法 色谱柱以适合分离分子质量为 5 ~ 60kDa 蛋白质的色谱用凝胶为填充剂；流动相为 0.1mol/L 磷酸盐 - 0.1mol/L 氯化钠缓冲液，pH 7.0；上样量应不低于 20μg，在波长 280nm 处检测，以干扰素色谱峰计算的理论板数应不低于 1000。按面积归一化法计算，干扰素主峰面积应不低于总面积的 95.0%。

2. 外源性 DNA 残留量 采用 DNA 探针杂交法或荧光染色法。每 1 支/瓶应不高于 10ng。

3. 宿主菌蛋白质残留量 依假单胞菌菌体蛋白质残留量测定法进行测定，此法采用酶联免疫法，也可采用经验证的酶联免疫试剂盒进行测定，结果应不高于蛋白质总量的 0.02%。

4. 残余抗生素活性 依抗生素残留量检查法法测定，结果不应有残余氨苄西林或其他抗生素活性。

5. 细菌内毒素检查 依法检查，每 300 万 IU 应小于 10EU。

6. 无菌检查 依法检查，应符合规定。

（四）含量（效价）测定

1. 蛋白质含量 依蛋白质含量测定法中的福林酚法（Lowry 法）法测定。

2. 生物学活性 依据干扰素生物学活性测定法进行测定。此法中共收录了两种方法，分别是细胞病变抑制法和报告基因法。其中报告基因法适用于Ⅰ型干扰素。结果应为标示量的80%～150%。

3. 比活性 该值为生物学活性与蛋白质含量之比，每1mg蛋白质应不低于1.0×10^8IU。

即学即练 18－2

答案解析

某厂家生产的基因工程干扰素成品，请问该产品如何进行分子量测定？加样量最低多少μg？

三、基因工程重组乙肝疫苗

《中国药典》2020年版收录的重组乙型肝炎疫苗均为基因工程重组亚单位疫苗，其主要成分是乙型肝炎病毒表面抗原，注射入人体后，可使机体产生抗乙型肝炎病毒的免疫力，用于预防乙型肝炎。基因工程重组乙肝疫苗分别由重组酿酒酵母、重组CHO细胞和重组汉逊酵母表达的乙肝病毒表面抗原（HBsAg）经纯化而来。另有甲型乙型肝炎疫苗是将甲型肝炎（简称甲肝）病毒抗原与重组酿酒酵母表达的乙肝病毒表面抗原（HBsAg）分别经铝佐剂吸附后，按比例混合制成。以下以重组乙型肝炎疫苗（CHO细胞）为例，介绍药典三部的分析检验方法。

（一）鉴别

采用酶联免疫法检查，应证明含有HBsAg。

（二）一般检查

1. 外观 应为乳白色混悬液体，可因沉淀而分层，易摇散，不应有摇不散的块状物。

2. 装量 依法检查，应不低于标示量。

3. 渗透压摩尔浓度 依法测定，应符合批准的要求。

4. pH 应为5.5～6.8。

5. 铝含量 应不高于0.43mg/ml。

6. 游离甲醛含量 应不高于50μg/ml。

（三）杂质检查

1. 特异蛋白带 采用还原型SDS－聚丙烯酰胺凝胶电泳法，分离胶胶浓度15%，浓缩胶胶浓度5%，上样量为5μg，银染法染色。应有分子质量23kDa、27kDa蛋白带，可有30kD蛋白带及HBsAg多聚体蛋白带。

2. 纯度 采用SEC－HPLC法测定。亲水树脂体积排阻色谱柱，排阻极限1000kDa，孔径100nm，粒度17μm，直径7.5mm，长30cm；流动相为0.05mol/L PBS（pH 6.8）；检测波长280nm，上样量100μl。按面积归一化法计算HBsAg纯度，应不低于95.0%。

3. N－端氨基酸序列（每年至少测定1次） 用氨基酸序列分析仪测定，N－端氨基酸序列应为

Met－Glu－Asn－Thr－Ala－Ser－Gly－Phe－Leu－Gly－Pro－Leu－Leu－Val－Leu。

4. 支原体检查 依法检查，应符合规定。

5. 牛血清白蛋白残留量 采用酶联免疫法测定供试品中残余牛血清白蛋白（BSA）含量，结果应不高于50ng/剂。

6. CHO 细胞 DNA 残留量 应不高于10pg/剂。

7. CHO 细胞蛋白质残留量 采用酶联免疫法测定，应不高于总蛋白质含量的0.05%。

8. 细菌内毒素检查 半成品中，每10μg蛋白质应小于5EU。成品检定中，应小于10EU/剂。

9. 抗生素残留量 生产过程中加入抗生素的应进行该项检查。采用酶联免疫法检测，应不高于50ng/剂。

10. 无菌检查 依法检查，应符合规定。

11. 异常毒性检查 依法检查，应符合规定。

（四）含量（效价）测定

（1）蛋白质含量测定采用福林酚法，结果应为100～200μg/ml。

（2）CHO 细胞来源的重组乙型肝炎疫苗的效价测定采用体内法。乙肝疫苗接种于动物后产生抗体（抗－HBs），用系列稀释的供试品与参考品免疫小鼠，采集小鼠血清，用适当的免疫分析法测定抗－HBs，由参考品与供试品的半数有效剂量（ED_{50}）之比求出供试品的相对效价。

（3）酿酒酵母和汉逊酵母表达的重组乙型肝炎疫苗进行体外相对效力检查。该法以酶联免疫法测定供试品中的乙型肝炎病毒表面抗原（HBsAg）含量，并以参考品为标准，采用双平行线分析法计算供试品的相对效力。

答案解析

目标检测

一、选择题

A 型题

1. 高效毛细管电泳和一般电泳法的区别在于（ ）

A. 电渗流的速度　　B. 使用毛细管柱　　C. 操作自动化

D. 毛细管容易冷却　　E. 分辨率

2. 下列不属于基因工程药物常用分析检验方法的是（ ）

A. SDS－聚丙烯酰胺凝胶电泳法　　B. 高效液相色谱法

C. 酶联免疫吸附测定法　　D. 化学定性鉴别试验

E. 等电聚焦电泳法

3. 2020年版《中国药典》中，基因工程重组乙肝疫苗（CHO）细胞采用的效价测定方法是（ ）

A. 体内法　　B. 体外相对效力测定法　　C. 电泳法

D. 高效液相色谱法　　E. WISH 细胞病变抑制法

4.《中国药典》2020年版三部收录的Ⅰ型干扰素的生物学活性测定法为（ ）

A. SDS－聚丙烯酰胺凝胶电泳法　　B. 高效液相色谱法

C. 报告基因法　　D. 细胞病变抑制法

E. 等电聚焦电泳法

二、名词解释

1. SDS－PAGE
2. ELISA
3. Western Blotting

三、简答题

1. 用 SDS－凝胶电泳法测定蛋白质分子量时为什么要用巯基乙醇？
2. 阐述酶联免疫检测反应的基本原理及方法。
3. 简述等电聚焦电泳的原理及应用。

书网融合……

知识回顾　　微课　　习题

（韩　璐）

第十九章 其他常见的生物药物的分析

PPT

学习引导

本章是药学类、药品生产技术类、药品质量与安全类等各类制药专业学生必须掌握的内容，为成为合格的药品生产、检测人员打下坚实基础。

本章对应的岗位包括生化药品制造工、发酵工程制药工、疫苗制品工、血液制品工、基因工程产品工、药物制剂工、药物检验工等各种药品生产、质量相关岗位的职业工种。要求从业人员掌握其他预防类、治疗类、诊断类生物药物的外观性状描述及《中国药典》2020年版中此类药物的常规检查项目和方法。了解这些生物药物的质量分析的一般步骤。

学习目标

思政素养目标

通过对其他常见生物药物分析的讲解，使学生理解其他常见生物药物的分析检验的重要性和规范要求，树立“药品质量安全第一”的岗位责任感。

知识要求

1. **掌握** 预防类、治疗类、体内外诊断类生物药物的概念和种类。
2. **熟悉** 预防类、治疗类、体内外诊断类生物药物的生产过程和药物分析方法。
3. **了解** 预防类、治疗类、体内外诊断类生物药物质量分析的一般步骤。

技能要求

学会其他常见生物药物分析的技术。

第一节 预防类生物药物的分析

微课

一、概述

《中国药典》2020年版收录的预防类生物药物有54种，均为疫苗类药物，用于传染病的预防。疫苗是以病原微生物或其组成成分、代谢产物为起始材料，采用生物技术制备而成，用于预防、治疗人类相应疾病的生物制品。疫苗接种人体后可刺激免疫系统产生特异性体液免疫和（或）细胞免疫应答，使人体获得对相应病原微生物的免疫力。人用疫苗按其组成成分和生产工艺可分为以下类型。

1. 灭活疫苗　是指病原微生物经培养、增殖，用理化方法灭活后制成的疫苗，如百日咳疫苗、甲型肝炎灭活疫苗等。

2. 减毒活疫苗　是指采用病原微生物的自然弱毒株或经培养传代等方法减毒处理后获得致病力减弱、免疫原性良好的病原微生物减毒株制成的疫苗，如皮内注射用卡介苗、麻疹减毒活疫苗等。

3. 亚单位疫苗　是指病原微生物经培养后，提取、纯化其主要保护性抗原成分制成的疫苗，如A群脑膜炎球菌多糖疫苗、流感亚单位疫苗等。

4. 基因工程重组蛋白疫苗　是指采用基因重组技术将编码病原微生物保护性抗原的基因重组到细菌（如大肠埃希菌）、酵母或细胞，经培养、增殖后，提取、纯化所表达的保护性抗原制成的疫苗，如重组乙型肝炎疫苗等。

5. 其他类疫苗　由不同病原微生物抗原混合制成的疫苗为联合疫苗，如吸附百白破联合疫苗、麻腮风联合减毒活疫苗；由同种病原微生物不同血清型的抗原混合制成的疫苗为多价疫苗，如A群C群脑膜炎球菌多糖疫苗、双价肾综合征出血热灭活疫苗；由病原微生物的保护性抗原组分与蛋白质载体结合制成的疫苗为结合疫苗，如A群C群脑膜炎球菌多糖结合疫苗。

二、预防类生物药物的分析方法及应用实例

预防类生物药物的分析项目一般包括鉴别、理化测定、纯度、效力、异常毒性检查、无菌检查、细菌内毒素检查、佐剂、防腐剂及工艺杂质残留物检测等，其中工艺杂质主要包括以传代细胞生产的病毒性疫苗中宿主细胞蛋白质和DNA残留，以及生产过程中用于培养、灭活、提取和纯化等工艺过程的化学、生物原材料残留物，如牛血清、甲醛和β-丙内酯等灭活剂、抗生素残留等，由于制品特性无法在成品中检测的工艺杂质，应在适当的中间产物取样检测，其检测结果应能准确反映每一成品剂量中的残留水平。依据具体情况，成品的部分检定项目可在贴签或包装前进行。

应尽可能采用准确的理化分析方法或体外生物学方法取代动物试验进行生物制品质量检定，以减少动物的使用。检定用动物，除另有规定外，均应采用清洁级或清洁级以上的动物；小鼠至少应来自封闭群动物。

现分别以不同种类的疫苗分析应用实例，介绍其分析检验方法。

（一）冻干人用狂犬病疫苗（Vero细胞）的分析

人用狂犬病疫苗（Vero细胞）是一种灭活疫苗，系用狂犬病病毒固定毒接种于Vero细胞，经培养、收获、浓缩、灭活病毒、纯化后，加入适宜稳定剂冻干制成，用于预防狂犬病。本品为白色疏松体，复溶后为澄明液体，不含任何防腐剂。

1. 鉴别　采用酶联免疫法检查，应证明含有狂犬病病毒抗原。

2. 检查　包括外观、渗透压摩尔浓度、pH、水分、牛血清白蛋白残留量、抗生素残留量、Vero细胞DNA残留量、Vero细胞蛋白质残留量、无菌检查、异常毒性检查、细菌内毒素检查、热稳定性试验。

3. 效价测定　采用体内NIH法进行测定。此法是将供试品免疫小鼠后，产生相应的抗体，通过小鼠抗体水平的变化测定供试品的免疫原性。冻干人用狂犬病疫苗（Vero细胞）每剂应不低于2.5IU。

（1）测定法　用不同稀释度的供试品及参考疫苗分别免疫12～14g小鼠16只，每只小鼠腹腔注射0.5ml，间隔1周再免疫1次。小鼠于第一次免疫后14天，用经预先测定的含5～100 LD_{50}的病毒量进行

脑内攻击，每只0.03ml；同时将攻击毒稀释成100、10^{-1}、10^{-2}和10^{-3}进行毒力滴定，每个稀释度均不少于8只小鼠。小鼠攻击后逐日观察14天，并记录死亡情况，统计第5天后死亡和呈典型狂犬病脑症状的小鼠。计算供试品和参考疫苗ED_{50}值。计算相对效力。

（2）注意事项　动物免疫时应将疫苗保存于冰浴中；各组动物均应在同样条件下饲养；攻击毒原病毒液（100）注射的小鼠应80%以上死亡。

知识链接

2018年7月15日，国家药品监督管理局发布通告：国家药监局根据线索组织检查组对长春长生生物科技有限责任公司（以下简称“长春长生”）生产现场进行飞行检查。检查组发现，长春长生在冻干人用狂犬病疫苗生产过程中存在记录造假等严重违反《药品生产质量管理规范》（药品GMP）行为。根据检查结果，国家药监局迅速责成吉林省食品药品监督管理局收回长春长生相关《药品GMP证书》。

同年7月20日，吉林省食药监局的一纸行政处罚公示，彻底将公众的早已郁积多日的愤怒情绪引爆：长春长生生产的“吸附无细胞白百破联合疫苗”（批号：201605014-01）经中国食品药品检定研究院检验，检验结果【效价测定】项不符合规定，按劣药论处。

疫苗关乎着孩子的生命健康，人命关天。企业不能为了追求利益，把人民的健康和家庭的幸福当作谋取非法利润的代价，“喻于利”的企业必须守住起码的道德底线，不能赚带着血的黑心钱。无论是生产企业还是监管部门，都必须以“敬畏生命”为信条，以更严格的生产标准、更严厉的常态监管、更严重的违法处罚规范行业发展，保住公众对疫苗的信任。

（二）麻疹减毒活疫苗

麻疹减毒活疫苗是用麻疹病毒减毒株接种于原代鸡胚细胞，经培养、收获病毒液后，加入适宜稳定剂冻干制成。成品为乳酪色疏松体，复溶后为橘红色或淡粉红色澄明液体。其有效成分是麻疹减毒活病毒，注射入人体后，可刺激机体产生抗麻疹病毒的免疫力，用于预防麻疹。

1. 鉴别　将稀释至500～2000 $CCID_{50}$/ml的病毒液与适当稀释的麻疹病毒特异性免疫血清等量混合后，置37℃水浴60分钟，接种于Vero细胞或FL细胞，在适宜的温度下培养7～8天判定结果。麻疹病毒应被完全中和（无细胞病变）；同时设血清和细胞对照，均应为阴性；病毒对照的病毒滴度应不低于500 $CCID_{50}$/ml。

2. 检查　外观、渗透压摩尔浓度、pH、水分、牛血清白蛋白残留量、无菌检查、异常毒性检查、细菌内毒素检查、热稳定性试验。

3. 病毒滴定　取疫苗3～5瓶混合滴定，将其做10倍系列稀释，每稀释度供试品接种Vero细胞或FL细胞，置适宜温度下培养7～8天判定结果。应同时进行病毒参考品滴定。病毒滴度应不低于3.3lg $CCID_{50}$/ml。

（三）A群脑膜炎球菌多糖疫苗

本品为亚单位疫苗，系用A群脑膜炎奈瑟球菌培养液，经提取获得的荚膜多糖抗原，纯化后加入适宜稳定剂后冻干制成。成品为白色疏松体，复溶后为澄明液体。有效成分为A群脑膜炎奈瑟球菌荚膜多糖。接种本疫苗后，可使机体产生体液免疫应答。用于预防A群脑膜炎奈瑟球菌引起的流行性脑脊髓膜炎。

1. 鉴别　采用免疫双扩散法，本品与A群脑膜炎奈瑟球菌抗体应形成明显沉淀线。

2. 检查　外观、装量差异、渗透压摩尔浓度、水分、多糖分子大小测定、无菌检查、异常毒性检查、热原检查、细菌内毒素检查。

多糖分子大小测定是以每5批疫苗至少抽1批检查多糖分子大小。*KD*值应不高于0.40，*KD*值小于0.5的洗脱液多糖回收率应大于65%。

3. 多糖含量　每1次人用剂量多糖含量应不低于30μg。根据以下比例（多糖含量：磷含量为1000：75），先测定磷含量应不低于2.25μg，再计算出多糖含量。

实例分析19-1

案例　《中国药典》2020年版三部生物制品收载了数十种用于疾病预防的疫苗，如预防脊髓灰质炎的口服脊髓灰质炎减毒活疫苗、用于预防结核病的卡介苗、用于预防乙肝的重组乙型肝炎疫苗（酿酒酵母）、用于预防白喉/百日咳/破伤风的百白破联合疫苗等。

讨论　疫苗有哪些种类？

答案解析

第二节　治疗类生物药物的分析

治疗类生物制品在《中国药典》2020年版三部中收录了90种，除第十八章介绍的基因工程药物外，还有43种治疗类生物制品，主要包括抗毒素、抗血清、免疫球蛋白以及其他血液制品。

一、免疫血清及毒素

免疫血清是由相应抗原免疫动物后取得的血浆，经消化、纯化制成的抗毒素、抗血清或免疫球蛋白制剂，用于临床治疗或被动免疫预防。毒素是特定细菌经液体培养后，将其外毒素纯化、结晶后制成注射剂，用于临床治疗。

（一）抗狂犬病血清

本品系由狂犬病病毒固定毒免疫马所得的血浆，经胃酶消化后纯化制得的液体抗狂犬病球蛋白制剂。用于配合狂犬病疫苗预防狂犬病。

1. 鉴别　每批成品至少抽取1瓶进行以下鉴别试验。

（1）动物中和试验　供试品应能中和狂犬病病毒。

（2）免疫双扩散或酶联免疫吸附试验　采用免疫双扩散法进行，供试品仅与抗马的血清产生沉淀线；或采用酶联免疫法，供试品应与马IgG抗体反应呈阳性。

2. 检查

（1）外观　应为无色或淡黄色的澄明液体，无异物，久置有微量可摇散的沉淀。

（2）渗透压摩尔浓度　应符合批准的要求。

（3）装量　依法检查，应不低于标示量。

（4）pH　应为6.0～7.0。

（5）蛋白质含量　应不高于170g/L。

（6）氯化钠含量　应为7.5～9.5g/L。

（7）硫酸铵含量　应不高于 1.0g/L。

（8）防腐剂含量　如加硫柳汞，含量应不高于 0.1g/L；如加间甲酚，含量应不高于 2.5g/L。

（9）甲苯残留量　生产工艺中如添加甲苯，需检测甲苯残留量，应不高于 0.089%。

（10）纯度检查

1）白蛋白检查　将供试品稀释至 2% 的蛋白质浓度，进行琼脂糖凝胶电泳分析（通则 0541 第三法），应不含或仅含痕量白蛋白迁移率的蛋白质成分。

2）F（ab′）$_2$ 含量　采用 SDS－聚丙烯酰胺凝胶电泳法测定，上样量约 25μg，F（ab′）$_2$ 含量应不低于 60%；IgG 含量应不高于 5%。

（11）无菌检查　依法检查，应符合规定。

（12）热原检查　依法检查，应符合规定。注射剂量按家兔体重每 1kg 注射 3.0ml。

（13）异常毒性检查　依法检查，应符合规定。抗体效价测定

3. 效价测定　采用小鼠中和试验法进行抗体效价测定。抗狂犬病血清效价应不低于 200IU/ml。每瓶抗狂犬病血清装量应不低于标示量。

（二）注射用 A 型肉毒毒素

本品系用 A 型肉毒结晶毒素经稀释，加入稳定剂后冻干制成。A 型肉毒结晶毒素是由 A 型肉毒梭菌培养，除菌过滤后毒素经纯化制成。A 型肉毒结晶毒素是一种嗜神经性毒素，可用于眼睑痉挛、面肌痉挛、某些斜视等肌张力障碍性疾患的治疗。

1. 鉴别　取注射用水 1ml，溶解 A、B、C、D、E、F 型冻干肉毒诊断血清，分别于各血清管中加 1ml 含 100 LD_{50}左右的本品。另取 2 支试管，各加 1ml 生理氯化钠溶液，再分别加入上述同浓度的本品溶液，其中 1 支煮沸 20 分钟作为毒素阴性对照；另 1 支与混有毒素的诊断血清管同时置 37℃结合 45 分钟，作为毒素阳性对照。各组分别腹腔注射 26～30 日龄 SPF 级昆明小鼠 2～3 只，每只注射 0.5ml，观察 4 天内小鼠死亡情况。A 型肉毒毒素判定标准：A 型、混合型和阴性对照组小鼠存活，其他型（B、C、D、E、F 型）和毒素对照组小鼠死亡，则毒素为 A 型肉毒毒素。

2. 检查

（1）外观　应为白色疏松体，复溶后轻轻摇动，应呈无色或淡黄色澄明液体。

（2）装量差异　应符合规定。

（3）可见异物　应符合规定。

（4）渗透压摩尔浓度　应符合批准的要求。

（5）水分　应不高于 3.0%。

（6）pH　复溶后 pH 应在稀释剂 pH 的 ±0.5 范围内。

（7）无菌检查　依法检查，应符合规定。

（8）细菌内毒素检查　依法检查，应不高于 3.5EU/瓶。

3. 效价测定　采用平行线法进行小鼠腹腔注射，对 A 型肉毒毒素进行效价测定。此法依据 A 型肉毒毒素的肌肉麻痹效应对小鼠的致死作用，将供试品与参考品分别做系列稀释后注入小鼠体内，通过计算半数致死量（LD_{50}），并根据质－反应平行线法对供试品的 LD_{50}测定值进行校正，从而推算出每瓶供试品中所含 A 型肉毒毒素的小鼠 LD_{50}总量（LD_{50}即为 1 个 A 型肉毒毒素效价单位）。相对效价应为标示量的 80%～120%。

二、人免疫球蛋白及凝血因子

人免疫球蛋白及凝血因子均是人血液制品，人免疫球蛋白又分为广谱的和特异性的免疫球蛋白。其中，特异性人免疫球蛋白已上市的有狂犬病、破伤风、乙型肝炎等免疫球蛋白。人凝血因子制剂包括因子Ⅷ、因子Ⅸ、凝血酶原复合物（含因子Ⅱ、因子Ⅶ、因子Ⅸ、因子Ⅹ）以及纤维蛋白原。

现以人免疫球蛋白为例，介绍其分析方法。

（一）生产及作用机制

人免疫球蛋白的生产是由健康人血浆，经低温乙醇法分离、经纯化、超滤、除菌过滤后制成原液，并经有机溶剂和去污剂进行病毒去除和灭活处理，制成成品。人免疫球蛋白是一类广谱的抗病毒、抗菌、抗毒素的治疗性生物制品，主要成分是 IgG，具有中和相应感染性抗原的作用，用于常见病毒性感染的被动免疫。

（二）鉴别

人免疫球蛋白的鉴别方法有两种，分别是免疫双扩散法和免疫电泳法。

1. 免疫双扩散法 仅与抗人血清或血浆产生沉淀线，与抗马、抗牛、抗猪、抗羊血清或血浆不产生沉淀线。

2. 免疫电泳法 与正常人血清或血浆比较，主要沉淀线应为 IgG。

（三）蛋白质含量测定

在人免疫球蛋白的原液检定、半成品检定及成品检定中，均要进行此项检验。其中，原液检定及半成品检定采用双缩脲法进行测定，成品检定采取凯氏定氮法进行测定。

（四）纯度检查

在人免疫球蛋白的原液检定、半成品检定及成品检定中，均要进行此项检验。以上纯度检查均采用醋酸纤维素薄膜电泳法进行纯度检查，结果应不低于蛋白质总量的 90.0%。

（五）抗体效价

在人免疫球蛋白成品检定中需进行以下三种抗体的抗体效价测定。

1. 抗 - HBs 采用经验证的酶联免疫或放射免疫方法进行检测，测定结果每 1g 蛋白质应不低于 6.0IU。

2. 白喉抗体 按照人免疫球蛋白中白喉抗体效价测定法进行测定。本法系依据绵羊红细胞经醛化和鞣酸化处理后，具有较强的吸附蛋白质的能力，能将白喉类毒素吸附于红细胞表面上，若遇到供试品或标准品中相应抗体，会发生抗原抗体结合，产生特异性凝集，通过比较凝集反应终点测定供试品中白喉抗体效价。测定结果应为每 1g 蛋白质应不低于 3.0HAU。

3. 甲型肝炎抗体 如用于预防甲型肝炎，则应采用酶联免疫方法进行甲型肝炎抗体检测，测定结果应不低于 100IU/ml。

三、微生态活菌制品

微生态活菌制品系由人体内正常菌群成员或具有促进正常菌群生长和活性作用的无害外籍细菌，经培养、收集菌体、干燥成菌粉后，加入适宜辅料混合制成。用于预防和治疗因菌群失调引起的相关症状和疾病。

在《中国药典》2020 年版三部中，对微生态活菌制品进行了专门介绍。其中检定包括菌粉检定、半成品检定和成品检定。成品检定包括鉴别试验、理化检查、活菌数测定、杂菌检查和安全性试验。

（一）鉴别

检查成品中所含的目的菌是否符合生产用菌种的特性。对成品进行生长特性、染色镜检和生化反应检查，应符合规定。对于多价制品，则须逐一检查单价菌特性。

（二）检查

检查包括外观、干燥失重、粒度（散剂、颗粒剂）、装量（重量）差异、崩解时限（胶囊剂、片剂），结果应符合规定。

（三）活菌数测定

按微生态活菌制品活菌数测定法测定每克制品中的活菌数，应符合规定。多价制品应分别测定各单价活菌数。

测定法：无菌称取 3.0g 制品或菌粉（胶囊取内容物），加入 27.0ml 稀释液中，充分摇匀，做 10 倍系列稀释（最终稀释度根据不同的指标要求而定）。取最终稀释度的菌液 100μl，滴入选择性琼脂培养基平皿上，共 3 个平皿，并以玻棒涂布均匀，置适宜条件下培养，到期观察每个平皿菌落生长情况，并计数。当平皿菌落数小于 10 或大于 300 时，应调整最终稀释度，重新测定。根据 3 个平皿菌落总数按公式（19－1）计算活菌数。

活菌数(CFU/g)＝3 个平皿菌落数之和/(3×10×最终稀释度)　　(19－1)

答案解析

即学即练 19－1

某厂家生产的活菌制品进行活菌数测定，最终稀释度为 10，3 个平皿的菌落数分别为 165、153、120。请问该产品活菌数是多少？

（四）杂菌检查

目的是检查菌粉、半成品及成品中外源微生物的污染程度及情况。检查项目包括控制菌检查，非致病性杂菌、真菌计数。

（五）安全试验

安全试验是通过动物实验进行的非特异性毒性检查，应根据制品的使用途径和人用剂量确定试验方法。

第三节　体内外诊断类生物药物的分析

一、体内诊断类生物药物的分析

《中国药典》2020 年版三部收录的体内诊断类药物有 4 种，分别是结核菌素纯蛋白衍生物、卡介菌纯蛋白衍生物、布氏菌纯蛋白衍生物和锡克试验毒素。主要用于某些传染性疾病的临床诊断和敏感性测试。现以卡介菌纯蛋白衍生物为例，简单进行介绍此类生物药物的分析。卡介菌纯蛋白衍生物系用卡介菌经培养、杀菌、过滤除去菌体后纯化制成的纯蛋白衍生物，用于结核病的临床诊断、卡介苗接种对象的选择及卡介苗接种后机体免疫反应的监测。

（一）鉴别

取经卡介菌致敏的豚鼠至少4只，皮内注射0.2ml本品，24小时后豚鼠的平均硬结反应直径（纵、横直径相加除以2）均应不小于5mm。

（二）检查

1. 外观　应为无色澄明液体，无不溶物或异物。

2. 装量　依法检查，应不低于标示量。

3. pH　应为6.8~7.4。

4. 苯酚含量　应不高于3.0g/L。

5. 无菌　依法检查，应符合规定。

6. 异常毒性　依法检查，应符合规定。

（三）效价测定

取经卡介菌致敏的、体重为400~600g的豚鼠，皮内注射0.2ml标准品与本品，至少各4只，注射后24小时、48小时各观察结果1次（可根据48小时的反应结果判定），计算本品和BCG-PPD标准品的平均硬结反应直径，计算累计值，并求其比值，应为0.8~1.2。

二、体外诊断类生物药物的分析

《中国药典》2020年版三部收录的体外诊断类药物有9种，其中1种是用于ABO血型测定的，另外8种是用于相关病毒和传染性疾病检测的，这些检测的病毒有乙型肝炎病毒、丙型肝炎病毒、人类免疫缺陷型病毒；检测的传染病有梅毒。现以乙型肝炎病毒表面抗原诊断试剂盒（酶联免疫法）为例进行简单介绍。

本品系用乙型肝炎病毒表面抗体（抗-HBs）包被的微孔板和酶标记抗-HBs及其他试剂制成，应用双抗体夹心酶联免疫法原理检测人血清或血浆中的乙型肝炎病毒表面抗原（HBsAg）。

（一）检查

1. 外观　液体组分应澄清透明；冻干组分应呈白色或棕色疏松体。

2. 溶解时间　冻干组分应在3分钟内溶解。

（二）阴性和阳性参考品符合率

1. 阴性参考品符合率　用国家参考品或经国家参考品标化的参考品进行检定，不得出现假阳性。

2. 阳性参考品符合率　用国家参考品或经国家参考品标化的参考品进行检定，检测3份浓度值大于5×10^4 IU/ml的HBsAg阳性参考品，不得出现假阴性。

（三）最低检出量

用国家参考品或经国家参考品标化的参考品进行检定，HBsAg adr、adw及ay亚型的最低检出量应符合要求。

（四）精密性

用国家参考品或经国家参考品标化的参考品进行检定，*CV*（%）应不高于15%（$n=10$）。

（五）稳定性试验

出厂前进行，各试剂组分于37℃放置至少3天（有效期为6个月），应符合（二）~（四）项的要求。

目标检测

答案解析

一、选择题

A 型题

1. 现对人免疫球蛋白的原液和半成品进行蛋白质含量测定，依据《中国药典》2020年版三部的规定，应采取的方法是（　）

A. 凯氏定氮法　　B. 双缩脲法　　C. 考马斯亮蓝法

D. 福林酚法　　E. HPLC法

2. 皮内注射用卡介苗属于（　）

A. 减毒活疫苗　　B. 灭活疫苗　　C. 亚单位疫苗

D. 基因工程重组疫苗　　E. 联合疫苗

二、名词解释

1. 微生态活菌制品
2. 灭活疫苗
3. 免疫血清
4. 人免疫球蛋白

三、简答题

1. 人免疫球蛋白的抗体效价测定需要测定的抗体种类是哪几种？
2. 抗狂犬病血清如何进行效价测定？
3. 人免疫球蛋白的鉴别方法有哪些？
4. 冻干人用狂犬病疫苗（Vero细胞）如何进行效价测定？

书网融合……

知识回顾　　微课　　习题

（韩　璐）

第四篇
制剂分析

PPT

第二十章 片剂分析

学习引导

片剂是最常用的药物剂型之一，是在散剂和丸剂的基础上发展起来的，有悠久的历史，在10世纪后叶就有模印片。到1872年，由JohnWyeth等人发明了压片机，并出现了压制片（Compressed Tablets）。经过长时间的发展，片剂的制备不断更新，在世界各国的制剂生产中占有重要地位。药物制剂是原料药加适宜的辅料，通过一定工艺制备而来的，在进行药品质量检测时，要根据原辅料的性质、剂型特点和生产工艺综合考虑。《中国药典》四部通则规定了片剂、注射剂、胶囊剂、颗粒剂等共19类常见剂型的质量分析项目。

本章以片剂分析为例，介绍片剂常规项目包括重量差异、崩解时限、溶出度、脆碎度、含量均匀度等常规检测技术以及片剂的含量分析技术。

学习目标

思政素养目标

通过对片剂质量分析的讲解，使学生理解制剂质量的重要性以及药品分析检验工作的规范要求，认同自己将来的工作对保证药品质量的重要性，保持负责、科学严谨的学习、工作作风和态度。

知识要求

1. **掌握** 片剂辅料的干扰及其排除方法；片剂含量测定结果的表示方法。
2. **熟悉** 片剂分析的基本步骤；片剂的常规检查。
3. **了解** 片剂分析的特点。

技能要求

1. 熟练掌握片剂分析的检查项目中，主要理解重量差异、崩解时限测定的基本步骤和方法。
2. 学会含量均匀度、溶出度的检查。

第一节 概 述

一、片剂及质量要求

片剂系指原料药物或与适宜的辅料制成的圆形或异形的片状固体制剂。片剂以口服普通片为主，另有含片、舌下片、口腔贴片、咀嚼片、分散片、可溶片、泡腾片、阴道片、阴道泡腾片、缓释片、控释片、肠溶片与口崩片等。

《中国药典》2020年版规定，片剂在生产与贮藏期间应符合下列规定。

（1）原料药物与辅料应混合均匀，含药量小或含毒、剧药的片剂，应根据原料药物的性质采用适宜方法使其分散均匀。

（2）凡属挥发性或对光、热不稳定的原料药物，在制片过程中应采取遮光、避热等适宜方法，以避免成分损失或失效。

（3）压片前的物料、颗粒或半成品应控制水分，以适应制片工艺的需要，防止片剂在贮存期间发霉、变质。

（4）片剂通常采用湿法制粒压片、干法制粒压片和粉末直接压片。干法制粒压片和粉末直接压片可避免引入水分，适合对湿热不稳定的药物的片剂制备。

（5）根据依从性需要，片剂中可加入矫味剂、芳香剂和着色剂等，一般有含片、口腔贴片、咀嚼片、分散片、泡腾片、口崩片等。

（6）为增加稳定性、掩盖原料药物不良臭味、改善片剂外观等，可对制成的药片包糖衣或薄膜衣。对一些遇胃液易破坏、刺激胃黏膜或需要在肠道内释放的口服药片，可包肠溶衣。必要时，薄膜包衣片剂应检查残留溶剂。

（7）片剂外观应完整光洁，色泽均匀，有适宜的硬度和耐磨性，以免包装、运输过程中发生磨损或破碎，除另有规定外，非包衣片应符合片剂脆碎度检查法（通则0923）的要求。

（8）片剂的微生物限度应符合要求。

（9）根据原料药物和制剂的特性，除来源于动、植物多组分且难以建立测定方法的片剂外，溶出度、释放度、含量均匀度等应符合要求。

（10）片剂应注意贮存环境中温度、湿度以及光照的影响，除另有规定外，片剂应密封贮存。生物制品原液、半成品和成品的生产及质量控制应符合相关品种要求。

二、片剂分析方法的选择

和其他制剂一样，片剂外观性状和内在的物理、化学性质，直接影响药品使用过程中主药的释放和吸收，影响临床药效。包括片剂在内的任何药物制剂必须按《中国药典》2020年版正文检查项目以及四部制剂通则的规定，进行相应项目的检查。

（一）消除辅料的干扰

片剂的辅料包括填充剂、黏合剂、崩解剂、润滑剂等，这些成分的存在可能会干扰药物的鉴别和含量的测定，在制定片剂分析方法时，必须考虑如何消除辅料的干扰，对于复方制剂，还要考虑不同有效成分之间的相互干扰。

（二）根据药物含量确定分析方法

含量测定是药物检测中必需的项目。原料药分析，主要考虑分析方法的准确定和精密度，但是对于制剂中的主药，因其含量较低，分析方法首要考虑的是灵敏度和专属性，在选择分析方法时应该重点考察检测限和定量限，故仪器分析、薄层层析、高效液相色谱法较容量分析法，更适合制剂的含量分析。

（三）只检查在制备和贮运过程中产生的杂质

从原料药制成制剂，要经过一定的生产工艺，原料药须经过质量检测后方能投产，所以，制剂分析时不必重复分析原料药物的所有检查项目，而只检查在制备和贮运过程中产生的杂质。如胰酶肠溶片检查制剂过程中可能引入微生物，而胰酶则检查脂肪与干燥失重。

即学即练 20－1

片剂中常用的辅料包括哪些？

答案解析

三、片剂分析的基本步骤

首先是性状描述，包括外观、溶解性、物理常数等；其次是鉴别，包括一般鉴别和其他鉴别；然后是检查，包括限量检查、特性检查、生物检查、生物测定和有关物质检查等；最后是含量（效价）测定。

第二节　片剂的常规检查

片剂需检查的项目包括与主药相关的杂质检查以及与制剂相关的常规检查，通过常规项目的检查，保证药品使用的有效性和安全性。检查方法按照《中国药典》2020 年版四部通则进行，生物药物检查方法也可查阅三部的附录。

一、重量差异检查

在片剂的制备过程中，片重因颗粒的流动性和均匀度、生产工艺、设备等因素而产生差异。重量差异系指按规定称量方法称取的每片重量与平均片重（或标示片重）之间的差异程度。片重差异的直接后果是每片主药含量的差异，从而影响用药剂量。故通过重量差异检查，可控制每片重量的一致性，保证用药剂量的准确。《中国药典》2020 年版规定，凡规定检查含量均匀度的制剂，不再进行重量差异检查。

（一）仪器与用具

（1）分析天平　感量 0.1mg（适用于平均片重 0.30g 以下的片剂）或感量 1mg（适用于平均片重 0.30g 或 0.30g 以上的片剂）。

（2）扁形称量瓶。

（3）弯头或平头手术镊子。

（二）操作方法

（1）取空称量瓶，精密称定重量；再取供试品 20 片，置此称量瓶中，精密称定。两次称量值之差即为 20 片供试品的总重量，除以 20，得平均片重（m）。

（2）从已称定总重量的 20 片供试品中，依次用镊子取出 1 片，分别精密称定重量，得各片重量。

（三）记录与计算

（1）记录每次称量数据。

（2）求出平均片重（$\overline{m}$），保留3位有效数字。修约至3位有效数字，选择重量差异限度。

（3）按表20-1中规定的重量差异限度，求出允许片重范围（$\overline{m} \pm \overline{m} \times$重量差异限度）。

表20-1 片剂的重量差异限度

平均片重或标示片重	重量差异限度
0.30g以下	±7.5%
0.30g或0.30g以上	±5%

（四）结果判定

（1）每片重量均未超出允许片重范围（$\overline{m} \pm \overline{m} \times$重量差异限度）；或与平均片重相比较（凡无含量测定的片剂，每片重量应与标示片重比较），均未超出表20-1中的重量差异限度；或超出重量差异限度的药片不多于2片，且均未超出限度1倍；均判为符合规定。

（2）每片重量与平均片重相比较，超出重量差异限度的药片多于2片；或超出重量差异限度的药片虽不多于2片，但其中1片超出限度的1倍；均判为不符合规定。

（五）注意事项

（1）在称量前后，均应仔细查对药片数。试验过程中，应避免用手直接接触供试品。已取出的药片，不得再放回供试品原包装容器内。

（2）遇有检出超出重量差异限度的药片，宜另器保存，供必要时的复核用。

（3）薄膜衣片在包衣后也应检查重量差异。

二、崩解时限检查 微课

片剂口服后，需崩解、溶解后才能被机体吸收。崩解系指口服固体制剂在规定条件下全部崩解溶散或成碎粒，除不溶性包衣材料或破碎的胶囊壳外，应全部通过筛网。本法系用于检查口服固体制剂在规定条件下的崩解情况。《中国药典》2020年版规定，凡规定检查溶出度、释放度或分散均匀性的制剂，不再进行崩解时限检查。

（一）仪器装置与试验用液体

1. 升降式崩解仪 采用升降式崩解仪，主要结构为一能升降的金属支架与下端镶有筛网的吊篮（图20-1），并附有挡板（图20-2）。升降的金属支架上下移动距离为55mm±2mm，往返频率为每分钟30~32次。另有1000ml烧杯和温度计。

2. 试验用试剂 人工胃液（取稀盐酸16.4ml，加水约800ml与胃蛋白酶10g，摇匀后，加水稀释成1000ml）；人工肠液（含胰酶磷酸盐缓冲液，具体配制方法为取磷酸二氢钾6.8g，加水500ml使溶解，用0.1mol/L氢氧化钠溶液调节pH至6.8，另取胰酶10g，加水适量使溶解，将两液混合后，加水稀释至1000ml）。

（二）操作方法

将吊篮通过上端的不锈钢轴悬挂于支架上，浸入1000ml烧杯中，并调节吊篮位置使其下降至低点

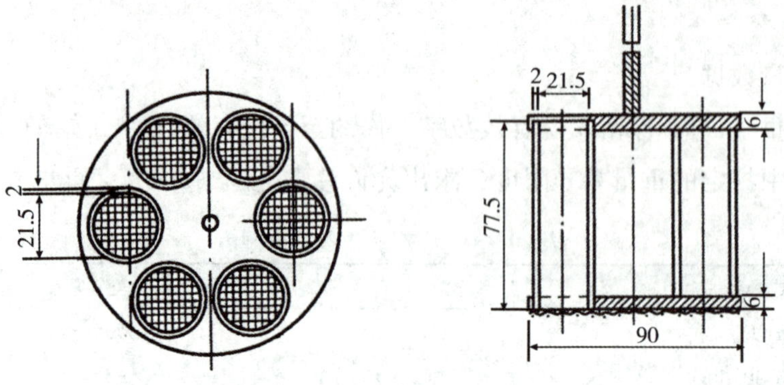

单位：mm

图 20－1　升降式崩解仪吊篮结构

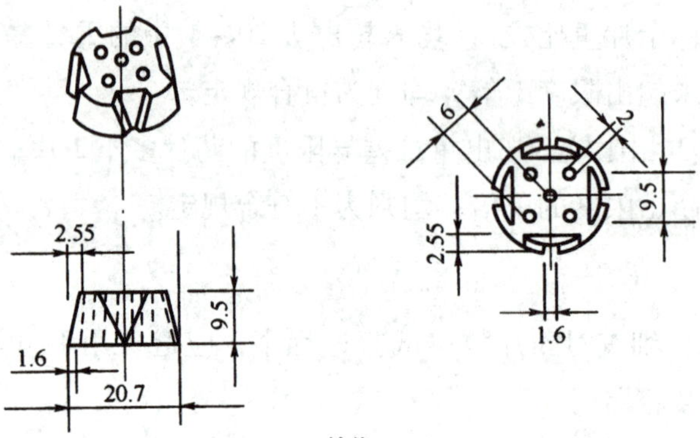

单位：mm

图 20－2　升降式崩解仪挡板结构

时筛网距烧杯底部 25mm，烧杯内盛有温度为 37℃ ±1℃的水，调节水位高度使吊篮上升至高点时筛网在水面下 15mm 处，吊篮顶部不可浸没于溶液中。

除另有规定外，取供试品 6 片，分别置上述吊篮的玻璃管中，启动崩解仪进行检查，各片均应在 15 分钟内全部崩解。如有 1 片不能完全崩解，应另取 6 片复试，均应符合规定。

（三）结果判定

（1）供试品 6 片均能在规定时间内全部崩解（不溶性包衣材料除外），并通过筛网，判定为符合规定。

（2）如第一次测定有 1 片不能完全崩解，应另取 6 片复试，每片均能在规定时间内全部崩解（不溶性包衣材料除外），并通过筛网，判定为符合规定。

（3）如第一次测定有 2 片（或以上）不能完全崩解，或是复试中有 1 片不能完全崩解，则判定为不符合规定。

（4）肠溶片应先在盐酸溶液（9→1000）中检查 2 小时，若有裂缝、崩解或软化等现象，则判定为不符合规定。

（5）如果供试品黏附挡板，应另取 6 片，不加挡板按上述方法检查，应符合规定。如有 1 片不能完全崩解，或复试中有 1 片不能完全崩解，则判定为不符合规定。

即学即练 20－2

可以代替崩解时限检查的是（　）

A. 重量差异检查　B. 脆碎度检查　C. 溶出度检查　D. 含量均匀度检查

答案解析

三、脆碎度检查法

本法用于检查非包衣片的脆碎情况及其他物理强度，如压碎强度等。

（一）仪器装置

内径约为286mm，深度为39mm，内壁抛光，一边可打开的透明耐磨塑料圆筒。筒内有一自中心轴套向外壁延伸的弧形隔片（内径为80mm±1mm，内弧表面与轴套外壁相切），使圆筒转动时，片剂产生滚动（图20－3）。圆筒固定于同轴的水平转轴上，转轴与电动机相连，转速为25r/min±1r/min。每转动一圈，片剂滚动或滑动至筒壁或其他片剂上。

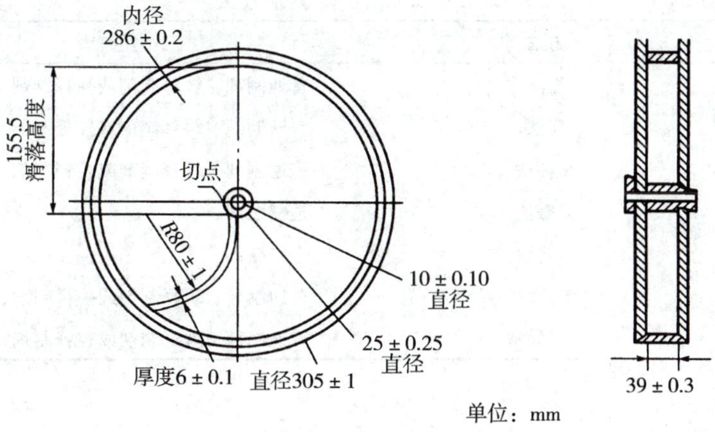

图20－3　片剂脆碎度测定仪结构

（二）操作方法

片重为0.65g或以下者取若干片，使其总重约为6.5g；片重大于0.65g者取10片。用吹风机吹去片剂脱落的粉末，精密称重，置圆筒中，转动100次。取出，同法除去粉末，精密称重，减失重量不得超过1%，且不得检出断裂、龟裂及粉碎的片。如减失重量超过1%时，应复测2次，3次的平均减失重量不得过1%，并不得检出断裂、龟裂及粉碎的片。

（三）结果判定

（1）减失重量小于1%，判定为符合规定。

（2）减失重量超过1%时，应复测2次，3次的平均减失重量小于1%，判定为符合规定。

（3）减失重量大于1%，或复测2次，3次的平均减失重量大于1%，则判定为不符合规定。

（4）若出现断裂、龟裂及粉碎等现象，则判定为不符合规定。

（四）特殊情况

（1）如供试品的形状或大小使片剂在圆筒中形成不规则滚动时，可调节圆筒的底座，使与桌面成约10°的角，试验时片剂不再聚集，能顺利下落。

（2）对于形状或大小在圆筒中形成严重不规则滚动或特殊工艺生产的片剂，不适于本法检查。

（3）对易吸水的制剂，操作时应注意防止吸湿。

四、溶出度测定法

片剂溶出度系指在规定条件下活性成分从片剂溶出的速率和程度，在缓释制剂、控释制剂、肠溶制剂及透皮贴剂等制剂中也称释放度。药物溶出的速率和程度受药物溶解度、辅料性质以及生产工艺的因素影响。溶出度是评价片剂等口服固体制剂质量的一个重要指标，在体外通过模拟胃肠道内环境，测定制剂在胃肠道崩解、溶出的情况。难溶性药物一般都应进行溶出度的测定。凡进行了溶出度检查的药物，不再进行崩解时限的检查。

溶出度测定法是在37℃ ±0.5℃恒温下，按照规定的方法操作，在规定时间内容取样测定供试品溶出量，依据《中国药典》标准判定供试品是否符合规定的方法。《中国药典》2020年版四部共收录了7种测定方法，详见表20－2。下面以第一法为例介绍溶出度测定。

表20－2　溶出度测定方法

序号	方法	适用剂型
第一法	篮法	普通制剂、缓释制剂或控释制剂、肠溶制剂
第二法	桨法	普通制剂、缓释制剂或控释制剂、肠溶制剂
第三法	小杯法	普通制剂、缓释制剂或控释制剂
第四法	桨碟法	透皮贴剂
第五法	转筒法	透皮贴剂
第六法	流池法	普通制剂、缓释制剂或控释制剂、肠溶制剂
第七法	往复筒法	普通制剂、缓释制剂或控释制剂、肠溶制剂

（一）仪器装置

溶出度仪由转篮、溶出杯、恒温装置、电机等组成。

1. 转篮　分篮体与篮轴两部分，均为不锈钢或其他惰性材料（所用材料不应有吸附作用或干扰供试品活性成分的测定）制成，其形状如图20－4所示。篮体A由方孔筛网（丝径为0.28mm±0.03mm，网孔为0.40mm ±0.04mm）制成，呈圆柱形，转篮内径为20.2mm±1.0mm，上下两端都有封边。篮轴B的直径为9.75mm±0.35mm，轴的末端连一圆盘，作为转篮的盖；盖上有一通气孔（孔径为2.0mm±0.5mm）；盖边系两层，上层直径与转篮外径相同，下层直径与转篮内径相同；盖上的3个弹簧片与中心呈120°角。篮轴与电动机相连，由速度调节装置控制电动机的转速，使篮轴的转速在各品种项下规定转速的±4%范围之内。转篮旋转时，篮轴与溶出杯的垂直轴在任一点的偏离均不得大于2mm，转篮下缘的摆动幅度不得偏离轴心1.0mm。

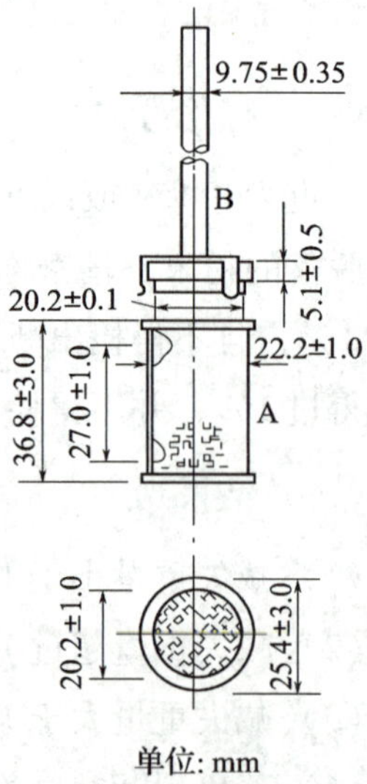

图20－4　溶出度仪的转篮装置

A. 篮体；B；篮轴

2. 溶出杯　一般由硬质玻璃或其他惰性材料制成的底部为半球形的1000ml杯状容器，内径为102mm±4mm（圆柱部分内径最大值和内径最小值之差不得大于0.5mm），高为185mm±25mm；溶出杯配有适宜的盖子，盖上有适当的孔，中心孔为篮轴的位置，其他孔供取样或测量温度用。溶出杯置恒温水浴或其他适当的加热装置中。

（二）操作方法

1. 测定前准备　在测定前，应按照使用说明书以及《中国药典》2020年版的规定，安装溶出度仪。

（1）确认仪器处于水平状态，转轴的垂直度应与溶出杯的中心线相吻合；转篮旋转时，篮轴与溶出杯的垂直轴在任一点的偏离均不得大于2mm，转篮下缘的摆动幅度不得偏离轴心1.0mm。

（2）安装转篮，使转篮底部距溶出杯的内底部25mm±2mm。

2. 供试品的溶出

（1）分别量取溶出介质置各溶出杯内，实际量取的体积与规定体积的偏差应在±1%范围之内。

（2）开启仪器的预制温度，使溶出介质的温度保持在37℃±0.5℃，每个溶出杯中的温差控制在0.5℃内。

（3）待溶出介质温度恒定在37℃±0.5℃后，取供试品6片分别投入6个干燥的转篮内，将转篮降入溶出杯中，注意避免供试品表面产生气泡，立即按各品种项下规定的转速启动仪器，计时；至规定的取样时间（实际取样时间与规定时间的差异不得过±2%），吸取溶出液适量（取样位置应在转篮或桨叶顶端至液面的中点，距溶出杯内壁10mm处；需多次取样时，所量取溶出介质的体积之和应在溶出介质的1%之内，如超过总体积的1%时，应及时补充相同体积的温度为37℃±0.5℃的溶出介质，或在计算时加以校正），立即用适当的微孔滤膜滤过，自取样至滤过应在30秒内完成。

3. 溶出量的测定　取澄清滤液，照该品种项下规定的方法测定（一般采用紫外-可见分光光度法，也可采用HPLC法），计算每片的溶出量。

（三）结果处理与判定

1. 结果处理　《中国药典》规定，溶出量按照公式（20-1）计算，即实际溶出量相当于标示量的百分数：

$$\text{溶出量}(\%)=\frac{\text{实际溶出量}}{\text{标示量}}\times 100\% \qquad (20-1)$$

若采用吸收系数（$E_{1cm}^{1\%}$）法时，可按公式（20-2）计算：

$$\text{溶出量}(\%)=\frac{A\times D\times V}{E_{1cm}^{1\%}\times L\times 100\times S}\times 100\% \qquad (20-2)$$

式中，A为供试品溶液的吸光度；D为稀释倍数；V溶出介质的体积，ml；$E_{1cm}^{1\%}$为吸收系数；L为吸收池光路长度，cm；S为供试品的标示量，g。

2. 结果判定　符合下述条件之一者，可判为符合规定。

（1）6片中，每片的溶出量按标示量计算，均不低于规定限度（Q）。

（2）6片中，如有1~2片低于但不低于$Q-10\%$，且其平均溶出量不低于Q。

（3）6片中，有1~2片低于Q，其中仅有1片低于$<Q-10\%$，但不低于$Q-20\%$，且其平均溶出量不低于Q时，应另取6片复试；初、复试的12片中有1~3片低于Q，其中仅有1片低于$Q-10\%$，但不低于$Q-20\%$，且其平均溶出量不低于Q。

以上结果判断中所示的10%、20%是指相对于标示量的百分率（%）。

（四）注意事项

（1）为确保测定结果准确，应对新安装或出现异常的溶出度仪用溶出度标准片对仪器进行性能确认试验，按照标准片的说明书操作，试验结果应符合标准片的规定。对于正常使用的溶出度仪也应定期进行性能确认试验。

（2）因气体存在可能对测定结果产生干扰，故须对溶出介质进行脱气处理，同时在测定时转篮的放置应避免产生气体。

（3）应使用各品种项下规定的新鲜配制的溶出介质，除另有规定外，室温下体积为900ml；若溶出介质为缓冲液，当需要调节 pH 时，一般调节 pH 至规定 pH ±0.05 之内。

（4）应按照品种各论中规定的取样时间取样，自 6 杯中完成取样的时间应在 1 分钟内。

五、含量均匀度检查法

片剂的含量均匀度系指每片含量符合标示量的程度。某些主药含量小的药品，在生产过程中可能因为工艺或设备等原因，导致含量均匀度的差异。含量均匀度检查法的目的在于控制每片含量的均一性，从而保证用药剂量的准确。

除另有规定外，片剂每一个单剂标示量小于 25mg 或主药含量小于每一个单剂重量 25% 者，应检查含量均匀度。复方制剂仅检查符合上述条件的组分，多种维生素或微量元素一般不检查含量均匀度。

凡检查含量均匀度的片剂，一般不再检查重量差异；当全部主成分均进行含量均匀度检查时，复方制剂一般亦不再检查重量差异。

（一）检查方法

除另有规定外，取供试品 10 个，照各品种项下规定的方法，分别测定每一个单剂以标示量为 100 的相对含量 x_i 。同时须记录测定的条件和数据。

（二）结果处理及判定

1. 结果处理 根据每一个单剂以标示量为 100 的相对含量 x_i 计算平均值 $\overline{X}$ 和标准差 S 以及标示量与均值之差的绝对值 A ，计算公式为（20－3）、（20－4）和（20－5）。

$$\overline{X} = \frac{x_1 + x_2 + x_3 + \cdots + x_i}{i} \tag{20-3}$$

$$S = \sqrt{\frac{\sum_{i=1}^{n}(x_i - \overline{x})^2}{n-1}} \tag{20-4}$$

$$A = |100 - \overline{X}| \tag{20-5}$$

2. 结果判定

（1）若 $A + 2.2S \leqslant 15.0$，则供试品的含量均匀度符合规定。

（2）若 $A + S > 15.0$，则不符合规定。

（3）若 $A + 2.2S > 15.0$，且 $A + S < 15$，则应另取供试品 20 片复试。

（4）根据初、复试结果，计算 30 个单剂的均值 $\overline{X}$ 、标准差 S 和标示量与均值之差的绝对值 A 。再按《中国药典》2020 年版四部规定计算和判定。

（5）如该品种项下规定含量均匀度的限度为 ±20% 或其他数值时，（1）～（3）项中的 15.0 应改为 20.0 或其他相应的数值，其余不变。

（三）注意事项

（1）当含量测定与含量均匀度检查所用检测方法不同时，而且含量均匀度未能从响应值求出每一个单剂含量情况下，可按《中国药典》2020 年版四部规定，用系数校正法求得每片以标示量为 100 的相对含量 x_i 。

（2）供试品的主药须完全溶解，必要时可采取超声处理或者用研磨法，促使其溶解。

（3）若用紫外 - 可见分光光度法测定含量均匀度时，所需溶剂须保持其均一性，一次配够，用量较大时，须混合均匀后使用。

（4）测定时，溶液须澄清，可采用过滤、离心等办法使溶液澄清。

第三节 片剂的含量（效价）测定

片剂除含主药外，还含有赋型剂和其他成分，故每片的实际重量超过标示量。含量（效价）测定是继性状、鉴别和检查之后，片剂的第四个重要的质量指标。通过对药物中有效成分或指示性成分含量（效价）的准确测定，是评价药物质量、判断药物优劣、保证药物疗效的重要手段之一。本节介绍片剂含量（效价）测定中所使用到的方法及计算、辅料干扰与排除方法。

一、基本概念

（一）含量的表示方法

药物制剂的含量用百分标示量（标示量%）表示。以片剂为例，标示量是指每一片中含有主药的量。例如辅酶 Q_{10}规格为 15mg，表示每片辅酶 Q_{10}片中，含主药辅酶 Q_{10}的量为 15mg。百分标示量即每片药片中药物的实际含量（实测）与标示量的比值，如公式（20 - 6）表示：

$$标示量(\%) = \frac{实测量}{标示量} \times 100\% \qquad (20-6)$$

（二）含量的限度范围

《中国药典》对原料药和制剂都规定了含量的限度范围，在制剂生产过程中，不可避免会产生误差，只要误差不影响药品的有效性和安全性，一般是被允许含量有 ±5% ~ ±10% 的误差。如复方维生素 C 钠咀嚼片，含维生素 C 与维生素 C 钠，按维生素 C 计，应为标示量的 93.0% ~107.0% 。

二、片剂含量（效价）测定的方法与计算

（一）容量分析法

容量分析法包括直接滴定法和剩余量滴定法。

1. 直接滴定法 用滴定液直接滴定被测物质溶液，再根据消耗滴定液的浓度与体积计算出供试品含量的方式，是最基本、最常用的滴定方式。

由于每片片重有差异，故在片剂含量测定时一般取样 10 片（或 20 片），精密称取总重量，研细，充分混匀后称取适量（ m_s ）进行测定，则可以计算出每克粉末中药物的含量，再乘以平均片重后，即可得到每片药片中药物的实际含量，如公式（20 - 7）表示：

$$每片实际含量(g或mg) = 每克粉末中药物含量 \times 平均片重 = \frac{实测量}{m_s} \times 平均片重 \qquad (20-7)$$

$$片剂标示量(\%)=\frac{实测量\times平均片重}{m_s\times标示量}\times100\% \qquad (20-8)$$

$$片剂标示量(\%)=\frac{V\times T\times F\times\overline{W}}{m_s\times S\times1000}\times100\% \qquad (20-9)$$

如果采用空白试验校正，则公式（20－10）计算：

$$片剂标示量(\%)=\frac{(V-V_0)\times T\times F\times\overline{W}}{m_s\times S\times1000}\times100\% \qquad (20-10)$$

式中，V 为供试品消耗滴定液的量，ml；V_0为空白试验消耗滴定液的量，ml；F 为滴定液浓度校正因子；T 为滴定度，mg/ml；m_s 为供试品的取样量，g；S 为标示量，mg；$\overline{W}$ 为平均片重，g。

2. 剩余量滴定法 也称返滴定，是先使被测物质 A 与一定过量的标准溶液 B_1作用，反应完全后，再用另一种滴定液 B，滴定剩余的标准溶液 B_1，由实际消耗的滴定液 B_1的量，按照公式（20－11）计算被测物质 A 的含量。

$$片剂标示量(\%)=\frac{(V_0-V)\times T\times F\times\overline{W}}{m_s\times S\times1000}\times100\% \qquad (20-11)$$

式中，V_0为空白试验消耗滴定液 B 的量，ml；V 为滴定液 B 消耗滴定液 B_1的量，ml；F 为滴定液浓度校正因子；T 为滴定度，mg/ml；m_s为供试品的取样量，g；S 为标示量，mg；$\overline{W}$ 为平均片重，g。

（二）紫外－可见分光光度法

分光光度法是通过测定被测物质在特定波长处或一定波长范围内的吸光度或发光强度，对该物质进行定性和定量分析的方法。

1. 基本原理 紫外－可见分光光度法的定量基础是朗伯－比耳定律公式（20－12）：

$$A=\lg\frac{1}{T}=ECL \qquad (20-12)$$

式中，A 为吸收度；T 为透光率；L 为液层厚度，单位为 cm；E 为吸收系数，常用的是百分吸收系数（$E_{1cm}^{1\%}$），其物理意义为当溶液浓度为 1%（g/ml），液层厚度为 1cm 时的吸收度值；C 为 100ml 溶液中所含被测物质的量，g（按干燥品或无水物计算）。

物质对光的选择性吸收波长，以及相应的吸收系数是该物质的物理常数。当已知某纯物质在一定条件下的吸收系数后，可在同样条件将该供试品配成溶液，测定其吸收度，即可由上式计算出供试品中被测物质的含量。

2. 测定与计算

（1）对照品比较法 按各品种项下的方法，分别配制供试品溶液和对照品溶液，在规定的波长处分别测定其吸收度后，按公式（20－13）计算含量，即得：

$$片剂标示量(\%)=\frac{\frac{A_{样}}{A_{对}}\times C_{对}\times D\times V\times\overline{W}}{m_s\times S}\times100\% \qquad (20-13)$$

式中，$A_{样}$为样品溶液的吸光度；$A_{对}$为对照品溶液的吸光度；$C_{对}$为对照品溶液的浓度，mg/ml；D 为稀释倍数；m_s 为供试品的取样量，g；V 为供试品溶液的定容体积，ml；$\overline{W}$ 为平均片重，g；S 为标示量，mg。

对照品比较法可以在一定程度上克服测定条件对结果的影响，测定时，供试品溶液和对照品溶液的浓度及测定条件应一致。

（2）吸收系数法　按各品种项下的方法配制供试品溶液，在规定的波长处测定其吸收度，再以该品种在规定条件下的吸收系数计算含量，计算公式为（20－14）。用本法测定时，应注意仪器的校正和检定。

$$片剂标示量(\%)=\frac{\frac{A}{E_{1cm}^{1\%}\times L\times 100}\times V\times D\times \overline{W}}{m_s\times S}\times 100\% \qquad (20-14)$$

式中，A 为供试品溶液的吸光度；V 为供试品溶液的体积，ml；D 为稀释倍数；m_s 为供试品的取样量，g；$E_{1cm}^{1\%}$ 为百分吸收系数；L 为吸收池光路长度（cm）；S 为标示量，g；$\overline{W}$ 为平均片重，g。

（三）色谱法

色谱法是将混合物中各组分分离后在线或离线分析的方法。具有灵敏度高、选择性高、分析速度快、应用范围广等特点，是分析混合物最有效的手段。广泛应用于药品的鉴别、纯度检查和含量测定中。包括高效液相色谱法和气相色谱法。

1. 相关概念

（1）内标法　将一定重量的纯物质作为内标物加到准确称量的供试品中，然后对含有内标物的样品进行色谱分析，分别测定内标物和待测组分的峰面积（或峰高）及相对校正因子，按公式即可求出被测组分在样品中的百分含量。内标法是色谱分析中一种比较准确的定量方法，尤其在没有标准物对照时，此方法更显其优越性。

（2）外标法　是以待测成分的对照品作为对照物质，在同样条件下相对比较以求得供试品含量。此法的准确性与样品的重复性和条件的稳定性相关。

2. 测定与计算　在测定前，须按照《中国药典》2020 年版的规定对仪器进行系统适用性试验。

（1）内标法　按品种正文项下的规定，精密称量取对照品和内标物质，分别配成溶液，各精密量取适量，混合配成校正因子测定用的对照溶液。取一定量进样，记录色谱图。测量对照品和内标物质的峰面积或峰高，按公式（20－15）计算校正因子，再取各品种项下含有内标物质的供试品溶液，进样，记录色谱图，测量供试品中待测成分和内标物质的峰面积或峰高，按公式（20－16）计算含量（供试品浓度）。片剂标示量按公式（20－17）计算。

$$f=\frac{A_s/C_s}{A_R/C_R} \qquad (20-15)$$

$$C_x=f\times\frac{A_x}{A'_s/C'_s} \qquad (20-16)$$

$$片剂标示量\%=\frac{C_x\times D\times V\times \overline{W}}{m_s\times S}\times 100\% \qquad (20-17)$$

式中，f 为内标法校正因子；A_s 为含内标物质的对照品溶液中内标物质的峰面积或峰高；A_R 为含内标物质的对照品溶液中对照品的峰面积或峰高；C_s 为含内标物质的对照品溶液中内标物质的浓度，mg/ml；C_R 为含内标物质的对照品溶液中对照品的浓度，mg/ml；C_x 为含内标物质的供试品溶液中供试品的浓度，mg/ml；A_x 为含内标物质的供试品溶液中供试品的峰面积或峰高；A'_s 为含内标物质的供试品溶液中内标物质的峰面积或峰高；C'_s 为含内标物质的供试品溶液中内标物质的浓度，mg/ml；V 为供试品溶液的定容体积，ml；D 为稀释倍数；m_s 为供试品的取样量，g；S 为标示量，g；$\overline{W}$ 为平均片重，g。

（2）外标法　按各品种项下的规定，精密称量对照品和供试品，配制成溶液，分别精密取一定量，进样，记录色谱图，测量对照品溶液和供试品溶液中待测物质的峰面积（或峰高），按公式20－18计算含量（供试品浓度），片剂标示量按公式（20－19）计算。

$$C_x = C_R \times \frac{A_x}{A_R} \tag{20-18}$$

$$\text{片剂标示量}(\%) = \frac{C_x \times D \times V \times \overline{W}}{m_s \times S} \times 100\% \tag{20-19}$$

式中，C_x 为供试品的浓度，mg/ml；C_R 为对照品的浓度，mg/ml；A_x 为供试品的峰面积或峰高；A_R 为对照品的峰面积或峰高；V 为供试品溶液的定容体积，ml；D 为稀释倍数；m_s 为供试品的取样量，g；S 为标示量，g；$\overline{W}$ 为平均片重，g。

即学即练 20－3

答案解析

阿莫西林片的含量测定：取规格为0.125g/片的阿莫西林片20片，精密称定为5.3278g，精密称取片粉0.2469g，至250ml容量瓶中，加流动相溶解并稀释至刻度，滤过，取续滤液，作为供试品溶液，精密量取20μl注入液相色谱仪，记录色谱图，峰面积为21375；另取阿莫西林对照品125.9mg，同法处理并测定，峰面积为23022。计算出供试品中阿莫西林（$C_{16}H_{19}N_3O_5S$）的含量。

三、辅料对含量（效价）测定的干扰与排除

辅料在片剂中的存在对药物含量（效价）测定有影响时，应根据主药和辅料的理化性质，采用适当方法予以排除。下面介绍常见附加成分的干扰及排除方法。

（一）糖类的干扰与排除

淀粉、糊精、蔗糖、乳糖等是片剂常用的赋形剂。其中乳糖有还原性；淀粉、糊精、蔗糖无还原性，但水解后可产生葡萄糖，葡萄糖为醛糖，它可被强氧化剂氧化成葡萄糖酸。在选择含糖类附加剂片剂的含量测定方法时，应避免使用氧化性强的滴定剂。

（二）硬脂酸镁的干扰与排除

硬脂酸镁是片剂常用的润滑剂。采用非水溶液滴定法测定主药含量时，一般硬脂酸镁的干扰不严重，如果主药含量较少，而硬脂酸镁的含量较大时，由于硬脂酸镁也能消耗高氯酸，造成干扰。可用有机溶剂（如丙酮、三氯甲烷和乙醚等）进行提取后蒸干或部分蒸干后再进行非水溶液滴定；也可加入掩蔽剂以排除干扰，如加草酸或酒石酸等有机酸，原理为有机酸与硬脂酸镁作用，生成在冰醋酸和醋酐中难溶的酒石酸镁沉淀；同时产生的硬脂酸，对测定结果无干扰；若片剂中主药含量较少，为了消除硬脂酸镁的干扰，可采用紫外－可见分光光度法。

（三）滑石粉等的干扰及其排除

赋形剂中如有滑石粉、硫酸钙、淀粉等，因在水中不易溶解，导致溶液混浊。当用紫外－可见分光光度法、比旋法和比浊法等测定片剂中主药的含量时，有干扰，可用过滤法排除。

实践实训

实训项目十　阿司匹林片的质量分析

【实训目的】

1. 掌握阿司匹林片的质量检测操作及其结果判断与分析。

2. 理解测定过程中的原理和过程。

3. 了解同类制剂的质量检测。

【实训原理】

片剂外观性状和内在的物理、化学性质，直接影响药品使用过程中主药的释放和吸收，干扰临床药效。包括片剂在内的任何药物制剂必须按《中国药典》正文检查项目以及四部制剂通则的规定，进行相应项目的检查。

片剂须检查的项目包括与主药相关的杂质检查以及与制剂相关的常规检查，通过常规项目的检查，保证药品使用的有效性和安全性。检查方法按照《中国药典》2020年版四部规定，生物药物检查方法也可查阅三部的附录。

【实训用品】

1. 试剂　三氯化铁、1%冰醋酸的甲醇溶液、水杨酸、人工胃液。

2. 供试品　阿司匹林片。

3. 实训器材　高效液相色谱仪、溶出度仪、紫外-可见分光光度计、电子天平、分析天平、称量瓶、小烧杯、量筒、焦头滴管、移液管、容量瓶、注射器、漏斗、乳钵、玻棒、干燥器等。

【实训方法】

1. 性状　本品为白色片。

2. 鉴别

（1）取本品的细粉适量（约相当于阿司匹林0.1g），加水10ml，煮沸，放冷，加三氯化铁试液1滴，即显紫堇色。

（2）在含量测定项下记录的色谱图中，供试品溶液主峰的保留时间应与对照品溶液主峰的保留时间一致。

3. 检查

（1）游离水杨酸　临用新制。

1）供试液的制备　取本品细粉适量（约相当于阿司匹林0.5g），精密称定，置100ml量瓶中，用1%冰醋酸的甲醇溶液振摇使阿司匹林溶解，并稀释至刻度，摇匀，用滤膜滤过，取续滤液作为供试品溶液。

2）对照品溶液的制备　取水杨酸对照品约15mg，精密称定，置50ml量瓶中，加1%冰醋酸的甲醇溶液溶解并稀释至刻度，摇匀，精密量取5ml，置100ml量瓶中，用1%冰醋酸的甲醇溶液稀释至刻度，摇匀，作为对照品溶液。

3）测定　以上溶液配制好后立即精密量取对照品溶液与供试品溶液各10μl分别注入液相色谱仪，

记录色谱图。用十八烷基硅烷键合硅胶为填充剂；以乙腈－四氢呋喃－冰醋酸－水（20：5：5：70）为流动相；检测波长为303nm。供试品溶液色谱图中如有与水杨酸峰保留时间一致的色谱峰，按外标法以峰面积计算，不得超过阿司匹林标示量的0.3%。

（2）溶出度

1）测定前准备工作　在测定前，应按照使用说明书以及《中国药典》的规定，安装溶出度仪。确认仪器处于水平状态，转轴的垂直度应与溶出杯的中心线相吻合；转篮旋转时，篮轴与溶出杯的垂直轴在任一点的偏离均不得大于2mm，转篮下缘的摆动幅度不得偏离轴心1.0mm。安装转篮，使转篮底部距溶出杯的内底部25mm±2mm。

2）分别量取以盐酸溶液（稀盐酸24ml加水至1000ml，即得）500ml置各溶出杯内，实际量取的体积与规定体积的偏差应在±1%范围之内。

3）开机预热。

4）待溶出介质温度恒定在37℃±0.5℃后，取供试品6片分别投入6个干燥的转篮内，将转篮降入溶出杯中，注意避免供试品表面产生气泡，启动，转速为每分钟100转，依法操作，经30分钟时，取溶液10ml滤过，取续滤液作为供试品溶液，自取样至滤过应在30秒内完成，平行做两个。

5）另取阿司匹林对照品，精密称定，加1%冰醋酸的甲醇溶液溶解并稀释制成每1ml中含0.08mg的溶液，作为阿司匹林对照品溶液；取水杨酸对照品，精密称定，加1%冰醋酸的甲醇溶液溶解并稀释制成每1ml中含0.01mg的溶液，作为水杨酸对照品溶液。

6）照含量测定项下的色谱条件，精密量取供试品溶液、阿司匹林对照品溶液与水杨酸对照品溶液各10μl，分别注入液相色谱仪，记录色谱图。按外标法以峰面积分别计算每片中阿司匹林与水杨酸含量，将水杨酸含量乘以1.304后，与阿司匹林含量相加即得每片溶出量。限度为标示量的80%，应符合规定。

7）结果处理与判定　按照以下公式计算溶出量：

$$溶出量(\%)=\frac{A\times D\times V}{E_{1cm}^{1\%}\times L\times 100\times S}\times 100\%$$

式中，A为供试品溶液的吸光度；D为稀释倍数；V溶出介质的体积，ml；$E_{1cm}^{1\%}$为吸收系数；L为吸收池光路长度，cm；S为供试品的标示量，g。

（3）片重差异检查

1）取空称量瓶，精密称定重量；再取供试品20片，置此称量瓶中，精密称定。两次称量值之差即为20片供试品的总重量，除以20，得平均片重（$\overline{W}$）。

2）从已称定总重量的20片供试品中，依次用镊子取出1片，分别精密称定重量，得各片重量。

3）记录与计算　记录每次称量数据；求出平均片重（$\overline{W}$），保留3位有效数字。修约至3位有效数字，选择重量差异限度。按《中国药典》规定的重量差异限度，求出允许片重范围（$\overline{W}\pm\overline{W}\times$重量差异限度）。

4. 含量测定

（1）色谱条件与系统适用性试验　用十八烷基硅烷键合硅胶为填充剂；以乙腈－四氢呋喃－冰醋酸－水（20：5：5：70）为流动相；检测波长为276nm。理论板数按阿司匹林峰计算不低于3000，阿司匹林峰与水杨酸峰的分离度应符合要求。

（2）测定

1）供试品溶液制备　取本品20片，精密称定，充分研细，精密称取细粉适量（约相当于阿司匹林10mg），置100m容量瓶中，用1%冰醋酸的甲醇溶液强烈振摇使阿司匹林溶解，并用1%冰醋酸的甲醇溶液稀释至刻度，摇匀，滤膜滤过，取续滤液作为供试品溶液。

2）对照品溶液制备　取阿司匹林对照品，精密称定，加1%冰醋酸的甲醇溶液振摇使溶解并定量稀释制成每1ml中约含0.1mg的溶液。

3）精密量取10μl注入液相色谱仪，记录色谱图。

4）结果处理与判定　按外标法以峰面积计算，计算公式如下：

$$\text{片剂标示量}(\%)=\frac{C_x\times D\times V\times \overline{W}}{m_s\times S}\times 100\%$$

式中，C_x为供试品的浓度，mg/ml；V为供试品溶液的定容体积，ml；D为稀释倍数；m_s为供试品的取样量，g；S为标示量，mg；$\overline{W}$为平均片重，g。

【实训报告】

阿司匹林片的质量检测记录

品　　名：______________　　批　　号：______________

规　　格：______________　　检验日期：______________

检定依据：《中国药典》2020年版

检测环境：温度：______________　　湿　　度：______________

性　　状：______________

检查

【鉴别】(1) 取细粉________g，加水10ml，煮沸，放冷，加三氯化铁试液1滴，即显紫________色。

(2) 供试品保留时间：________，对照品保留时间：________

对照品是否一致：□一致　□不一致

【检查】

<table>
<tr><th>项目</th><th>结果</th><th>判定</th></tr>
<tr><td>游离水杨酸</td><td>含量：__________</td><td>□符合规定
□不符合规定</td></tr>
<tr><td>溶出度检查</td><td><table><tr><td>序号</td><td>1</td><td>2</td><td>3</td><td>4</td><td>5</td><td>6</td><td>平均</td></tr><tr><td>溶出量（%）</td><td></td><td></td><td></td><td></td><td></td><td></td><td></td></tr></table>限度为标示量的80%</td><td>□符合规定
□不符合规定</td></tr>
<tr><td>片重差异检查</td><td><table><tr><td>序号</td><td>1</td><td>2</td><td>3</td><td>4</td><td>5</td><td rowspan="4">平均片重
g</td></tr><tr><td>片重 g</td><td></td><td></td><td></td><td></td><td></td></tr><tr><td>序号</td><td>6</td><td>7</td><td>8</td><td>9</td><td>10</td></tr><tr><td>片重 g</td><td></td><td></td><td></td><td></td><td></td></tr><tr><td>序号</td><td>11</td><td>12</td><td>13</td><td>14</td><td>15</td><td></td></tr><tr><td>片重 g</td><td></td><td></td><td></td><td></td><td></td><td></td></tr><tr><td>序号</td><td>16</td><td>17</td><td>18</td><td>19</td><td>20</td><td></td></tr><tr><td>片重 g</td><td></td><td></td><td></td><td></td><td></td><td></td></tr></table></td><td>□符合规定
□不符合规定</td></tr>
</table>

【含量测定】

片剂标示量(%) = $\frac{C_x \times D \times V \times 平均片重}{m_s \times 标示量}$ × 100% = ——————— × 100%

=

结论：　　　　　　　　□符合规定　　　　　　　　□不符合规定

检验人：　　　　　　　　　　　　　　　　　　　复核人：

【注意事项】

1. 按实际情况记录供试品的来源、规格、批号、数量等信息。
2. 凡检查了溶出度的片剂不再检查崩解时限，因此本供试品“其他”项下只检查重量差异。
3. 在实训过程中，要及时、真实记录。
4. 按照标准操作规程操作各仪器。

【思考题】

1. 溶出度测定取样时，从取样到过滤为什么应在30秒内完成？
2. 为什么含量测定时，不直接使用重量差异检查时的平均片重？

答案解析

目标检测

一、选择题

（一）A型题

1. 凡规定检查含量均匀度的片剂，一般不再进行（　）

A. 崩解时限检查　　B. 重量差异检查　　C. 溶出度检查

D. 含量检查　　E. 微生物限度检查

2.《中国药典》2020年版规定，片剂崩解时限检查的取样量是（　）片

A. 5　　B. 6　　C. 10

D. 12　　E. 20

3. 片剂含量表示方法是（　）

A. g/10g　　B. g/ml　　C. g/L

D. 百分含量　　E. 百分标示量

4. 某片剂每片主药含量应为0.40g，测得压片前颗粒中主药百分含量为80%，片重约是（　）

A. 0.2g　　B. 0.32g　　C. 0.50g

D. 0.56g　　E. 0.64g

（二）X型题

5. 片剂的常规检查项目有（　）

A. 片重差异检查　　B. 崩解度检查　　D. 溶出度检查

D. 脆碎度检查　　E. 含量均匀度检查

6. 受硬脂酸镁干扰的含量测定方法有（　）

A. 分光光度法　　B. 直接滴定法　　C. 配位滴定法

D. 氧化还原法　　E. 含量均匀度检查

二、简答题

1. 简述崩解时限检查法、溶出度测定法和含量均匀度检查法的基本概念和常用技术。
2. 硬脂酸镁在非水滴定中的干扰如何排除？

三、计算题

维生素 B_2 片含量测定：取 20 片称重 0.2408g，研细，精密称取 0.0110g，置 1000ml 容量瓶，加 10% 醋酸溶液 2ml 和 14% 醋酸钠溶液 7ml，摇匀，用水定容到刻度，照分光光度法，在 444nm 测吸光度为 0.312，$E_{1cm}^{1\%}=323$。规格：10mg。计算标示量%。

书网融合……

知识回顾　　微课　　习题

（黄　璇）

PPT

第二十一章 注射剂分析

学习引导

注射剂是广泛应用于临床的一种常规剂型，与口服制剂不同，注射剂是无菌制剂，其所用原辅料和制备工艺更加严格、环境洁净度要求更高、质量检查项目也不一样。配制注射剂时，可根据需要加入适宜的附加剂，如渗透压调节剂、pH 调节剂、增溶剂、助溶剂、抗氧剂、抑菌剂、乳化剂、助悬剂等。附加剂的选择不仅对药物疗效和安全性有影响，也会影响注射剂的质量检查。

本章以注射剂为例，介绍注射剂的概念和分类、分析基本步骤、制剂常规检查、含量/效价测定等内容。

学习目标

思政素养目标

通过对注射剂的质量分析，使学生养成“敬畏生命、人民至上”的信念，做到严谨笃实、客观公正、依法检验、实事求是地对待所有药品的检验，做好药品质量安全的守护者。

知识要求

1. **掌握** 注射剂的常规检查项目和检查方法；附加成分的干扰类型和排除方法；含量测定方法和结果的计算。

2. **熟悉** 注射剂分析的基本步骤。

3. **了解** 注射剂的分类。

技能要求

能熟练运用《中国药典》2020 年版进行注射剂的质量分析。

为了方便运输、使用和贮藏药物，更好地发挥其疗效、降低毒副反应，在临床使用前往往将药物制备成适当的剂型，称为药物制剂。《中国药典》2020 年版四部收载的药物制剂共有 39 种。

制剂分析主要是利用物理、化学、微生物学的方法对不同剂型的药物进行分析，以检验其是否符合药品质量标准的要求。本章将重点介绍注射剂的分析。

第一节　概　述

一、注射剂的概念和分类

（一）概念

注射剂系指药物与适宜的溶剂或分散介质制成的供注入体内的灭菌溶液、乳状液或混悬液及供临用前配制或稀释成溶液或混悬液的粉末或浓溶液的无菌制剂。

（二）注射剂的分类

注射剂可分为注射液、注射用无菌粉末和注射用浓溶液三类。

1. 注射液　系指原料药物或与适宜的辅料制成的供注入体内的无菌液体制剂，包括溶液型、乳状液型或混悬型等注射液。可用于皮下注射、皮内注射、肌内注射、静脉注射、静脉滴注、鞘内注射、椎管内注射等。其中，供静脉滴注用的大容量注射液（除另有规定外，一般不小于100ml，生物制品一般不小于50ml）也可称为输液。如盐酸精氨酸注射液、黄体酮注射液、醋酸可的松注射液等。

2. 注射用无菌粉末　系指原料药物或与适宜辅料制成的供临用前无菌溶液配制成注射液的无菌粉末或无菌块状物，一般采用无菌分装或冷冻干燥法制得。可用适宜的注射用溶剂配制后注射，也可用静脉输液配制后静脉滴注。以冷冻干燥法制备的生物制品注射用无菌粉末，也可称为注射用冻干制剂。如注射用青霉素钠、注射用环磷酰胺、辅酶A的粉针剂等。

3. 注射用浓溶液　系指原料药物与适宜辅料制成的供临用前稀释后静脉滴注用的无菌浓溶液。如注射用唑来膦酸浓溶液等。

二、注射剂分析的基本步骤

注射剂是目前应用最广泛的剂型之一，注射剂分析遵循制剂分析的一般步骤，首先对注射剂的色泽、澄明度等外观性状进行观察，然后进行pH、渗透压等物理常数的测定，再进行鉴别试验，鉴别无误后进行检查（包括限量检查、特性检查、生物检查和有关物质检查），最后进行注射剂的含量或效价测定。

第二节　注射剂的制剂常规检查

《中国药典》2020年版通则0102规定注射剂的制剂常规检查项目有：装量、装量差异、渗透压摩尔浓度、可见异物、不溶性微粒、中药注射剂有关物质、重金属及有害元素残留量、无菌、细菌内毒素或热原。

一、装量检查

为了保证注射剂的注射用量不少于标示量，需要对注射液和注射用浓溶液的装量进行检查，并应符合规定。

（一）一般供试品检查法

供试品标示装量不大于2ml者，取供试品5支（瓶）；2ml以上至50ml者，取供试品3支（瓶）。开启时注意避免损失，将内容物分别用相应体积的干燥注射器及注射针头抽尽，然后缓慢连续地注入经标化的量入式量筒内（量筒的大小应使待测体积至少占其额定体积的40%，不排尽针头中的液体），在室温下检视。测定油溶液、乳状液或混悬液时，应先加温（如有必要）摇匀，再用干燥注射器及注射针头抽尽后，同前法操作，放冷（加温时），检视。每支（瓶）的装量均不得少于其标示量。

（二）生物制品多剂量供试品检查法

取供试品1支（瓶），按标示的剂量数和每剂的装量，分别用注射器抽出，按上述步骤测定单次剂量，应不低于标示量。

（三）标示装量为50ml以上的注射液及注射用浓溶液检查法

照最低装量检查法（《中国药典》2020年版通则0942）检查，应符合规定。也可采用重量除以相对密度计算装量，方法如下：准确量取供试品，精密称定，求出每1ml供试品的重量（即供试品的相对密度）；精密称定用干燥注射器及注射针头抽出或直接缓慢倾出供试品内容物的重量，再除以供试品相对密度，得出相应的装量。

（四）预装式注射器和弹筒式装置的供试品检查法

标示装量不大于2ml者，取供试品5支（瓶）；2ml以上至50ml者，取供试品3支（瓶）。供试品与所配注射器、针头或活塞装配后将供试品缓慢连续注入容器（不排尽针头中的液体），按单剂量供试品要求进行装量检查，应不低于标示量。

二、装量差异检查

为了保证药物含量均匀性，保证临床用药剂量的准确性，需要对注射用无菌粉末进行装量差异检查，并应符合规定。

具体检查方法为：取供试品5瓶（支），除去标签、铝盖，容器外壁用乙醇擦净，干燥，开启时注意避免玻璃屑等异物落入容器中，分别迅速精密称定；容器为玻璃瓶的注射用无菌粉末，首先小心开启内塞，使容器内外气压平衡，盖紧后精密称定。然后倾出内容物，容器用水或乙醇洗净，在适宜条件下干燥后，再分别精密称定每一容器的重量，求出每瓶（支）的装量与平均装量。每瓶（支）装量与平均装量相比较（如有标示装量，则与标示装量相比较），应符合表21－1的规定，如有1瓶（支）不符合规定，应另取10瓶（支）复试，应符合规定。

表21－1　注射用无菌粉末装量差异限度

平均装量或标示装量	装量差异限度
0.05g及0.05g以下	±15%
0.05g以上至0.15g	±10%
0.15g以上至0.50g	±7%
0.50g以上	±5%

凡规定检查含量均匀度的注射用无菌粉末，一般不再进行装量差异检查。

三、渗透压摩尔浓度测定

生物膜，例如人体的细胞膜或毛细血管壁，一般具有半透膜的性质，溶剂通过半透膜由低浓度向高浓度溶液扩散的现象称为渗透，阻止渗透所需要施加的压力，称为渗透压。在涉及溶质扩散或通过生物膜的液体转运的各种生物过程中，渗透压都起着极其重要的作用。注射剂要有一定的渗透压，其渗透压要求与血浆渗透压相等或接近；静脉输液应尽可能与血液等渗。因此，在制备注射剂时，必须关注其渗透压，处方中添加了渗透压调节剂的制剂，均应控制其渗透压摩尔浓度。

静脉输液、营养液、电解质或渗透利尿药（如甘露醇注射液）等制剂，应在药品说明书上标明其渗透压摩尔浓度，以便临床医生根据实际需要对所用制剂进行适当的处置（如稀释）。正常人体血液的渗透压摩尔浓度范围为285～310mOsmol/kg，0.9%氯化钠溶液或5%葡萄糖溶液的渗透压摩尔浓度与人体血液相当。溶液的渗透压，依赖于溶液中溶质粒子的数量，是溶液的依数性之一，通常以渗透压摩尔浓度（Osmolality）来表示，它反映的是溶液中各种溶质对溶液渗透压贡献的总和。

渗透压摩尔浓度的单位，通常以每千克溶剂中溶质的毫渗透压摩尔来表示，可按公式（21－1）计算毫渗透压摩尔浓度（mOsmol/kg）。

$$\text{毫渗透压摩尔浓度(mOsmol/kg)} = \frac{\text{每千克溶剂中溶解的溶质克数}}{\text{分子量}} \times n \times 1000 \qquad (21-1)$$

式中，n 为一个溶质分子溶解或解离时形成的粒子数。在理想溶液中，例如葡萄糖 $n=1$，氯化钠或硫酸镁 $n=2$，氯化钙 $n=3$，枸橼酸钠 $n=4$。

在生理范围及很稀的溶液中，其渗透压摩尔浓度与理想状态下的计算值偏差较小；随着溶液浓度增加，与计算值比较，实际渗透压摩尔浓度下降。例如0.9%氯化钠注射液，按上式计算，毫渗透压摩尔浓度是 $2\times1000\times9/58.4=308$mOsmol/kg，而实际上在此浓度时氯化钠溶液的 n 稍小于2，其实际测得值是286mOsmol/kg。这是由于在此浓度条件下，一个氯化钠分子解离所形成的两个离子会发生某种程度的缔合，使有效离子数减少的缘故。复杂混合物（如水解蛋白注射液）的理论渗透压摩尔浓度不容易计算，因此往往采用实际测定值表示。

通常采用测量溶液的冰点下降来间接测定其渗透压摩尔浓度。在理想的稀溶液中，冰点下降符合 $\Delta T_f = K_f \cdot m$ 的关系，式中，ΔT_f 为冰点下降，K_f 为冰点下降常数（当水为溶剂时为1.86），m 为重量摩尔浓度。而渗透压符合 $P_o = K_o \cdot m$ 的关系，式中，P_o 为渗透压，K_o 为渗透压常数，m 为溶液的重量摩尔浓度。由于两式中的浓度等同，故可以用冰点下降法测定溶液的渗透压摩尔浓度。

（一）仪器

用冰点下降的原理设计的渗透压摩尔浓度测定仪通常由制冷系统、用来测定电流或电位差的热敏探头和振荡器（或金属探针）组成。测定时将探头浸入供试溶液中心，并降至仪器的冷却槽中。启动制冷系统，当供试溶液的温度降至凝固点以下时，仪器采用振荡器（或金属探针）诱导溶液结冰，自动记录冰点下降的温度。仪器显示的测定值可以是冰点下降的温度，也可以是渗透压摩尔浓度。

（二）渗透压摩尔浓度测定仪校正用标准溶液的制备

取基准氯化钠试剂，于500～650℃干燥40～50分钟，置干燥器（硅胶）中放冷至室温。根据需要，按表21－2中所列数据精密称取适量，溶于1kg水中，摇匀，即得。

表 21－2　渗透压摩尔浓度测定仪校正用标准溶液

每 1kg 水中氯化钠的重量（g）	毫渗透压摩尔浓度（mOsmol/kg）	冰点下降温度 ΔT（℃）
3. 087	100	0. 186
6. 260	200	0. 372
9. 463	300	0. 558
12. 684	400	0. 744
15. 916	500	0. 930
19. 147	600	1. 116
22. 380	700	1. 302

（三）供试品溶液

除另有规定外，供试品应结合临床用法，直接测定或按各品种项下规定的具体溶解或稀释方法制备供试品溶液，并使其摩尔浓度处于表 21－2 中测定范围内。例如注射用无菌粉末，可采用药品标签或说明书中的规定溶剂溶解并稀释后测定。需特别注意的是，供试品溶液经稀释后，粒子间的相互作用与原溶液有所不同，一般不能简单地将稀释后的测定值乘以稀释倍数来计算原溶液的渗透压摩尔浓度。

（四）测定法

按仪器说明书操作，首先取适量新沸放冷的水调节仪器零点，然后由表 21－2 中选择两种标准溶液（供试品溶液的渗透压摩尔浓度应介于两者之间）校正仪器，再测定供试品溶液的渗透压摩尔浓度或冰点下降值。

除另有规定外，静脉输液及椎管注射用注射液按各品种项下的规定，照渗透压摩尔浓度测定法测定，并应符合规定。

四、可见异物检查

可见异物系指存在于注射剂中，在规定条件下目视可以观测到的不溶性物质，其粒径或长度通常大于 50μm。注射剂中若有不溶性物质，使用后可能引起脉管炎、过敏反应，较大的微粒甚至会堵塞毛细血管。因此，注射剂在出厂前，应采用适宜的方法逐一进行可见异物检查并同时剔除不合格产品。临用前，需在自然光下目视检查（避免阳光直射），如有可见异物，不得使用。

可见异物检查法按照《中国药典》2020 年版通则 0904 进行检查，有灯检法和光散射法两种。一般常用灯检法，也可采用光散射法。灯检法不适用的品种，如用深色透明容器包装或液体色泽较深（一般深于各标准比色液 7 号）的品种可选用光散射法；混悬型、乳状液型注射液不能使用光散射法。

结果规定，供试品中不得检出金属屑、玻璃屑、长度超过 2mm 的纤维、最大粒径超过 2mm 的块状物以及静置一定时间后轻轻旋转时肉眼可见的烟雾状微粒沉积物、无法计数的微粒群或摇不散的沉淀，以及在规定时间内较难计数的蛋白质絮状物等明显可见异物。供试品中如检出点状物、2mm 以下的短纤维和块状物等微细可见异物，生化药品或生物制品若检出半透明的小于 1mm 的细小蛋白质絮状物或蛋白质颗粒等微细可见异物，除另有规定外，生物制品注射液、非生物制品注射液、注射用无菌制剂均应符合《中国药典》2020 年版通则 0904 的规定，详见表 21－3、表 21－4 和表 21－5。

表 21－3　生物制品注射液结果判定

类别	微细可见异物限度	
	初试 20 支（瓶）	初、复试 40 支（瓶）
注射液	装量 50ml 及以下，每支（瓶）中微细可见异物不得超过 3 个 装量 50ml 及以上，每支（瓶）中微细可见异物不得超过 5 个 如仅有 1 支（瓶）超出，符合规定 如检出 2 支（瓶）超出，复试 如检出 3 支（瓶）及以上超出，不符合规定	2 支（瓶）以上超出，不符合规定

表 21－4　非生物制品注射液结果判定

类别		微细可见异物限度	
		初试 20 支（瓶）	初、复试 40 支（瓶）
注射液	静脉用	如 1 支（瓶）检出，复试 如 2 支（瓶）或以上检出，不符合规定	超过 1 支（瓶）检出，不符合规定
	非静脉用	如 1～2 支（瓶）检出，复试 如 2 支（瓶）以上检出，不符合规定	超过 2 支（瓶）检出，不符合规定

表 21－5　注射用无菌制剂结果判定

类别		每支（瓶）中微细可见异物限度
生物制品	复溶体积 50ml 及以下	≤3 个
	复溶体积 50ml 以上	≤5 个
非生物制品	冻干	≤3 个
	非冻干	≤5 个

五、不溶性微粒检查

除另有规定外，可见异物检查符合规定后，用于静脉注射、静脉滴注、鞘内注射、椎管内注射的溶液型注射液、注射用无菌粉末及注射用浓溶液还需要进行不溶性微粒大小及数量的检查，并应符合规定。

不溶性微粒检查法按照《中国药典》2020 年版通则 0903 进行检查，有光阻法和显微计数法两种。当光阻法测定结果不符合规定或供试品不适于用光阻法测定时，应采用显微计数法进行测定，并以显微计数法的测定结果作为判定依据。光阻法不适用于黏度过高和易析出结晶的制剂，也不适用于进入传感器时容易产生气泡的注射剂。对于黏度过高、采用两种方法都无法直接测定的注射液，可用适宜的溶剂稀释后测定。

知识链接

不溶性微粒检测仪

不溶性微粒检测仪主要包括取样器、传感器和计算机控制的检测及数据处理系统三部分，应用在药品检测领域，采用光阻法技术中的传感器原理检查静脉用注射剂及供静脉注射用无菌原料药中不溶性微粒的大小和数量。

被检测的液体通过专门设计的流通室，与液体流向垂直的入射光束由于被液体中的粒子阻挡而减弱，从而使传感器输出的信号降低，这种信号变化与粒子通过光束时的截面积大小成正比，这种比例关系可以反映粒子的大小。每一个粒子通过光束时引起一个电压脉冲信号，脉冲信号的多少反映了粒子的数量。

结果规定，标示装量为100ml或100ml以上的静脉用注射液，除另有规定外，光阻法为每1ml中含10μm及10μm以上的微粒数不得过25粒，含25μm及25μm以上的微粒数不得过3粒；而显微计数法分别为12粒、2粒。标示装量为100ml以下的静脉用注射液、静脉注射用无菌粉末、注射用浓溶液及供注射用无菌原料药，除另有规定外，光阻法为每个供试品容器（份）中含10μm及10μm以上的微粒数不得过6000粒，含25μm及25μm以上的微粒数不得过600粒；而显微计数法分别为3000粒、300粒。

第三节　注射剂的含量/效价测定

为了保证药液的稳定性，减少其对人体组织的刺激性，抑制微生物生长，注射剂在制备成溶液的过程中，常常会加入一些附加剂。如调节酸度的pH调节剂、调节等渗的渗透压调节剂、防止或延缓药物氧化的抗氧剂（如焦亚硫酸钠、维生素C、亚硫酸氢钠、亚硫酸钠、硫代硫酸钠等）、抑制微生物生长的抑菌剂、增溶剂与助溶剂和局部止痛剂等。虽然这些附加成分不会全部对含量/效价测定产生影响，但是其中的某些附加剂对注射剂的含量测定可能会带来干扰，测定时需予以排除。

一、附加剂不干扰含量/效价测定

当注射剂处方比较简单，或注射剂中主药的含量较大、无附加成分或附加成分不干扰主药测定时，可以直接进行注射剂主药的含量/效价测定。

二、附加剂干扰含量/效价测定

当附加成分对主药的含量/效价测定产生干扰时，可分别采用以下方法进行排除。

（一）抗氧剂的干扰和排除 微课

具有还原性药物的注射剂，在生产时常需要加入焦亚硫酸钠、维生素C、亚硫酸氢钠、亚硫酸钠、硫代硫酸钠等抗氧剂来增加药物稳定性。这些附加成分有较强的还原性，有些还具紫外吸收特性，主要对以氧化还原反应为原理的氧化还原滴定法和亚硝酸钠滴定法、紫外-可见分光光度法（如维生素C）等产生干扰。可分别采用以下方法进行排除。

1. 加入掩蔽剂　常用的掩蔽剂有丙酮和甲醛。当采用碘量法、铈量法、亚硝酸钠滴定法测定含有亚硫酸钠、亚硫酸氢钠、焦亚硫酸钠等作为抗氧剂的注射剂中主药的含量时，这些抗氧剂对含量测定会产生干扰，使测定结果偏高，可利用丙酮或甲醛能与这些抗氧剂发生亲核加成反应，生成加成产物，从而排除干扰。反应式如下：

$$Na_2S_2O_5 + H_2O \longrightarrow 2NaHSO_3$$

$$CH_3\overset{O}{\overset{\|}{C}}CH_3 + NaHSO_3 \longrightarrow H_3C-\underset{SO_3Na}{\underset{|}{\overset{OH}{\overset{|}{C}}}}-CH_3$$

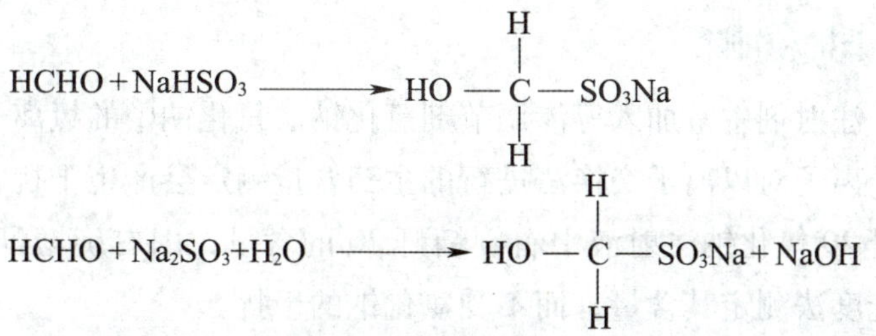

例如，维生素C注射液中含有还原性更强的抗氧剂亚硫酸氢钠，若采用碘量法测定维生素C注射液的含量，抗氧剂亚硫酸氢钠也会消耗碘滴定液，使得测定结果偏高。因此，《中国药典》2020年版规定加入丙酮作掩蔽剂，以消除亚硫酸氢钠对维生素C注射液含量测定的干扰。

丙酮和甲醛都可掩蔽亚硫酸钠、亚硫酸氢钠、焦亚硫酸钠，但在选择时还应注意甲醛自身的还原性。

2. 加酸后加热分解　亚硫酸钠、亚硫酸氢钠和焦亚硫酸钠在强酸性条件下都可分解，产生二氧化硫气体，经加热可全部逸出而除去。分解反应如下：

$$Na_2S_2O_5 + H_2O \longrightarrow 2NaHSO_3$$

$$NaHSO_3 + HCl \longrightarrow H_2SO_3 + NaCl$$

$$H_2SO_3 \xrightarrow{\triangle} SO_2\uparrow + H_2O$$

$$Na_2S_2O_3 + 2HCl \longrightarrow H_2S_2O_3 + 2NaCl$$

$$H_2S_2O_3 \longrightarrow H_2SO_3 + S\downarrow$$

$$H_2SO_3 \xrightarrow{\triangle} SO_2\uparrow + H_2O$$

例如，盐酸普鲁卡因胺注射液中常加入亚硫酸氢钠作抗氧剂，对亚硝酸钠滴定法会产生干扰。因此，《中国药典》2020年版在用亚硝酸钠滴定法进行盐酸普鲁卡因胺注射液的含量测定时，规定加入盐酸溶液（1→2）并迅速煮沸，使抗氧剂分解，并且盐酸也参与滴定反应，以消除干扰。

3. 加入弱氧化剂氧化　一些弱氧化剂如过氧化氢或硝酸，能将亚硫酸盐或亚硫酸氢盐氧化成硫酸盐或硫酸氢盐，而不氧化被测药物，同时也不消耗滴定液，以此来排除抗氧剂的干扰。反应式如下：

$$Na_2SO_3 + H_2O_2 \longrightarrow Na_2SO_4 + H_2O$$

$$NaHSO_3 + H_2O_2 \longrightarrow NaHSO_4 + H_2O$$

$$Na_2SO_3 + 2HNO_3 \longrightarrow Na_2SO_4 + 2NO_2\uparrow + H_2O$$

$$2NaHSO_3 + 4HNO_3 \longrightarrow Na_2SO_4 + 4NO_2\uparrow + H_2SO_4 + 2H_2O$$

4. 利用主药和抗氧剂紫外吸收光谱的差异进行测定　当维生素C作为抗氧剂时，由于其本身具有紫外吸收的特性，在243nm波长处有最大吸收，因此会对用紫外－可见分光光度法进行药物含量测定产生干扰。可以利用主药和抗氧剂维生素C紫外吸收光谱的差异，选择不同的吸收波长进行测定，以排除干扰。

例如，盐酸氯丙嗪注射液中加入维生素C作抗氧剂。盐酸氯丙嗪在紫外光区的254nm和306nm波长处有两个吸收峰，而抗氧剂维生素C的最大吸收峰在243nm波长处，其在254nm处也有一定的吸收，会干扰含量测定。但维生素C在306nm波长处却没有吸收，因此，可以选择306nm作为盐酸氯丙嗪注射液含量测定的吸收波长，以排除维生素C的干扰。

即学即练 21－1

具有还原性药物的注射剂，在生产时常常可以加入哪些抗氧剂？

答案解析

（二）等渗调节剂的干扰和排除

为了配成等渗溶液，注射剂中常加入等渗调节剂氯化钠。氯化钠中的氯离子对以银量法进行的主药含量测定会产生干扰，钠离子对以离子交换法进行的主药含量测定会产生干扰，应设法排除。

例如，测定右旋糖酐20氯化钠注射液中右旋糖酐20的含量，因右旋糖酐20具旋光性，而氯化钠无旋光性，故可采用旋光度法测定其含量，而不受氯化钠的干扰。

又如，复方乳酸钠葡萄糖注射液中乳酸钠的含量测定，由于注射液中含有氯化钠，当用离子交换法测定乳酸钠的含量时，氯化钠会干扰其测定。测定步骤如下。

1. 用强酸性阳离子交换树脂进行离子交换、洗脱

$$R-SO_3H+CH_3CHOHCOONa \longrightarrow R-SO_3Na+CH_3CHOHCOOH$$

$$R-SO_3H+NaCl \longrightarrow R-SO_3Na+HCl$$

2. 用氢氧化钠滴定液滴定

$$CH_3CHOHCOOH+NaOH \longrightarrow CH_3CHOHCOONa+H_2O$$

$$HCl+NaOH \longrightarrow NaCl+H_2O$$

氢氧化钠滴定液在滴定由乳酸钠经阳离子交换树脂进行离子交换后洗脱得到的乳酸的同时会一并滴定由氯化钠经阳离子交换树脂进行离子交换后洗脱得到的盐酸，使得测定结果偏高。因此，必须另外用银量法测定复方乳酸钠葡萄糖注射液中氯化钠的含量，再将氯化钠所消耗的硝酸银的物质的量从用离子交换法中所消耗的氢氧化钠的物质的量中扣除，从而求得注射液中乳酸钠的含量。

（三）助溶剂的干扰和排除

注射剂中常会添加一些既能帮助主药溶解又能使注射液比较稳定的物质，即助溶剂。助溶剂的存在可能会对主药的含量测定产生干扰。

例如，葡萄糖酸钙在水中的溶解度仅为3%，若要配制成10%的葡萄糖酸钙注射液，往往会加入乳酸钙、乳糖酸钙或氢氧化钙等钙盐作为助溶剂。当用配位滴定法进行葡萄糖酸钙注射液中主药的含量测定时，钙盐助溶剂会消耗滴定液，导致测定结果偏高。为排除干扰，常在制备过程中控制钙盐助溶剂的用量。《中国药典》2020年版规定，本品加入的钙盐按钙（Ca）计算，不得超过葡萄糖酸钙中含有钙量的5.0%。

（四）溶剂水的干扰和排除

注射剂一般以水作溶剂，因此当采用非水溶液滴定法测定主药含量时，溶剂水对非水溶液滴定法会产生干扰，必须将溶剂水先行除去，再进行测定。如果主药具热稳定性，则测定前可在水浴上加热蒸发或在105℃下干燥除去水分，然后再按非水溶液滴定法测定；如果主药遇热容易分解，则可在适当的pH条件下，先用有机溶剂提取主药，再按原料药的方法进行测定。

例如，乳酸钠注射液的含量测定，《中国药典》2020年版规定在105℃干燥1小时，然后再用非水溶液滴定法测定其含量。

（五）溶剂油的干扰和排除

脂溶性药物在制备成注射剂时，往往将其配成油溶液，而且油溶液进行肌内注射时，还能够延长作用时间。我国多采用麻油、茶油或核桃油作为注射用油溶剂。由于注射用油中常含有甾醇及三萜类物质，有可能对主药的含量测定产生干扰，消除干扰的方法有以下几种。

1. 有机溶剂稀释法　主药含量较高的注射用油溶液，若测定方法中规定取样量较少，则可用有机溶剂先稀释，使注射用油对测定的干扰作用降至最小后再测定。例如己酸羟孕酮注射液是注射用油溶液，《中国药典》2020年版在进行含量测定时规定用内容量移液管精密量取适量，加甲醇定量稀释制成20μg/ml的供试品溶液，再用高效液相色谱法测定其含量。这个过程中，稀释后的主药浓度仅为原来浓度的1/1250，大大降低了溶剂油对含量测定的干扰作用。

2. 有机溶剂提取后再测定法　若采用有机溶剂稀释法仍不能排除溶剂油的干扰，则可以采用提取分离的方法，使主药和溶剂油分离，再按不同方法进行含量测定。例如黄体酮注射液的含量测定，先用乙醚溶解，再挥干乙醚，然后用甲醇分次提取黄体酮成分，制备成供试品溶液，最后用高效液相色谱法测定其含量。

综上所述，进行注射剂的含量测定时，如果附加剂不干扰测定，当注射剂主药含量较大时，可按原料药相同的方法或直接蒸干后用重量法测定含量；当注射剂主药含量较小时，采用上述方法会消耗较多供试品，可以选择样品用量少、灵敏度高的方法；如果附加剂干扰测定，应设法排除干扰后再进行含量测定。

知识拓展

2006年4月24日起，中山大学附属第三医院有患者使用齐齐哈尔第二制药厂生产的亮菌甲素注射液后出现急性肾衰竭临床症状。事件中共有65名患者使用了该批号的亮菌甲素注射液，导致13名患者死亡，另有2名患者受到严重伤害。广东省药品检验所紧急检验查明，该批号亮菌甲素注射液中含有毒有害物质二甘醇。经卫生部、原国家食品药品监督管理局组织医学专家论证，二甘醇是导致事件中患者急性肾衰竭的元凶。经食品药品监管部门、公安部门联合查明，齐齐哈尔第二制药厂的原辅料采购、质量检验工序管理不善，相关主管人员和相关工序责任人违反有关药品采购及质量检验的管理规定，购进了二甘醇冒充的丙二醇，并用于生产亮菌甲素注射液，最终导致严重后果。

该企业不按规定进行药品质量检验，开具虚假的药品合格检验报告，忽视药品安全，淡漠生命，事件给所有药检人员深刻警醒：药品检验务必严谨笃实，依法检验，实事求是，时刻当好药品安全的守护者！

三、注射剂含量/效价测定结果的计算

注射剂含量/效价测定结果的计算和片剂的计算方法相似，结果亦均以标示量的百分含量来表示，以判定含量测定结果是否符合药典的规定。按公式（21－2）计算。

$$\text{标示量}(\%)=\frac{\text{每支实际测得量}(g/ml)}{\text{标示量}(g/ml)}\times100\%$$

$$=\frac{\text{供试品测得量}(g)\times\text{每支容量}(ml)}{\text{供试品取用量}(ml)\times\text{标示量}(g)}\times100\% \qquad (21-2)$$

（一）滴定分析法

滴定分析法测定注射剂的含量/效价时，常用的滴定方式有两种，即直接滴定法和剩余滴定法。

1. 直接滴定法

$$\text{标示量}(\%)=\frac{V\times T\times F\times10^{-3}\times\text{每支容量}}{m\times S}\times100\% \qquad (21-3)$$

式中，V 为供试品消耗滴定液的体积，ml；T 为滴定度，mg/ml；F 为滴定液的浓度校正因数，$F=\frac{C_{实际}}{C_{规定}}$；m 为供试品的取样量，ml；S 为注射剂的标示量，g。

2. 剩余滴定法

$$标示量(\%)=\frac{(V_0-V)\times T\times F\times 10^{-3}\times 每支容量}{m\times S}\times 100\% \qquad (21-4)$$

式中，V 为供试品消耗滴定液的体积，ml；V_0 为空白试液消耗滴定液的体积，ml；T 为滴定度，mg/ml；F 为滴定液的浓度校正因数，$F=\frac{C_{实际}}{C_{规定}}$；m 为供试品的取样量，ml；S 为注射剂的标示量，g。

（二）紫外－可见分光光度法

紫外－可见分光光度法测定注射剂的含量/效价时，常用的测定方法有对照品对照法和吸收系数法。

1. 对照品对照法

$$标示量(\%)=\frac{C_R\times\frac{A_X}{A_R}\times V\times D\times 每支容量}{m\times S}\times 100\% \qquad (21-5)$$

式中，C_R 为对照品溶液的浓度，mg/ml；A_X 为供试品溶液的吸光度值；A_R 为对照品溶液的吸光度值；V 为初次配制溶液的体积，ml；D 为稀释倍数；m 为供试品的取样量，ml；S 为注射剂的标示量，mg。

2. 吸收系数法

$$标示量(\%)=\frac{\frac{A}{E_{1cm}^{1\%}\cdot L}\times\frac{1}{100}\times V\times D\times 每支容量}{m\times S}\times 100\% \qquad (21-6)$$

式中，A 为供试品溶液的吸光度值；$E_{1cm}^{1\%}$ 为供试品的百分吸收系数；L 为比色皿的厚度，cm；V 为初次配制溶液的体积，ml；D 为稀释倍数；m 为供试品的取样量，ml；S 为注射剂的标示量，g。

（三）色谱法

色谱法测定注射剂的含量/效价时，常用的测定方法有外标法和内标加校正因子法。

1. 外标法

$$标示量(\%)=\frac{C_R\times\frac{A_X}{A_R}\times V\times D\times 每支容量}{m\times S}\times 100\% \qquad (21-7)$$

式中，C_R 为对照品溶液的浓度，mg/ml；A_X 为供试品溶液的峰面积或峰高；A_R 为对照品溶液的峰面积或峰高；V 为初次配制溶液的体积，ml；D 为稀释倍数；m 为供试品的取样量，ml；S 为注射剂的标示量，mg。

2. 内标加校正因子法

$$校正因子 f=\frac{A_S/C_S}{A_R/C_R} \qquad (21-8)$$

$$标示量(\%)=\frac{f\times\frac{A_X}{A'_S/C'_S}\times V\times D\times 每支容量}{m\times S}\times 100\% \qquad (21-9)$$

式中，f 为校正因子；A_S 为含内标物的对照品溶液中内标物质的峰面积或峰高；C_S 为含内标物的对照品溶液中内标物质的浓度，mg/ml；A_R 为含内标物的对照品溶液中对照品的峰面积或峰高；C_R 为含内标物的对照品溶液中对照品的浓度，mg/ml；A_X 为含内标物的供试品溶液中供试品的峰面积或峰高；A'_S 为含内标物的供试品溶液中内标物质的峰面积或峰高；C'_S 是含有内标物质的供试品溶液中内标物质的浓度，mg/ml；V 为初次配制溶液的体积，ml；D 为稀释倍数；m 为供试品的取样量，ml；S 为注射剂的标示量，mg。

实例：盐酸美西律注射液（规格 2ml：100mg）的含量测定

取本品 10 支，倾倒出内容物，混匀，用移液管精密量取本品 2ml，置 200ml 量瓶中，用 0. 01mol/L 盐酸溶液定量稀释至刻度，摇匀；精密称取盐酸美西律对照品 0. 05020g，置 100ml 量瓶中，用 0. 01mol/L 盐酸溶液溶解并定量稀释至刻度，摇匀。分别取供试品溶液和对照品溶液，照紫外 - 可见分光光度法测定，在 261nm 波长处测得对照品溶液吸光度值为 0. 512，供试品溶液吸光度值为 0. 496，试计算本品的含量是否符合《中国药典》规定？《中国药典》2020 年版规定，本品含盐酸美西律（$C_{11}H_{17}NO \cdot HCl$）应为标示量的 95. 0% ~105. 0%。

解：

$$\text{标示量}\% = \frac{C_R \times \dfrac{A_X}{A_R} \times V \times D \times \text{每支容量}}{m \times S} \times 100\%$$

$$= \frac{0.5020\text{mg/ml} \times \dfrac{0.496}{0.512} \times 200\text{ml} \times 2\text{ml}}{2\text{ml} \times 100\text{mg}} \times 100\%$$

$$= 97.3\%$$

根据《中国药典》2020 年版规定，本品含盐酸美西律（$C_{11}H_{17}NO \cdot HCl$）应为标示量的 95. 0% ~ 105. 0%，故该供试品的含量测定结果符合规定。

实例分析 21 – 1

案例　某制药企业新生产一批西咪替丁氯化钠注射液（规格为 100ml：西咪替丁片 0. 2g 与氯化钠 0. 9g），已由取样人员抽取适量半成品送到质量管理部的样品收发室，并由收发人员做好检品接收登记和分发工作。假如你是仪器分析室的检验人员，请思考含量测定时，以下问题该怎么做？

讨论　1. 你该如何进行供试品溶液和对照品溶液的制备？

2. 怎样进行检品的含量计算？

答案解析

实践实训

实训项目十一　维生素 B_{12} 注射液的质量分析

【实训目的】

1. 掌握维生素 B_{12} 注射液的含量测定方法和结果计算。

2. 熟悉维生素 B_{12}注射液的鉴别和检查方法。

3. 了解维生素 B_{12}注射液（《中国药典》2020 年版二部）质量分析的内容。

【实训原理】

维生素 B_{12}为含钴的卟啉类化合物，制备成的注射液为粉红色至红色的澄明液体，属维生素类药物，主要用于巨幼细胞性贫血，也可用于神经炎的辅助治疗。

维生素 B_{12}的分子结构中具有共轭体系，在紫外、可见光下有特征性吸收，最大吸收波长分别是 361nm 和 550nm。因此，根据其吸收光谱的形状和最大吸收波长处吸光度的比值，可以进行定性鉴别；测定最大吸收波长处的吸光度值，再利用朗伯－比尔定律可以进行含量测定和结果计算。

【实训用品】

1. 试剂与药品 维生素 B_{12}注射液（1ml：0. 5mg）、pH 标准缓冲液、无菌检查用菌种、冲洗液和稀释液等。

2. 实训器材 紫外－可见分光光度计、石英比色皿、容量瓶、移液管、pH 计、烧杯、注射器（带针头）、量筒、伞棚式灯检仪、高压蒸汽灭菌锅、恒温培养箱、无菌检查用培养基、封闭式薄膜过滤器等。

【实训方法】

1. 性状 取本品目视观察，应为粉红色至红色的澄明液体。

2. 鉴别 取含量测定项下的供试品溶液，照紫外－可见分光光度法测定，供试品的吸收光谱图在 361nm 和 550nm 波长处应有最大吸收；361nm 波长处的吸光度与 550nm 波长处的吸光度比值应为3. 15 ~ 3. 45。

3. 检查

（1）pH　取本品 20ml，置 50ml 烧杯中，选用玻璃电极作指示电极、饱和甘汞电极或银－氯化银电极为参比电极的酸度计，分别用苯二甲酸盐标准缓冲液（25℃，pH 4. 01）和磷酸盐标准缓冲液（25℃，pH 6. 86）对 pH 计进行校正，校正无误后依法测定，pH 应为 4. 0 ~6. 0。

（2）装量　取本品 5 支，将内容物分别用相应体积的干燥注射器及注射针头抽尽（开启时注意避免损失），然后缓慢连续地注入经标化的量入式量筒内（量筒的大小应使待测体积至少占其额定体积的 40%，不排尽针头中的液体），在室温下检视，每支的装量均应不少于其标示量。

（3）可见异物　取本品 20 支，照可见异物检查法检查，应符合规定。

（4）无菌　取本品，照无菌检查法用薄膜过滤法检查，应符合规定。

4. 含量测定 避光操作。取本品 10 支，倾倒出内容物，混匀，精密量取本品 1ml，置 20ml 量瓶中，用纯化水定量稀释至刻度，摇匀，制备成含维生素 B_{12} 25μg/ml 的供试品溶液。照紫外－可见分光光度法测定，记录 361nm 波长处的吸光度值，按维生素 B_{12}（$C_{63}H_{88}CoN_{14}O_{14}P$）的吸收系数（$E_{1cm}^{1\%}$）为 207 计算供试品的百分标示量。《中国药典》2020 年版规定，本品含维生素 B_{12}（$C_{63}H_{88}CoN_{14}O_{14}P$）应为标示量的 90. 0% ~110. 0% 。

【实训报告】

维生素 B_{12} 注射液的质量检测记录

品　　名：＿＿＿＿＿＿＿＿＿＿　　批　　号：＿＿＿＿＿＿＿＿

规　　格：＿＿＿＿＿＿＿＿＿＿　　检验日期：＿＿＿＿＿＿＿＿

检定依据：《中国药典》2020 年版二部

检测环境：温度：＿＿＿＿＿＿＿　　湿　　度：＿＿＿＿＿＿＿＿

检验项目	标准规定	检验结果
性状	应为粉红色至红色的澄明液体	
鉴别	在 361nm 和 550nm 波长处应有最大吸收；361nm 波长处的吸光度与 550nm 波长处的吸光度比值应为 3.15～3.45	
检查	1. pH　应为 4.0～6.0。 2. 装量　每支的装量均应不少于其标示量。 3. 可见异物　应符合规定。 4. 无菌　应符合规定。	
含量测定	含维生素 B_{12} 应为标示量的 90.0%～110.0%。	

结论：　　□符合规定　　□不符合规定

检验人：　　　　复核人：

【注意事项】

1. 在用紫外－可见分光光度法进行定性鉴别和含量测定时，注意石英比色皿的使用。

2. pH 计的玻璃电极使用前要活化，使用时注意温度对 pH 的影响，读数要等示数显示稳定后再读，使用后玻璃电极保存在饱和 KCl 溶液中。

3. 装量差异检查时，安瓿瓶的开启注意避免损失。

4. 无菌检查法包括薄膜过滤法和直接接种法，只要供试品性质允许，应采用薄膜过滤法。

【思考题】

1. 紫外－可见分光光度法测定维生素 B_{12} 注射液含量和定性鉴别的原理是什么？

2. 用吸收系数法进行维生素 B_{12} 注射液的含量测定，应注意什么问题？

答案解析

目标检测

一、选择题

（一）A 型题

1. 注射剂的质量分析中，因为抗氧剂的存在，给分析工作带来诸多不便，以下不属于注射剂常用抗氧剂的是（　）

A. 维生素 C　　B. 亚硫酸钠　　C. 焦亚硫酸钠

D. 硫代硫酸钠　　E. 甲醛

2. 注射剂中的溶剂水会对下列哪种分析方法产生干扰（　）

A. HPLC 法　　B. 非水溶液滴定法　　C. 配位滴定法

D. 紫外分光光度法　　E. 永停滴定法

3. 为了消除注射剂中抗氧剂亚硫酸钠对含量测定的干扰作用，可在测定前加入一种物质使其分解，这种物质是（　）

A. 氢氧化钠　　B. 丙酮　　C. 中性乙醇

D. 盐酸　　E. 甲醛

（二）X 型题

4. 注射剂的常规检查项目包括（　）

A. 装量　　B. 细菌内毒素或热原　　C. 无菌

D. 微生物限度检查　　E. 不溶性微粒

5. 排除注射剂的质量分析中抗氧剂的干扰，以下方法可行的有（　）

A. 加入掩蔽剂　　B. 加酸后加热分解　　C. 加碱后加热分解

D. 加入弱氧化剂氧化　　E. 利用主药和抗氧剂紫外吸收光谱的差异进行测定

二、简答题

1. 简述注射剂质量分析的一般步骤。
2. 简述注射剂中溶剂油的干扰的排除方法。
3. 简述注射剂中溶剂水的干扰的排除方法。
4. 简述注射剂中等渗调节剂的干扰及排除方法。

三、计算题

烟酰胺注射液（1ml∶50mg）的含量测定：取本品 10 支，倾倒出内容物，混匀，精密量取本品 1ml，置 100ml 量瓶中，加盐酸溶液（9→1000）定量稀释至刻度，摇匀，精密量取稀释液 3ml，置 100ml 量瓶中，加盐酸溶液（9→1000）定量稀释至刻度，摇匀，照紫外-可见分光光度法，在 261nm 波长处测得的吸光度为 0.652，按 $C_6H_6N_2O$ 的吸收系数（$E_{1cm}^{1\%}$）为 430 计算，试计算本品的含量是否符合药典规定？《中国药典》2020 年版规定本品含烟酰胺（$C_6H_6N_2O$）应为标示量的 95.0% ~105.0%。

书网融合……

知识回顾　　微课　　习题

（王梦禅）

第五篇
综合实训

综合实训一　头孢氨苄的质量分析

【实训目的】

1. 掌握高效液相色谱外标法测定组分含量的方法。
2. 熟悉头孢氨苄含量测定的操作条件、操作要点及注意事项。
3. 了解原料药全检验分析的程序，高效液相色谱仪的结构及正确使用。

【实训原理】

1. 头孢氨苄

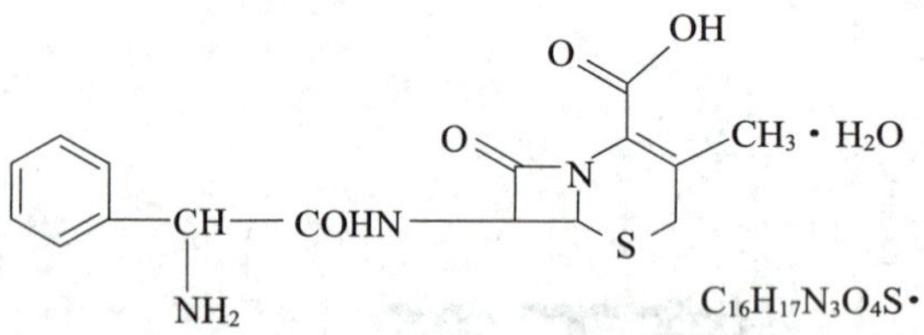

$C_{16}H_{17}N_3O_4S \cdot H_2O$　365.41

本品为白色至微黄色结晶性粉末；微臭。在水中微溶，在乙醇或乙醚中不溶。制剂有干混悬剂、片剂、胶囊、颗粒。按无水物计算，含头孢氨苄（$C_{16}H_{17}N_3O_4S$）不得少于95.0%。

2. 鉴别

（1）HPLC法　头孢氨苄是抗生素类药物，微溶于水，侧链取代基具有苯环共轭结构，所以可用反相高效液相色谱法进行分离，并在UV 254nm波长处进行检测，要求在含量测定的项下记录的色谱图中，供试品溶液保留时间应与对照品溶液主峰保留时间一致。

（2）IR法　本品的红外光吸收图谱应与对照的图谱（光谱集1090图）一致。

3. 检查

（1）酸度　因头孢氨苄分子中有游离羧基，溶液显酸性，用pH测定法测定pH应符合《中国药典》要求。

（2）有关物质　主要是在生产过程中带入的起始原料、中间体、聚合体、副反应产物，以及贮藏过程中的降解产物等。头孢氨苄结构中有β-内酰胺环，不稳定，易引入间接产物，中国药典规定要检查有关物质。

（3）2-萘酚　国内在生产头孢氨苄时常用反应结晶法。反应结晶法，也称沉淀结晶法，是制药工业中一种常用的结晶方法，即加入第3种反应剂或调节pH产生新物质，当其浓度超过它的溶解度时就有结晶析出。对头孢氨苄有部分生产企业用2-萘酚（又称β-萘酚，2-naphthol）作为沉淀剂，利用头孢氨苄能与2-萘酚定量形成络合物并沉淀的方法，将反应体系中的头孢氨苄完全得到分离，然后再对2-萘酚进行回收。如回收2-萘酚不完全，就会引入成品中。

（4）水分　因为头孢氨苄含有β-内酰胺环，遇水不稳定，所以要检查水分。

（5）炽灼残渣　按照通则0841检查，不得超过0.2%。

4. 含量测定　头孢氨苄是抗生素类药物，微溶于水，且具苯环共轭结构，所以可用反相高效液相色谱法进行分离，并在254nm波长处进行检测外标法定量测定。

【实训用品】

1. 试剂与药品　头孢氨苄、KBr（光谱纯）、甲醇为色谱纯，其他试剂均为分析纯，水为重蒸水，磷酸盐缓冲液。

2. 实训仪器　高效液相色谱仪、红外分光光度计、离心机、超声波清洗器、pH 计。

【实训方法】

1. 鉴别

（1）HPLC 法　按照“含量测定”项下反相高效液相色谱法进行分离测定，供试品溶液主峰保留时间应与对照品溶液主峰保留时间一致。

（2）IR 法　取头孢氨苄按 KBr 压片法压片，测定本品的红外光吸收图谱应与对照的图谱一致。

2. 检查

（1）酸度　取本品 50mg，加水 10ml 溶解后，依法测定（《中国药典》2020 年版通则 0631），pH 应为 3.5 ~5.5。

（2）有关物质检查

1）供试品溶液　精密称取本品适量，加流动相 A 溶解并定量稀释制成每 1ml 中约含 1.0mg 的溶液，作为供试品溶液。

2）对照品溶液　精密量取 1ml，置 100ml 量瓶中，用流动相 A 稀释至刻度，摇匀，作为对照溶液。

3）杂质对照品溶液　取 7 – 氨基去乙酰氧基头孢烷酸对照品和 α – 苯甘氨酸对照品各约 10mg，精密称定，置同一 100ml 量瓶中，加 pH 7.0 磷酸盐缓冲液约 20ml，超声使溶解，再用流动相 A 稀释至刻度，摇匀，精密量取 2ml，置 20ml 量瓶中，用流动相 A 稀释至刻度，摇匀，作为杂质对照品溶液。

4）色谱条件及系统适用性试验　照高效液相色谱法测定，用十八烷基硅烷键合硅胶为填充剂；流动相 A 为 0.2mol/L 磷酸二氢钠溶液（用氢氧化钠试液调节 pH 至 5.0），流动相 B 为甲醇，按下表进行线性梯度洗脱，检测波长为 220nm。取杂质对照品溶液 20μl 注入液相色谱仪，记录色谱图，7 – 氨基去乙酰氧基头孢烷酸峰与 α – 苯甘氨酸峰间的分离度应符合要求；取供试品溶液适量，在 80℃水浴中加热 60 分钟，冷却，取 20μl 注入液相色谱仪，记录色谱图，头孢氨苄峰与相邻杂质峰间的分离度应符合要求。

5）测定法　精密量取供试品溶液、对照溶液及杂质对照品溶液各 20μl，分别注入液相色谱仪，供试品溶液色谱图中如有杂质峰，7 – 氨基去乙酰氧基头孢烷酸与 α – 苯甘氨酸按外标法以峰面积计算，均不得过 1.0%；其他单个杂质的峰面积不得大于对照溶液主峰面积的 1.5 倍（1.5%），其他各杂质峰面积的和不得大于对照溶液主峰面积的 2.5 倍（2.5%），供试品溶液色谱图中小于对照溶液主峰面积 0.05 倍的峰忽略不计。梯度洗脱时间及流动相比例见下表。

时间（min）	流动相 A（%）	流动相 B（%）
0	98	2
1	98	2
20	70	30
23	98	2
30	98	2

（2）2 – 萘酚检查

1）对照品溶液　取 2 – 萘酚对照品适量，精密称定，加流动相溶解并定量稀释制成每毫升中约含 0.5μg 的溶液。

2）供试品溶液　取本品适量，精密称定，加流动相溶解并定量稀释制成每毫升中约含 10mg 的溶液，充分振摇，取混悬液适量，以 15000r/min 速率离心 5 分钟，取上清液。

3）色谱条件及系统适用性　用十八烷基硅烷键合硅胶为填充剂，以甲醇 - 水（55∶45）为流动相，流速 1.0ml/min，检测波长 225nm，进样量 20μl。对照品溶液色谱图中，2 - 萘酚峰的保留时间约为 7 分钟，2 - 萘酚峰与相邻峰之间的分离度应符合要求。

4）测定法　分别取对照品和供试品溶液，注入液相色谱仪，记录色谱图。按外标法以峰面积计算，含 2 - 萘酚的量不得过 0.05%。

3. 含量测定

1）色谱条件与系统适用性试验　用十八烷基硅烷键合硅胶为填充剂；以水 - 甲醇 - 3.86% 醋酸钠溶液 - 4% 醋酸溶液（742∶240∶15∶3）为流动相；检测波长为 254nm；取供试品溶液适量，在 80℃ 水浴中加热 60 分钟，冷却，取 20μl 注入液相色谱仪，记录色谱图，头孢氨苄峰与相邻杂质峰间的分离度应符合要求。

2）测定法　取本品约 50mg，精密称定，置 50ml 量瓶中，加流动相适量，充分振摇，使头孢氨苄溶解，再用流动相稀释至刻度，摇匀，滤过，精密量取续滤液 10ml，置 50ml 量瓶中，用流动相稀释至刻度，摇匀，作为供试品溶液，按上述色谱条件测定，即得。另取头孢氨苄对照品约 50mg，精密称定，加流动相适量溶解并稀释至刻度，摇匀，精密量取 10ml，置 50ml 量瓶中，用流动相稀释至刻度，同法测定。按外标法以峰面积计算供试品中 $C_{16}H_{17}N_3O_4S$ 的含量。

【注意事项】

1. 流动相必须预先脱气，可用超声波震荡脱气。

2. 严格防止气泡进入色谱系统。吸液软管必须充满流动相，吸液管的烧结不锈钢过滤器必须始终浸在溶剂内。如变换溶剂瓶，必须先停泵，再将过滤器移到新的溶剂瓶内，然后再开泵使用。

3. 工作完毕后，应用适当溶剂清洗，如用甲醇。当使用腐蚀性较强的溶剂时，尤其是酸性溶剂或盐的缓冲液，更需注意清洗，以防系统零件被腐蚀损坏或盐析堵塞通道。本试验的流动相中含有醋酸盐缓冲液，故测定完毕后，要先用水冲洗柱子 30 ~ 60 分钟，再用纯甲醇溶液冲洗 30 分钟。

【思考题】

1. 试述反相高效液相色谱的定义。在反相高效液相色谱中常用的固定相和流动相是什么？
2. 简述外标法定量的原理、方法及特点。
3. 由于操作不当，系统中混入气泡时，对测定会有何影响？如何排出这些气泡？

（李　珂）

综合实训二　维生素 E 片的质量分析

【实训目的】

1. 掌握色谱法中利用内标法测定药物含量的方法。
2. 熟悉 GC 法测定维生素 E 片剂含量的方法、操作条件及要点。熟悉片剂全分析的程序及项目。

3. 了解气相色谱仪的结构、工作原理及正确使用。

【实训原理】

1. 维生素 E

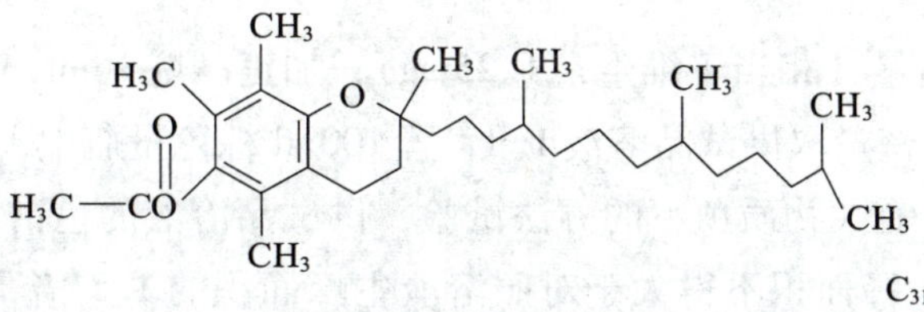

$C_{31}H_{52}O_3$ 472.75

维生素 E 在无水乙醇、丙酮、乙醚或植物油中易溶，在水中不溶。维生素 E 片为糖衣片，有三种规格，分别为 5mg、10mg 和 100mg，含维生素 E 应为标示量的 90.0% ~110.0% 。

2. 鉴别

（1）硝酸反应 维生素 E 在硝酸酸性条件下，水解生成生育酚，生育酚被硝酸氧化为邻醌结构的生育红而显橙红色进行鉴别。

（2）气相色谱法 维生素 E 有 α、β、γ 和 δ 等多种异构体，该法具有高度选择性，可选择性的分离出维生素 E。

3. 检查

（1）重量差异 本品为糖衣片，应检查片芯的重量差异并符合规定，包糖衣后不再检查重量差异。

（2）有关物质 维生素 E 为苯并二氢吡喃醇的衍生物，苯环上有一个乙酰化的酚羟基，故又称生育酚醋酸酯。有 α、β、γ 和 δ 等多种异构体，其中 α 异构体的生理活性最强，因此要通过有关物质的检查控制其他异构体的含量。

4. 含量测定 本品的含量测定方法为气相色谱法（GC）。GC 是一种集分离、测定于一体的分析方法，适合于多组分混合物的定性、定量分析。可选择性分离维生素 E 及其异构体，以正三十二烷为内标，按内标法计算样品的含量。内标法由于不受进样量和操作条件变化的影响，可以消除仪器、操作或制备样品时带来的误差，结果较准确。

【实训用品】

1. 试剂与药品 正己烷、正三十二烷、维生素 E 片、维生素 E 对照品。

2. 实训仪器 气相色谱仪、电子天平、水浴锅。

【实训方法】

1. 鉴别

（1）取本品 2 片，除去糖衣，研细，加无水乙醇 10ml，振摇使维生素 E 溶解，滤过，加硝酸 2 ml，摇匀，在 75℃加热约 15 分钟，溶液显橙红色。

（2）在“含量测定”项下记录的色谱图中，供试品溶液主峰的保留时间应与对照品溶液主峰的保留时间一致。

2. 检查

（1）重量差异 取供试品片芯 20 片，精密称定总重量，求得平均片重后，再分别精密称定每片的重量，每片重量与平均片重比较（凡无含量测定的片剂或有标示片重的中药片剂，每片重量应与标示片重比较），按下表中的规定，超出重量差异限度的不得多于 2 片，并不得有 1 片超出限度 1 倍。

平均片重或标示片重	重量差异限度
0.30g 以下	±7.5%
0.30g 及 0.30g 以上	±5%

（2）有关物质　取本品细粉适量（相当于维生素 E 25mg），加正己烷 10ml，振摇使维生素 E 溶解，滤过，取滤液作为供试品溶液；精密量取供试品溶液 1ml，置 100ml 棕色量瓶中，用正己烷稀释至刻度，摇匀，作为对照溶液。照维生素 E 有关物质项下的方法试验，供试品溶液的色谱图中如有杂质峰，α－生育酚（相对保留时间约为 0.87）峰面积不得大于对照溶液主峰面积的 1.5 倍（1.5%），其他单个杂质峰面积不得大于对照溶液主峰面积的 1.5 倍（1.5%），各杂质峰面积的和不得大于对照溶液主峰面积的 3.0 倍（3.0%）。

3. 含量测定

（1）溶液配制

1）内标溶液　取正三十二烷适量，加正己烷溶解并稀释成每 1ml 中含 1.0mg 的溶液。

2）对照品溶液　取维生素 E 对照品约 20mg，精密称定，置棕色具塞锥形瓶中，精密加内标溶液 10ml，密塞，振摇使溶解。

3）系统适用性溶液　取维生素 E 及正三十二烷各适量，加正己烷溶解并稀释制成每 1ml 中约含维生素 E 2mg 与正三十二烷 1mg 的混合溶液。

（2）色谱条件　检测器为氢火焰离子化检测器（FID）；载气为氮气；以用硅酮（OV－17）为固定液，涂布浓度为 2% 的填充柱或以 100% 二甲基聚硅氧烷为固定液的毛细管柱为分析柱；柱温 265℃；进样体积 1～3μl。

（3）系统适用性试验　系统适用性试验色谱图中，理论板数按维生素 E 峰计算不低于 500（填充柱）或 5000（毛细管柱），维生素 E 峰与内标物质峰的分离度应符合规定。

（4）含量测定　取本品 20 片，精密称定，研细，称取适量（约相当于维生素 E 20mg），置棕色具塞锥形瓶中，精密加入内标溶液 10ml，密塞，振摇使维生素 E 溶解，静置，取上清液 1～3μl 注入气相色谱仪，记录色谱图，按内标法以峰面积计算，即得。

【注意事项】

1. 操作时要先开载气，这样可以保护检测器和色谱柱，某些固定液，如硅酮类、聚乙二醇等，在高温时遇氧会发生变化，在惰性的载气流下则稳定。

2. 注意防止柱温高于检测器温度，否则柱中蒸发出来的高沸点物质，包括固定液的流失和前次分析残留的物质，会冷凝在检测器上，而使检测器污染。更应注意防止柱温超过柱的最高使用温度，否则柱固定液将大量流失或分解等。

3. 维生素 E 较易氧化，操作时注意避光。

【思考题】

1. 试述气相色谱法的特点及分析适用范围。

2. 气相色谱试验操作程序中，为什么要先打开载气，再加升柱温？试验结束时，要先降温，再关闭载气？

3. 气相色谱法测定维生素 E 含量时为什么使用内标法？内标的选择原则是什么？

4. 维生素 E 含量测定的其他方法有哪些？各有什么特点？

（李　珂）

综合实训三　地塞米松磷酸钠注射液的质量分析

【实训目的】

1. 掌握地塞米松磷酸钠鉴别试验的原理及与药物结构的关系。掌握地塞米松磷酸钠含量测定的原理及方法。

2. 熟悉地塞米松磷酸钠注射液的全分析程序和项目。

3. 了解药物特殊杂质的来源和检查原理。

【实训原理】

1. 醋酸地塞米松磷酸钠

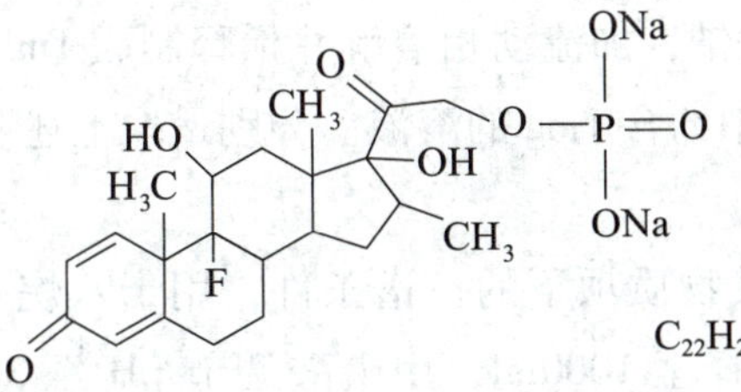

$C_{22}H_{28}FNa_2O_8P$　516.41

本品为地塞米松磷酸钠的灭菌水溶液。含地塞米松磷酸钠（$C_{22}H_{28}FNa_2O_8P$）应为标示量的90.0%～110.0%。

2. 鉴别　因分子中有共轭结构，可以采用高效液相色谱法紫外检测器检测，利用其与对照品保留时间是否相同，进行鉴别。

3. 检查

（1）pH　应为7.0～8.5。

（2）细菌内毒素　为能引起体温异常升高的因素之一，《中国药典》规定，注射液要进行细菌内毒素检查。

（3）有关物质　本类药物大多是通过其他甾体化合物结构改造而成，生产过程中可能引入合成原料、中间体、异构体以及降解产物等结构类似的其他化合物，因此可以通过有关物质的检查来控制其含量。

4. 含量测定　因本品分子中有共轭结构，可以采用高效液相色谱法紫外检测器检测，选择合适流动相，在242nm波长下利用外标法测定。

【实训用品】

1. 试剂与药品　地塞米松磷酸钠注射液、地塞米松、地塞米松磷酸钠对照品、茜素氟蓝、鲎试剂、氢氧化钠、醋酸、醋酸钠、硝酸亚铈、亚硫酸氢钠、三乙胺、甲醇（色谱纯）、乙腈（色谱纯）、磷酸。

2. 实训仪器　高效液相色谱仪、燃烧瓶、pH计。

【实训方法】

1. 鉴别　HPLC在含量测定项下记录的色谱图中，供试品溶液主峰的保留时间应与对照品溶液主峰的保留时间一致。

2. 检查

（1）pH　照 pH 测定法测定该注射液 pH 应为 7.0～8.5。

（2）细菌内毒素　凝胶限度试验，应符合规定。

（3）有关物质

1）供试品溶液　取本品适量，加流动相定量稀释制成每 1ml 中约含地塞米松磷酸钠 0.5mg 的溶液。

2）对照溶液　精密量取供试品溶液 1ml，置 100ml 量瓶中，用流动相稀释至刻度，摇匀。

3）对照品溶液　另取地塞米松对照品适量，精密称定，加甲醇溶解并定量稀释制成每 1ml 中约含 0.5mg 的溶液，精密量取 1ml，置 100ml 量瓶中，用流动相稀释至刻度，摇匀。

4）杂质 I 定位溶液　另称取地塞米松磷酸钠约 10mg，置 10ml 量瓶中，加亚硫酸氢钠溶液（称取亚硫酸氢钠约 15g，置 100ml 量瓶中，加水稀释至刻度，用 30% 氢氧化钠溶液调节 pH 至 8.0）3ml，超声使溶解，用新沸冷水（用 30% 氢氧化钠溶液调节 pH 至 8.0）稀释至刻度，在水浴中加热 30 分钟，放冷，备用。

5）系统适用性溶液　取地塞米松磷酸钠，加流动相溶解并稀释制成 1ml 中约含 1mg 的溶液，另取地塞米松，加甲醇溶液并稀释制成每 1ml 中约含 1mg 的溶液。分别量取上述两种溶液适量，加流动相稀释制成每 1ml 中各约含 10μg 的混合溶液。

6）色谱条件　照地塞米松磷酸钠有关物质项下的色谱条件，用十八烷基硅烷键合硅胶为填充剂；以三乙胺溶液（取三乙胺 7.5ml，加水稀释至 1000ml，用磷酸调节 pH 至 3.0±0.05）－甲醇－乙腈（55：40：5）为流动相；检测波长为 242nm，柱温为 40℃。

取杂质 I 定位溶液 20μl 注入液相色谱仪，调节流速使地塞米松磷酸钠峰的保留时间为 20～25 分钟，杂质 I 的相对保留时间约为 0.3。再精密量取供试品溶液、对照溶液和对照品溶液各 20μl，分别注入液相色谱仪，记录色谱图。供试品溶液色谱图中，如有与对照品溶液色谱图中地塞米松峰保留时间一致的峰，按外标法以峰面积计算，不得过标示量的 0.5%；如有与杂质 I 溶液色谱图中杂质 I 峰保留时间一致的色谱峰，按校正后的峰面积计算（乘以校正因子 1.41）不得大于对照溶液主峰面积（1.0%）；其他单个杂质峰面积不得大于对照溶液主峰面积的 0.5 倍（0.5%），校正后的杂质 I 峰面积与其他杂质峰面积的和不得大于对照溶液主峰面积的 2 倍（2.0%）。供试品溶液色谱图中与地塞米松磷酸钠峰相对保留时间为 0.2 之前的辅料峰忽略不计，小于对照溶液主峰面积 0.05 倍的色谱峰忽略不计。

3. 含量测定

1）色谱条件与系统适用性试验　用十八烷基硅烷键合硅胶为填充剂；以三乙胺溶液（取三乙胺 7.5ml，加水稀释至 1000ml，用磷酸调节 pH 至 3.0±0.05）－甲醇－乙腈（55：40：5）为流动相；检测波长为 242nm。取地塞米松磷酸钠，加流动相溶解并稀释制成每 1ml 中约含 1mg 的溶液，另取地塞米松，加甲醇溶液并稀释制成每 1ml 中约含 1mg 的溶液。分别精密量取上述两种溶液适量，加流动相稀释制成每 1ml 中各约含 10μg 的混合溶液，取 20μl 注入液相色谱仪，记录色谱图。理论板数按地塞米松磷酸钠峰计算不低于 7000，地塞米松磷酸钠峰与地塞米松峰的分离度应大于 4.4。

2）测定法　精密量取本品适量，用水定量稀释制成每 1ml 中约含地塞米松磷酸钠 0.4mg 的溶液，精密量取 5ml，置 50ml 量瓶中，用流动相稀释至刻度，摇匀，得供试品溶液。另取地塞米松磷酸酯对照品，同法测定。按外标法以峰面积乘以 1.0931 计算，即得。

【注意事项】

1. 在氧瓶燃烧法中不能用手拿无灰滤纸。应将滤纸夹在其他洁净纸张中间裁剪，预先叠好并在分析天平中平衡约30分钟。称量、折叠及夹持供试品包时均应使用镊子。

2. 燃烧时要有防爆措施。点火时要远离氧气钢瓶，点燃后用手按紧瓶塞，并加水封闭瓶口，以防烟雾逸出。

【思考题】

1. 何为有关物质？药物中有关物质的来源有哪些？
2. 简述氧瓶燃烧法的原理、仪器装置及要求。
3. 氧瓶燃烧法能用于哪些样品的预处理？氧瓶燃烧法如何选择样品吸收液和分析方法？
4. 氧瓶燃烧法的成败关键是什么？操作要点有哪些？

（李　珂）

综合实训四　维生素A软胶囊的质量分析

【实训目的】

1. 掌握维生素A软胶囊的含量测定方法和结果计算。
2. 熟悉维生素A软胶囊的鉴别和检查方法。
3. 了解维生素A软胶囊质量分析的内容。

【实训原理】

维生素A并非单一的一种化合物，而是有维生素A_1（视黄醇）、维生素A_2（去氢维生素A）和维生素A_3（去氢维生素A）等不同的型态。在这三种型态中，维生素A_1活性最高，维生素A_2是维生素A_1的30%～40%，维生素A_3是维生素A_1的0.4%，故通常所说的维生素A是指维生素A_1。天然来源主要是鱼肝油，为醋酸酯或棕榈酸酯等形式，目前多由人工合成。《中国药典》2020年版收载的维生素A是指人工合成的维生素A醋酸酯结晶加精制植物油制成的油溶液。

维生素A溶于三氯甲烷中，在无水、无醇条件下，能与三氯化锑试剂作用，产生不稳定的蓝色，渐变为紫红色，可用于维生素A的鉴别。维生素A由环己烯连接一个共轭多烯侧链组成，分子结构中具多个不饱和键，有共轭体系，在紫外光下有特征性吸收；其制剂维生素A软胶囊中因含有稀释用油和维生素A原料药中混有的其他杂质等，会对维生素A的最大吸收波长产生干扰作用，故选择在三个波长处测定吸光度值，在规定条件下以校正公式校正后再进行含量计算，即采用“三点校正法”测定含量以消除干扰。

【实训用品】

1. 试剂与药品　维生素A软胶囊（规格：5000IU/粒）、乙醚、环己烷、三氯甲烷、三氯化锑等。

2. 实训器材　分析天平（万分之一）、表面皿、镊子、崩解仪、紫外－可见分光光度计、石英比色皿、容量瓶、移液管、烧杯、滴管、玻璃棒等。

【实训方法】

1. 性状　取本品目视观察，内容物应为黄色至深黄色油状液。

2. 鉴别　取本品内容物，用三氯甲烷稀释制成每1ml中含维生素A 10～20IU的溶液，取1ml该溶液，加25%三氯化锑的三氯甲烷溶液2ml，即显蓝色，渐变成紫红色。

3. 检查

（1）装量差异　取本品20粒，分别精密称定重量，倾倒出内容物（不得损失囊壳），软胶囊囊壳用乙醚洗净，置通风处挥尽溶剂，再分别精密称定囊壳重量，求出每粒内容物的装量与平均装量。每粒装量与平均装量相比较（有标示装量的软胶囊，每粒装量与标示装量比较），超出装量差异限度的不得多于2粒，并不得有1粒超出限度的1倍。

平均装量或标示装量	装量差异限度
0.30g以下	±10%
0.30g及0.30g以上	±7.5%

（2）崩解时限　取本品6粒，分别置于崩解仪中吊篮的玻璃管内（若软胶囊漂浮于液面，可加挡板），启动崩解仪进行检查，各粒均应在1小时内全部崩解，如有1粒不能完全崩解，应另取6粒复试，均应符合规定。

4. 含量测定　照维生素A测定法（《中国药典》2020年版通则0721）项下紫外－可见分光光度法测定，根据每粒内容物的平均装量计算含量。测定方法如下。

取装量差异项下（记录平均装量）的本品内容物适量（约相当于维生素A 0.1g），精密称定，至50ml小烧杯中，加环己烷溶解并定量转移至50ml量瓶中，用环己烷稀释至刻度，摇匀；精密量取5.0ml，置另一50ml量瓶中，用环己烷稀释至刻度，摇匀。以环己烷为空白，照紫外－可见分光光度法（《中国药典》2020年版通则0401），测定其最大吸收波长并记录λ_{max}值，同时测定下列波长处的吸光度并记录吸光度值：300nm、316nm、328nm、340nm、360nm，计算各吸光度与波长328nm处吸光度的比值和波长328nm处的$E_{1cm}^{1\%}$值，按三点校正法计算维生素A的含量。《中国药典》2020年版规定，本品每粒含维生素A应为标示量的90.0%～120.0%。

【实训报告】

维生素A软胶囊的质量检测记录

品　名：________　　批　号：________

规　格：________　　检验日期：________

检定依据：《中国药典》2020年版二部

检测环境：温度：________　　湿　度：________

检验项目	标准规定	检验结果
性状	应为黄色至深黄色油状液	
鉴别	加25%三氯化锑的三氯甲烷溶液，即显蓝色，渐变成紫红色	
检查	1. 装量差异　应符合规定 2. 崩解时限　应符合规定	
含量测定	每粒含维生素A应为标示量的90.0%～120.0%。	

结论：　☐符合规定　☐不符合规定

检验人：　　复核人：

【注意事项】

1. 三氯化锑反应鉴别维生素 A 的试验中，注意无水、无醇条件，因为水会使三氯化锑水解成氯化氧锑，乙醇能和碳正离子作用使其正电荷消失，所以，仪器和试剂须干燥无水，三氯甲烷须不含醇。

2. 装量差异检查时，囊壳用乙醚等易挥发的溶剂洗净，注意囊壳不要损失。

3. 崩解时限检查时，注意调节水位高度使吊篮上升至高点时筛网在水面下 15mm 处，吊篮顶部不可浸没于溶液中。

4. 校正公式采用三点法，除其中一点是在吸收峰波长处测得外，其他两点分别在吸收峰两侧的波长处测定，因此仪器波长要准确，在测定前应对仪器波长进行校正；若吸收峰波长不在 326 ~ 329nm，则供试品须按“皂化法”测定（《中国药典》2020 年版通则 0721）。

【思考题】

1. 三点校正法测定维生素 A 的含量时，除其中一点是在吸收峰波长处测得外，为什么其他两点分别在吸收峰两侧的波长处测定？

2. 用紫外 - 可见分光光度法测定维生素 A 的含量时，若仪器波长不准确，怎样避免产生误差？

（王梦禅）

综合实训五　谷氨酸片的质量分析

【实训目的】

1. 掌握谷氨酸片的含量测定方法和结果计算。

2. 熟悉谷氨酸片的鉴别和检查方法。

3. 了解谷氨酸片质量分析的内容。

【实训原理】

谷氨酸是一种酸性氨基酸，分子内有两个羧基，化学名称为 α - 氨基戊二酸，有左旋体、右旋体和外消旋体三种，《中国药典》2020 年版收载的是其左旋体，即 L - 2 - 氨基戊二酸。谷氨酸在热水中溶解，在水中微溶，在稀盐酸或 1mol/L 氢氧化钠溶液中易溶。

可利用氨基酸的茚三酮反应或薄层色谱法进行谷氨酸的鉴别；茚三酮反应灵敏度高，根据反应生成的蓝紫色的深浅，用分光光度计在 567nm 波长处进行比色，可进行谷氨酸片的溶出度测定；同时由于谷氨酸是酸性氨基酸，可用酸碱滴定法进行含量测定。

【实训用品】

1. 试剂与药品　谷氨酸片（0.3g）、谷氨酸对照品、茚三酮、氢氧化钠、盐酸、正丁醇、冰醋酸、丙酮、磷酸盐缓冲液、溴麝香草酚蓝指示液等。

2. 实训器材　紫外 - 可见分光光度计、比色皿、容量瓶、移液管、烧杯、玻璃棒、研钵、漏斗、滤纸、试管、表面皿、硅胶 G 板、层析槽、微量点样器或毛细管、烘箱、溶出度仪、量筒、水浴锅、分析天平（十万分之一）、镊子、崩解仪、碱式滴定管、锥形瓶、钥匙等。

【实训方法】

1. 性状 取本品目视观察，应为白色片。

2. 鉴别

（1）茚三酮反应 取本品细粉适量（约相当于谷氨酸20mg），加水20ml，加热使谷氨酸溶解，滤过，取滤液，加茚三酮约20mg，加热，溶液应显蓝至紫蓝色。

（2）薄层色谱法 取本品细粉适量（约相当于谷氨酸0.3g），加氢氧化钠试液适量，振摇使谷氨酸溶解后，滤过，滤液加盐酸中和，析出的结晶滤过，用水洗涤结晶，烘干；取结晶与谷氨酸对照品各20mg，分别置100ml量瓶中，各加0.5mol/L盐酸溶液溶解并稀释至刻度，摇匀，作为供试品溶液与对照品溶液。照薄层色谱法（《中国药典》2020年版通则0502）试验，吸取上述两种溶液各5μl，分别点于同一硅胶G薄层板上，以正丁醇-水-冰醋酸（2∶1∶1）为展开剂，展开，晾干，喷以茚三酮的丙酮溶液（1→50），在80℃加热至斑点出现，立即检视。供试品溶液所显主斑点的位置和颜色应与对照品溶液的主斑点相同。

3. 检查

（1）溶出度 取本品，照溶出度与释放度测定法（《中国药典》2020年版通则0931第二法），以磷酸盐缓冲液（pH 7.2）1000ml为溶出介质，转速为100r/min，依法操作，经45分钟时，取溶液10ml滤过，即为每1ml中约含0.3mg的溶液，取续滤液作为供试品溶液；另精密称取谷氨酸对照品30mg，置100ml量瓶中，加磷酸盐缓冲液（pH 7.2）溶解并定量稀释至刻度，制成每1ml中约含0.3mg的溶液，作为对照品溶液。精密量取供试品溶液和对照品溶液各1ml，分别置50ml量瓶中，精密加入0.5%茚三酮溶液与磷酸盐缓冲液（pH 7.2）各1ml，摇匀，置水浴中加热20分钟，取出，放冷，用磷酸盐缓冲液（pH 7.2）稀释至刻度，摇匀，照紫外-可见分光光度法，在567nm的波长处测定吸光度，计算每片的溶出量。限度为标示量的70%，应符合规定。

凡规定检查溶出度、释放度的片剂，一般不再进行崩解时限检查。

（2）重量差异 取本品20片，精密称定总重量，求得平均片重后，再分别精密称定每片的重量，每片重量与平均片重比较，按下表的规定，超出重量差异限度的不得多于2片，并不得有1片超出限度1倍。

平均片重或标示片重	重量差异限度
0.30g以下	±7.5%
0.30g及0.30g以上	±5%

4. 含量测定 取本品10片，精密称定，研细，精密称取片粉适量（约相当于谷氨酸0.4g），平行称定三份，各加沸水50ml使谷氨酸溶解，放冷，分别加溴麝香草酚蓝指示液0.5ml，用氢氧化钠滴定液（0.1mol/L）滴定至溶液由黄色变为蓝绿色，记录所消耗的氢氧化钠滴定液（0.1mol/L）的体积。每1ml氢氧化钠滴定液（0.1mol/L）相当于14.71mg的谷氨酸（$C_5H_9NO_4$）。《中国药典》2020年版规定，本品含谷氨酸（$C_5H_9NO_4$）应为标示量的95.0%~105.0%。

【实训报告】

谷氨酸片的质量检测记录

品　　名：________________　　　　批　　号：________________
规　　格：________________　　　　检验日期：________________
检定依据：《中国药典》2020 年版二部
检测环境：温度：________________　　　　湿　　度：________________

检验项目	标准规定	检验结果
性状	应为白色片	
鉴别	1. 茚三酮反应　溶液应显蓝至紫蓝色 2. 薄层色谱法　供试品溶液所显主斑点的位置和颜色应与对照品溶液的主斑点相同	
检查	1. 溶出度　限度为标示量的 70%，应符合规定 2. 重量差异　应符合规定	
含量测定	含谷氨酸（$C_5H_9NO_4$）应为标示量的 95.0% ~105.0%	

结论：　　　　　　　　□符合规定　　　　　　　　□不符合规定
检验人：　　　　　　　　　　　　　　　　　　　　复核人：

【注意事项】

1. 薄层色谱法进行谷氨酸的鉴别时，注意硅胶 G 板的活化操作。
2. 溶出度测定时，量取的溶出介质体积与规定体积的偏差最好在 ±1% 以内。
3. 滴定分析法测定含量时，注意滴定终点的控制。

【思考题】

1. 溶出度测定中，经 45 分钟时，6 个溶出杯内样品溶液的取样操作应注意什么？
2. 薄层色谱法进行谷氨酸的鉴别时，怎样进行检视操作？

（土梦梓）

综合实训六　杆菌肽软膏的质量分析

【实训目的】

1. 掌握杆菌肽软膏的含量测定方法和结果计算。
2. 熟悉杆菌肽软膏的鉴别和检查方法。
3. 了解杆菌肽软膏质量分析的内容。

【实训原理】

杆菌肽属多肽类抗生素，对革兰阳性菌特别对金黄色葡萄球菌和链球菌属具杀菌作用，对淋病奈瑟菌、脑膜炎奈瑟菌等革兰阴性球菌和某些螺旋体、放线菌属、阿米巴原虫也有一定作用。

管碟法是利用抗生素在琼脂培养基内的扩散作用，将已知浓度的标准品溶液与未知浓度的样品溶液在含有敏感试验菌的琼脂表面进行扩散渗透，形成含一定浓度的抗生素球形状，从而抑制试验菌的繁殖，呈现出透明的抑菌圈。根据抗生素在一定浓度范围内的对数剂量与抑菌圈的直径（面积）呈线性关系，通过比较标准品溶液与样品溶液产生抑菌圈的大小，计算出样品的效价。

【实训用品】

1. 试验与药品 杆菌肽软膏［规格：8g（4000单位）］、杆菌肽标准品、1%乙二胺四醋酸二钠、正丁醇、冰醋酸、吡啶、乙醇、茚三酮、pH 6.0灭菌磷酸盐缓冲液、0.9%灭菌氯化钠溶液等。

2. 培养基 营养琼脂培养基（普通培养基）、效价测定用培养基（培养基Ⅱ）、培养基Ⅲ。具体配方和制备方法见附录。

3. 试验菌 藤黄微球菌。

4. 实训器材 恒温培养箱、分析天平、抑菌圈面积（直径）测量仪、培养皿（双碟）、小钢管（牛津杯）、镊子、容量瓶、吸管、移液管、陶瓦盖、游标卡尺等。

【实训方法】

1. 性状 取本品目视观察，本品应为淡黄色或黄色的油膏。

2. 鉴别 取本品适量，加1%乙二胺四醋酸二钠溶液适量，置水浴上加热搅拌，使杆菌肽溶解，放冷，滤过，滤液制成每1ml中约含500杆菌肽单位的溶液，作为供试品溶液；另取杆菌肽标准品适量，加1%乙二胺四醋酸二钠溶液制成每1ml中含500杆菌肽单位的溶液，作为标准品溶液。照薄层色谱法试验，取上述两种溶液各5μl分别点于同一硅胶GF_{254}薄层板（临用前于105℃活化1～2小时）上，自然干燥，以正丁醇－冰醋酸－水－吡啶－乙醇（60∶15∶10∶6∶5）为展开剂，展开，晾干，喷以1%茚三酮的乙醇－吡啶（99∶1）溶液，于105℃加热约5分钟，至出现棕红色斑点。供试品溶液所显主斑点的位置和颜色应与标准品溶液主斑点的位置和颜色相同。

3. 检查

（1）粒度　取供试品适量，置于载玻片上涂成薄层，薄层面积相当于盖玻片面积，共涂3片，立即在50～100倍显微镜下检视盖玻片全部视野，均应无凝聚现象，并不得检出50μm及以上的粒子；再在200～500倍的显微镜下检视，均不得检出大于180μm的粒子。

（2）装量　取供试品5个（50g以上者3个），除去外盖和标签，容器外壁用适宜的方法清洁并干燥，分别精密称定重量，除去内容物，容器用适宜的溶剂洗净并干燥，再分别精密称定空容器的重量，求出每个容器内容物的装量与平均装量，均应符合规定。如有1个容器装量不符合规定，则另取5个（50g以上者3个）复试，应全部符合规定。

平均装量或标示装量	平均装量	每个容器装量
20g以下	不少于标示装量	不少于标示装量的93%
20g至50g	不少于标示装量	不少于标示装量的95%
50g以上	不少于标示装量	不少于标示装量的97%

4. 含量测定 照抗生素微生物检定法测定，测定方法如下。

（1）菌悬液的制备　取藤黄微球菌的营养琼脂斜面培养物，接种于盛有营养琼脂培养基的培养瓶中，在26～27℃培养24小时，或采用适当方法制备的菌斜面，用培养基Ⅲ或0.9%灭菌氯化钠溶液将菌苔洗下，备用。

（2）配制标准品、供试品溶液

1）标准品溶液　准确称取杆菌肽标准品，溶解在一定量的灭菌蒸馏水中，制成1ml含100单位的溶液，然后用pH 6.0灭菌磷酸盐缓冲液分2～3步稀释，最终使成S_2（高剂量）为8.0u/ml、S_1（低剂量）为4.0u/ml两种杆菌肽溶液。

2）供试品溶液　取供试品约2g，精密称定，置分液漏斗中，加不含过氧化物的乙醚20ml，振摇使凡士林溶解，用pH 6.0灭菌磷酸盐缓冲液提取3～4次，每次10ml，合并提取液，用pH 6.0灭菌磷酸盐缓冲液稀释，最终使成T_2（高剂量）为8.0U/ml、T_1（低剂量）为4.0U/ml两种杆菌肽样品溶液。

（3）配制效价测定用培养基　按《中国药典》2020年版规定进行配制和灭菌后使用。

（4）制备双碟

1）倒底层培养基　用灭菌大口吸管（20ml）吸取预先在100℃水浴中融化的测定用培养基20ml，注入培养皿，凝固后更换干燥的陶瓦盖，于35～37℃培养箱中保温。

2）倒含菌层　取出储备菌液，用灭菌吸管吸取菌悬液，加入100ml测定用培养基内，摇匀。用灭菌大口10ml吸管（或小量筒）吸取菌层培养基5ml，迅速均匀摊布在底层培养基上，置于水平台上，盖上陶瓦盖，放置20～30分钟，备用。

（5）放置小钢管（牛津杯）　菌层凝固后，用灭菌镊子或钢管放置器在每一双碟中以等距离均匀安置4个牛津杯，注意使牛津杯平稳落在培养基上，各个牛津杯下落的高度应一致。盖上陶瓦盖，双碟静置5～10分钟，使牛津杯在琼脂内稍下沉稳定后，再开始滴加抗生素溶液。

（6）滴碟、培养　取上述标准品两溶液和供试品两溶液，用毛细滴管滴加到牛津杯内。滴加完毕后，盖上陶瓦盖，水平移入培养箱中，于35～37℃培养16～18小时。

（7）测量抑菌圈及记录　培养16～18小时后，取出双碟，打开陶瓦盖，将牛津杯取出，放入消毒液中，换以玻璃盖。检查抑菌圈是否圆整，若破圈或抑菌圈不圆整，应弃之。用游标卡尺测量出每一抑菌圈的直径。测量时，眼睛视线应与读数刻度垂直，用游标卡尺的尖端与抑菌圈直径的切点成垂直，然后测量并读数。数值保留至小数点后2位。也可用抑菌圈面积测量仪进行测量。

【实训报告】

杆菌肽软膏的质量检测记录

品　　名：＿＿＿＿＿＿＿＿　　批　　号：＿＿＿＿＿＿＿＿

规　　格：＿＿＿＿＿＿＿＿　　检验日期：＿＿＿＿＿＿＿＿

检定依据：《中国药典》2020年版

检测环境：温度：＿＿＿＿＿＿　　湿　　度：＿＿＿＿＿＿＿＿

检验项目	标准规定	检验结果
性状	应为淡黄色或黄色的油膏	
鉴别	供试品溶液所显主斑点的位置和颜色应与标准品溶液主斑点的位置和颜色相同	
检查	1. 粒度　应符合规定 2. 装量　应符合规定	
含量测定	本品含杆菌肽应为标示量的90.0%～120.0%	

结论：　　□符合规定　　□不符合规定

检验人：　　复核人：

【注意事项】

1. 滴加溶液的毛细滴管在滴加前必须用滴加液流洗 2～3 次，滴加溶液至牛津杯口平满，滴加溶液间隔不可过长。

2. 装量检查时，平均装量与每个容器装量（按标示装量计算百分率），取三位有效数字进行结果判断。

【思考题】

试分析双碟中出现破圈或抑菌圈不完整现象的原因。

（曹葳葳）

综合实训七　注射用硫酸链霉素的质量分析

【实训目的】

1. 掌握注射用硫酸链霉素各检测项目的检查方法。
2. 熟悉注射用硫酸链霉素整个检验流程。

【实训原理】

注射用硫酸链霉素为硫酸链霉素的无菌粉末，其检测项目包括鉴别、检查、含量（活性成分）测定。其中，鉴别试验主要为理化方法。检查项目，针对抗生素在生产过程中可能引入的杂质，除一般杂质的检查外，还包括有关物质、聚合物、残留溶剂的杂质检查；为保证抗生素使用时的安全性，包括异常毒性、降压物质、热原、细菌内毒素、无菌等与安全性有关的生物检查项目。含量（活性成分）测定用生物学方法，即抗生素微生物检定法。

【实训用品】

1. 试剂与药品　氢氧化钠试液、8-羟基喹啉的乙醇溶液、次溴酸钠试液、硫酸铁铵溶液、氯化钡试液、标准硫酸钾溶液、标准比色液、浊度标准液、氯化钠注射液、鲎试剂、细菌内毒素工作标准品、内毒素检查用水等。

2. 实验动物　小鼠。

3. 培养基　无菌检查用培养基（培养基制备见附录）。

4. 实训仪器　超净工作台、恒温水浴器、纳氏比色管、红外光谱仪、减压干燥器、pH 计、分析天平（万分之一）、集菌仪、恒温培养箱、抑菌圈面积（直径）测量仪、培养皿（双碟）、小钢管（牛津杯）、镊子、容量瓶、吸管、移液管、陶瓦盖、游标卡尺、无热原试管和移液枪头、酒精灯等。

（二）实训步骤

1. 鉴别

（1）取本品约 0.5mg，加水 4ml 溶解后，加氢氧化钠试液 2.5ml 与 0.1% 8-羟基喹啉的乙醇溶液 1ml，放冷至约 15℃，加次溴酸钠试液 3 滴，即显橙红色。

（2）取本品约 20mg，加水 5ml 溶解后，加氢氧化钠试液 0.3ml，置水浴上加热 5 分钟，加硫酸铁铵溶液（取硫酸铁铵 0.1g，加 0.5mol/L 硫酸溶液 5ml 使溶解）0.5ml，即显紫红色。

（3）本品的红外光吸收图谱应与对照的图谱（光谱集491图）一致。

（4）本品的水溶液显硫酸盐的鉴别反应。

2. 检查

（1）溶液的澄清度与颜色　取本品5瓶，按标示量分别加水制成每1ml中含20万单位的溶液，溶液应澄清无色；如显浑浊，与2号浊度标准液比较，均不得更浓；如显色，与各色7号标准比色液比较，均不得更深。

（2）干燥失重　取本品，以五氧化二磷为干燥剂，在60℃减压干燥4小时，减失重量不得过7.0%。

（3）酸度　取本品，加水制成每1ml中含20万单位的溶液，依法测定，pH应为4.5～7.0。

（4）异常毒性（供注射用）　取本品，加氯化钠注射液制成每1ml中约含2600单位的溶液，依法检查，按静脉注射法给药，观察24小时，应符合规定。

（5）细菌内毒素（供注射用）　取本品，依法检查，每1mg链霉素中含内毒素的量应小于0.25EU。

（6）无菌（供无菌分装用）　取本品，用适宜溶剂溶解并稀释后，经薄膜过滤法处理，依法检查，应符合规定。另取装量10ml的0.5%葡萄糖肉汤培养基6管，分别加入每1ml中含2万单位的溶液0.25～0.5ml，3管置30～35℃培养，另3管置20～25℃培养，应符合规定。

（7）装量差异　取供试品，除去标签、铝盖，容器外壁用乙醇擦净，干燥，开启时注意避免玻璃屑等异物落入容器中，分别迅速精密称定。然后倾出内容物，容器用水或乙醇洗净，在适宜条件下干燥后，再分别精密称定每一容器的重量，求出每瓶的装量与平均装量。每瓶装量与平均装量相比较（如有标示装量，则与标示装量相比较），应符合表21－1的规定，如有1瓶不符合规定，应另取10瓶复试，应符合规定。

（8）可见异物　取供试品，用适宜的溶剂和适当的方法使药粉完全溶解后，按灯检法进行检查。注意所选的溶剂应无可见异物。供试品中不得检出金属屑、玻璃屑、长度超过2mm的纤维、最大粒径超过2mm的块状物以及静置一定时间后轻轻旋转时肉眼可见的烟雾状微粒沉积物、无法计数的微粒群或摇不散的沉淀，以及在规定时间内较难计数的蛋白质絮状物等明显可见异物。

（9）不溶性微粒　取供试品，用水将容器外壁洗净，小心开启瓶盖，精密加入适量微粒检查用水，小心盖上瓶盖，缓缓振摇使内容物溶解，静置2分钟脱气泡，小心开启容器，采用不溶性微粒检测仪检测。供试品中含10μm及10μm以上的微粒数不得过3000粒，含25μm及25μm以上的微粒数不得过300粒。

（10）有关物质　取本品适量，加水溶解并稀释，制成每1ml中约含链霉素3.5mg的溶液，作为供试品溶液；精密量取适量，用水定量稀释制成每1ml中约含链霉素35、70和140μg的溶液，作为对照①、②和③。照高效液相色谱法测定，用十八烷基硅烷键合硅胶为填充剂，以0.15mol/L的三氟醋酸溶液为流动相，流速为每分钟0.5ml，用蒸发光散射检测器检测。取链霉素标准品适量，加水溶解并稀释制成每1ml中约含链霉素3.5mg的溶液，置日光灯（3000lx）下照射24小时，作为分离度溶液，取妥布霉素标准品适量，用分离度溶液溶解并稀释制成每1ml中约含妥布霉素0.06mg的混合溶液，量取10μl注入液相色谱仪，记录色谱图。链霉素峰保留时间为10～12分钟，链霉素峰与相对保留时间约为0.9处的杂质峰的分离度和链霉素峰与妥布霉素峰的分离度应分别大于1.2和1.5。精密量取对照溶液①、②和③各10μl，分别注入液相色谱仪，记录色谱图。以对照溶液浓度的对数值与相应峰面积的对数值计算线性回归方程，相关系数应不小于0.99。另取供试品溶液，同法测定，记录色谱图至主成分峰保留时间的2倍，供试品溶液色谱图中如有杂质峰（硫酸根峰除外），用线性回归方程计算，单个杂质不得过2.0%，杂质总量不得过5.0%。

3. 含量测定 取装量差异项下的内容物，精密称取适量加灭菌水定量制成每1ml中约含1000单位的溶液，照抗生素微生物检定法测定。1000链霉素单位相当于1mg的 $C_{21}H_{39}N_7O_{12}$。

【实训报告】

注射用硫酸链霉素的质量检验记录

品　　名：________　　批　　号：________

规　　格：________　　检验日期：________

检定依据：《中国药典》2020年版

检测环境：温度：________　　湿　　度：________

检验项目	标准规定	检验结果
鉴别	1. 坂口反应 2. 麦芽酚反应 3. 红外 4. 硫酸盐	
检查	1. 溶液的澄清度与颜色　应符合规定 2. 干燥失重　不得过7.0% 3. 酸度　应为4.5~7.0 4. 异常毒性　应符合规定 5. 细菌内毒素　每1mg应小于0.25EU 6. 无菌　应符合规定 7. 装量差异　应符合各项规定 8. 可见异物　应符合规定 9. 不溶性微粒　应符合规定 10. 有关物质应符合规定	
含量测定	93.0%~107.0%	

结论：　　☐符合规定　　☐不符合规定

检验人：　　复核人：

【注意事项】

1. 依据注射用硫酸链霉素各检测项目，统筹制定检测方案，节约检测时间及检测成本。

2. 注射用硫酸链霉素供试品，因其同时被多个检测项目使用，应避免其被污染，导致检测结果不准确。

【思考题】

注射用硫酸链霉素有哪些检测项目？为什么要进行这些项目的检测？简单说明原因。

（曹葳葳）

附录

生物药物检测中常用的培养基

一、无菌检查法使用的培养基

无菌检查法使用的培养基可按以下处方制备，亦可使用按该处方生产的符合规定的脱水培养基。配制后应采用合格的灭菌方法灭菌。《中国药典》2020年版中各培养基的配方及制备方法如下。

1. 硫乙醇酸盐流体培养基

酪胨	15.0g	酵母浸出粉	5.0g
无水葡萄糖	5.0g	氯化钠	2.5g
L－胱氨酸	0.5g	新配制的0.1%刃天青溶液	1.0ml
硫乙醇酸钠	0.5g	（或硫乙醇酸0.3ml）	
琼脂	0.75g	水	1000ml

除葡萄糖和刃天青溶液外，取上述成分混合，微温溶解，调节pH为弱碱性，煮沸，滤清，加入葡萄糖和刃天青溶液，摇匀，调节pH使灭菌后为7.1±0.2。分装至适宜的容器中，其装量与容器高度的比例应符合培养结束后培养基氧化层（粉红色）不超过培养基深度的1/2，灭菌。在供试品接种前，培养基氧化层的高度不得超过培养基深度的1/5，否则，须经100℃水浴加热至粉红色消失（不超过20分钟），迅速冷却，只限加热1次，并防止被污染。

2. 胰酪大豆胨液体培养基（TSB）

胰酪胨	17.0g	氯化钠	5.0g
大豆木瓜蛋白酶水解物	3.0g	磷酸氢二钾	2.5g
葡萄糖/无水葡萄糖	2.5g	水	1000ml

除葡萄糖外，取上述成分混合，微温溶解，滤过，调节pH使灭菌后在25℃为7.3±0.2，加入葡萄糖溶解后，分装，灭菌。

3. 中和或灭活用培养基 按上述硫乙醇酸盐流体培养基或胰酪大豆胨液体培养基的处方及制法，在培养基灭菌或使用前加入适宜的中和剂、灭活剂或表面活性剂，其用量同方法适用性试验。

4. 0.5%葡萄糖肉汤培养基（用于硫酸链霉素等抗生素的无菌检查）

胨	10.0g	牛肉浸出粉	3.0g
氯化钠	5.0g	水	1000ml
葡萄糖	5.0g		

除葡萄糖外取上述成分混合，微温溶解，调节pH为弱碱性，煮沸，加入葡萄糖溶解后，摇匀，滤清，调节pH使灭菌后为7.2±0.2，分装，灭菌。

5. 胰酪大豆胨琼脂培养基

胰酪胨	15.0g	氯化钠	5.0g
大豆木瓜蛋白酶水解物	5.0g	琼脂	15.0g
水	1000ml		

除琼脂外，取上述成分，混合，微温溶解，调节 pH 使灭菌后在25℃的 pH 为7.3 ±0.2，加入琼脂，加热溶化后，摇匀，分装，灭菌。

6. 沙氏葡萄糖液体培养基（SDB）

动物组织胃蛋白酶水解物和胰酪胨等量混合	10.0g
葡萄糖	20.0g
水	1000ml

取上述成分混合，微温溶解，调节 pH 为弱碱性，煮沸，滤清，调节 pH 使灭菌后为7.2 ±0.2，分装，灭菌。

7. 沙氏葡萄糖琼脂培养基

动物组织胃蛋白酶水解物和胰酪胨等量混合	10.0g	琼脂	15.0g
葡萄糖	40.0g	水	1000ml

除葡萄糖、琼脂外，取上述成分混合，微温溶解，调节 pH，使灭菌后 pH 为5.6 ±0.2,，加入琼脂，加热溶化后，再加葡萄糖，摇匀，分装，灭菌。

二、微生物限度检查用培养基

1. 胰酪大豆胨液体培养基（TSB）、胰酪大豆胨琼脂培养基（TSA）、沙氏葡萄糖液体培养基（SDB） 照无菌检查法中培养基的制备方法制备。

2. 沙氏葡萄糖琼脂培养基（SDA） 照无菌检查法中培养基的制备方法制备。如使用含抗生素的 SDA，应确认培养基中所加的抗生素量不影响供试品中霉菌和酵母菌的生长。

3. 马铃薯葡萄糖琼脂培养基（PDA）

马铃薯（去皮）	200g	琼脂	14.0g
葡萄糖	20.0g	水	1000ml

取马铃薯，切成小块，加水 1000ml，煮沸 20 ~ 30 分钟，用 6 ~ 8 层纱布过滤，取滤液补水至 1000ml，调节 pH，使灭菌后在25℃的 pH 为5.6 ±0.2，加入琼脂，加热溶化后，再加入葡萄糖，摇匀，分装，灭菌。

4. 玫瑰红钠琼脂培养基

胨	5.0g	玫瑰红钠	0.0133g
葡萄糖	10.0g	琼脂	14.0g
磷酸二氢钾	1.0g	水	1000ml
硫酸镁	0.5g		

除葡萄糖、玫瑰红钠外，取上述成分，混合，微温溶解，滤过，加入葡萄糖、玫瑰红钠，摇匀，分装，灭菌。

5. 硫乙醇酸盐流体培养基 照无菌检查法中培养基的制备方法制备。

6. 肠道菌增菌液体培养基

明胶胰酶水解物	10.0g	二水合磷酸氢二钠	8.0g
牛胆盐	20.0g	亮绿	15mg
葡萄糖	5.0g	水	1000ml
磷酸二氢钾	2.0g		

除葡萄糖、亮绿外，取上述成分，混合，微温溶解，调节 pH，使加热在 25℃的 pH 为 7.2 ±0.2，

加入葡萄糖和亮绿加热至100℃ 30分钟，立即冷却。

7. 紫红胆盐葡萄糖琼脂培养基

酵母浸出粉	3.0g	中性红	30mg
明胶胰酶水解物	7.0g	结晶紫	2mg
脱氧胆酸钠	1.5g	琼脂	15.0g
葡萄糖	10.0g	水	1000ml
氯化钠	5.0g		

除葡萄糖、中性红、结晶紫、琼脂外，取上述成分，混合，微温溶解，调节pH，使加热在25℃的pH为7.4±0.2，加入葡萄糖、中性红、结晶紫、琼脂，加热煮沸。

8. 麦康凯液体培养基

明胶胰酶水解物	20.0g	溴甲酚紫	10mg
乳糖	10.0g	水	1000ml
牛胆盐	5.0g		

除乳糖、溴甲酚紫外，取上述成分，混合，微温溶解，调节pH，使灭菌后在25℃的pH为7.3±0.2，加入乳糖、溴甲酚紫，分装，灭菌。

9. 麦康凯琼脂培养基

明胶胰酶水解物	20.0g	中性红	30mg
乳糖	10.0g	琼脂	13.5g
脱氧胆酸钠	1.5g	胨	3.0g
氯化钠	5.0g	水	1000ml
结晶紫	1mg		

除乳糖、中性红、结晶紫及琼脂外，取上述成分，混合，微温溶解，调节pH，使灭菌后在25℃的pH为7.1±0.2，加入乳糖、中性红、结晶紫及琼脂，加热煮沸1分钟，并不断振摇，分装，灭菌。

10. RV沙门菌增菌液体培养基

大豆胨	4.5g	六水合氯化镁	29.0g
氯化钠	8.0g	孔雀绿	36mg
磷酸氢二钾	0.4g	水	1000ml
磷酸二氢钾	0.6g		

除孔雀绿外，取上述成分，混合，微温溶解，调节pH，使灭菌后的pH为5.2±0.2，加入孔雀绿，分装，灭菌，灭菌温度不能超过115℃。

11. 木糖赖氨酸脱氧胆酸盐琼脂培养基

酵母浸出粉	3.0g	氯化钠	5.0g
L-赖氨酸	5.0g	硫代硫酸钠	6.8g
木糖	3.5g	枸橼酸铁铵	0.8g
乳糖	7.5g	酚红	80mg
蔗糖	7.5g	琼脂	13.5g
脱氧胆酸钠	2.5g	水	1000ml

除三种糖、酚红、琼脂外，取上述成分，混合，微温溶解，调节pH，使加热后在25℃的pH为7.4

±0.2，加入三种糖、酚红、琼脂，加热至沸腾，冷却至50℃倾注平皿（不能在高压灭菌器中加热）。

12. 三糖铁琼脂培养基（TSI）

胨	20.0g	硫酸亚铁	0.2g
牛肉浸出粉	5.0g	硫代硫酸钠	0.2g
乳糖	10.0g	0.2%酚磺酞指示液	12.5ml
蔗糖	10.0g	琼脂	12.0g
葡萄糖	1.0g	水	1000ml
氯化钠	5.0g		

除三种糖、0.2%酚磺酞指示液、琼脂外，取上述成分，混合，微温溶解，调节pH，使灭菌后在25℃的pH为7.3±0.1，加入琼脂，加热熔化后，再加入其余各成分，摇匀，分装，灭菌，制成高底层（2~3cm）短斜面。

13. 溴化十六烷基三甲胺琼脂培养基

明胶胰酶水解物	20.0g	溴化十六烷基三甲胺	0.3g
氯化镁	1.4g	琼脂	13.6g
硫酸钾	10.0g	水	1000ml
甘油	10ml		

除琼脂外，取上述成分，混合，微温溶解，调节pH，使灭菌后在25℃的pH为7.4±0.2，加入琼脂，加热煮沸1分钟后，分装，灭菌。

14. 甘露醇氯化钠琼脂培养基

胰酪胨	5.0g	动物组织胃蛋白酶水解物	2.5ml
牛肉浸出粉	1.0g	酚红	25mg
D-甘露醇	10.0g	琼脂	15.0g
氯化钠	75.0g	水	1000ml

除甘露醇、酚红及琼脂外，取上述成分，混合，微温溶解，调节pH，使灭菌后在25℃的pH为7.4±0.2，加热并振摇，加入甘露醇、酚红、琼脂，煮沸1分钟，分装，灭菌。

15. 梭菌增菌培养基

牛肉浸出粉	10.0g	盐酸半胱氨酸	0.5g
胨	10.0g	氯化钠	5.0g
酵母浸出粉	3.0g	醋酸钠	3.0g
可溶性淀粉	1.0g	琼脂	0.5g
葡萄糖	5.0g	水	1000ml

除葡萄糖外，取上述成分，混合，加热煮沸使溶解，并不断搅拌，如需要，调节pH，使灭菌后在25℃的pH为6.8±0.2，加入葡萄糖，摇匀，分装，灭菌。

16. 哥伦比亚琼脂培养基

胰酪胨	10.0g	肉胃酶消化物	5.0g
心胰酶消化物	3.0g	酵母浸出粉	5.0g
玉米淀粉	1.0g	氯化钠	5.0g
琼脂	10~15.0g（依凝固力）	水	1000ml

除琼脂外，取上述成分，混合，加热煮沸使溶解，并不断搅拌，如需要，调节 pH，使灭菌后在 25℃的 pH 为 7.3 ±0.2，加入琼脂，加热熔化，分装，灭菌，如有必要，灭菌后冷至 45 ~ 50℃，加入相当于 20mg 庆大霉素的无菌硫酸庆大霉素，混匀，倾注平皿。

17. 念珠菌显色培养基

胨	10.2g	琼脂	15g
氢罂素	0.5g	水	1000ml
色素	22.0g		

除琼脂外，取上述成分，混合，微温溶解，调节 pH，使加热后在 25℃的 pH 为 6.3 ±0.2，加入琼脂，加热煮沸，不断搅拌至琼脂完全溶解，倾注平皿。

三、抗生素效价测定用培养基

1. 培养基 I

胨	5g	琼脂	15 ~ 20g
牛肉浸出粉	3g	水	1000ml
磷酸氢二钾	3g		

除琼脂外，混合上述成分，调节 pH 使其比最终的 pH 略高 0.2 ~ 0.4，加入琼脂，加热溶化后滤过，调节 pH，使灭菌后 pH 为 7.8 ~ 8.0 或 6.5 ~ 6.6，在 115℃灭菌 30 分钟。

2. 培养基 II

胨	6g	琼脂	15 ~ 20g
牛肉浸出粉	1.5g	葡萄糖	1g
酵母浸出粉	6g	水	1000ml

除琼脂和葡萄糖外，混合上述成分，调节 pH 使其比最终的 pH 略高 0.2 ~ 0.4，加入琼脂，加热溶化后滤过，加葡萄糖溶解后，摇匀，调节 pH，使灭菌后 pH 为 7.8 ~ 8.0 或 6.5 ~ 6.6 ，在 115℃灭菌 30 分钟。

3. 培养基 III

胨	5g	磷酸氢二钾	3.68g
牛肉浸出粉	1.5g	磷酸二氢钾	1.32g
酵母浸出粉	3g	葡萄糖	1g
氯化钠	3.5g	水	1000ml

除葡萄糖外，混合上述成分，加热溶化后滤过，加葡萄糖溶解后，摇匀，调节 pH，使灭菌后 pH 为 7.0 ~ 7.2 ，在 115℃灭菌 30 分钟。

4. 培养基 IV

胨	10g	葡萄糖	10g
氯化钠	10g	琼脂	20 ~ 30g
枸橼酸钠	10g	水	1000ml

除琼脂和葡萄糖外，混合上述成分，调节 pH 使其比最终的 pH 略高 0.2 ~ 0.4，加入琼脂，在 109℃加热 15 分钟，于 70℃以上保温静置 1 小时后滤过，加葡萄糖溶解后，摇匀，调节 pH，使其灭菌后为 6.0 ~ 6.2，在 115℃灭菌 30 分钟。

5. 培养基Ⅴ

胨	10g	琼脂	20～30g
麦芽糖	40g	水	1000ml

除琼脂和麦芽糖外，混合上述成分，调节 pH 使其比最终的 pH 略高 0.2～0.4 加入琼脂，加热溶化后滤过，加麦芽糖溶解后，摇匀，调节 pH，使灭菌后 pH 为 6.0～6.2，在 115℃灭菌 30 分钟。

6. 培养基Ⅵ

胨	8g	酵母浸出粉	5g
牛肉浸出粉	3g	磷酸二氢钾	1g
氯化钠	45g	琼脂	15～20g
磷酸氢二钾	3.3g	水	1000ml
葡萄糖	2.5g		

除琼脂和葡萄糖外，混合上述成分，调节 pH 使其比最终的 pH 略高 0.2～0.4，加入琼脂，加热溶化后滤过，加葡萄糖溶解后，摇匀，调节 pH，使灭菌后 pH 为 7.2～7.4，在 115℃灭菌 30 分钟。

7. 培养基Ⅶ

胨	5g	枸橼酸钠	10g
牛肉浸出粉	3g	琼脂	15～20g
磷酸氢二钾	7g	水	1000ml
磷酸二氢钾	3g		

除琼脂外，混合上述成分，调节 pH 使其比最终的 pH 略高 0.2～0.4，加入琼脂，加热溶化后滤过，调节 pH 使其灭菌后为 6.5～6.6，在 115℃灭菌 30 分钟。

8. 培养基Ⅷ

酵母浸出粉	1g	琼脂	15～20g
硫酸铵	1g	磷酸盐缓冲液（pH 6.0）	1000ml
葡萄糖	5g		

混合上述成分，加热溶化后滤过，调节 pH 使其灭菌后为 6.5～6.6，在 115℃灭菌 30 分钟。

9. 培养基Ⅸ

蛋白胨	7.5g	氯化钠	5.0g
酵母膏	2.0g	葡萄糖	10.0g
牛肉浸出粉	1.0g	水	1000ml

除葡萄糖外，混合上述成分，加热溶化后滤过，加葡萄糖溶解后，摇匀，调节 pH 使其灭菌后为 6.5，在 115℃灭菌 30 分钟。

10. 营养肉汤培养基

胨	10g	肉浸液	1000ml
氯化钠	5g		

取胨和氯化钠加入肉浸液，微温溶解后，调节 pH 为弱碱性，煮沸，滤清，调节 pH，使灭菌后的 pH 为 7.2±0.2，在 115℃，灭菌 30 分钟。肉浸液也可用牛肉浸出粉 3g 加水配成溶液代替。

11. 营养琼脂培养基

胨	10g	肉浸液	1000ml

氯化钠	5g	琼脂	15 ~ 20g

除琼脂外，混合上述成分，调节 pH 使其比最终的 pH 略高 0.2 ~ 0.4，加入琼脂，加热溶化后滤过，调节 pH 使其灭菌后为 7.0 ~ 7.2，分装，在 115℃灭菌 30 分钟，趁热斜放使凝固成斜面。肉浸液也可用牛肉浸出粉 3g 加水配成溶液代替。

12. 改良马丁培养基

胨	5g	酵母浸出粉	2.0g
硫酸镁	0.5g	琼脂	15 ~ 20g
磷酸氢二钾	1.0g	水	1000ml
葡萄糖	20.0g		

除葡萄糖外，混合上述成分，微温溶解，调节 pH 约为 6.8，煮沸，加入葡萄糖溶解后，摇匀，滤清，调节 pH 使其灭菌后为 6.4 ± 0.2，分装，在 115℃灭菌 30 分钟，趁热斜放使凝固成斜面。

13. 多黏菌素 B 用培养基

蛋白胨	6.0g	酵母浸膏	3.0g
牛肉浸膏	1.5g	琼脂	15 ~ 20g
胰消化酪素	1.5g	水	1000ml
葡萄糖	1.0g		

除琼脂外，混合上述成分，调节 pH 使其比最终的 pH 略高 0.2 ~ 0.4，加入琼脂，加热溶化后滤过，调节 pH 使其灭菌后为 6.5 ~ 6.7，在 115℃灭菌 30 分钟。

培养基可以采用相同成分的干燥培养基代替，临用时照使用说明配制和灭菌，备用。

参考文献

［1］国家药典委员会．中华人民共和国药典［S］.2020年版．北京：中国医药科技出版社，2020.

［2］孙莹，刘燕．药物分析［M］.3版．北京：人民卫生出版社，2018.

［3］杨元娟．生物药物检测技术［M］．北京：中国医药科技出版社，2017.

［4］杭太俊．药物分析［M］.8版．北京：人民卫生出版社，2016.

［5］胡昌勤．实用药品微生物检验检测技术指南［M］．北京：人民卫生出版社，2015.

［6］中国食品药品检定研究院．中国药品检验标准操作规范［M］.2019年版．北京：中国医药科技出版社，2019.